개정 8판

Radiation Equipment

방사선장치(기기)학

▶ 공저 (가나다 순)

고신관 · 구은회 · 김기홍 · 김성철 · 김정구

김정민 · 김창규 · 김호철 · 박종배 · 박혜민

손진현 · 이용구 · 이효영 · 정영진 · 조정근

도서출판 대학서림

개정 8판 머리말

개정 8판 즈음하여...

엑스선 발견 140여 년 동안 방사선진단기기의 개발자 및 관계자들의 노력에 의하여 현재의 고성능, 안전한 기기가 공급되고 있으며, 앞으로도 계속 발전해나갈 것으로 생각된다.

한편, 방사선진단기기를 취급하는 의료종사자나 그것을 목적으로 하는 학생들에게 있어서 엑스선장치, 엑스선전산화단층촬영장치, 자기공명영상장치 및 초음파진단장치 등, 이른바 영상진단기기의 기초, 응용 및 최신정보를 쉽게 이해한다는 것은 매우 어렵다.

그래서 본서는 오랫동안 대학교에서 방사선장치학을 담당하는 교수님들을 중심으로 그 동안의 경험과 사례들을 모아 집필하였다. 이 책의 내용은 제1장 엑스선, 제2장 진단용 엑스선관, 제3장 고전압 발생장치, 제4장 고전압 정류회로, 제5장 엑스선 제어장치, 제6장 엑스선 영상장치, 제7장 엑스선 검사장치, 제8장 엑스선 기기 관련용품, 제9장 디지털 엑스선 검사장치, 제10장 진단용 방사선 발생장치의 안전관리, 제11장 엑스선 장치의 성능관리로 구성되었으며, 엑스선 전산화단층검사장치, 자기공명영상진단장치, 초음파영상진단장치, 골밀도측정장치, 인저카메라장치는 생략하였다. 개정8판에는 약간의 내용을 삽입하여 정리했다.

방사선장치학의 기초부터 응용 그리고 최신정보까지 폭넓게 모두를 이해하기란 어렵기 때문에 현재 진료에 사용되고 있는 엑스선장치를 중심으로 쉽게 이해할 수 있도록 꾸몄다. 따라서 방사선사를 지향하는 학생이나 병의원에 근무하는 방사선사는 물론, 의과학을 탐구하는 대학원 및 의료 방사선분야에 종사하는 분들에게 필독서로 제시하고자 노력하였다. 그러나 원고를 탈고하고 보니 강호제현들에게는 너무도 미약한 점이 많음을 솔직히 말씀드리면서 차후에도 지적해 주시고 내용을 보태주시면 감사하는 마음을 담아 반드시 시정할 것을 약속드립니다. 끝으로 방사선장치(기기)학을 출간하는데 적극적으로 참여하여 주신 교수님들과 도서출판 대학서림 윤진영 회장님, 조기현 이사님, 편집부와 옆에서 격려와 사랑을 주신 분들께 진심으로 감사를 드립니다.

2025년 2월 15일

방사선장치교육연구회저자 일동

개정 7판 머리말

개정 7판 즈음하여...

1895년 11월 8일 독일 울쯔브르크대학 물리학교수인 윌헬륨콘라드 렌트겐 박사에 의하여 엑스선이 발견된 이후 방사선진단장치의 발전은 인류건강에 크게 공헌하고 있다.

우리나라의 의료방사선학 교육은 1963년부터 시작하여 오늘에 이르기까지 의료 방사선 진단 및 치료기기의 개발자와 관계자들의 노력으로 지금은 성능이 매우 높고 안전한 장치가 제공되고 있다. 앞으로도 더욱 편리하며, 진단 및 치료효과가 좋은 기기들이 출현되리라 믿어 의심치 않는다. 그러나 정작 방사선진단기기를 취급하는 종사자와 그것을 공부하는 학생들에게 있어서 진단용 엑스선장치, 엑스선 전산화단층영상장치, 자기공명영상장치, 초음파검사장치 등 소위 영상진단기기의 기초에서부터 응용 및 최신 정보까지를 이해하는데는 어려움이 많다.

이 책은 수년간 방사선교육에 참여해 오면서 방사선장치에 대한 교육경험이 풍부한 교수님들을 중심으로 경험한 사례들을 알기 쉽게 개정하였다.

이 책은 제1장 엑스선, 제2장 진단용엑스선관, 제3장 고전압발생장치, 제4장 고전압 정류회로, 제5장 엑스선제어장치, 제6장 엑스선 영상장치, 제7장 엑스선검사장치, 엑스선기기관련용품, 제8장 검사장치, 제9장 디지털 엑스선검사장치, 제10장 진단용 방사선발생장치 안전관리, 제11장 엑스선장치 정도관리로 구성되어 있으면서 단원이 끝날 때마다 핵심정리를 추가하였다.

방사선장치(기기)는 영상검사기기의 기초부터 응용, 그리고 최신정보까지 광범위한 내용을 포함하고 있으나 그 내용들을 상세하게 이해한다는 것은 그렇게 쉽지가 않다. 그러나 이 책은 특별히 현재 진료에 사용되고 있는 기기를 중심으로 이해하기 쉽도록 중점만을 모아서 정리하였다.

이 책은 방사선사를 지망하는 학생들은 물론 의과학을 전공하는 학생 및 방사선에 종사하는 다른 많은 학생들에게 실습참고서 또는 교과서로서 이용한다면 저자들은 매우 기쁘게 생각한다.

개정 7판을 하면서 가능한 쉽도록 설명은 하였지만, 정리과정에서 불필요한 내용이나 모자란 점이 많으리라고 생각한다. 따라서 강호 재현들의 아낌없는 지도편달과 수정할 내용들을 지적해주시면 감사하는 마음을 담아 다음 개정 때에는 보다 좋은 길잡이가 되도록 최선의 노력을 다하겠습니다.

끝으로 이 책을 개정하기까지 성원을 아끼지 않았던 대학서림 윤진영 회장님과 영업부 조기현 이사와 편집부 및 관계자 모두에게 감사의 말씀을 드립니다.

2020년 2월

저자 일동

차례

1장 총설(General remarks)

2장 진단용 엑스선 관 장치(Diagnostic X-rays tube)

3장 엑스선 고전압 발생 장치(X-ray High Tension Generator)

4장 고전압 정류 회로(High Tension Rectification)

5장 엑스선 제어장치(X-Ray Control Unit)

6장 엑스선 영상장치(Image Equipment)

7장 엑스선 검사장치

8장 엑스선 기기 관련용품

9장 디지털 엑스선 검사장치(Digital Radiography)

10장 진단용 방사선 발생장치의 안전관리

11장 엑스선 장치의 성능관리

Chapter 1

총설

General remarks

1. 음극선 발생(cathode ray production)

1) 전자(electron)

원자구성에 있어서 3대 기본입자들 중 하나인 전자에 대하여 고찰해 보자. 전자는 전기적으로 음(negative) 전하의 성질을 가지고 있으며, 그 전하량은 약 1.602×10^{-19}클롱[C]이다. 그 질량은 약 9.108×10^{-31}kg이고 직경은 대략 3×10^{-15}m로서 소립자(elementary particles)이다. 따라서 그 용적은 원자 자체가 갖는 공간에 비하여 매우 작다. 예를 들면, 수소원자의 직경은 10^{-10}m 정도로서 그 용적은 약 $10^{-31}m^3$이다.

반면에 양성자(proton) 또는 중성자(neutron)는 직경이 전자와 같으나 그들의 전체 용적은 수소원자에 있어서 대략 $2.8 \times 10^{-37}m^3$가 된다. 따라서 원자 전체에 의해 양성자와 전자 사이에는 커다란 진공이 생기게 된다. 전자는 우리들의 일상생활에 많은 도움을 주고 있다. 그중 한 가지가 엑스선발생에 이용된다.

엑스선을 발생시키려면 우선적으로 유리전자가 필요하다.

어떤 물질을 구성하는 원자에서 전자를 유리시키는 방법은 두 가지가 있다.

첫째는 금속을 가열하지 않고 전자를 방출하는 방법이다.

이것은 일정한 용적을 갖는 밀봉된 상자 안에 기체를 넣고 음극과 양극을 설치하고 전자기파(electromagnetic wave) 또는 매우 높은 에너지(energy) 입자선을 이곳에 조사시키면 전리현상이 일어난다. 이 전리 영역에 일정한 전압을 작용시키면 양이온은 음극으로, 음이온은 양극으로 이동한다. 이때 음극에 충돌한 양이온은 음극 금속을 구성하는 원자의 궤도전자와 상호작용하여 전자를 방출한다. 이와 같은 원리를 이용한 것이 양이온 충격에 의한 방출 방법이다. 또한 금속을 가열하지 않고 전자를 방출시키는 방법은 이 외에도 많이 있다. 즉, 전자의 충격에 의한 이차전자 방출법, 빛을 조사하여 전자를 방출시키는 방법과 고전압에 의해 전계강도를 크게 해서 전자를 방출시키는 방법 등이 있다.

둘째는 금석을 가열해서 전자를 방출하는 방법이다.

이것은 금속을 고온으로 가열하면 마치 액체가 증발되는 현상과 같은 원리로서 그 속에 있는 자유전자가 금속 외부로 방출된다. 이와 같이 금속을 가열하면 결국 그 금속 내의 자유전자가 열에너지를 흡수하여 여기 상태가 되고 더욱 많은 에너지를 흡수하면 자유전자는 금속표면의 장벽력을 이겨내어 마침내 금속 밖으로 튀어 나오게 되는 것이다. 이와 같이하여 얻어낸 전자를 열전자라 부른다. 보통 열전자를 방출시키는 방법은 진공관의 음극측에 텅스텐 필라멘트를 설치하고 가열회로에 의하여 필라멘트를 가열시키면 필라멘트 주변에 열전자가 방출된다. 이와 같은 현상을 열음극 방출이라 부른다. 다음에는 열전자에 대하여 설명하기로 한다.

2) 열전자(thermoelectron)

위에서 설명한 바와 같이 금속을 가열하여 얻어진 전자를 열전자라 한다. 금속 내의 자유전자는 높은 온도로 가열하면 온도 상승과 더불어 열 운동이 활발해지고 백열상태의 고온에 도달하게 되면 수 많은 전자가 금속 표면으로부터 방출하게 된다. 이와 같은 현상을 열전자 방출 현상이라 하고, 방출된 전자를 열전자라고 한다.

그림 1-1과 같이 진공관 내의 필라멘트 F를 가열하여 열전자를 방출시키고 필라멘트 F와 양극 A 사이에 전압을 가해주면 양극 측에 전류가 흐르게 된다. 이와 같은 현상을 처음 발견한 사람은 에디슨(1884, Edison)이며, 이를 상세히 연구한 사람이 리차드슨(Richardson)이다.

필라멘트에서 방출하는 열전자의 양 i와 필라멘트의 온도 T[K]와의 관계는 다음과 같은 식으로 주어진다.

$$i = AT^2 e^{-\phi/kT} \cdots \quad \text{(리차드슨 공식)} \quad \cdots\cdots \quad 1\text{-}1$$

여기서, A는 금속의 종류 및 표면상태에 의하여 주어진 상수로써 A는 $60.2\ A/cm^2[K]$, ϕ는 일함수(work function), k는 볼쯔만 상수(Boltzmann constant)인 1.38×10^{-23} J/[K]이다.

열전자 현상을 이용한 진공관에는 2극관과 3극관이 있다.

그림 1-1과 같이 음극 측에 필라멘트 F와 양극측에 양극판(plate) A를 유리관 내에 설치하고 전원 B_1에 의해 필라멘트 F를 가열하고, 양극판 A를 양극, 필라멘트 F를 음극으로 하여 이 사이에 전위차 V를 걸어주면 열전자 현상에 의하여 음, 양극 사이에 전류 i가 흐른다.

음극 필라멘트 가열 온도를 일정하게 유지시키고 전위차 V와 전류 i와의 관계를 구하면, **그림 1-2**와 같이 된다. 이것을 2극 진공관의 특성곡선이라 한다.

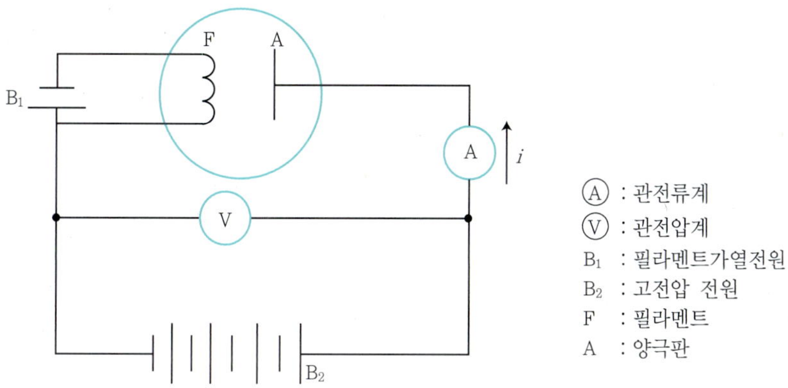

■ **그림 1-1.** 2극 진공관

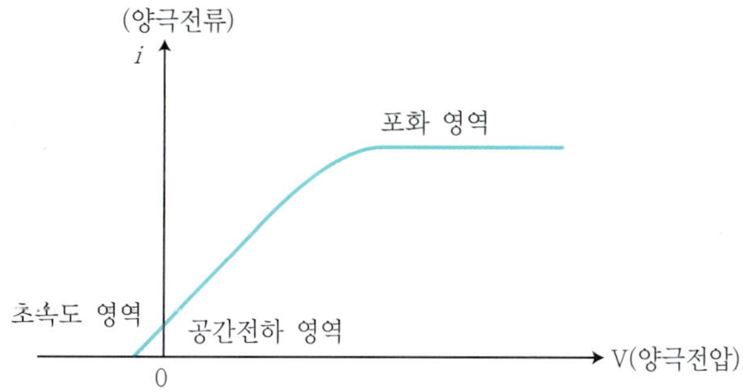

■ **그림 1-2.** 2극 진공관의 특성곡선

특성곡선에 나타나는 바와 같이 필라멘트 F가 영전위인 경우에도 전류 i는 적지만 미약하게 전류가 흐른다. 이 영역을 처음(초)속도 영역이라고 한다.

전압 V가 점차증가 하면 전류는 V에 비례하여 증가하게 된다. 이 부분을 공간전하영역이라고 한다. 그러나 V가 어느 일정한 지점에 도달하면 전류 i는 더 이상 증가하지 않고 포화된 값을 갖는다. 이것을 포화영역이라고 한다. 이와 같은 현상을 이용한 2극진공관을 정류관이나 엑스선관으로 사용하고 있었다.

3극 진공관은 **그림 1-3**과 같이 필라멘트 F와 양극판 P 사이에 제3의 전극으로 격자 G를 봉입한 진공관을 말한다. 격자 G와 필라멘트 F 사이의 전위차에 의하여 필라멘트 F와 양극판 P에 흐르는 양극전류 Ip를 조정한다. 다시 설명하면 필라멘트 F와 양극판 P 사이에 플레이트전압 Vp을 일정하게 유지시키고 격자전압 Vg을 음전위로 하면 양극전류 Ip는 작아지고 격자전압 Vg를 양(+)으로 하면 열전자의 흐름이 많아져서 양극전류 Ip는 커진다.

그림 1-4는 3극 진공관의 특성곡선을 나타낸 것이다. 이러한 특성 곡선이 나타나게 되는 원인은 다음과 같다.

격자전압 Vg가 음(−)이 되면 음(−)의 전위를 갖는 전자는 음극 쪽으로 밀어내는 힘을 받아 전자의 일부는 음극 근처에 남아 있게 된다. 격자의 음 전위가 커질수록 음극 쪽에 남아 있는 전자의 수가 증가하여 양극판에 도달하는 전자의 수가 감소하다가 결국 양극전류 Ip는 제로(0)가 된다.

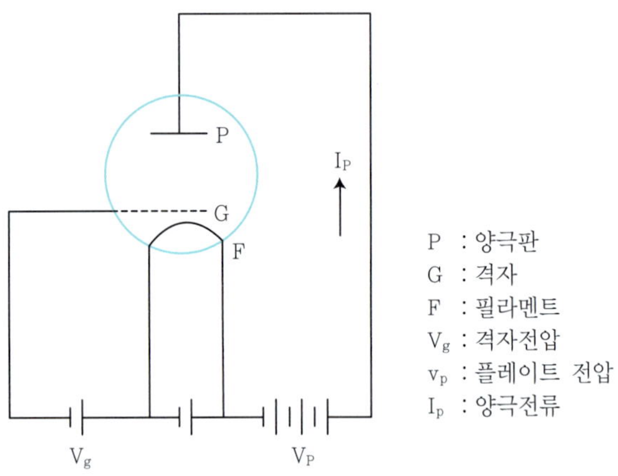

그림 1-3. 3극 진공관

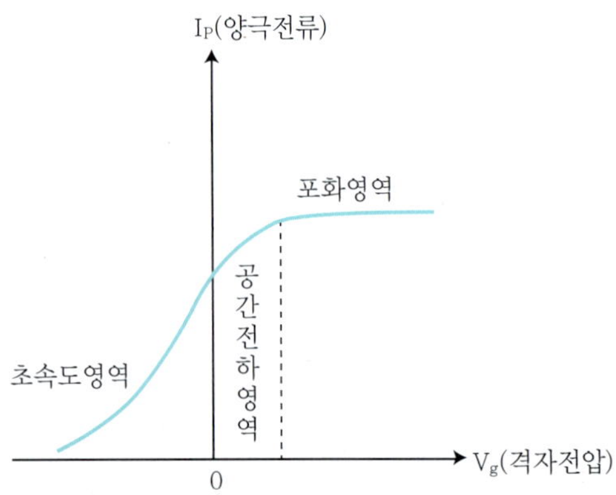

그림 1-4. 3극 진공관 특성 곡선

3극 진공관의 격자는 음극 필라멘트 근처에 놓여 있으며 격자의 전압변동은 양극판의 전압변동보다 더 큰 영향을 받는다. 그래서 격자전압을 조금만 변화시키더라도 플레이트전압 Vp을 크게 변화시킨 경우와 마찬가지로 양극 전류의 변화를 일으키게 된다. 이것이 3극 진공관의 증폭작용의 원리가 된다. 3극 진공관의 증폭작용에는 입력전력을 확대시키는 전력증폭과 약한 전압을 큰 진동전압으로 증폭하는 전압증폭이 있다.

3극 진공관의 발진작용은 진동회로의 전기적인 진동을 언제까지나 계속하도록 하는 작용이 있다. 또 3극 진공관은 전파를 검출하는 목적으로 사용할 수 있는 검파작용도 있다.

3) 광전자(photoelectron)

전자는 대단히 가볍고 작기 때문에 적은 전압변동에도 예민하게 반응하여 움직인다. 어떤 금속들은 그 표면에 자외선과 같은 파장이 짧은 빛을 쪼이면 전자는 금속 표면에서 일탈하여 튀어나온다. 이 현상을 광전효과라 하며 튀어나온 전자를 광전자라 부른다. 이때 금속표면에 쪼여진 빛이 강할수록 광전자의 수는 많아진다. 또 전자선을 전자장(electromagnetic force)의 힘에 의해 형광작용을 일으키는 현상을 이용한 브라운관이 만들어졌는데, 오실로스코프, 텔레비전이나 레이더의 수상기 태양광발전기 등이 대표적인 것들이다. 또 광전류를 얻을 수 있는 광전자증배관도 있다.

그림 1-5와 같이 광전증배관(photomultiplier)의 동작 특성은, 음극에 입사한 빛에 의하여 방출된 광전자는 음극보다 전압이 높은 제1전극에 닿는다. 이 전극을 다이노드라 하며

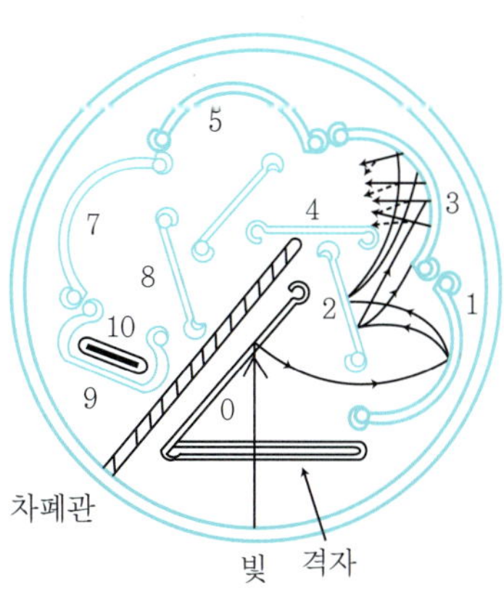

그림 1-5. 광전자증배관의 구조

한 개의 전자로부터 평균 델타(δ)개의 전자를 방출하도록 제작되어 있다. δ개의 전자는 연차적으로 고전위의 다이노드(dynodes)에 닿아 δ의 제곱개가 되고 전체적으로 n개의 다이노드가 있으면 전자는 δ^n개가 된다.

4) 진공방전관과 음극선(glow discharge tube & cathode ray)

기체는 통상 전기적으로 절연체이지만 압력을 충분히 떨어뜨리면 비교적 약한 전장에서도 쉽게 방전한다. 이러한 현상을 진공방전(glow discharge)이라 한다.

이제 유리관의 양쪽 끝에 전극을 넣고 봉입한 후 유도코일에 연결하여 높은 전압을 걸어주고서 진공펌프로 관 내의 공기를 차츰 뽑아내면 압력이 수십 mmHg 정도에서 방전이 일어나기 시작한다. 압력을 더욱 낮추면 음극표면으로부터 음극 암계에서 양극의 순위로 밝고 어둠이 교차한다. 이들 명암 압력을 계속 낮춤에 따라 양극 쪽으로 이동하고 모양도 조금씩 변한다. 양극까지 도달되는 밝은 빛 부분은 관 내 기체의 종류에 따라 특유한 스펙트럼을 나타낸다. 이러한 진공관을 가이슬러(Geissler)관이라 한다. 이때 관 내의 기체가 공기이면 자색, 네온이면 빨간색, 알곤이나 수은이면 청자색 스펙트럼이 된다. 특히 양극 부분은 음양이온의 수가 거의 같은 상태이므로 전체는 전기적으로 중성상태를 이루고 있다. 이러한 상태를 플라즈마(plasma)라 한다. 번갯불, 태양 또는 수많은 별들도 플라즈마 상태를 유지하고 있다.

한편, 관내의 기체압력을 10^{-3}mmHg 정도가 되면 빛은 없어지고 관벽에서 형광을 일으킨다. 이런 상태의 방전관을 크룩스(Crooks)관이라 하며, 음극선을 연구하는 데 사용하였다. 음극선은 음극에서부터 양극으로 향하여 이동하며 그 본질은 전자 또는 음전하를 갖는 입자들이다. 음극선의 성질은 다음과 같다.

(1) 직진한다.

음극선이 진행하는 방향에 장애물을 놓으면 그림자가 생긴다.

(2) 전자기장 내에서는 진로가 바뀐다.

음극신의 본질인 전자는 음극에서 양극으로 이동한 결과 양극에서 음극 쪽으로 전류가 흐르고 있을 때 전기장 및 자기장을 걸어주면 양(+)방향으로 굽힌다.

(3) 형광 및 인광작용이 있다.

음극선의 진로에 형광체 혹은 인광물질을 놓고 충돌시키면 빛이 발생한다.

(4) 가열작용이 있다.

엑스선 관전압에 의하여 가속되어진 음극선이 어떤 물체에 닿으면 그 속도가 급격히 감소되고 일부는 복사에너지로 또 일부는 열에너지로 변화한다.

(5) 역학적 또는 기계적 작용이 있다.

음극선의 진로에 운모 같은 가벼운 물질로 만든 바람개비를 놓으면 이것을 회전시킨다.

(6) 전리작용이 있다.

음극선은 중성인 기체분자와 충돌하면 음 · 양이온을 발생시킨다.

(7) 감광작용이 있다.

음극선은 사진건판에 충돌하면 그것을 감광시킬 능력이 있다.

(8) 회절현상이 있다.

회절현상은 물질의 파동성을 나타내는 현상으로서 음극선이 결정 격자 물질에 닿으면 반사와 같은 회절현상을 나타낸다.

이와 같은 성질로 볼 때 음극선은 음(-)으로 대전된 입자가 음극에서 방출하는 전자(electron)라는 사실이 알려졌다.

2. 의료용 엑스선 발생(X-ray production)

1) 엑스선 발생에 필요한 기기(equipment)

진단용 엑스선을 발생시키기 위한 전기 전자기기는 다음과 같다.

(1) 진공관

진공관은 엑스선 발생에 중요한 부분으로써 엑스선 발생용 진공관이라 해도 좋을 것이다. 여기에 고전압이 부하되는 곳인 음극과 양극이 있고 음극측에 열전자를 제공하는 필라멘트가 준비되어야 한다. 다시 양극측에 음극선을 저지하기 위한 타깃이 있다.

진공엑스선관의 진공도는 10^{-7}mmHg 이상이어야 한다.

(2) 필라멘트 가열변압기

음극측 필라멘트를 가열시키면 열전자가 방출된다.

필라멘트 가열에는 다른 회로를 준비하여 상당히 큰 전류를 흘려야 한다. 이를 위해서 가열변압기가 필요하다.

필라멘트 가열변압기를 강압변압기라고도 한다.

(3) 고전압 변압기

엑스선을 발생시키기 위해 엑스선관의 음, 양극에 고전압을 부하시킨다. 이 부하는 직류 고전압이어야 한다. 직류고전압을 직접 구하기는 곤란하므로 손쉽게 얻을 수 있는 200~300V의 교류전원을 이용한다. 먼저 교류전원의 저전압을 변압기 1차측에 끌어서 2차측에서 이를 수만볼트로 승압시킨다. 그러나 이는 아직 교류고전압으로 곧 엑스선관에 줄 수 없다. 그래서 일단 이를 정류기를 거쳐서 직류로 바꾸어 엑스선관에 부하시켜야 한다. 이를 위해서 고전압변압기가 필요하다.

고전압변압기를 승압변압기라고도 한다.

(4) 고전압용 실리콘 정류기

정류기는 교류를 직류로 바꾸는 장치로 음극 필라멘트 가열에 의해서 이미 방출 유리되고 있는 전자는 직류고전압에 의해 양극을 향해 고속도로 이동하여 음극선이 발생된다. 이를 위해서 고전압정류기가 필요하다.

(5) 제어장치

엑스선 발생에서 제어장치란 적절한 조작인자의 선택, 제어, 조정, 표시 등에 필요한 기기의 조합을 말한다.

음극선은 양극면에 충돌하여 열과 엑스선을 발생시킨다.

이상과 같은 조작을 실시하기 위해서는 엑스선관의 관전압이나 관전류를 정확히 가감하거나 엑스선 조사시간을 조정하는 조작기기가 필요하다. 이를 제어장치라고 한다. 또 환자나 방사선사를 고전압 위험이나 엑스선 피폭에서 보호하기 위한 방전격, 방엑스선 방어 장치 등의 설치가 있다. 이들을 포함해서 엑스선 발생장치라 한다. 즉, 엑스선관과 고전압 발생장치를 중심으로 하여 이를 잇는 전선, 이들을 조작하는 제어장치 또는 고전압 위험 방지를 위한 방전격장치 등이 부속되는 것이다.

2) 필수 조건(necessary condition)

엑스선을 발생하는 데는 다음과 같은 과정 또는 조건이 성립되어야 한다.

(1) 유리전자가 공급될 것. (열전자 공급)

(2) 전자가 일정한 속도와 방향을 유지할 수 있는 고진공도의 매체가 주어질 것. (엑스선관)

(3) 전자에 고속도를 부여할 것. (고 관전압)

(4) 고속도 전자를 중도에서 저지하는 물체가 존재할 것. (타깃 = 전자선 저지체)

즉, 전자는 질량이 극히 적으므로 이것이 저지물에 작용하여 투과력이 큰 엑스선을 발생시키는 데는 꽤 큰 음극선 에너지를 필요로 한다. 음극선 에너지는 전장의 강도와 음극선이 진행하는 모체의 상태에 따라 좌우된다. 바꾸어 말하면 음극과 양극과의 사이에 전위차가 크고 모체가 진공에 가까운 상태로 되는 것이 필요하다.

3) 엑스선 발생(X-ray production)

엑스선은 고속으로 가속된 음극선이 어떤 물체에 충돌하면 그 에너지 변환에 의하여 생겨난다. 이것은 파장이 짧고 투과력이 강하며 물질과 상호작용의 원리는 태양광선과 비슷하다. 따라서 엑스선도 전자기파의 일종이다.

엑스선을 발생시키기 위해서는 앞에서 언급한 바와 같이 우선 자유전자를 발생시키고 이것을 높은 전압으로 가속시키고, 전자들의 흐름에 방해가 되지 않도록 고진공도 상태를 유지해야 하며 결국 어떤 저지체에 충돌시켜야 한다. **그림 2-10**과 같이 한편으로는 열 전자 방출기구인 텅스텐 필라멘트가 있고, 다른 한편은 엑스선 발생지점인 타깃이 있다. 지금 음극과 양극 사이에 수만 볼트의 고전압을 가해 주면 필라멘트에서 발생한 열 전자는 고속으로 가속되어 타깃과 충돌하면 엑스선이 발생한다.

이때 발생한 엑스선은 연속엑스선(스펙트럼)과 특성엑스선(선스펙트럼)이 포함되어 있는데 연속엑스선만 진단에 응용된다.

(1) 연속 엑스선(저지선, 백색선) 발생(Bremstrahlung X-ray production)

연속 엑스선은 고속 전자가 핵 근처를 통과할 때 핵의 강한 전기력(쿨롱력)을 받아 그 속도가 감소된 결과 발생하는 전자기파이다.

전자의 운동에너지는 전하 e와 전위차 V와의 곱으로 표현된다. 즉, $eV=\frac{1}{2}mv^2$이다.

여기서 m은 전자의 질량이고 v는 속도이다.

예를 들면, 엑스선 관전압을 100 kV로 전자를 가속하면, 전자의 속도 v는

$v=\sqrt{\frac{2 \cdot eV}{m}} \fallingdotseq 6\times10^5\sqrt{V}\,[m \cdot s^{-1}]$가 되어 속도는 v 약 187,000[m/sec]가 된다.

고속전자가 타깃과 충돌하기 전 운동에너지를 $\frac{1}{2}mv^2$라 하고, 원자의 전기력을 받은 후 운동에너지가 감소되었다면 $eV' = \frac{1}{2}mv'^2$가 되어, 이 두 에너지 차이가 곧 엑스선 에너지이므로 $h\nu = eV - eV'$ 이다. 여기서 h는 플랑크상수 6.625×10^{-34}J · s이고 ν는 진동수이다.

가속된 전자가 광자(photon)로 변환되는 에너지는 광범위한 단계가 있다. 변환되는 에너지가 크면 충돌 후 에너지 eV' 은 적어지고 파장 λ는 짧아진다. 만일 가속전자의 총에너지가 핵 근처에서 모두 소비되어졌다면 $eV' = 0$가 되므로 λ은 최단파장이 될 것이다.

다시 설명하면 전위차 V를 엑스선관 음, 양극에 인가된 최대 관전압이라고 하면, 그 때 관전압에 의하여 최단파장 λ_{min}가 그 조건하에서 발생할 수 있는 최단파장이 된다. 즉, 최단파장 λ_{min}는

$$\lambda_{min} = \frac{12.4}{kVp}[\text{Å}] \qquad \cdots\cdots 1\text{-}2$$

여기서 kVp는 관전압의 최고이다.

그러므로 최단파장은 관전압 파고치에 의하여 결정되며 최단파장과 관전압 파고치를 곱한 값이 항상 12.4인 숫자가 되어야 한다. 이것을 두안-훈트법칙(Duane-Hunt' s law)라 한다. 연속엑스선 발생원리는 **그림 1-6**과 같다.

일반적으로 음극선 가운데서 전자가 최대치로 가속되는 것은 아주 드문 현상이다. 이것은 정전압장치를 제외하고는 전압의 최대치는 1주기 중 짧은 순간이기 때문이다. 그러므로 최단파장 근처의 엑스선은 극히 소수이고 파장이 증가함에 따라서 차츰 증가하여 최단파장의 약 1.3~1.5배 정도 부근에서 제일 많은 엑스선이 발생하게 된다(**그림 1-7**). 이것을 최강파장이라고 한다.

또한 이 때 발생한 엑스선의 총에너지(발생강도) I는 다음과 같은 식으로 표현한다.

$$I = kV^2iZ \qquad \cdots\cdots 1\text{-}3$$

여기에서 V : 관전압
i : 관전류
Z : 타깃물질의 원자번호
k : 상수(1×10^{-9})

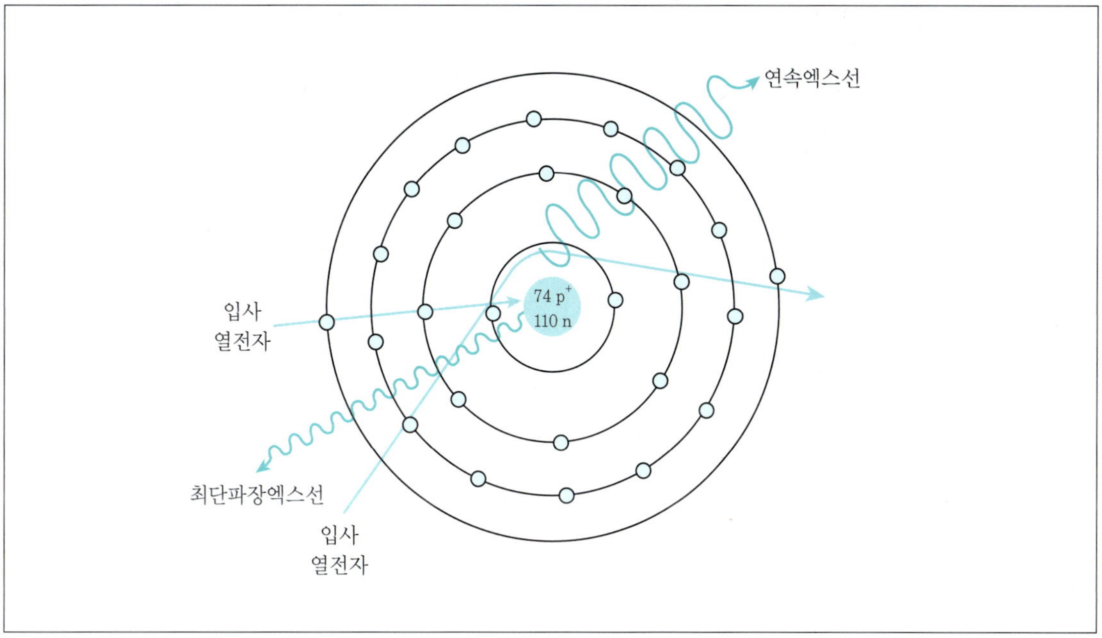

■ 그림 1-6. 연속 엑스선의 발생

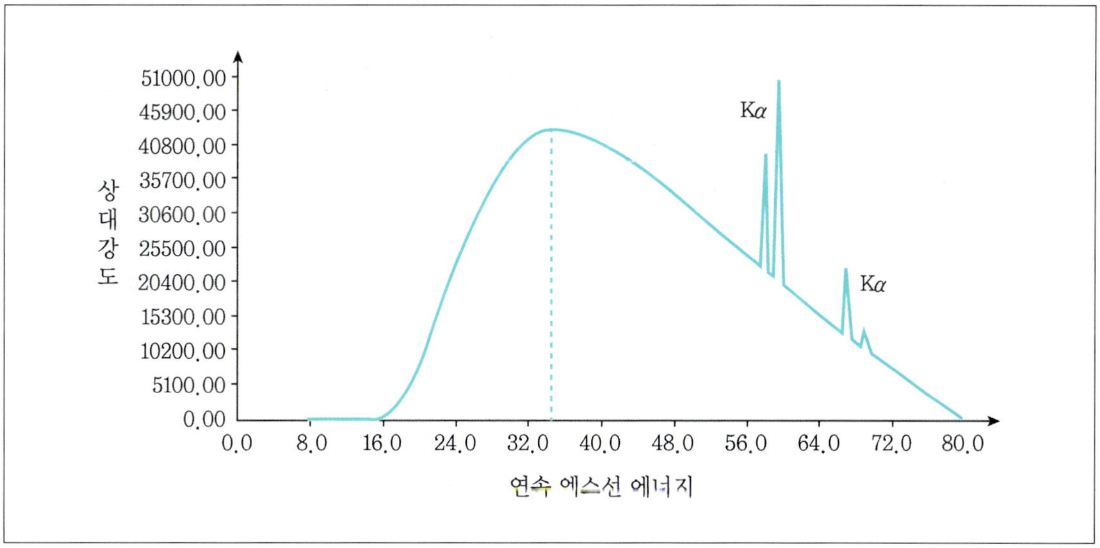

■ 그림 1-7. 텅스텐의 엑스선 스펙트럼

(2) 특성 엑스선 발생(characteristic X-ray production)

특성 또는 고유 엑스선 발생은 고속전자와 원자를 구성하고 있는 궤도전자와 충돌한 결과 생겨나는 현상이다. 즉, 고속 전자가 양극 측 저지체를 구성하고 있는 궤도전자와 상호작용을 하여 궤도전자 한 개가 그 위치를 완전히 벗어나 전리가 일어난다. 그러므로 원자는 불안정한 여기상태로 남아있게 된다. 따라서 이것은 항구적인 상태가 아니고 일시적이어서 보다 낮은 에너지 상태로 옮기려 한다. 그 때문에 비어 있는 궤도에 그보다 바깥쪽에 있는 궤도전자가 이동한다. 이때 이동하기 전후 상태 에너지 차가 광량자 에너지로 변환되는 것이 고유 엑스선 또는 특성 엑스선이다. 특성 또는 고유 엑스선발생원리는 **그림 1-8**과 같다.

고유 엑스선을 발생시키기 위해서는 우선 궤도전자를 축출시키는 일이 필요하므로 고속전자 에너지도 궤도전자를 쫓아내는 데 충분한 에너지를 갖고 있어야 한다. 이러한 에너지와 같은 전압을 고유 엑스선의 여기전압이라 한다. 여기전압에 관한 내용은 **표 1-1**과 같다.

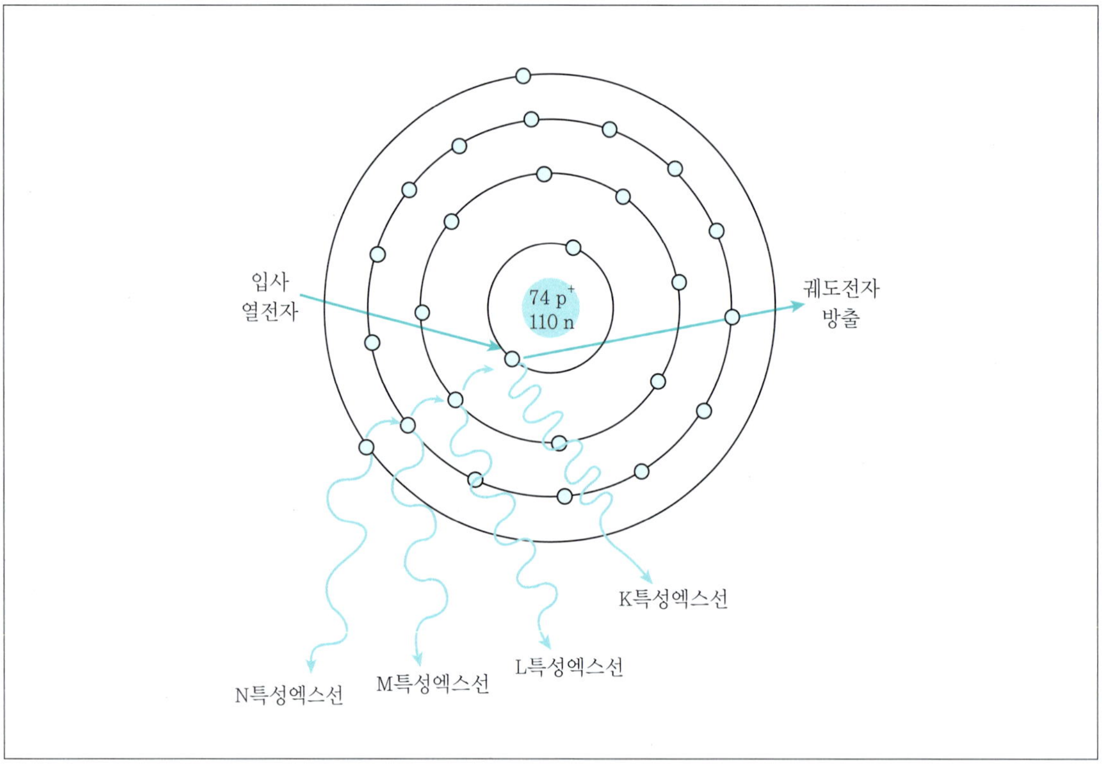

그림 1-8. 특성엑스선 발생

표 1-1. 주요 원소의 여기전압 (keV)

원 소	원자번호	K	L	M	N
U	92	115	21.7	5.54	1.44
Pa	82	87.6	15.8	3.85	0.89
Au	79	80.5	14.4	3.43	0.79
Pt	78	78.1	13.9	3.30	0.71
W	74	69.3	12.1	2.81	0.59
Ba	56	37.4	5.99	1.29	0.25
Ag	47	25.5	3.79	0.72	0.10
Mo	42	20.2	2.87	0.51	0.06

(3) 엑스선 발생효율(efficiency)

엑스선 발생효율이란 엑스선관에서 발생한 엑스선의 총 에너지와 소비된 음극선의 총 에너지와의 비를 말한다. 음극선의 총 에너지는 관전압과 관전류의 곱에 비례한다.

즉, 음극선의 총 에너지 = 관전압(V) × 관전류(I)

= VI

이고, 발생된 엑스선 총 에너지(선량)는 관전압의 제곱과 관전류와 타깃의 원자번호의 곱에 비례한다.

즉, 엑스선 발생효율 η 는

$$\eta = \frac{\text{엑스선 에너지}}{\text{음극선 에너지}}$$

$$= k\frac{ZV^2 i}{Vi}$$

$$= kVZ \quad \cdots\cdots\cdots \text{1-4}$$

여기서, k : 1.11×10^{-9}이다.

텅스텐타깃인 경우, 발생효율은 60 kV일 때 약 0.5%, 100 kV에서 0.8%에 불과하다. 이와 같이 진단영역에서는 발생효율은 낮고, 거의 열로 변환되기 때문에 엑스선관 양극의 온도가 상승된다. 따라서 엑스선관의 양극측을 냉각시킬 수 있는 방안이 강구되어야 한다.

4) 엑스선 발생 장치의 기본회로(basic circuit of X-ray equipment)

(1) 고전압 발생회로(high voltage circuit)

고전압 회로는 음극 필라멘트에서 발생한 열전자에 고속도 운동 에너지를 부여하기 위하여 사용되는 고전압 변압기와 그 밖에 고전압 회로 구성을 위한 전기 부품 콘덴서와 정류소자로 구성되어 있는 회로이다. 즉, 엑스선관에 걸어주는 고전압을 발생하는 부분을 말하는데, 고전압 발생 장치 및 종류에 따라서는 축전기 등과 그 제어기 또는 결선 회로의 총칭을 뜻한다(한국 산업규격). 고전압 회로는 정류방식에 따라 여러 종류로 분류된다.

(2) 가열회로(filament heating circuit)

엑스선관 음극 필라멘트에 전기가 잘 흐르도록 꾸며진 회로이며, 보통 강압 변압기를 사용한다. 이것은 1차측에 전원 전압을 주고 2차측에 필라멘트와 연결하여 1차, 2차 사이를 절연하여 고압에 견딜 수 있도록 한 필라멘트 가열 변압기와 관 전류를 가감할 수 있는 가감 저항기, 가열 전압 안정기, 각종 보상 회로 등을 삽입하여 구성된 회로를 말한다. 가열회로 기본구성은 **그림 1-9**와 같다.

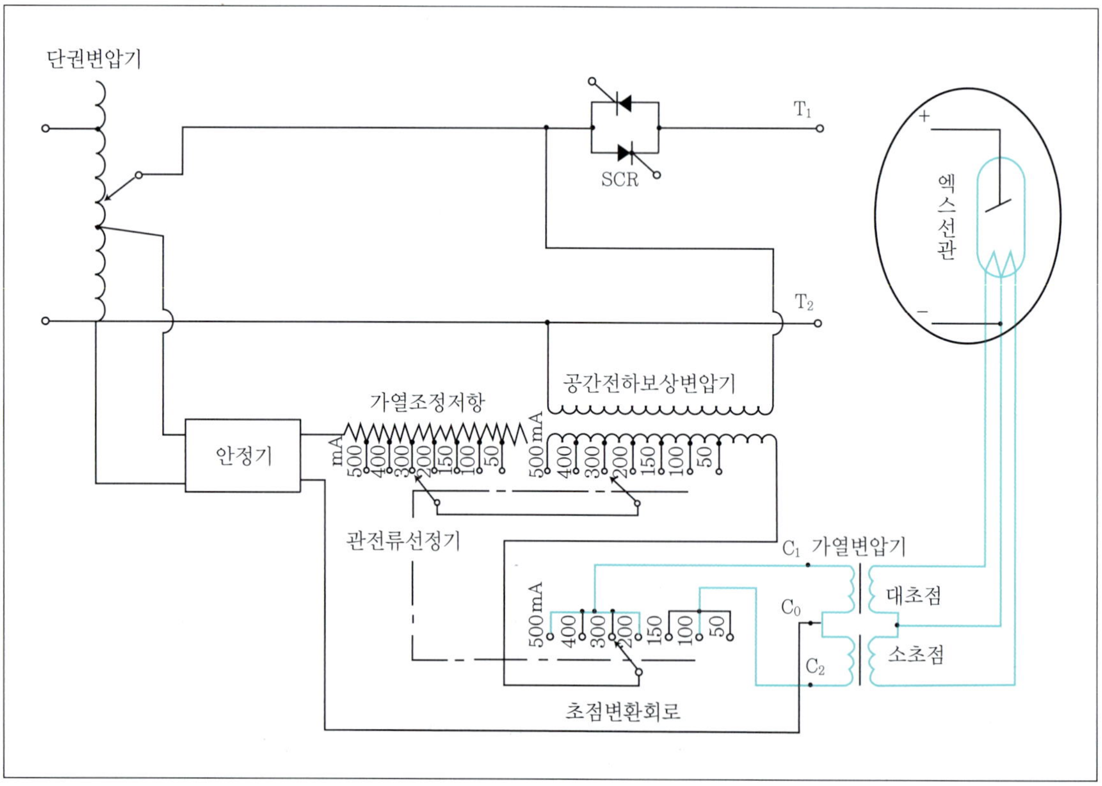

그림 1-9. 엑스선관 필라멘트 가열회로

3. 의료용 엑스선 장치의 구성(composition for medical X-ray equipment)

의료용 엑스선 장치의 구성에 관한 사항은 한국산업규격 KSA 4021에 규정된 내용을 토대로 하여 설명하기로 한다.

1997년 이전에는 엑스선 장치와 관련 기기 조합을 엑스선 시스템이라고 하였으나 1997년 새로 개정함에 따라 엑스선 발생장치, 엑스선 기계장치, 엑스선 영상장치, 영상처리 장치 및 관련기기와 이들 부속품을 총칭하여 엑스선 장치라고 개칭하였다.

이것들을 좀 더 상세히 설명하기로 한다.

1) 엑스선 발생장치(X-ray generator)

엑스선 발생장치는 엑스선원 장치, 엑스선 고전압 장치와 이들 부속품들의 조합(이하 조사장 한정기를 갖춘 일체형 엑스선 발생장치를 포함하여 엑스선 발생장치라고 한다)으로 구성되어 있다.

엑스선원 장치는 고진공 열 음극을 이용하여 엑스선을 발생시키기 위한 엑스선관, 엑스선관을 수용하는 방호용 관용기와 조사장 한정기 또는 콜리메타를 말한다.

엑스선 고전압 장치는 엑스선 발생장치에서 엑스선관에 공급하는 전기에너지 발생과 전기에너지를 제어할 수 있는 모는 구성요소를 조합한 것으로서 일반적으로 고전압 발생장치와 엑스선 제어장치로 구성된다.

고전압 발생장치는 엑스선 고전압 장치 중 고전압변압기와 그 밖의 고전압 회로 구성 부품으로 구성된 장치이며, 엑스선 제어장치는 엑스선 고전압 장치 중 엑스선 제어에 필요한 모든 회로 구성 부품으로 구성된 장치이다. 또 플러그 부착 엑스선 고전압 케이블을 포함하여 엑스선 발생장치라 한다.

2) 엑스선 기계장치

엑스선을 사용해서 진단 또는 치료하기 위하여 사용하는 엑스선 투시검사대, 엑스선 검사대, 엑스선관과 테이블을 지지하는 장치, 엑스선 치료대 등을 말한다. 엑스선 투시검사대는 엑스선 진단을 위하여 인체의 위치를 고정시킬 수 있고 의료용 영상장치를 장착하여 엑스선 투시 또는 엑스선 검사를 하는 장치로서, 형광판식 투시 검사대, 엑스선 텔레비전식 투시 검사대, 특수 투시 검사대로 구성되어 있다.

엑스선 검사대는 엑스선 진단을 하기 위하여 인체의 위치를 고정시킬 수 있고, 또 검사를 하는 장치로서 직접검사대, 간접검사대, 단층검사대, 특수검사대로 구성되어 있다.

지지 장치는 인체의 위치를 고정시키는 수단이 없이 관장치, 엑스선 영상장치 등을 지지하는 장치로서 천정식 지지장치, 스텐드식 지지장치, 천정-스텐드식 지지장치, 벽 고정식 지지장치로 구성되어 있다.

3) 엑스선 영상장치(X-ray imaging apparatus)

의료용 엑스선 영상 장치는 엑스선 진단을 위하여 인체 부분의 엑스선 영상을 관찰 또는 기록하는 장치 및 기구의 총칭으로서 엑스선용 텔레비전, 영상증배관(image intensifier), 엑스선 간접 촬영용 카메라, 텔레비전카메라, 엑스선 영화 촬영기, 투시대에 부착된 엑스선 검출기 등으로 구분되어 있다.

4) 관련 기기(equipment)

엑스선 장치와 관련하여 직접 또는 간접적으로 진단 또는 치료에 쓰이는 모든 기기로써 엑스선 필름현상용 자동 현상기, 산란선 제거용 그리드, 형광판, 이메징플레이트, 엑스선 검출기, 비디오 테이프 레코더, 압박통, 암순응용 안경, 관찰기, 방어용품, 조영제 주입 장치 등을 말한다.

이상과 같이 엑스선 장치 구성을 요약하면 **표 1-2**와 같다.

■ 표 1-2. 의료용 엑스선 장치의 구성

- 엑스선장치
  - 엑스선발생장치 (조사야 한정기를 장착한 일체형 엑스선발생장치를 포함한다)
    - 엑스선원 장치
      - 엑스선관 장치(KSA4017 1997)
      - 빔 어플리케이터
    - 부러그 부착 엑스선 고전압 케이블
    - 엑스선 고전압 장치
      - 고전압 발생장치
      - 엑스선제어장치
  - 엑스선기계장치
    - 투시촬영대
    - 촬영대
    - 지지장치
    - 치료대
  - 엑스선영상장치
    - 엑스선 이메지인텐시파이어장치
    - 엑스선용 간접미러카메라
    - 엑스선용 평면검출기
    - 엑스선 텔레비전 장치
  - 영상처리 장치
    - 디지털 검사장치
    - 디지털 투시장치
  - 관련기기

비고 1. 각 기구 및 기기는 1개로 2개 이상의 기능을 겸한 것이 좋다.
2. 기기 또는 장치의 동작에 필요한 저압도선은 그 기기 또는 장치에 포함되어 있다. 접지선은 저압도선에 포함되어 있다.
3. 전원전압계 등의 "계"는 지시전기기기 및 기타 모든 지시기를 포함한다.
4. 전원회로에 자동전압조정기를 비치한 경우는 전원전압조정기 및 전원전압계를 생략해도 좋다.
5. 엑스선영상장치 및 관련기기 등으로 분류되었어도 엑스선기계장치에 포함되어 있을 때는 엑스선기계장치의 부품으로 생각한다.

4. 진단용 엑스선 고전압 장치 종류와 정격 (high potential generators and rating of diagnostic X-ray apparatus)

진단용 엑스선 장치의 종류는 한국공업규격(KSA 4022)에 명시되어 있다.

엑스선 고전압 장치의 종류에는 인버터식, 변압기식 및 콘덴서식의 세 가지가 있고, 인버터식과 변입기식은 진원 종류, 용도, 공칭 최고정격 관전압 및 공칭 최대 관전류 또는 관전류초(mAs)에 의하여 구분하며, 콘덴서식은 용도, 공칭 최고 정격 관전압 및 공칭 진단용 콘덴서 용량으로 다시 구분하고 있다.

1) 변압기식 엑스선 고전압 장치(transformer X-ray units)

변압기식 엑스선 고전압 장치는 용도, 전원의 종류, 공칭 최고 관전압 및 공칭 최대 관전류에 따라 분류 하였으며 그 표준이 되는 구분을 표시한다. 표준이 되는 형태와 명칭은 그 그룹 내의 표준이 되는 것을 표시하고 모든 엑스선 고전압 장치는 표준이 되는 것에 포함되며 그 성능은 각각 형태와 명칭에 대한 규정을 적용한다.

장치의 형태와 명칭에 표시된 제1항 T는 삼상 전원, R은 촬영, F는 투시를 나타내고 있다. 따라서 RF라는 문자는 투시, 촬영 겸용을 말한다. 또 TRF는 삼상 교류전원을 사용한 촬영투시 겸용을 말한다. 제2항 숫자는 장치 공칭 최대 정격 관전류 값을 말한다. 제3항 숫자는 장치 공칭 최고 정격 관전압 값을 나타낸다. 예를 들면, 삼상 교류 전원을 사용하고 공칭 최고 관전압 150 kV, 공칭 최대 관전류 1,300 mA, 투시용 엑스선고전압 장치인 경우 형태와 명칭은 TRF-1300-150으로 표시하며, 또한 이 경우 전원설비 및 공칭 최대전력에서 본 표준이 되는 형태와 명칭은 TRF-1250-150으로 된다.

변압기식 엑스선 고전압장치의 기본회로는 **그림 1-10, 1-11**과 같다.

변압기식 엑스선 고전압 장치 표준이 되는 구분은 **표 1-3**과 같다.

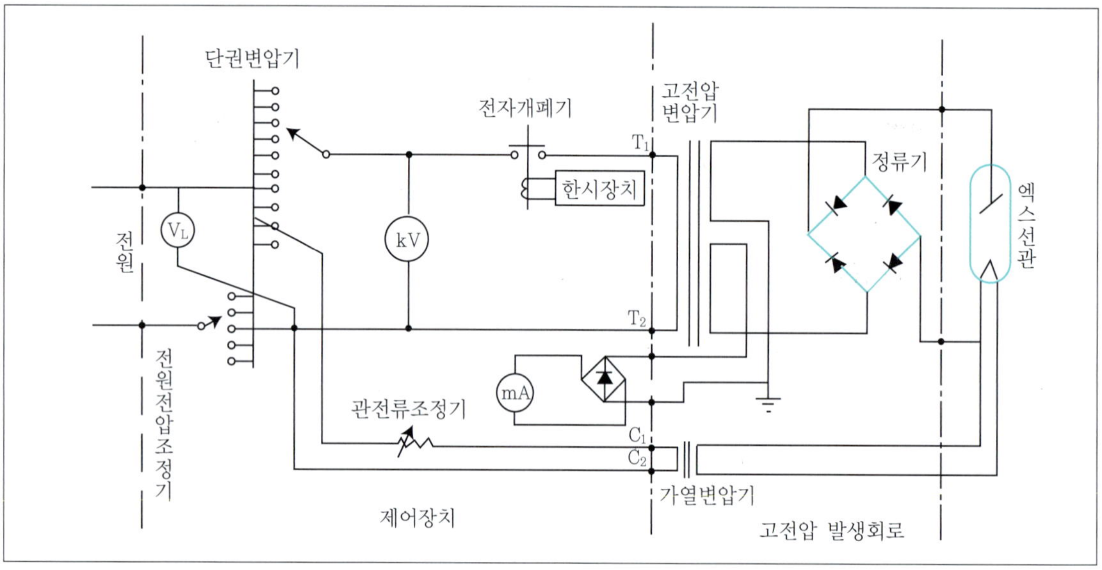

그림 1-10. 단상 전파 정류형 엑스선장치의 기본회로

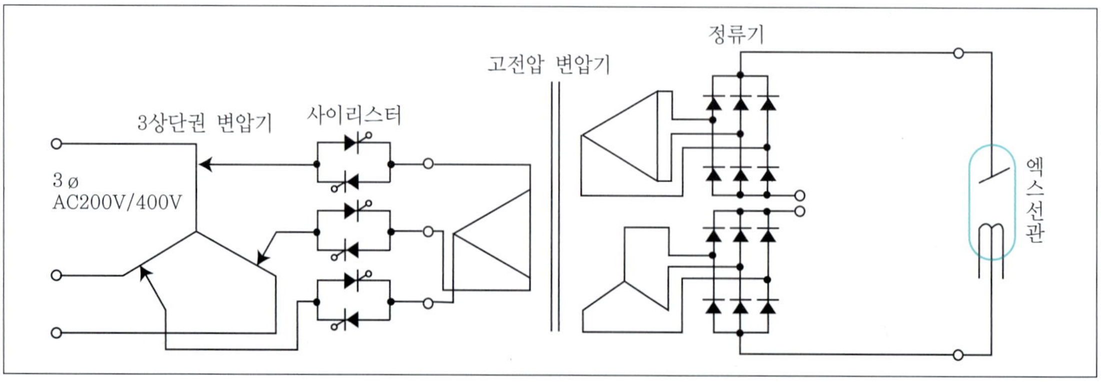

그림 1-11. 3상 12피크 전파정류형 고전압장치 기본회로

■ **표 1-3.** 변압기식 엑스선 고전압 장치의 표준이 되는 구분

표준이 되는 형명(2)	공칭 최고 관전압 kV	공칭 최대 관전류 mA	용 도
RDP - 20 - 100	100	20	주로 치과 촬영용
RDP - 100 - 100		100	
RF - 320 - 100	100	320	단상 촬영, 투시용
RF - 500 - 100		500	
RF - 500 - 125	125		
RF - 500 - 150	150		
TRF - 800 - 150		800	3상 촬영 투시용
TRF - 1000 - 150		1000	
TRF - 1250 - 150		1250	
TRF - 2000 - 150		2000	

주(2) : 형태와 명칭은 그 그룹 내의 표준이 되는 것을 표시하고 모든 엑스선 고전압 장치는 표준이 되는 것에 포함되며 그 성능은 각 형태와 명칭에 대한 규정을 적용한다. 또한, 형태와 명칭은 표 1 및 표 2에 준하여 표시하고 또한, 그 장치가 여기에서 표시하는 표준이 되는 형태와 명칭의 어디에 해당되는지를 취급 설명서에 명기할 것.
보기 : 3상교류 전원을 사용하고 공칭 최고 관전압 150 kV, 공칭 최대 관전류 1,300 mA, 촬영 · 투시용 엑스선 고전압 장치인 경우 형태와 명칭 TRF - 1300 - 150
또한, 이 경우 전원설비 및 공칭 최대전력에서 본 표준이 되는 형태와 명칭은 TRF-1250-150으로 된다.
비고 : 형태와 명칭에 사용한 문자 및 숫자의 뜻은 다음과 같다.
보기 : TRF - 20 - 100
(1항) (2항) (3항)
1항 RDP : 단상교류 전원을 전원으로 하고 주로 치과촬영(파노라마 단층촬영 등)에 사용한다.
RF : 단상교류 전원을 전원으로 하고 촬영 및 투시에 사용한다.
TRF : 3상 교류 전원을 전원으로 하고 촬영 및 투시에 사용한다.
2항 20, 100, 320, 500, 800, 1000, 1250, 2000 공칭 최대 관전류의 값(mA)
3항 100, 125, 150 공칭 최고 관전압의 값(kV)

2) 콘덴서식 엑스선 고전압 장치(condenser dicharge X-ray generator)

콘덴서식 엑스선 고전압 장치는 용도, 공칭 최고 관전압, 공칭 촬영용 콘덴서 용량으로 구분하고 그 표준이 되는 구분을 표시한다.

장치 표준이 되는 형태와 명칭 제1항에 표시된 CR은 촬영, CRF는 촬영 및 투시를 말한다. 제2항의 숫자는 공칭 촬영용 콘덴서 용량의 값을 말한다. 제3항의 숫자는 공칭 최고 관전압의 값을 타나낸다. 예를 들면 공칭 최고 관전압 150 kV, 공칭 촬영용 콘덴서 용량 1.5 μF, 촬영, 투시용 엑스선 장치인 경우 표준이 되는 형명은 CRF-1.5-150으로 표시한다.

콘덴서식 엑스선 고전압 장치는 **그림 1-12**와 같다.

콘덴서식 엑스선 고전압 장치 표준이 되는 구분은 **표 1-4**와 같다.

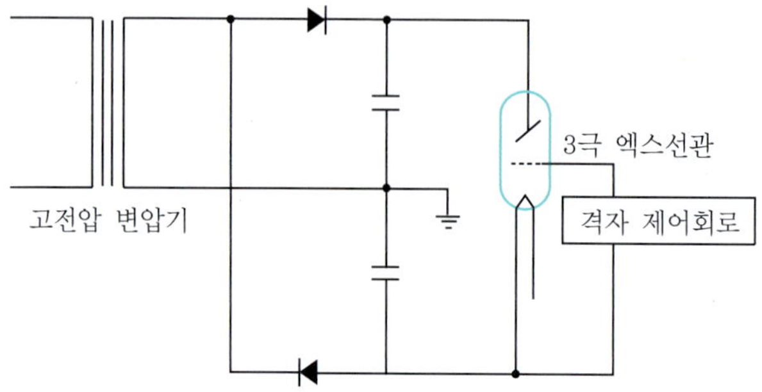

그림 1-12. 콘덴서식 엑스선장치 기본회로(배전압방식)

표 1-4. 콘덴서식 엑스선 고전압 장치의 표준이 되는 구분

표준이 되는 형명(2)	공칭 최고 관전압 kV	공칭 촬영용 콘덴서 용량 μF	용 도
CR - 0.5 - 100	100	0.5	촬영용
CR - 1 - 100		1	
CR - 1 - 125	125	1	
CR - 1 - 150	150	1	
CR - 1.5 - 150		1.5	
CRF - 0.5 - 100	100	0.5	촬영 · 투시용
CRF - 1 - 125	125	1	
CRF - 1.5 - 125		1.5	
CRF - 1 - 150	150	1	
CRF - 1.5 - 150		1.5	

비고 : 형태와 명칭에 사용한 문자 및 숫자는 다음과 같다.
보기 : CR - 0.5 - 100
(1항 - 2항 - 3항)

1항 CR : 촬영에만 사용한다.
CRF : 촬영 및 투시에 사용한다.
2항 0.5, 1, 1.5 공칭 촬영용 콘덴서 용량의 값(μF)
3항 100, 125, 150 공칭 최고 관전압의 값(kV)

3) 인버터식 엑스선 고전압 장치(inverter X-ray generator)

이 장치는 **그림 1-13**과 같이 엑스선 조사 중에 직류전력을 교류전력으로 변환해서 필요한 고전압을 얻는 고전압장치이다. 변압기형은 촬영시 엑스선 에너지를 전원 설비로부터 공급하도록 한 것이고, 에너지 축적형은 촬영시 엑스선 에너지를 전지(battery)로부터 또는 콘덴서로부터 공급하도록 한 것을 말한다. 인버터식 엑스선 고전압장치 원리는 **그림 1-13**과 같다.

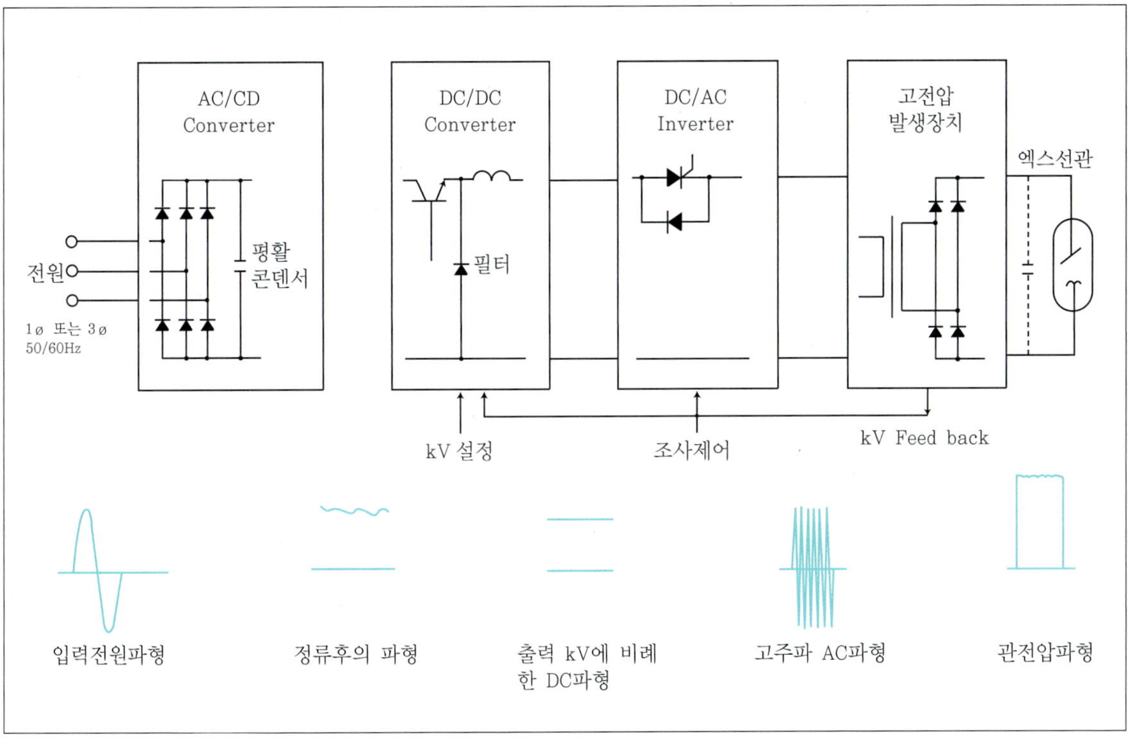

그림 1-13. 인터버터식 엑스선고전압장치의 원리

인버터식 엑스선 고전압 장치의 종류는 변압기형 및 에너지 축적형 2종류가 있다.

변압기형 인버터식 엑스선 고전압 장치는 용도, 공칭 최고 관전압 및 공칭 최대 관전류에 따라 구분하는 것으로 그 표준이 되는 형명의 구분을 표 1-5에 표시한다.

에너지 축적형 인버터식 엑스선 고전압 장치는 용도, 공칭 최고 관전압, 공칭 최대 관전류 또는 공칭 최대 관전류 시간곱에 따라 구분하는 것으로서 그 표준이 되는 형명의 구분을 표 1-6에 표시한다.

표 1-5. 변압기형 인버터식 엑스선 고전압 장치의 표준이 되는 형명의 구분

표준이 되는 형명[2]	공칭 최고 관전압 kV	공칭 최대 관전류 mA
IRF - 200 - 125	125	200
IR - 400 - 150	150	400
IRF - 400 - 150		
IRF - 630 - 150		630
IRF - 800 - 150		800
IRF - 1000 - 150 - B		1000
IRF - 1000 - 150 - A		

주[2] : 형명은 그 그룹 내의 표준이 되는 것을 표시하고 모든 X선 고전압 장치는 표준이 되는 형명인 것에 포함되며 그 성능은 각각의 형명에 관한 규정을 적용한다.
또한 형명을 표 1-5 및 표 1-6에 준하여 표시하고 그 장치가 여기에서 표시하는 표준이 되는 형명의 어디에 해당하는지를 취급 설명서에 명기할 것.

비고 : 형명에 사용된 문자 및 숫자의 의미는 다음과 같다.

보기 : IRF - 1000 - 150 - A
1항 2항 3항 4항

1항 IRF : 인버터식의 촬영 및 투시에 사용한다.
IR : 인버터식의 촬영에 사용한다.
2항 220, 400, 630, 800, 1000 : 공칭 최대 관전류의 값
3항 125, 150 : 공칭 최고 관전압의 값
4항 A, B : 100kV에서의 관전류의 값
A는 1000mA, B는 800mA로 한다.

표 1-6. 에너지 축적형 인버터식 X선 고전압 장치의 표준이 되는 형명의 구분

표준이 되는 형명[2]	공칭 최고 관전압 kV	공칭 최대 관전류 mA	공칭 최대 관전류 시간곱 mAs
CIRF - 5 - 120	120	–	5
CIRF - 32 - 150	150	–	32
BIRF - 160 - 125	125	160	–
BIR - 160 - 125			
BIR - 200 - 125		200	

비고 : 형명에 사용된 문자 및 숫자의 의미는 다음과 같다.

보기 : CIRF - 5 - 125 BIRF - 160 - 125
1항 2항 3항 1항 2항 3항

1항 CIRF : 에너지 축적형의 촬영 및 투시에 사용한다.
CIR : 에너지 축적형의 촬영에 사용한다.
BIRF : 에너지 축적형의 촬영 및 투시에 사용한다.
BIR : 에너지 축적형의 촬영에 사용한다.
2항 5, 32 : 공칭 최대 관전류 시간곱(에너지 축적형)의 값
160, 200 : 공칭 최대 관전류(에너지 축적형)의 값
3항 120, 125, 150 : 공칭 최고 관전압의 값

4) 진단용 엑스선 발생기

진단용 엑스선 발생기에는 엑스선 발생부 및 제어부로 구성되며, 다음의 2종류 방식을 말한다(이하 “엑스선 발생기”라고 한다).

(1) 엑스선 발생부(엑스선관과 고전압발생장치)를 하나로 하고, 제어부를 분리한 장치

(2) 엑스선 발생부(엑스선관과 고전압발생장치) 및 제어부를 하나로 된 장치

(3) 엑스선 발생기 종류는 형식으로 나타내고 있으며, 그것은 **표 1-7**과 같다.

표 1-7. 엑스선 발생기의 형식

형 식	단시간 최고정격관전압(kV)	용 도
HRF - 70 - P	70	촬영 및 투시용
HRF - 80 - P	80	
HRF - 100 - P	100	
HRF - 125 - P	125	
HR - 70 - P	70	촬영전용
HR - 80 - P	80	
HR - 90 - P	90	
HR - 100 - P	100	
HR - 125 - P	125	
HR - 70 - S	70	
HR - 80 - S	80	
HR - 90 - S	90	
HR - 100 - S	100	

비고 : 형식명에 사용된 문자 및 숫자의 의미는 다음과 같다.

보기 : HR - 70 - S

1항 2항 3항

1항 HR : 촬영전용

HRF : 촬영 및 투시용

2항 70, 80, 90, 100, 125 최고정격관전압의 치(kV)

3항 점화방식의 종류를 나타낸 것으로서 S는 동시점화방식, P는 선점화방식을 의미함.

또, 전파정류를 나타낼 필요가 있는 경우에는 Z를 추가 삽입한다.

(예 : HR-125-PZ)

5) 정격(rating)

정격이란 그 장치에 대해 지정된 여러 가지 조건하에서 장치가 사용할 수 있는 한도이며 사용한도는 출력으로 나타낸다. 이것을 정격출력이라 한다. 또 지정조건이란 정격출력을 발생시키기 위한 전원 주파수, 회전속도, 전압 주파수 등인데 이것들을 정격속도, 정격전압, 정격주파수라고 하며 사용 한도와 함께 표시된다.

엑스선 장치에서 정격이란 허용치를 포함하지 않은 값을 말하며 허용치를 포함할 때는 "공칭"이라 한다. 단시간 정격이라고 하는 것은 촬영을 하는 경우의 정격으로 1초 이상 엑스선관에 부하할 수 있는 관전압 값 및 그 관전압에서 최대 관전류 값의 조합으로 표시한다. 다만 콘덴서식 엑스선 고전압 장치인 경우 엑스선관에 부하할 수 있는 최고 관전압 값(kV) 및 촬영용 콘덴서 용량으로 표시한다.

장시간 정격이라 함은 투시를 하는 경우 정격으로 5분 이상 연속하여 엑스선관에 부하할 수 있는 최고 관전압 값 및 그 관전압에서 최대 관전류 값으로 표시한다.

각 장치의 정격은 **표 1-8**과 같다. 예를 들면, TRF-800-150인 경우 투시를 할 때는 최고 정격관전압은 120 kV를 발생하고 촬영을 할 경우는 관전류 250 mA로 150 kV를 발생시킬 수 있어야 한다. 엑스선장치의 정격에 대한 내용은 **표 1-8**과 같다.

관전압이란 엑스선 방출 중에 엑스선관 음극과 양극에 가해지고 있는 전압으로서 관전압은 파고치 킬로볼트(kV)로 표시한다. 다만 콘덴서식선 고전압 장치를 사용하여야 하는 촬영인 경우에는 콘덴서 충전전압에서 방전저항에 의한 전압강하를 뺀 나머지 전압이다.

관전류란 엑스선 조사 중에 엑스선관에 흐르는 양극전류로서 관전류는 평균치(mA)로 표시한다. 다만, 콘덴서식 엑스선 고전압 장치를 사용하여야 하는 촬영인 경우에는 파고치 (mAp)로 표시한다.

■ 표 1-8. 엑스선 장치의 정격 (계속)

(1) 인버터식

표준이 되는 형명	전 원			장시간 정격		단시간 정격		
	상수	주파수 Hz	공칭정격 전압 V	관전압 kV	관전류 mA	관전압 kV	관전류 mA	관전류 시간곱 mAs
IRF -200-125	1	60	100 또는 200	120	4이하	75 100 125	200 160 100	–
IR -400-150			200	–	–	80 100 150	400 320 200	
IRF-400-150				120	4 이하			
IRF-630-150							630 500 320	
IRF-630-150	3		200 또는 415					
IRF-800-150						75 100 150	800 630 320	
IRF-1000-150-B						80 100 150	1000 800 320	
IRF-1000-150-A							1000 1000 320	
CIRF- 5-120	1		100 또는 200			70 100 120	–	5
CIR - 32-150				–	–	80 100 150	–	32
BIRF-160-125				120	4이하	80 100 125	160 100 100	–
BIR -160-125				–	–			
BIR -200-125						75 100 125	200 160 100	

표 1-8. 엑스선 장치의 정격

(2) 변압기식 및 콘덴서식

표준이 되는 형명	전원			장시간 정격		단시간 정격		
	상수	주파수 Hz	정격 표준 전압 V	관전압 kV	관전류 mA	관전압 kV	관전류 mA	촬영용 콘덴서 용량 μF
RDP- 20-100	1	60	100 또는 200	–	–	80 100	20 10	–
RDP-100-100			200	–	–		100 63	
RF -320-100				100	4이하		320 200	
RF -500-100							500 320	
RF -500-125				120		100 125		
RF -500-150			200 또는 415			125 150		
TRF-800-150	3					100 125 150	800 500 250	
TRF-1000-150							1000 630 320	
TRF-1250-150							1250 800 400	
TRF-2000-150							2000 1000 320	
CR -0.5-100	1		100	–	–	100	–	0.5
CR -1 -100								1
CR -1 -125						125		1
CR -1 -150						150		1
CR -1.5-150								1.5
CRF-0.5-100				95	2이하	100		0.5
CRF-1 -125				120		125		1
CRF-1.5 -125								1.5
CRF-1 -150						150		1
CRF-1.5-150								1.5

6) 용어 설명

엑스선 고전압 장치란 엑스선 발생 장치에 엑스선 관에 공급하는 전기에너지의 발생과 제어의 모든 구성 요소를 조합한 것으로 일반적으로 고전압 발생장치와 엑스선 제어장치로 구성된다.

고전압 발생장치란 엑스선 고전압 장치 중 고전압 변압기와 그 밖의 고전압 회로 구성부품으로 구성된다.

엑스선 제어장치란 엑스선 고전압 장치 중 엑스선의 제어에 필요한 모든 회로 구성부품으로 구성된 장치이다.

인버터식 엑스선 고전압 장치란 엑스선 조사 중에 직류 전력을 교류 전력으로 변환하여 필요한 고전압을 얻는 엑스선 고전압 장치이다.

변압기형 인버터식 엑스선 고전압 장치란 촬영시 엑스선 조사에너지를 전원 설비에서 공급하도록 한 인버터식 엑스선 고전압 장치이다.

에너지 축적형 인버터식 엑스선 고전압 장치란 촬영시 엑스선 조사에너지를 전지 또는 콘덴서에서 공급하는 인버터식 엑스선 고전압 장치이다.

변압기식 엑스선 고전압 장치는 전원의 주기마다 많은 피크의 정류 출력 전압을 공급하는 단상 및 삼상 전원 작동의 엑스선 고전압 장치이다.

2피크형 엑스선 고전압 장치는 전원의 주기마다 2개의 피크값을 갖는 정류 출력 전압이 얻어지도록 한 당상 전원으로 작동하는 변압기식 엑스선 고전압 장치이다.

6피크형 엑스선 고전압 장치는 전원의 매 주기마다 6개의 피크값을 갖는 정류 출력 전압이 얻어지도록 한 삼상 전원으로 작동하는 변압기식 엑스선 고전압 장치이다.

12피크형 엑스선 고전압 장치는 전원의 매 주기마다 12개의 피크값을 갖는 정류 출력 전압이 얻어지도록 한 삼상 전원으로 작동하는 변압기식 엑스선 고전압 장치이다.

정선압형 엑스선 고전압 장치는 출력 관전압의 리플백분율이 4%를 초과하지 않은 전압파형을 출력하도록 한 엑스선 고전압 장치이다.

콘덴서식 엑스선 고전압 장치는 전기에너지를 고전압 콘덴서에 충전하고 그 방전에 따라 엑스선 관에 1회의 부하를 공급하도록 한 촬영용 콘덴서의 용량 2㎌ 이하에서 엑스선 조사의 개폐를 고전압측에서 하는 엑스선 고전압 장치이다. 다만 고전압 출력의 평활용 콘덴서를 사용하고 있는 엑스선 고전압 장치는 제외한다.

관전압이란 엑스선 관의 양극(+)과 음극(−) 사이에 인가되는 전위차를 말한다. 일반적으로 관전압은 피크값을 킬로볼트(kV) 단위로 표시한다.

공칭 최고 관전압이란 특정 조작 조건에 적용되는 최고 허용 관전압을 말한다.

관전류란 엑스선 조사 중에 엑스선관의 양극(+)에 충돌하는 전자빔에 의해 흐르는 양극 전류를 말하며 관전류는 평균치(mA) 단위로 표시한다.

다만, 콘덴서식 엑스선 고전압 장치를 사용하여 하는 검사인 경우에는 파고치(mAp) 단위로 표시한다. 관전류는 일반적으로 양극(+)측에서 측정하나 금속재 기밀용기의 엑스선 관을 상용한 경우는 음극(−)측 회로에 흐르는 관전류로 한다.

공칭 최대 관전류란 엑스선 고전압 장치를 사용할 수 있는 최대 관전류의 공칭치를 말한다.

장시간 정격이란 투시를 할 경우의 정격을 말하며 5분 이상 연속하여 엑스선 관에 부하할 수 있는 최고 관전압의 값 및 그 관전압에서의 최대 관전류의 값으로 표시한다.

"정격"이란 허용차를 포함하지 않는 값을 말하며 허용차를 포함할 때는 "공칭"이라 한다.

단시간 정격이란 촬영을 하는 경우의 정격을 말하며 원칙적으로 1초 이상 엑스선 관에 부하할 수 있는 최고 관전압의 값 및 그 관전압에서의 최대 관전류 값의 조합으로 표시한다. 다만 에너지 축적형 인버터식 엑스선 고전압 장치 또는 콘덴서식 엑스선 고전압 장치의 경우는 엑스선 관에 부하할 수 있는 최고 관전압의 값(kV)과 관전류 시간곱(mAs) 또는 촬영용 콘덴서의 용량(μF)으로 표시한다.

백분율 평균 오차란 설정치 또는 표시치에 대한 설정치 또는 표시치와 측정치의 평균치 차의 백분율을 말하며, 백분율 평균 오차는 연속된 10회의 설정치에서 다음 식에 따라 구한다.

$$PAE = \frac{X_P - \overline{X}}{X_P} \times 100$$

여기에서 PAE : 백분율 평균 오차(%)

$\overline{X}$: 측정치의 평균치

X_P : 설정치 또는 표시치

변동계수란 엑스선 출력의 재현성을 표시하는 계수를 말하며 재현성은 지정된 엑스선 관 장치를 사용하고 연속하여 측정한 10회의 엑스선량에서 다음 식에 따라 구한다.

$$C = \frac{S}{\overline{X}} = \frac{1}{\overline{X}}\left[\sum_{i=1}^{10} \frac{(X_i - \overline{X})^2}{9}\right]^{\frac{1}{2}}$$

여기에서 C : 변동계수

S : 10회의 측정에 의한 표준 편차

$\overline{X}$: 10회의 측정에 의한 평균치

X_i : i번째의 측정치

공칭 최대 전력이란 엑스선 고전압 장치에 대해서는 지정(취급 설명서)의 부하 시간에 엑스선 관 부하를 공급할 수 있는 최대 전력을 말하며 인버터식 엑스선 고전압 장치 및 변압기식 엑스선 고전압 장치에 대하여는 관전압 100[kV]{100[kV]로 설정할 수 없는 장치에 대해서는 가장 100[kV]에 가까운 값}, 부하시간 0.1초에서 사용되는 최대 관전류와 관전압의 곱, 공칭 최대 전력은 [kW]로 표시한다.

콘덴서식 엑스선 고전압 장치에 대하여는 관전압이 0.1초의 부하시간에 방전 개시 전압의 50% 미만으로 내려가지 않는 어느 방전 개시 관전압으로 방전을 개시하는 부하 중 0.1초에 최대 에너지를 엑스선 관에 주는 에너지로서 결정한다. 다만, 0.1초에 방전된 관전압이 방전 개시 관전압의 50%를 초과하는 것은 50%를 초과하지 않는 가장 큰 부하시간으로 구한다.

① 인버터식 엑스선 고전압 장치 및 변압기식 엑스선 고전압 장치에 대하여는 다음 식에 따라 구한다.

$$P = U \times I \times f \times 10^{-3}$$

여기에서 P : 공칭 최대 전력[kW]

U : 관전압[kV]

I : 관전류[mA]

f : 관전압의 리플백분율에 의해 정하는 상수

비고. f의 값은 다음 값으로 한다.

f=1　　리플백분율 ≦ 10%

f=0.95　10% 〈 리플백분율 ≦ 25%

f=0.74　25% 〈 리플백분율

관전압의 리플백분율은 다음 식에 따라 구한다.

$$\frac{U_{max} - U_{min}}{U_{max}} \times 100$$

여기에서 U_{max} : 전원의 각 주기에서의 관전압 파형의 최고치

U_{min} : 전원의 각 주기에서의 관전압 파형의 최소치

촬영시간이란 방사선량율이 촬영에 유효한 값을 초과하고 있는 시간을 말하며 엑스선 고전압 장치의 평가에 관하여서는 촬영시 그림에 표시하는 방법에 따라 측정된 시간으로 한다.

비고: 인버터식 6피크형, 12피크형 및 정전압형 엑스선 고전압 장치의 촬영시간은 관전압 파형의 개시부 및 종료부가 소정 관전압에 대하여 각각 75%가 되는 사이의 시간이다.

또 2피크형의 촬영시간(펄스수) 전기각 45° 를 초과한 부분을 그림과 같이 1펄스로 센다.

엑스선 조건이란 그 값에 따라 엑스선 관 부하가 변화하는 조건을 말한다. 보기를 들면 관전압, 관전류, 촬영시간, 리플백분율 등을 말한다.

엑스선 원 장치란 엑스선 관 장치와 조리개 장치를 조합한 것을 말한다.

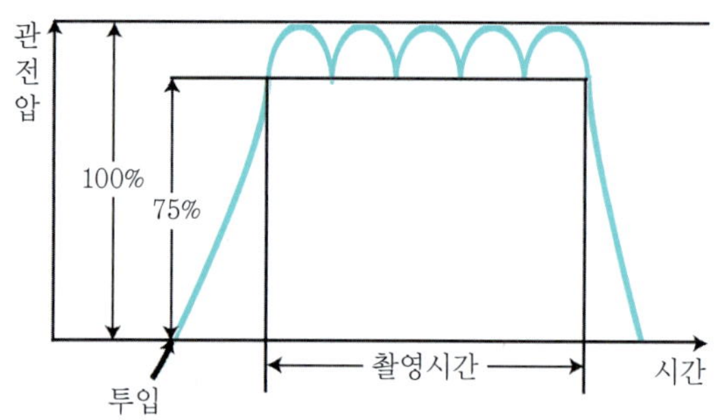

그림 1-14. 인버터식 6피크형, 12피크형 및 정전압형 엑스선 고전압 장치의 촬영시간

핵심정리

1. 의료용 엑스선 발생에 필요한 조건

1) 전자의 발생 – 열전자
2) 전자의 가속 – 고전압 발생(40~150kV)
3) 전자의 고속 유지 – 고진공 (10^{-7}mmHg)
4) 전자의 순간적 저지 – 저지극 (타깃)

2. 엑스선의 발생

1) 연속선(제동선, 저지선, 백색선)

– 열전자가 궤도전자사이를 지날 때 핵과의 전기적 인력(쿨롱력)에 의해 속도를 잃고 엑스선 발생, 또는 열전자가 핵과 충돌할 때 가지고 있던 모든 운동에너지를 잃고 엑스선 발생(최단파장)

- 최단파장 – Duane–Hunt's law : $최단파장 = \frac{12.4}{kVp}[Å] = \frac{1.24}{kVp}[nm]$
- 최강파장 = 최단파장 × 1.3~1.5, 발생 엑스선의 강도(량)가 가장 강한 파장의 범위

2) 특성선(고유선) – 열전자가 궤도전자와 충돌하여 궤도전자를 이탈시키면 그 외각의 전자가 안쪽 각으로 들어오면서 두 각의 결합E 차이만큼 엑스선을 발생

- W의 K각 특성선 – 관전압 70kVp 이상

3) 엑스선 발생효율 – ε = kVZ(단, $k=1\times10^{-9}$, V : 관전압[V], Z : 원자번호)

4) 엑스선 발생강도 – $I = kV^2iZ$

5) 엑스선 사진효과 – $E = k\frac{V^n \cdot mAs}{d^2}$, n : 2~5

3. 의료용 엑스선장치의 구성

엑스선발생장치 – 고전압발생장치, 제어장치, 엑스선 관 장치

엑스선기계장치 – 촬영 및 투시촬영대, 지지장치 등

영상장치 – 영상증배관, 수상관, 촬상관 등

4. 신난용 엑스선장치의 형명

1) 콘덴서식 엑스선장치 : CRF–1.0–120 C : 콘덴서, R : 촬영, F : 투시, 1.0 : 공칭최대충전용량(μF), 120 : 공칭최대관전압(kV)

2) 변압기식 엑스선장치 : RF–500–120 단상 엑스선장치, R : 촬영, F : 투시, 500 : 공칭최대관전류(mA), 120 : 공칭최대관전압(kV)
TRF–500–120 T : 3상 엑스선장치

3) 인버터식 엑스선장치 : IRF–500–120 I : 인버터식 엑스선장치

Chapter 2

진단용 엑스선 관 장치

Diagnostic X-rays tube

1. 엑스선 관의 역사(history of X-ray tube)

1) 가스 엑스선 관(gas X-ray tube)

렌트겐(Roentgen)이 엑스선 발견에 사용한 것은 음극선 실험용인 크룩스 관(Crooks tube)이였다. 이것은 관 내 진공도가 10^{-3} mmHg 정도로 되어 있었다. 이는 평평한 음양극을 설치하고 특별한 저지극이 없이 음극에서부터 진행하는 음극선이 크룩스관 장축을 따라 직진하고 양극을 지나쳐 버린 음극선이 유리벽에 충돌하여 엑스선을 발생시켰다. 결국 관체를 만들고 있는 유리벽 자체가 엑스선을 발생시키는 근원이 되었다. 그러나 음극선이 직접 유리벽에 충돌하기 때문에 부하가 극히 적다할지라도 유리가 열에 의해 녹아버릴 우려가 있었다. 그림 2-1은 크룩스 관이다.

그림 2-2는 양극측에 백금 타깃이 설치되고 음극은 만곡시킨 금속을 봉입한 초점 관이다. 양극 백금 타깃은 음극선을 강하게 충돌시키기 위한 것이며, 음극 만곡 된 부분은 분산되는 음극선을 집속시킬 목적으로 설치되었다. 그 후 여러 가지 연구가 거듭되고 그 용량도 적은 관전류에서 대용량관전류로 증가되었으나 그 당시 엑스선 관 타깃은 엑스선 발생 시

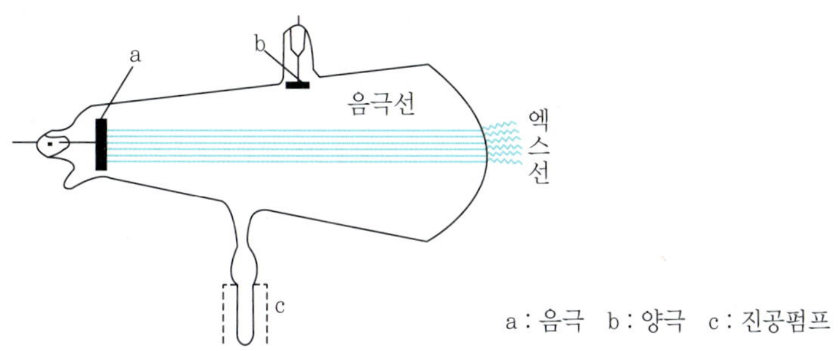

그림 2-1. Crookes 관

상당한 고열로 가열되고 있었으며, 또 관 내 가스압이 점차로 변화하여 가기 때문에 가스압을 조정할 수 있는 것이 연구되었다.

그림 2-3은 그 구조를 나타낸 것으로, 가스 관 안에 각 전극이 들어가 있고 내부는 10^{-3} mmHg 정도로 압력을 유지하게 되어 있다. K는 음극으로서, 알루미늄으로 만들어지며 만곡되어 있다. 이것은 전자가 대음극에 집중 충돌하여 초점을 형성할 수 있도록 하기 위함이다. 음극은 양이온 충돌을 받기 때문에 훼손이 적은 금속이 필요하다. 이러한 점에서 알루미늄이 매우 좋고 또 가공하기도 쉬워서 음극 재료로서는 최적이었다.

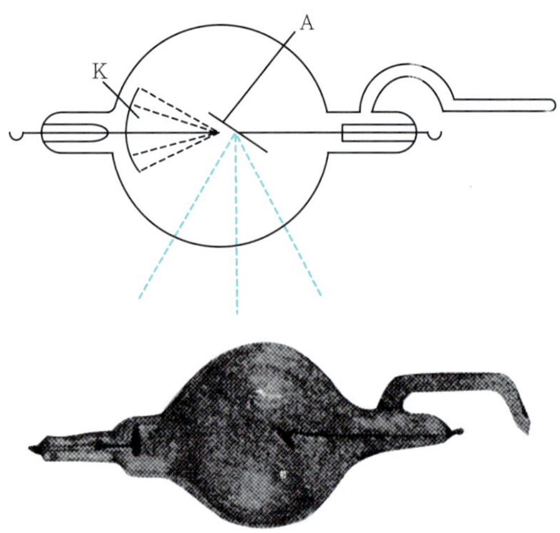

K : 음극 A : 양극

그림 2-2. 초점 엑스선 관

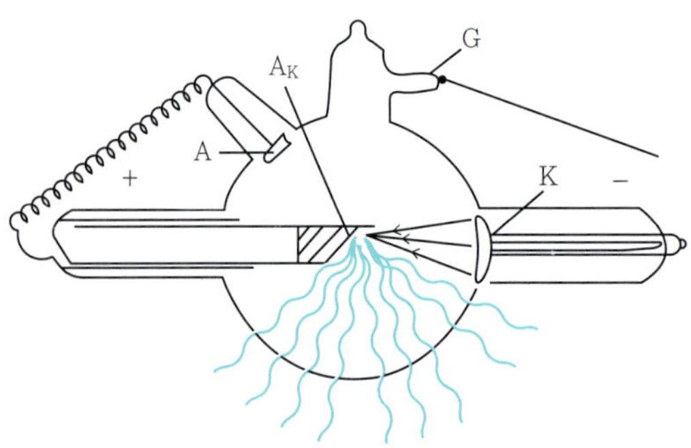

K : 음극 A : 양극 A_K : 대음극
G : 가스조정기

그림 2-3. 가스 엑스선 관

A_k는 대음극이며 가속시킨 전자가 충돌하여 엑스선을 발생하는 장소이다. 대음극 재료로서는 원자번호, 용융점이 모두 높은 것이 필요하다. 초기에는 백금박을 니켈 판에 붙여 썼으나 후에는 구리막대에 텅스텐판을 박은 것이 만들어져 허용전류가 작은관전류에서 대용량관전류로 증가되었다. A는 양극(보조양극)이며 알루미늄 막대 끝에 원판을 부착시켜 사용시에는 대음극 부근에 붙여 사용했다.

G는 가스조정기이다. 가스 관은 관 내 가스전리에 의해 전자를 발생시키므로 사용 중에 이온이 소모되어 관 내 진공도가 차츰 높아져 전류가 흐르지 않게 된다. 이것을 조정하는 것이 가스조정기로서 이 원통 속에 석면, 운모, 탄소 등 가스를 다량으로 흡수할 수 있는 물질이 들어 있다.

철사 끝을 음극에 대면 원통 안에서 방전을 일으켜 그 열로 인해 가스가 방출된다. 이것으로 관 내 진공도를 조정했다. 또 가스압을 자동으로 조정하는 장치도 개발되었다.

가스 엑스선 관에서 전자 발생원리는 다음과 같다.

두 전극에 고전압이 인가되었을 때 이미 발생한 약간의 전자가 가속되고 이것이 관 내 기체분자에 충돌하여 전리를 일으킨다. 이에 의하여 발생된 전자가 더욱 가속되어 전리를 반복하여 전자사태를 일으켜서 양극에 충돌한다. 한편 전리에 의하여 발생한 양이온은 음극면에 충돌한다. 이에 다수 자유전자가 표면에 나타나고 이 전자도 가속되어 양극에 충돌하여 엑스선을 발생시킨다.

그러나 가스 엑스선 관에는 사용상 상당히 불편한 점이 있었다. 예를 들면, 엑스선을 발생시키기 위해서는 관 내에 적당한 잔류 가스를 필요로 하며, 관전류는 가스 압력과 관계가 있으나, 관 내 가스압은 사용상태에 따라 변화하기 때문에 동작이 불안정하게 된다. 또 엑스선관 자신은 내부저항을 변화시킬 수 없기 때문에 관전류를 조정할 수 없다. 따라서 관전류를 증대시키기 위해서는 관전압을 높여야 하고, 더구나 엑스선 량과 질을 별도로 조절할 수 없다. 때문에 사용 목적에 따라 여러 개의 엑스선 관을 갖추어야만 하였다. 또 인가전압은 반드시 직류라야 되는 것 등이었다. 이와 같은 이유 때문에 전리작용에 의존하지 않는 엑스 선관 연구가 진행되었다.

2) 자기 전자 관(Lilienfeld tube)

가스 관에서 여러 가지 문제점이 일어나는 것은 관 내 잔류가스 때문이다. 그래서 관내 배기를 한층 높여 진공도를 올려 엑스선 관을 작동시키면 이 결점은 해소될 것이다. 이러한 관점에서 새로운 이론에 입각한 엑스선 관이 잇달아 고안되었다.

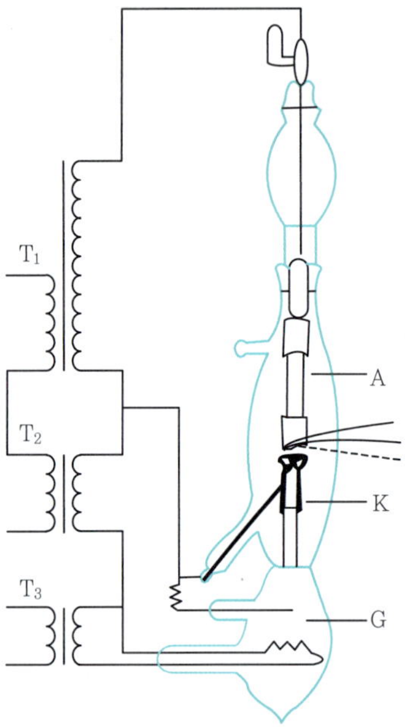

G : 필라멘트, K : 음극, A : 양극, T_1 : 고압변압기,
T_2 : 관전류조정변압기, T_3 : 가열변압기

그림 2-4. Lilienfeld 관 회로도

이러한 고진공도에서는 종래 가스 관과 같이 양이온을 음극에 충돌시켜 전자를 발생시킨다는 일은 할 수 없는 것이기 때문에 다른 전자공급원이 필요하게 되었다. 1902년 W. Richardson은 열전자 방출과 온도와의 관계를 알아냈다. 이 이론에서 1912년 J. E. Lilienfeld와 W. J. Rosenthal은 열전자 방출에 의한 엑스선 관을 만들어 내었다.

그림 2-4는 자기전자 관의 회로도이다. 이 엑스선 관은 3개 주전극으로 되어 있으며 하부 유리관 내에 백금 필라멘트 G가 있고 가열변압기 T_3에 의해 항상 일정하게 가열되고 있다. 가열전류는 10 A 정도이며 T_2에 의해 음극 K와 필라멘트 G 사이에는 2,000~5,000 V의 전압이 가해지고 필라멘트 G에 의해 발생한 열전자는 가속되어 음극 K를 충돌하여 2차전자를 발생한다. 음극 K에서 생긴 전자는 고압변압기 T_1에 의해 가속되고 양극 A에 충돌하여 엑스선을 발생시킨다. 관전류는 T_2 전압이 변화함으로서 음극 K의 2차전자 발생량이 변화하게 되어 관전류를 조정할 수가 있었다. 이 Lilienfeld 관은 한 때 실용화되었으나 Coolidge에 의한 열전자 관이 보급됨에 따라 차츰 자취를 감추었다.

3) 열전자 엑스선 관(Coolidge tube)

1913년 W. D. Coolidge는 관 내 진공도를 10^{-3} mmHg 정도의 고진공으로 배기시켜 이 속

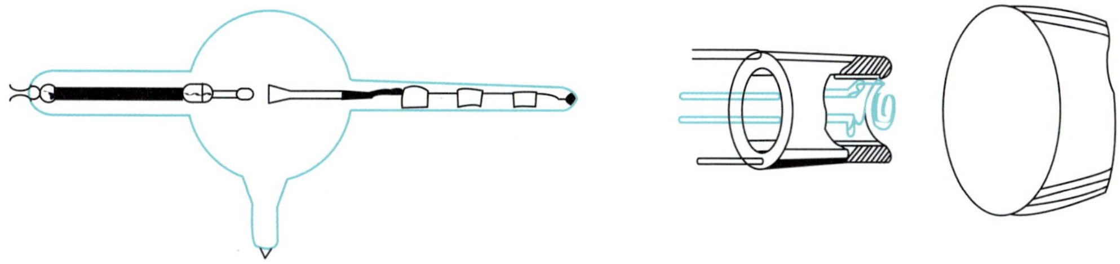

(a) Coolidge가 발표한 최초의 열전자 엑스선 관　　(b) Coolidge 관 음극구조

그림 2-5. Coolidge가 발표한 최초의 열전자 엑스선 관

에 필라멘트를 설치하고 밀폐시킨 후 가열시킴으로써 열전자를 방출시키는 열전자 엑스선 관을 고안하였다.

그림 2-5는 Coolidge가 최초로 발표한 U형 열전자 엑스선 관의 구조를 나타낸 것이다. Coolidge 관 음극은 텅스텐 필라멘트와 집속전극으로 되어 있고, 필라멘트는 텅스텐을 나선형으로 감았다. 필라멘트 전류는 3~5 A 정도로서 온도는 1,890~2,540 [K]까지 변화할 수 있도록 꾸며져 있다.

집속전극은 전자를 적당한 빔으로 모이게 하는 장치로써 몰리브덴(molybdenum)으로 만들고 이 원통 끝 부분은 필라멘트보다 약간 튀어나오게 했다. 또 이것은 몰리브덴선으로 고정시키고 한 끝은 필라멘트 연결선과 이어져 같은 전위가 되도록 구성하고 있다. 양극 타깃은 가공된 텅스텐으로 음극과 대향하도록 만들고 그 중량은 약 0.1 kg 정도이다. 양극은 몰리브덴선에 의해서 지지 봉에 단단히 묶여 있다.

Coolidge 관은 가스 관에서 이루지 못한 것을 해결할 수 있는 다음과 같은 특징이 있다.

(1) 관 전류는 필라멘트 온도에 의해 결정되므로 필라멘트 가열 전류를 변화시킴으로써 관전압에 관계없이 마음대로 조정할 수 있다.

(2) 관 내는 고진공이기 때문에 장시간 사용에도 특성이 변화하지 않는다. 반면에 가스 관은 대단히 불안정하다.

(3) 관 전압, 관 전류 값에 의해 초점 위치가 크게 변하는 일이 없다. 가스 관은 관벽전하와 양이온 상태에 따라 초점 위치가 엑스선 조사 중에 이동한다.

(4) 교류고전압을 그대로 엑스선 관에 인가하게 되어서 양극측에서도 엑스선을 발생시킬 수 있다.

(5) 수명이 길고 동일 상태를 반복할 수 있다.

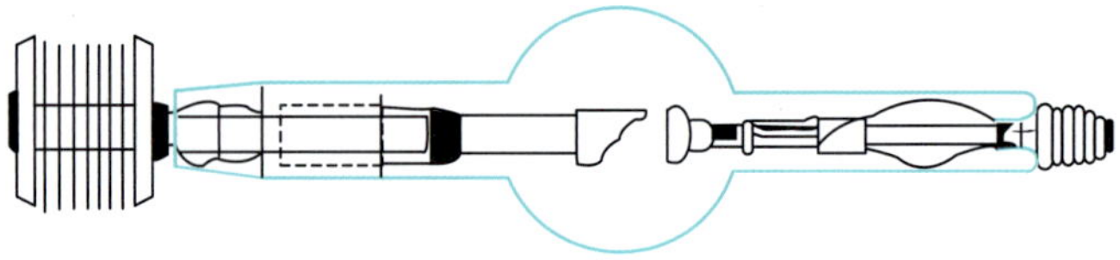

그림 2-6. R형 Coolidge 관

그러나 최초 Coolidge 관은 초점 크기가 대초점이 12 mm, 소초점용이라도 7~8 mm나 되어서 사진 선예도가 가스 관보다 좋지 않았기 때문에 초기에는 치료용으로만 사용되었다. Coolidge는 이와 같은 결점을 보완하기 위하여 양극 열용량을 크게 하고 초점 크기가 2~5 mm 정도이며 외부에 냉각장치를 설치한 검사용 R형 관을 개발하였다.

그림 2-6은 R형 관 구조를 나타낸 것으로 양극은 구리통에 텅스텐 물질을 삽입한 것이다. 양극 중량은 0.85 kg 정도이므로 초점 온도 상승도 그다지 심하지 않으며, 초점에서 발생되는 열이 재빨리 외부로 유도되기 때문에 양극 전체 온도 상승도 낮아졌다.

따라서 열방출로 인한 유리 관 가열도 적어지고 반경도 50 mm 정도로 좁힐 수 있었고, 교류고전압이 직접 엑스선 관에 인가되어도 역전류가 흐르지 않는 자체 정류도 가능했다.

Coolidge 관 개발에 의하여 가스엑스선 관은 점차 사용되지 않게 되고 자기전자 관도 기구가 복잡하였기 때문에 점차 모습을 감추게 되었다. 그 후 Coolidge 관은 많은 개량과 진보를 거듭하여 현재에 이루고 있으며 그 기본 원리는 오늘날에도 변함이 없다.

1918년에 O. Goetze는 실효 초점을 크게 하지 않고 허용부하를 증대하는 방법을 고안하여 특허를 얻었다. 당시의 엑스선 관 필라멘트는 나선형으로 타깃 각도는 45° 원형초점이었으나 Goetze는 타깃 각도를 20° 정도로 하고, 현재와 같은 선형 초점을 개발하였다.

이것은 1922년에 C. H. F. Müller에 의하여 실용화되어 현재와 같은 코일 모양으로 감은 선형 필라멘트 엑스선 관이 만들어졌기 때문에, 허용부하는 2배 이상 증가할 수 있었다.

그림 2-7은 용량 10 kW 고정양극 엑스선 관(초점 5 mm)이다. 그러나 1929년 A. Bouwers는 회전양극 엑스선 관을 개발하여 사용하게 되었다. 그렇지만 전자충돌면을 이동시켜 허용부하를 증대시키려는 생각은 1896년 이래 많은 사람들에 의하여 시도되었으나, 고진공, 고온 중에서 양극을 원활히 회전시킨다는 것은 그 당시 기술로서는 성공하지 못했다.

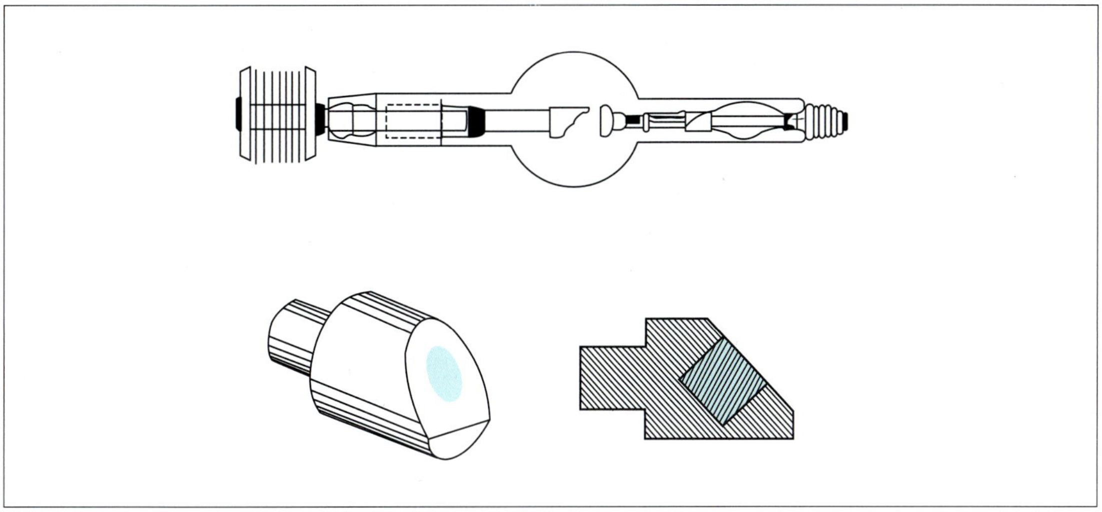

그림 2-7. 1930년대 고정양극 엑스선 관

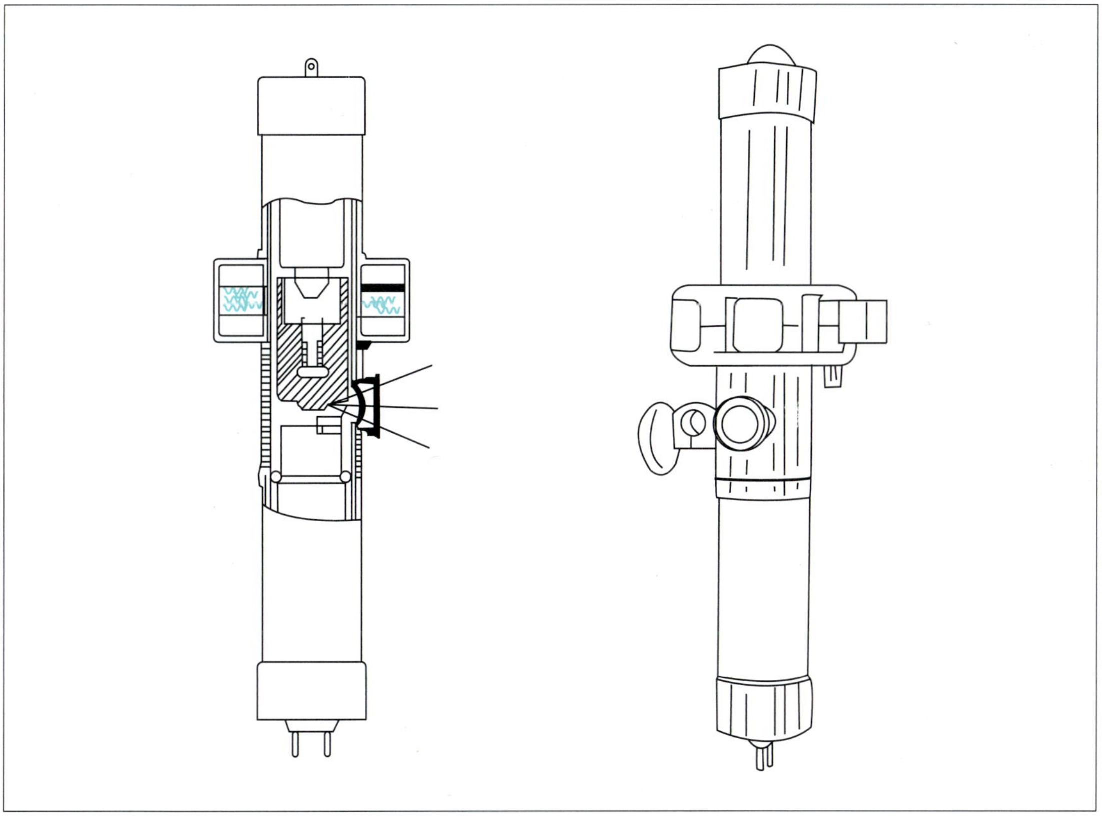

그림 2-8. Bouwers가 개발한 회전양극 엑스선 관

그림 2-8은 Bouwers가 최초로 성공한 회전양극 관으로 양극 전체는 구리로 만들어졌고, 원추형 원판에 텅스텐이 부착되어 있었다.

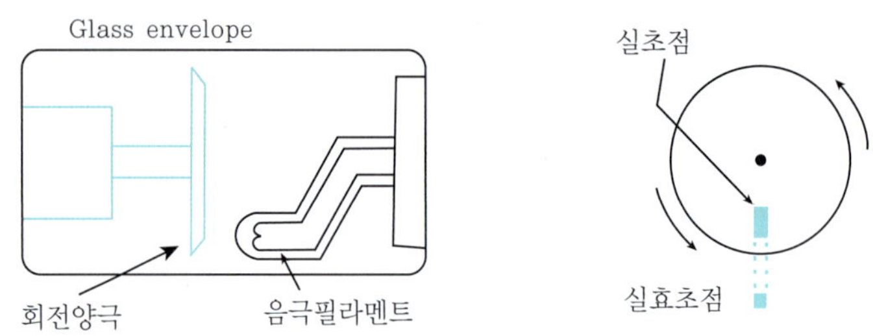

그림 2-9. 1934년 Ungelenk가 개발한 회전양극 엑스선 관(Pantix)

초점 크기는 2.2 mm이며, 양극 회전수는 1분당 1,200회였다. 예를 들면, 0.2초 부하로 입력은 24 kW(55 kV, 450 mA)로서, 이것은 그 당시에는 놀라운 성능이었다. 이와 같이 회전양극 관은 단시간 부하에는 성능이 좋았으나 비교적 열용량이 적고, 베어링을 사용했기 때문에 열방출 효율이 나쁘고, 부하 횟수가 많아지면 양극 온도가 상승하고, 결국에는 허용온도를 초과하여 고장횟수가 많아졌다. 또 투시와 같은 연속부하는 1시간에 10분 정도밖에는 사용하지 못했다.

1934년 A. Ungelenk는 **그림 2-9**와 같이 고온에 견디는 우산 모양 타깃을 사용하여 열방출 냉각에 의한 새로운 회전양극 엑스선 관을 개발하였다. 이것은 타깃 직경 80 mm, 양극 회전수는 1분당 2,800회, 초점의 크기는 2 mm로서, 0.1초 부하에서 24 kW(단상 전파) 입력이 가능하였다. 이 Ungelenk 회전양극 관의 장점은 고온 열방출 냉각(열방출효율은 온도의 4승에 비례한다)을 이용한다는 것이었다. 즉, 타깃을 텅스텐만으로 만들어 고온에서 견딜 수 있도록 하고 자기 열방출에 의하여 냉각됨과 동시에 양극 회전축은 가늘고 길게 하여, 열전도에 의한 회전자, 베어링 부분의 온도 상승은 가급적 억제한 것이다. 이 회전양극 엑스선 관을 "Pantix"라고 하였으며, 현재 회전양극 관의 기본형이 되었다.

미국에서는 Siemens 회사보다 2년 후인 1936년 General Electric(GE) 회사에서 제작하여 발표하였다. GE 사에서 최초로 만들어진 회전양극 엑스선 관으로 Rotalix와 같이 구리봉에 원추형 텅스텐을 붙인 것이었다. 또 Machlett사 Dynamax가 시장에 나타난 것은 1939년이다. 이와 같이 미국에서는 Philips사, Siemens사보다 그 실용화는 수년 후였으나 그만큼 연구는 진보된 것을 만들고 있었다. 즉, 높은 출력, 긴 수명, 작은 형태, 방전격, 엑스선 차폐 등에서 만족할 수 있는 것이 목표였다. 그러나 이 당시 회전양극 엑스선 관은 수명도 짧고, 4,000~5,000회 엑스선 조사가 고작이었다. 또 초기의 Rotalix는 고압 노출이었고

Pantix는 방전격이기는 했으나 공냉식관용기로 무척 큰 것이었다. 그에 반하여 GE사가 내놓은 최초 회전양극 엑스선 관은 유침식으로 형태도 매우 소형이었지만, 이 엑스선 관도 양극온도가 높아지면 텅스텐이 벗겨져 사용할 수 없게 되는 수가 있었다. 미국에서도 고진공 속에서 양극을 회전시키려고 하는 기초적인 문제 해결에 수년이 걸렸다.

회전양극 엑스선 관의 실용성 여부는 고온과 고진공 속에서도 원활하게 회전할 수 있는 베어링 개발에 있었다. 그것은 냉각용 오일이 필요 없으며 200~600℃ 고온에서도 충분히 견딜 수 있는 것이라야 했다. 갖가지 금속윤활제가 연구되었는데 당초에는 바륨, 그 후에 은, 금 등을 베어링 볼에 증착시킴으로써 진공 속에서도 양호한 윤활제가 된다는 것을 알아내었다. 이 개발로 베어링은 연속 50~100시간 회전에 견딜 수 있었다. 이것은 엑스선 조사 횟수로 치면 50,000회 정도에 해당된다.

회전양극 엑스선 관의 또 하나 문제는 발생한 열을 방산시키는 방법이다. 미국에서는 최초에는 열전도에 의한 냉각 방식이 쓰여졌으나 텅스텐이 떨어져 나가는 사고를 일으키기 때문에 그 후 열방산 방식으로 바뀌었다.

그림 2-10은 열방산 방식의 엑스선 관 구조를 나타낸 것으로 타깃에는 텅스텐 평판이 사용되었다. 이로 인해 엑스선 관은 **그림 2-11**과 같이 관용기 안에 15° 경사지게 부착되었다(Mechallette사, Dynamax). GE 사에서는 타깃을 우산형 텅스텐 판을 사용, 열방출(70%)과 전도(30%)에 의해 열을 방산시키는 방식의 엑스선 관을 만들었다.

그림 2-12는 그 구조로서 현재의 회전양극 엑스선 관이다.

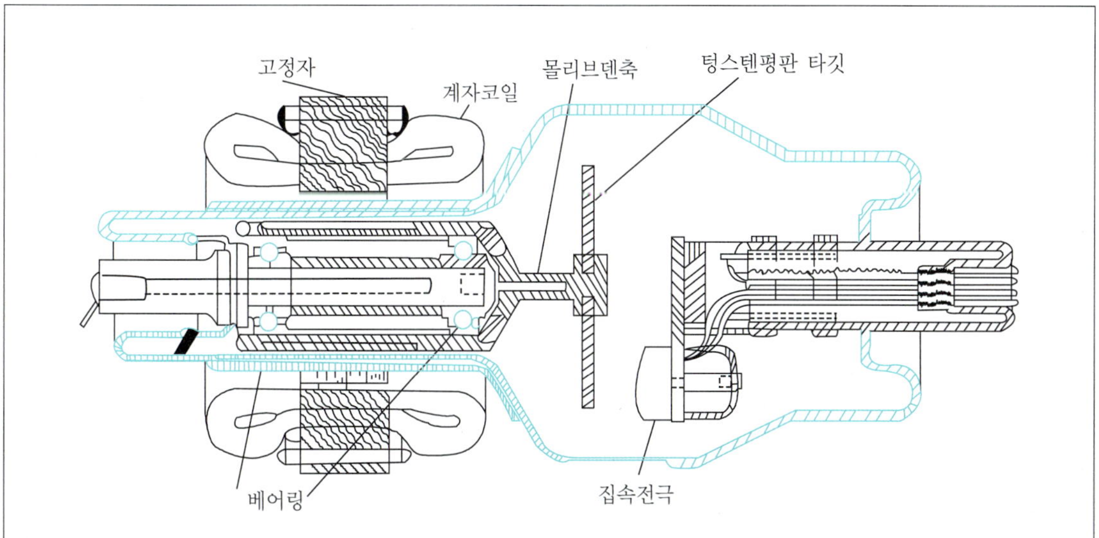

그림 2-10. Mechallette사 “Dynamax” 초기 회전양극 엑스선 관, 양극은 텅스텐의 평판이다.

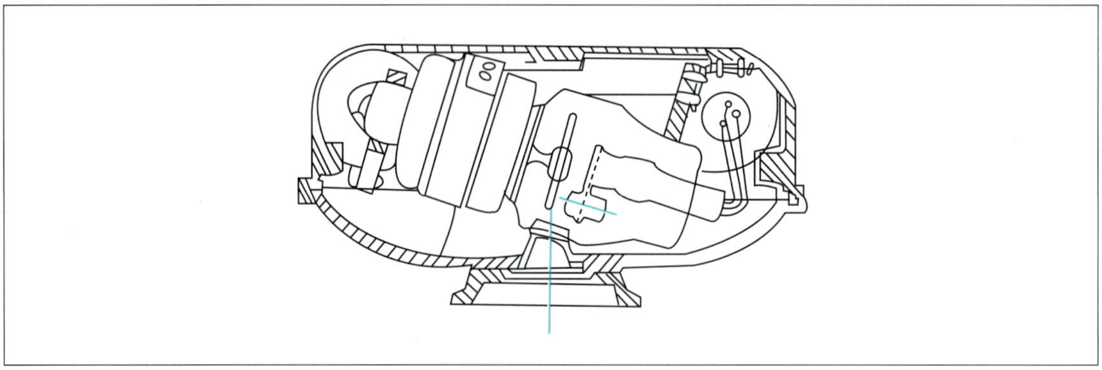

그림 2-11. 관용기내에 15° 경사로 붙여진 Mechallette회사 "Dynamax" 초기의 회전양극 엑스선 관

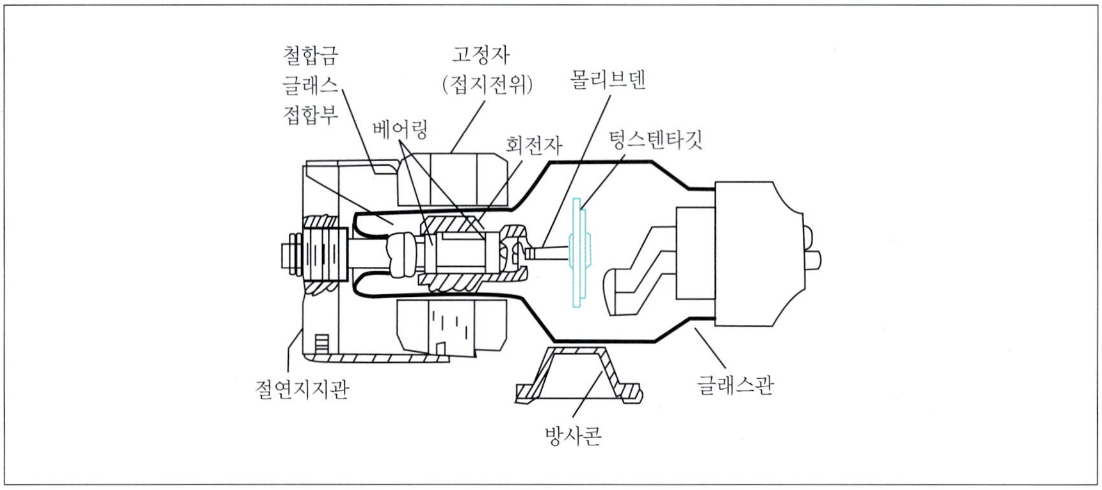

그림 2-12. 1938년경의 GE 사 회전양극 엑스선 관의 구조(Gross)

1939년에 시작된 제 2차 세계전쟁으로 미국에서의 생산량은 급증했는데, 이 무렵부터 징병검사를 위한 집단간접검사가 시작되었으며 군에서 연속적인 중복부하에 견디는 회전양극 엑스선 관을 요구해 온 까닭도 있어서 미국에서는 회전양극 엑스선 관의 제조 기술이 1936년 이후 수년 동안 현저하게 향상되었다.

2. 엑스선 관의 구조(structure of X-ray tube)

그림 2-13은 고정양극 엑스선 관의 구조를 나타낸 것으로서 양극과 음극으로 된 2극진공관이다. 음극에는 전자를 방출하는 필라멘트와 집속전극이 있고 양극은 구리로 되어 있으며, 전자를 저지시키는 타깃에는 텅스텐판이 부착되어 있다. 고정양극 엑스선 관은 회전양

극 엑스선 관이 보급될 때까지 일반적으로 사용되어 왔으나 현재는 **그림 2-14**와 같이 회전양극 엑스선 관이 개발됨에 따라 휴대용 등 소용량의 것 외에는 제작하지 않고 있다.

1) 유리 관(glass bulb)

엑스선 관 관체는 일반적으로 유리가 사용되고 있으나 고전압이 가해지고 또 높은 열이 발생하기 때문에 규산을 주성분으로 하는 규산경질유리가 쓰여지고 있다. 파이렉스(Pyrex) 유리는 이와 같은 경질유리의 일종이다.

엑스선 관체 재료는 다음과 같은 조건을 필요로 한다.

① 가공이 쉬어야 하고 음극도선이나 관끝 등의 부분에서 금속과 접착, 봉입이 가능할 것.
② 전기 절연 내력이 클 것.
③ 고 진공도를 유지할 것.
④ 엑스선 흡수가 비교적 적을 것.

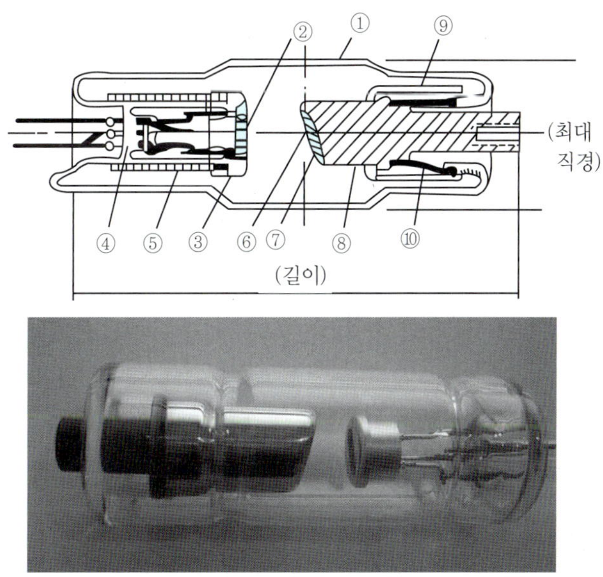

① 유리(경질유리) ② 필라멘트(텅스텐) ③ 집속전극(철, 니켈, 초점전자집속) ④ 스템(도입선) ⑤ 음극(철, 니켈 등) ⑥ 초점(전자충돌점, 엑스선발생부분) ⑦ 타깃(텅스텐) ⑧ 양극(동, 발생하는 열의 전도방출) ⑨ anode cover(철, 니켈 등) ⑩ 코발링(kovar ring, 철합+Ni+Co합금)

그림 2-13. 고정양극 엑스선 관의 주조

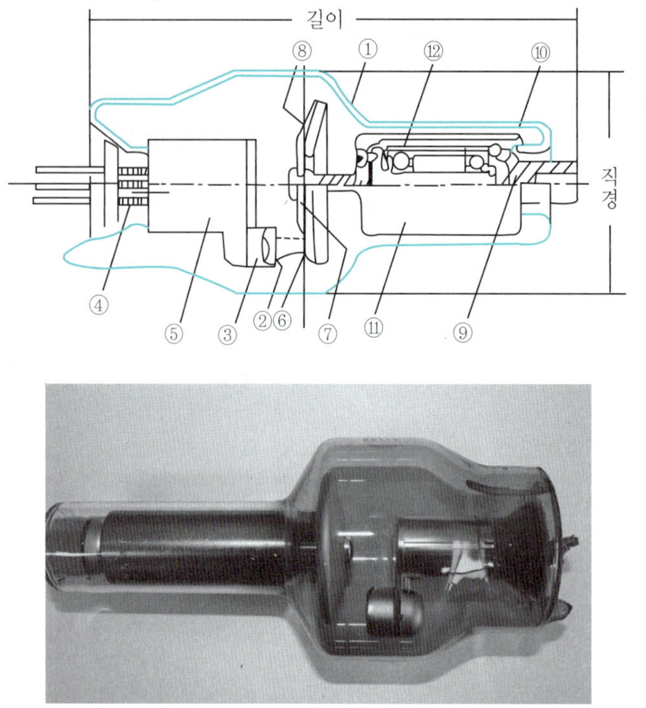

① 유리 관(경질유리) ② 필라멘트(텅스텐코일) ③ 집속통(철, 니켈) ④ 스템(도입선) ⑤ 음극스리브(철, 니켈) ⑥ 초점(엑스선발생부분) ⑦ 초점궤도(동그랗게 생긴 형상의 전자충돌면) ⑧ 타깃(철, 텅스텐합금 등) ⑨ 양극축(철합금, 회전양극의 지지축) ⑩ 코발링(철합금 유리 접합) ⑪ 양극회전자(동 표면을 흑화) ⑫ 베어링(특수철합금, 금속윤활제 사용)

그림 2-14. 회전양극 엑스선 관의 구조

⑤ 화학적 작용이 없을 것.

⑥ 기계적 강도가 클 것.

⑦ 열 팽창계수가 작을 것.

경질유리는 기계적 강도가 약한 것이 결점이지만 엑스선 관체 재료가 갖추어야 할 다른 조건은 거의 만족시키고 있다. 규산경질유리 성분은 SiO_2 76%, B_2O_3 16%, Na_2O 5%, $Al_2Fe_2O_3$ 2%, K_2O 1%이다.

2) 음극(cathode)

음극은 텅스텐 필라멘트, 집속통, 스템(stem) 등으로 구성된다. 필라멘트는 코일 모양으로 한 줄로 되어 있다. 필라멘트 코일의 지름, 크기 등은 초점 크기에 따라 정해진다.

필라멘트는 **그림 2-15**에서 보는 바와 같이 집속통(focusing cup) 홈 속에 부착되어 있다. 이곳 필라멘트에서 방출된 전자는 일정한 위치에 모인다. 필라멘트의 한 쪽 끝은 집속통에 이어져 같은 음(-)전위로 되어 사용된다. 이 전극의 재료는 철, 니켈 등을 사용하고 있다. 앞에서 말한 바와 같이 Coolidge가 개발할 당시의 필라멘트는 나선형으로 된 초점 모양이었으나 현재는 선초점이며 이것은 실제적으로 초점면적을 크게 하지 않고도 허용부하를 증가시키기 위해 1918년 O. Goetze에 의해 개발된 것이다.

1922년 C. H. F. Müller는 Goetze가 창안한 모형을 개조하여 현재와 같은 코일형으로 감긴 선형 필라멘트 엑스선 관을 만들었다. 또, 하나의 음극에 두 개 필라멘트를 만들어 대초점용과 소초점용으로 사용하기도 하지만 대개는 소용량 엑스선 관에서는 거의 단초점(single focus)이다.

일반적으로 전자가 외부로 나오기 위해서는 어느 정도 이상의 에너지(eV)가 필요하다. 이것을 그 물질의 일함수(work function)라 하며, 일함수가 낮을수록 전자를 방출시키기 쉽다.

엑스선 관에서 열전자를 공급하기 위해서는 리차드슨 공식에 의해 음극 온도를 충분히 높여주든지 또는 필라멘트 재질의 일함수가 충분히 낮아야 한다.

표 2-1은 주요 금속의 일함수와 용융점을 나타내었다. Lilienfeld가 사용한 백금(Pt)은 용융점이 텅스텐(W)보다 낮으면서 일함수는 오히려 높기 때문에 필라멘트 재질로는 부적당하므로, 적당한 일함수와 용융점을 갖춘 텅스텐(W)이 현재 필라멘트 재질로 쓰이고 있다.

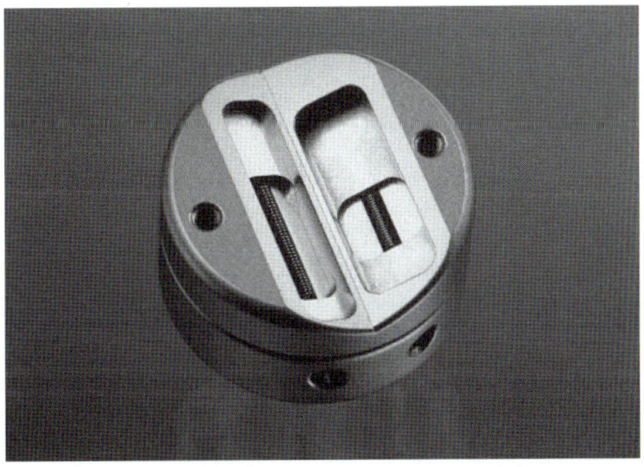

그림 2-15. 엑스선 관의 집속전극(출처 : 방사선영상과학, 2010)

표 2-1. 금속의 일함수와 용융점

금속	원자번호	일함수[eV]	용융점[℃]	금속	원자번호	일함수(eV)	용융점(℃)
W	74	4.52	3,400	Pt	78	5.29	1,773
Ta	73	4.10	3,027	Ca	20	2.76	845
Mo	42	4.27	2,622	Ba	56	2.29	710
Os	76	4.55	2,500	Mg	12	3.46	651
Ir	77	4.57	2,454	Li	3	2.39	179
Rh	45	4.65	1,966	Na	11	2.27	98
Nb	41	3.96	1,950	K	19	2.15	64
Th	90	2.41	1,842	Rb	37	2.13	39
Cr	24	4.51	1,777	Cs	55	1.89	28

3) 양극(anode)

(1) 고정양극 엑스선 관

고정양극 엑스선 관의 양극은 대부분 구리로 되어 있으며 그 끝면에 텅스텐판이 밀착되어 있다. 양극 측에 열전도를 잘 하기 위해 두 물질은 높은 온도에서도 밀착되어 있어야 한다. 이 텅스텐 판을 타깃이라 한다.

타깃은 다음과 같은 조건을 갖추어야 한다.

① 엑스선 발생효율을 높이기 위해 원자번호가 높아야 한다.

② 고속전자가 충돌하여 발생하는 열에너지에 견디기 위해 용융점이 높아야 한다.

③ 고속전자의 에너지는 대부분 열로 변하기 때문에 증기압이 높을 경우 초점면의 유지가 어렵게 되므로 증기압이 낮아야 한다.

④ 열전도 및 전기전도가 좋아야 한다.

⑤ 초점면 유지를 위해 초점면이 갈라지는 특이성이 작아야 한다.

이러한 점 등으로 현재 원자번호 74, 용융점이 3,400℃인 텅스텐(W)을 사용하거나 회전양극 엑스선 관에서는 텅스텐합금을 사용하기도 한다.

엑스선은 가속전자가 타깃에 충돌하는 부위에서 발생한다. 이 충돌면을 초점(focus)이라고 한다.

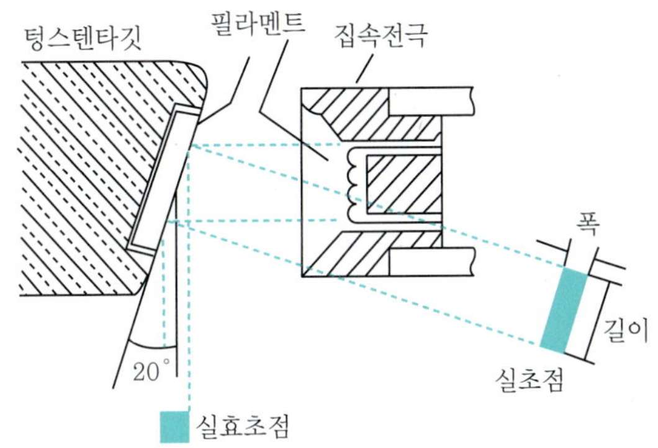

그림 2-16. 고정양극 엑스선 관의 단면

엑스선 발견 초기 양극은 관 축에 대해 45° 각도로 경사되고 초점도 원형이었다.

그림 2-16은 현재 고정양극 엑스선 관의 양극단면을 나타낸 것으로 타깃각도는 관축의 수직 방향에 대해 20° 경사져 있고 실초점(전자충돌면)은 직사각형이다. 초점의 크기는 중심방사선방향에서 본 면적이며 이것을 실효초점이라 한다. 즉, 실효초점은 실초점 × sinθ로 나타낼 수 있다(단, θ는 타깃각도). 일반적으로 전자충돌면인 초점을 실초점이라 하고 실효초점을 초점이라고만 하는 경우가 많다.

실효초점은 보통 엑스선 관 축에 수직방향(폭)의 길이와 평행방향(길이)의 크기로 표시하였으나 현재 초점의 크기는 실효초점 면적의 평방근 또는 실효초점의 일변의 길이로 표시하며 허용부하는 초점면적에 비례한다. 따라서 가능한 한 실효초점은 작게 하면서, 허용부하를 크게 하기 위하여 실초점을 직사각형으로 하고 타깃각도를 작게 하는 것이 연구되었다. 이 연구에서 45° 경사의 원형초점 엑스선 관에 비교하여 두 배 이상의 허용부하를 증가시킬 수 있는 효과를 얻었다.

(2) 회전양극 엑스선 관

회전양극 엑스선 관의 각 전극은 유리 관 안에 설치하여 밀봉되고, 내부는 10^{-7} mmHg 정도의 고진공도 유지하고 있다. 유리 관은 다시 관 용기에 넣게 되어 유침식으로 되어 있다. **그림 2-14**는 그 구조를 나타낸 것이다. 양극은 엑스선 관 밖에 부착된 고정자코일(stator coil)의 회전자계에 의해 고속으로 회전한다.

양극은 또 그 내부에 있는 두 개의 베어링과 양극축(anode shaft)에 의해 받쳐져 있다. 양극의 끝에는 우산형 타깃인 텅스텐판이 부착되어 있다.

음극에는 코일 모양으로 생긴 텅스텐 필라멘트가 있는데 그 위치는 관축에서 벗어나 있다. 필라멘트에서 방출된 열전자는 고전압으로 가속되어 타깃의 실면적은 넓어지며 온도가 상승된 면이 항상 어느 정도 냉각된 면과 위치가 바뀌게 되어 발생된 열은 타깃 전면에 분포된다. 그러나 음극은 고정되어 있으므로 엑스선은 그 대향부의 초점에서 발생되며 순간부하인 경우 단위면적당 입력은 고정양극 엑스선 관 경우보다 매우 크게 된다. 따라서 입력을 일정하게 하면 고정양극 엑스선 관에 비해서 초점을 아주 작게 할 수가 있으므로 엑스선영상은 보다 선명하게 된다. **그림 2-17**은 대용량 회전양극 엑스선 관의 전자충돌면과 초점이다.

양극의 구조는 타깃, 회전자, 베어링, 양극축 등으로 되어 있다. 타깃은 우산형 텅스텐판으로 만들어지고 몰리브덴 축에 의해 로터에 고정되어 있다. 최근에 제작된 타깃은 양극 열용량을 증가시키기 위하여 텅스텐과 몰리브덴을 덧붙인 타깃이 사용되고 있다. 이것은 몰리브덴 비중이 텅스텐의 약 1/2, 비열은 텅스텐의 약 두 배이며 텅스텐과 같은 무게일 때는 열량으로 약 두 배가 된다.

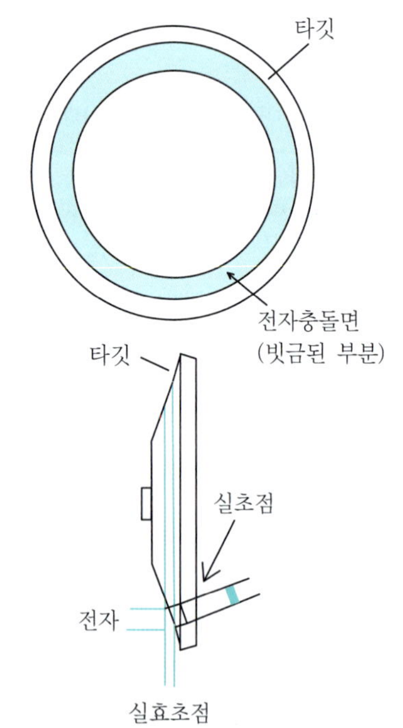

그림 2-17. 회전양극 관의 전자충돌면과 초점

그림 2-18은 텅스텐에 몰리브덴(W-Mo)을 덧붙인 타깃을 비교한 것이다. 이 W-Mo 이중 타깃 사용으로 부하시간이 오래될 경우 혹은 중복부하 등에 대해서도 허용부하를 훨씬 증가시킬 수 있다. 회전자는 구리와 철로 되었으며 엑스선 관 외부에 부착되는 고정자에 의해 회전자계를 만들어 회전한다. 회전자의 회전수는 다음 식으로 나타난다.

$$n = \frac{120f}{p}\ [rpm] \quad 또는 \quad n = \frac{120}{p} f(1-s)\ [rpm]$$

n : 양극의 회전수(revolution per minute : rpm)

f : 주파수(Hz)

p : 극수(보통 2극)

s : 슬립(slip)인자(마찰계수 0.1)

고정자 코일의 주파수가 60Hz이며 보통회전으로 1분당 3,600회, 고속회전(180 Hz)으로 1분당 10,800회전이 되지만 실제 회전수는 이것보다 약 10% 저하된다. 또 작동 시작부터 정상회전으로 되는 시간은 보통 회전양극 엑스선 관에서는 1초, 대형 관에서는 2.5초 이내이다.

양극 초점면에서 발생된 열의 대부분은 타깃 표면으로부터 열방사에 의해 외부로 방사된다. 그러나 연속부하 또는 반복된 부하의 빈도가 높을 경우는 타깃 전체가 1,000℃ 정도로 빨갛게 달구어진다.

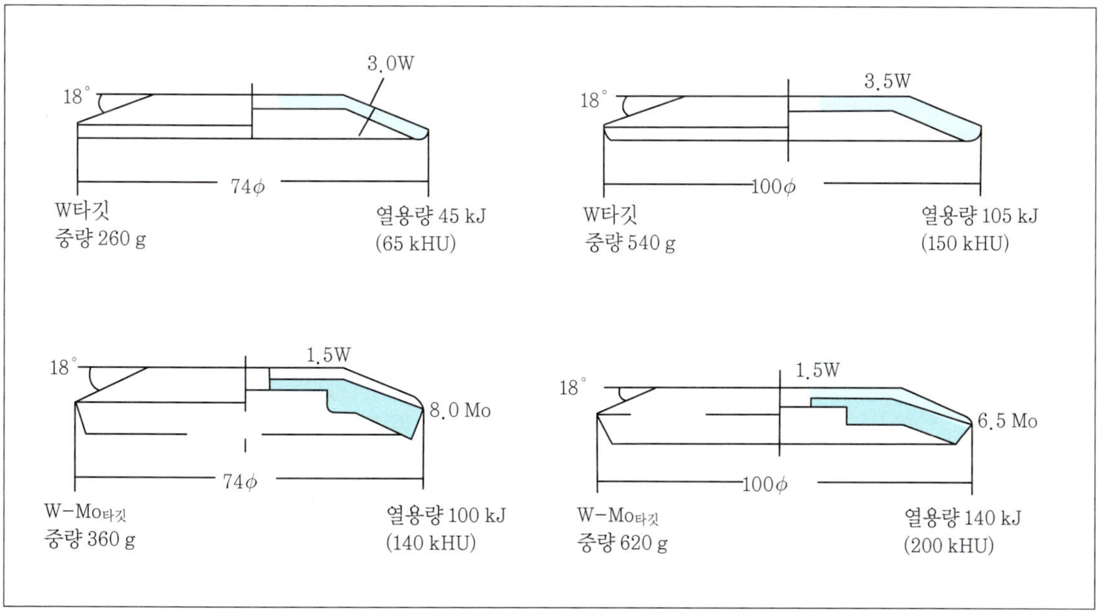

그림 2-18. 타깃단면의 비교

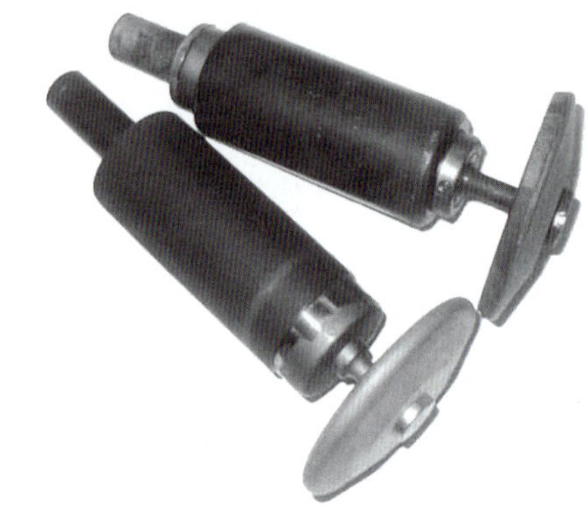

그림 2-19. 회전양극 구조

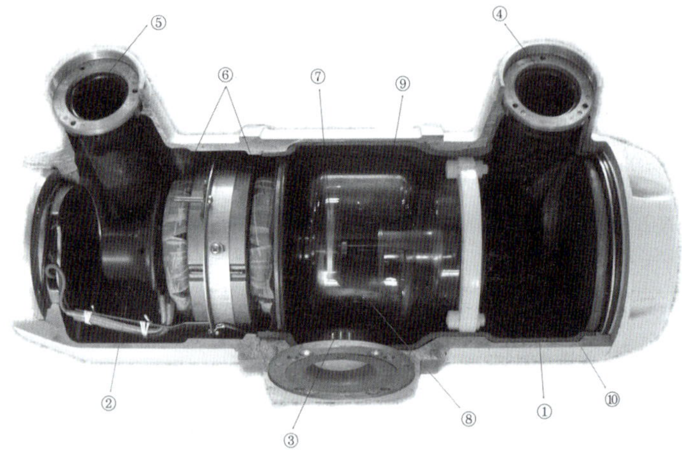

① 관 용기본체 ② 절연유 ③ 방사구 ④ 고압케이블 리셉터클(음극) ⑤ 고압케이블 리셉터클(양극) ⑥ 고정자코일 ⑦ 저지극 ⑧ 집속통 ⑨ 엑스선 관 유리 ⑩ 차폐납

그림 2-20. 진단용 회전양극엑스선 관 구조

베어링은 회전양극 엑스선 관에서 아주 중요한 부분이므로 고진공, 고온도에서도 양극을 원활하게 회전시켜야만 한다. 베어링은 400℃ 이상 고온이 되면 녹게 된다. 또 고진공 중이므로 보통 윤활유는 사용할 수 없고 금속윤활제(은)가 사용된다. 그림 2-19는 회전양극 부분의 구조를 나타낸 것이고, 그림 2-20은 진단용 회전양극엑스선 관 장치의 구조이다.

음극의 구조는 텅스텐 필라멘트, 집속전극, 슬리브로 되어 있다. 필라멘트와 집속전극의 모양은 고정양극엑스선 관과 똑같지만 필라멘트 위치는 관 축으로부터 떨어져 있다. 그림 2-21은 음극구조를 나타낸 것으로 그 구조는 제작년도에 의해, 또는 제조회사에 의해 다르다.

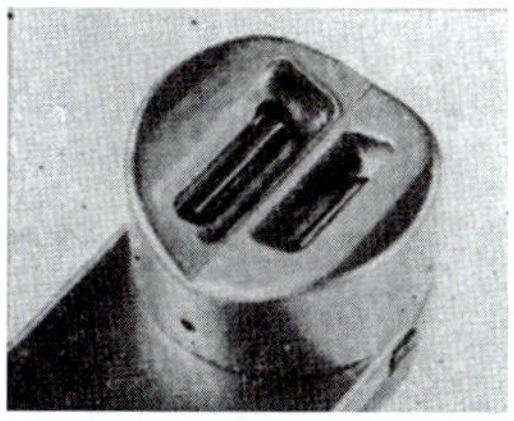
(a) 1970년 이후의 것

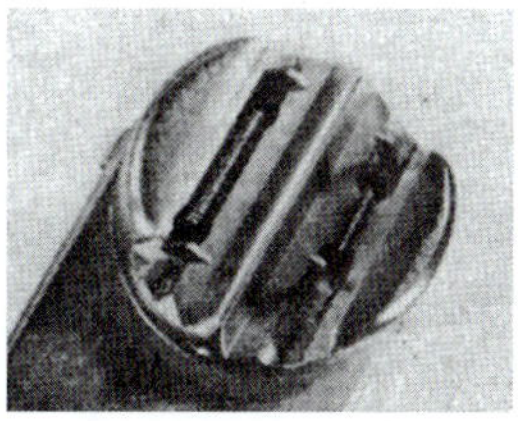
(b) 1970년 이전의 것

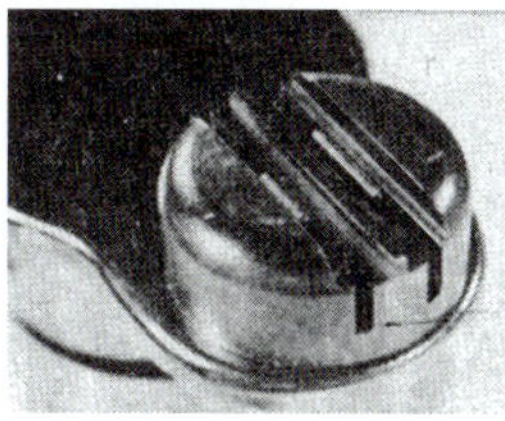
(c) 세로 방향의 집속관이 없는 것

그림 2-21. 음극구조

일반적으로 필라멘트는 대소 두 개로 대초점과 소초점으로 변환하여 사용하게 된다. 초점의 크기는 2, 1.5, 1.2, 1.0, 0.8, 0.6, 0.5, 0.3, 0.1, 0.05 mm 등이 있고 초점 크기에 따라 집속전극의 홈 및 필라멘트의 크기 등이 다르다.

3. 엑스선 관의 특성(characteristics of X-ray tube)

1) 초점 특성(focus)

필라멘트에서 발생한 전자는 집속전극에 의하여 집속되고 타깃면에서 초점을 형성한다. 그림 2-22는 전자궤적을 나타내는 것으로써 홈의 폭에 상응하는 초점을 초점 폭이라 하며 그 직각방향을 초점길이라고 한다. 초점의 크기는 전극 사이 거리, 필라멘트 위치 등에 의해 변한다. 필라멘트 전면에서 발생한 전자가 타깃에 충돌하여 형성되는 초점을 정초점이라 하며, 그 외에 전자가 타깃에 충돌하여 형성되는 초점을 부초점이라고 한다.

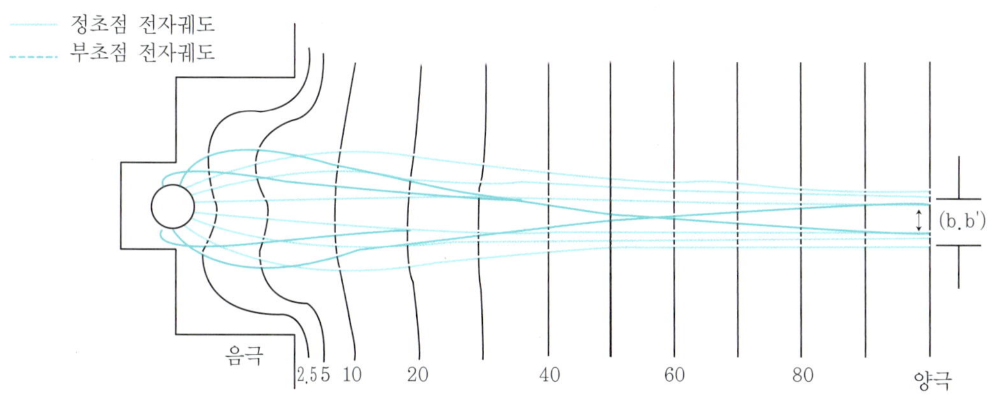

그림 2-22. 엑스선 관의 전자궤적

그림 2-23은 집속전극의 단면을 나타낸 것이다. 여기서 초점폭 b와 필라멘트 깊이 d 사이에는 **그림 2-24**와 같은 관계가 있어서 필라멘트 위치가 깊을수록 좁아지는 효과 때문에 정초점은 작아지고 반대로 부초점은 커진다.

부초점이 커지는 원인은 **그림 2-22** 전자이동상태에서 표시하듯이 이동상태가 초점 앞에서 교차하기 때문이다. 여기에서 필라멘트 깊이의 적절한 선택에 따라 정초점과 부초점의 크기를 일치시킬 수 있다. 즉, 어느 초점폭에 대해 정초점과 부초점을 일치시키는 필라멘트의 깊이가 있다. 그러나 **그림 2-24**에서 분명하게 표시하듯이 필라멘트 깊이만으로 크기를 변화시키려 한다면 부초점과는 일치하지 못한다. 따라서 정초점 폭을 부초점 폭에 일치시키면서 변화를 얻으려면 홈의 크기 A, a도 바꾸어야 한다. **그림 2-25**는 이 관계를 나타낸 것으로 정초점의 크기는 음극 홈의 크기 A, a에 비례해서 변하고 부초점은 반비례 관계에 있다. 따라서 정초점 크기를 좁히려면 홈의 크기를 좁히고 다시 필라멘트 깊이 d를 작게 함으로서 부초점을 일치시킬 수 있다.

정초점의 크기 b는 **그림 2-26**과 같이 주로 외각의 홈, 폭 A와 필라멘트 깊이 d의 관계로 결정되는데 초점의 크기가 작아지면 그 변화도 작아진다.

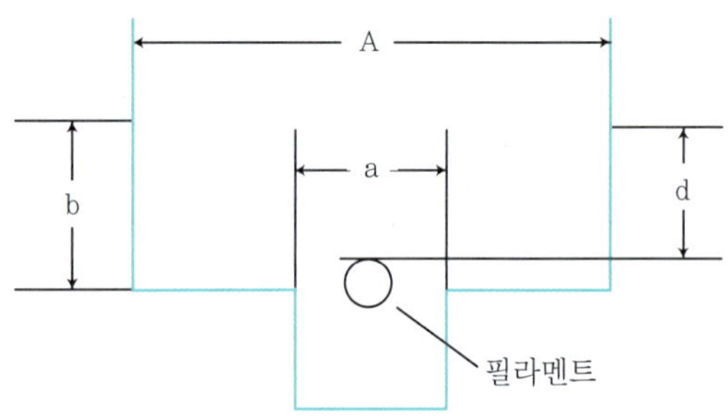

그림 2-23. 집속전극의 단면

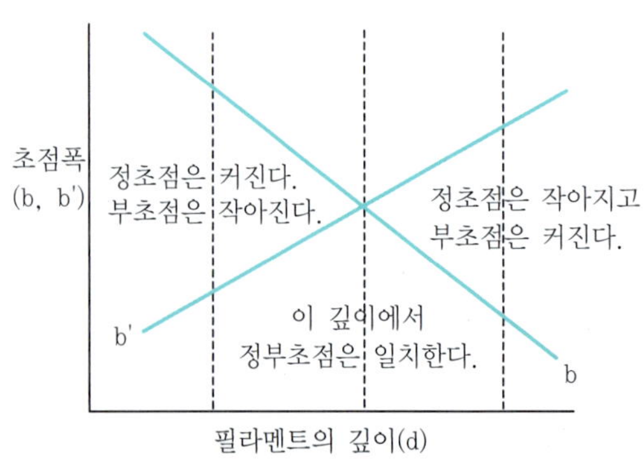

그림 2-24. 필라멘트의 깊이와 초점크기의 관계

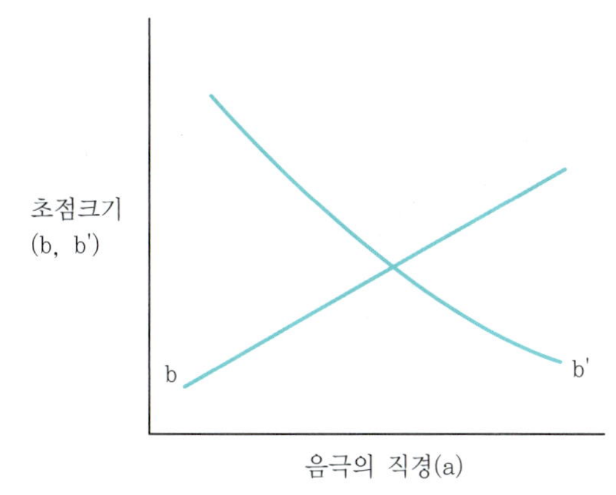

■ 그림 2-25. 음극 직경과 초점크기와 관계

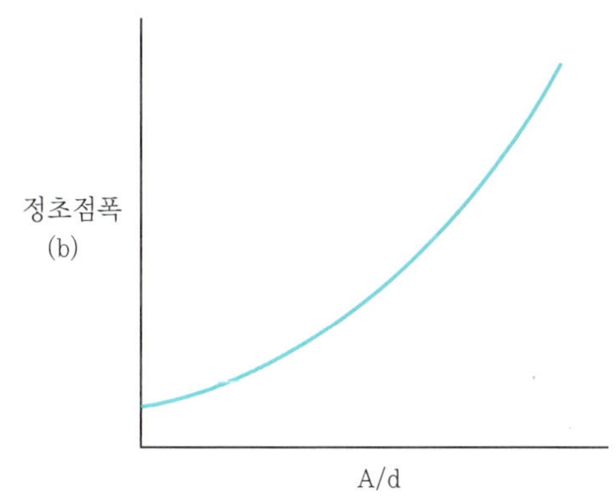

■ 그림 2-26. 외측의 음극 직경과 정초점 크기 관계

비교적 소전류인 경우에는 관전압을 변화시켜도 초점의 크기는 거의 변화가 일어나지 않는다. 그러나 저전압, 대전류, 즉 가속전압이 낮고 전자밀도가 커지면 전자들 간의 쿨롱 척력이 작용하여 서로 반발을 일으키기 때문에 초점은 커지는 경향이 있다. **그림 2-27, 2-28**은 각 초점에 대한 핀홀 사진과 초점의 크기를 비교한 것이다. 2 mm 초점은 40 kV에서 1.5배 정도 변하나 80 kV에서는 거의 변화가 없다. 1 mm 초점에서도 300 mA가 되면 두 배로 변한다.

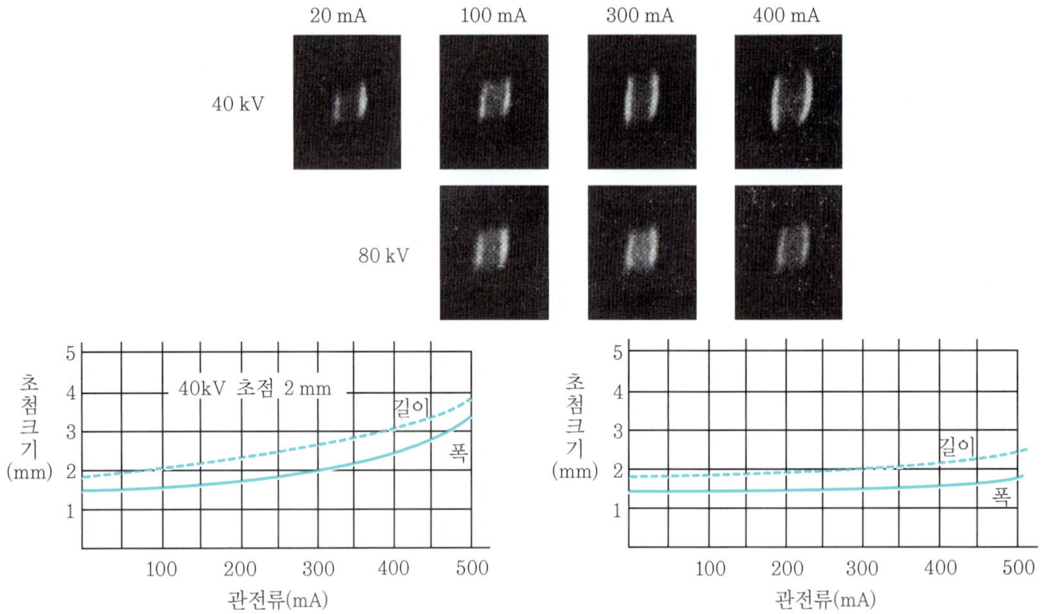

그림 2-27. 부하조건과 초점 크기 (초점 2 mm)

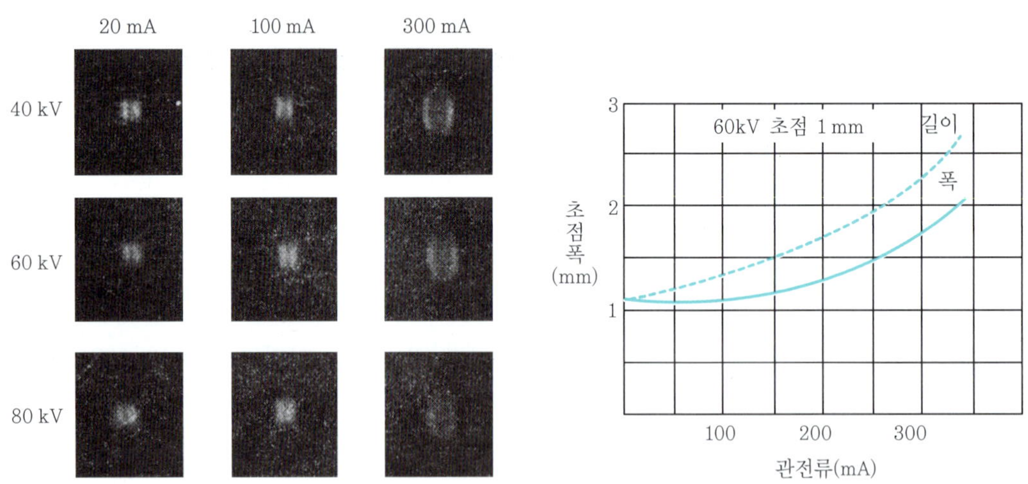

그림 2-28. 부하조건과 초점 크기 (초점 1 mm)

2) 강도분포 특성(intensity)

진단영역에 있어서 타깃에서 발생하는 엑스선의 강도분포는 거의 모든 방향으로 균등하게 발생한다. 그러나 실제에 있어서 강도 분포는 관전압, 타깃물질 및 두께 등에 따라 정해지기 때문에 엑스선 강도분포는 일정하지 않고 매우 복잡하다. 그림 2-29는 이러한 관계를 나타

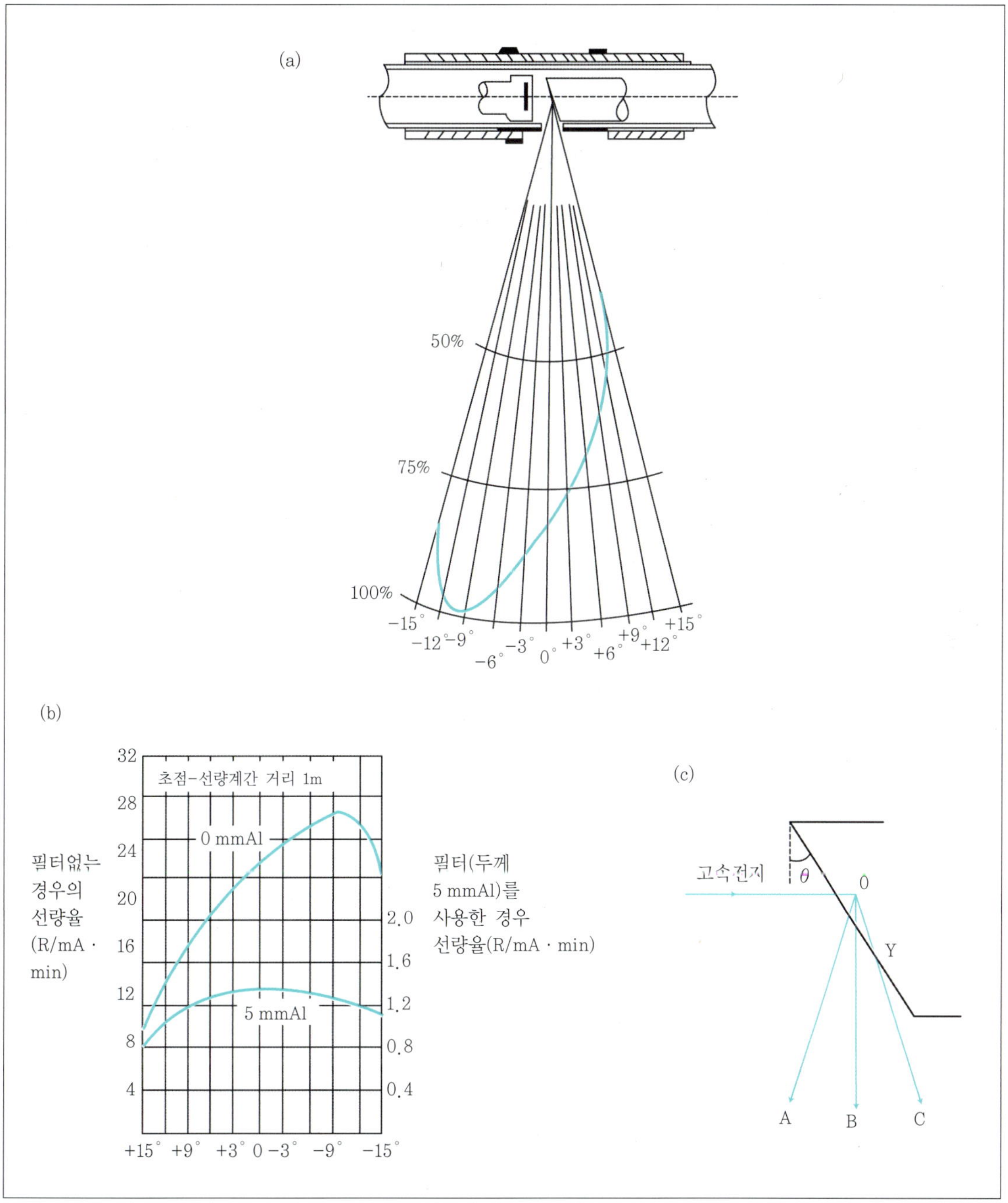

그림 2-29. 두꺼운 타깃으로부터 발생하는 엑스선 (Meredith)

낸 것이다. **그림 2-29(c)**에서 보는 바와 같이 점 O에서 발생한 엑스선은 OC방향에서는 타깃 두꺼운 층 OY만큼 타깃속을 통과하기 때문에 더 많은 흡수가 되며 OA방향으로 갈수록 그 흡수는 적어진다. 이와 같은 효과는 서로 상쇄하는 효과가 있다. 즉, OC방향의 강도는 크지만 OA와 OB 보다 두꺼운 타깃물질을 통과하기 때문에 발생된 엑스선은 타깃면을 빠져 나올 때 이미 많은 양이 흡수된다. 그리고 이 관계는 타깃각도에 따라 변하며, θ가 작을수록 이 영향은 커진다.

타깃각도 10~20° 엑스선관에서 강도분포는 각도에 따라 크게 변한다(**그림 2-29(a)**).

그림 2-30은 타깃 각도가 18° 인 엑스선관의 수직 축에서 본 강도분포이다. 부가필터가 없을 경우 중심 축은 최대강도의 95%이고 양극방향 7° 에서는 최대강도의 80%가 된다. 필터가 부가되면 균등성이 향상되고 알루미늄 5 mm일 때 중심 축은 97%이고 양극방향 12° 에서 80%가 된다. 이와 같이 어느 정도 흡수가 있으면 균등성은 크게 향상된다.

그림 2-31은 타깃각도 12° 인 엑스선관의 수직축방향 강도분포이며, 부가필터가 없는 경우 중심 축은 최대강도의 82%가 된다. 또 부가필터가 알루미늄 5 mm일 때 중심 축에서는 97%이지만 양극방향 6° 에서 80%가 되고 양극각도가 클수록 강도는 급격히 저하되고 있다.

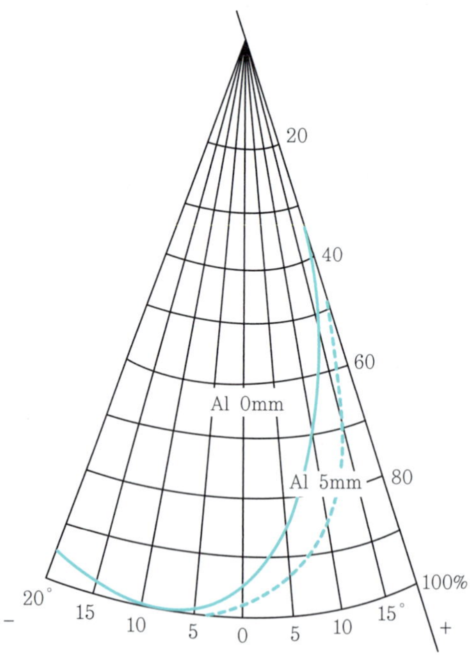

그림 2-30. 엑스선강도분포(타깃 각도 18°)

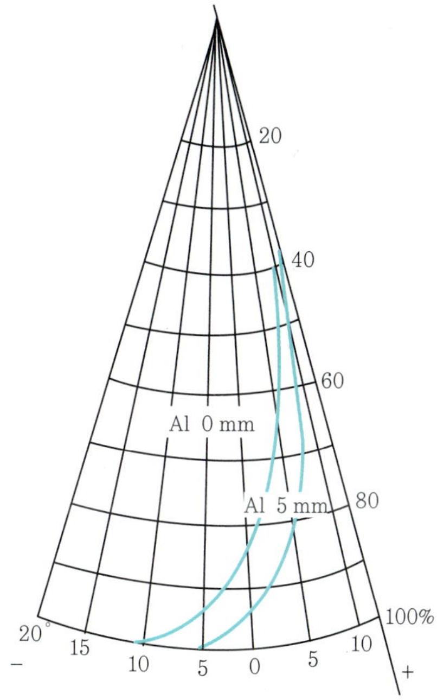

그림 2-31. 엑스선강도분포(타깃 각도 12°)

한편, 타깃각도를 작게 하면 허용부하는 증대하지만 이용선속이 제한받기 때문에 실제 사용상 주의를 요한다. 만일 최대강도의 80%까지 허용한다고 하면 이용각도는 타깃각도에서 4~5° 뺀 부분이 될 것이다.

3) 엑스선 관 전류 특성(tube current)

2극 관에서의 관 전류 특성은 공간 전하 영역과 포화 영역의 두 가지 형태로 나타나게 된다. 여기에서 공간 전하 영역이란 양극 전압이 증가함에 따라 전류가 양극 전압의 3/2승으로 증가하는 영역으로, 이때의 전류를 공간 전하 전류라고 하고 다음과 같이 나나낸다.

$$i = k\frac{V^{3/2}}{d^2}$$

여기에서 V : 관 전압

d : 전극 간 거리

k : 상수

i : 공간 전하 전류

또한 공간 전하 영역에서는 공간 전하 효과가 발생하는데 공간 전하 효과(space charge effect)란 필라멘트에서 발생된 열 전자의 대부분은 엑스선이 발생하는 동안 양극으로 이동을 하지만 일부는 음극주위에 모여 있게 된다. 이러한 현상은 양극으로 이동하는 열 전자수보다 발생된 열 전자수가 높을 때 발생하며, 이런 전자들은 양극 전압이 높아질수록 양극측으로 이동이 많아져 관 전압이 증가할 때 관 전류량도 증가하는 원인이 된다.

두 번째로 포화 영역이란 양극 전압이 증가해도 양극 전류가 일정하게 흐르는 영역을 말한다.

포화 영역에서 흐르는 포화 전류는 O.W. Richardson에 의해 다음과 같은 식으로 설명되어진다.

$$i = AT^2 e^{-\phi/kT}$$

여기서 A : 금속에 따른 상수

T : 금속의 절대온도(K)

k : Boltzmann 상수(1.3×10^{-23} J / K)

ϕ : 일함수

i : 금속표면 전자밀도

일반적으로 엑스선 관의 관 전류는 관 전압 변화에 따라 관 전류 영향이 적은 포화 영역을 많이 이용한다. 또한 포화 영역을 온도 제한 영역이라고도 말하는데 이는 일정한 관 전압일지라도 음극 온도가 증가함에 따라 관 전류의 포화 영역이 높아지기 때문이다(그림 2-32 참고).

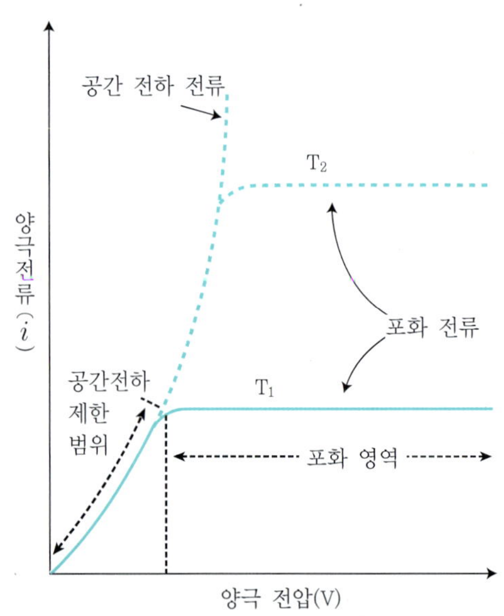

그림 2-32. 2극 관에서 양극 전압에 따른 전류변화

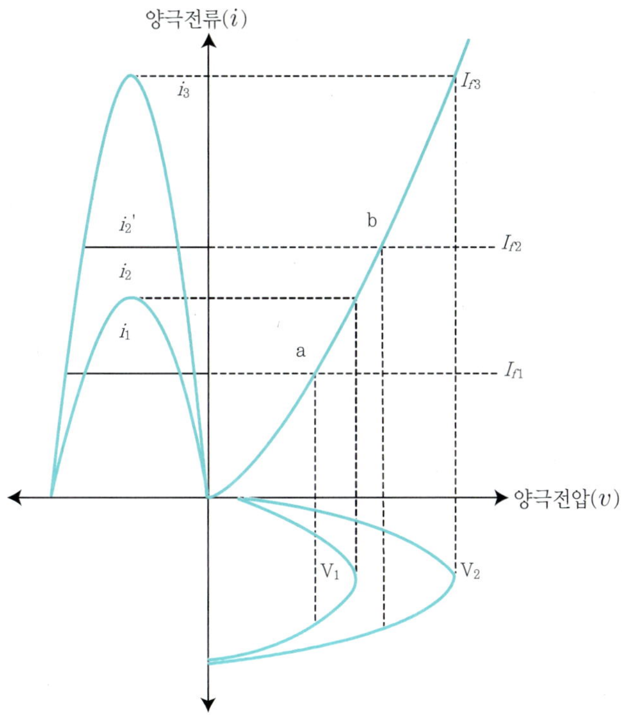

그림 2-33. 엑스선 관 V-i 특성과 관전류 파형

그림 2-33은 정현파 전압을 가했을 때 엑스선 관에 흐르는 전류와의 관계를 나타낸 것이다. 관 전압이 V_1일 경우 가열 전류가 I_{f1}이면 a점까지는 3/2승에 비례해서 관 전류는 흐르나 이 점 이상은 관 전압이 상승해도 관 전류는 변화하지 않는다. 따라서 관 전류파형은 i_1과 같은 장방형파에 가까워진다. 그러나 가열 전류를 I_{f2}로 증가하면 V_1은 최대치까지 공간 전하 전류로 동작하므로 관 전류파형은 i_2와 같이 전압의 3/2승에 비례한 파형이 된다.

관 전압이 V_2인 경우 가열 전류가 I_{f1}이면 전류 흐름이 좀 빠르기는 하나 V_1의 경우와 거의 같다. 그러나 가열 전류를 I_{f2}로 한다면 V_2에서도 완전히 공간 전하 효과로 작용하기 때문에 관 전류는 3/2승 파형이 된다. 이와 같이 관 전류파형은 저전압, 대전류 일수록 3/2승 파형에 가깝고 고전압 소전류일수록 장방형파형에 가깝다는 것을 알 수 있다. 그러나 이것은 평행 평면 음극의 포화특성에서 구한 예 일뿐 실제 엑스선 관은 집속전극에 의한 조리개 작용이 가해지기 때문에 공간 전하 전류와 포화 전류의 변환점은 이와 같이 극단적으로 변하지 않는다. 또 필라멘트 전면에서 발생한 전자는 비교적 양극 쪽으로 직진하고, 측면에서 발생한 전자는 집속 전극에 의해 편향되어 양극으로 흐르는데 소초점일수록 전자통로가 좁혀지는 결과로 전자의 흐름이 어려워진다. 따라서 동일한 관 전류가 흐를 수 있게 하려면 열 전자 방출을 증가시켜야 한다. 그 결과 소초점일수록 공간 전하 효과는 커진다. 필라멘트 후면에서 발생한 전자는 대부분이 공간 전하로 남게 된다. 이러한 현상에서 실제 엑스선 관의 공간 전하 전류와 포화 전류의 변환점은 뚜렷한 것이 아니고 혼합된 것이다.

그림 2-34는 이의 V-i 특성을 나타낸 것이다.

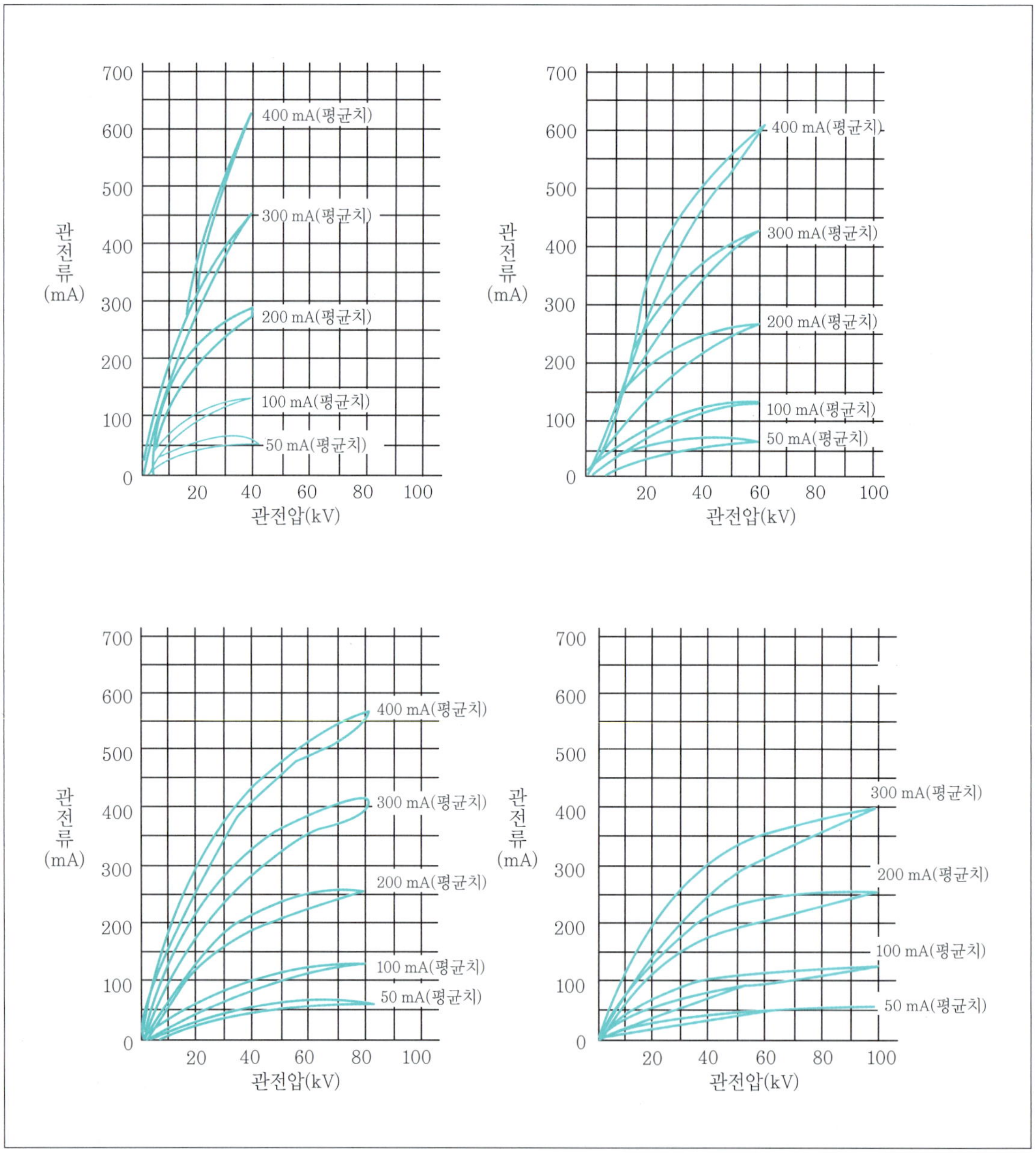

그림 2-34. 회전양극 엑스선 관(초점 2 mm, 타깃각도 18°)의 V-i 특성

그림 2-35는 초점의 크기가 2 mm인 회전양극 엑스선 관과 초점 크기가 5 mm인 고정양극 엑스선 관에 대한 파고치/평균치를 비교한 것이다. 그림과 같이 동일한 관 전류일 경우 초점이 작을수록 공간 전하가 많아지고 그 파형은 대 전류 저 전압일수록 정현파에 가까워지는 것을 알 수 있다.

또 관 전류 특징은 전극간 거리 d의 제곱에 반비례하여 크게 변화한다. 즉, 전극간 거리가 멀어질수록 공간 전하가 많아진다.

그림 2-36은 횡축에 알루미늄 두께, 종축에 mAs당 형광량을 잡고 각 관 전압에 대해 나타낸 것이다. 흡수체 0 mm 경우 관 전류가 많은 쪽이 분명히 적다. 이 원인은 관 전압파형에 의한 것으로 관 전류가 증가함에 따라 관 전압파형 발생이 뒤지고 파형이 차츰 삼각파에 가까워진다. 즉, 같은 파고치라 해도 그 면적은 관 전류 증가에 따라 작아지는 경향이 있다. 그리고 흡수가 작을 경우 저 전압부 엑스선도 유효하며 이 부분의 변화가 영상효과에 미치며 관 전류가 많을수록 mAs당 영상효과는 저하하게 된다. 그러나 어느 정도 흡수가 많아지면 저 전압부 파형 변화는 영상효과에 그다지 영향을 미치지 못한다. 따라서 알루미늄 5~10 mm 정도의 흡수 면은 관 전류파형에 의한 증가와 관 전압파형에 의한 감소가 거의 상쇄되어 mAs당 영상효과는 관 전류를 바꾸어도 변하지 않는다. 또 흡수가 많아지면 영상효과는 관 전압 파고치로 결정되므로 관 전류가 많은 쪽이 영상효과도 커진다.

이상과 같이 일반적인 경향으로서 흡수가 적으면 mAs당 영상효과는 관 전류 증가에 따라 저하, 흡수체가 두꺼워지면 반대로 되어 관 전류가 큰 쪽이 영상효과도 커진다. 그러나 이 변화는 60 kV 정도 저 전압에서 10%, 80 kV 이상 고압에서는 5% 정도이기 때문에 임상적으로는 mAs당 영상효과는 거의 일정하다고 할 수 있다. 즉, 영상효과는 실용적으로는 관 전류에 비례한다. 실제 장치에 있어 동일 mAs로 관 전류를 바꾸면 엑스선량이 변화하는 것은 관 전압파형에 심한 변화가 있는 경우 이외에는 대개의 원인은 표시 관 전압의 오차 혹은 관 전류 선정치와 실제로 흐르는 관 전류에 이상이 있는 경우이다. 또 삼상 전파 정류장치에서 관 전류에 의해 mAs당 영상효과에 이상이 생기는 경우가 있는데 이것은 관 전류에 의해 관 전압파형율이 변화하는 데서 일어난다.

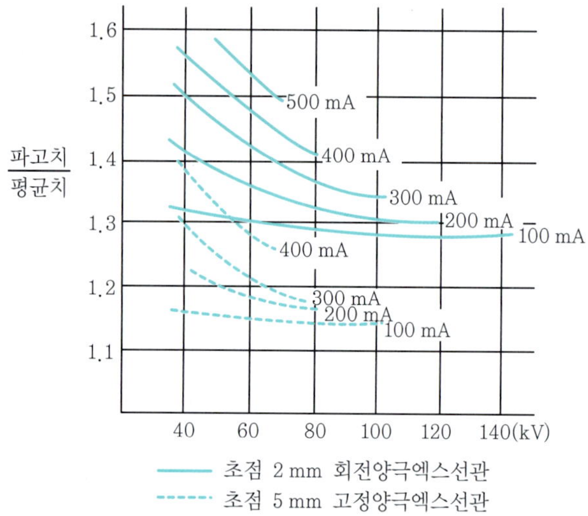

■ 그림 2-35. 파고치/평균치의 비교

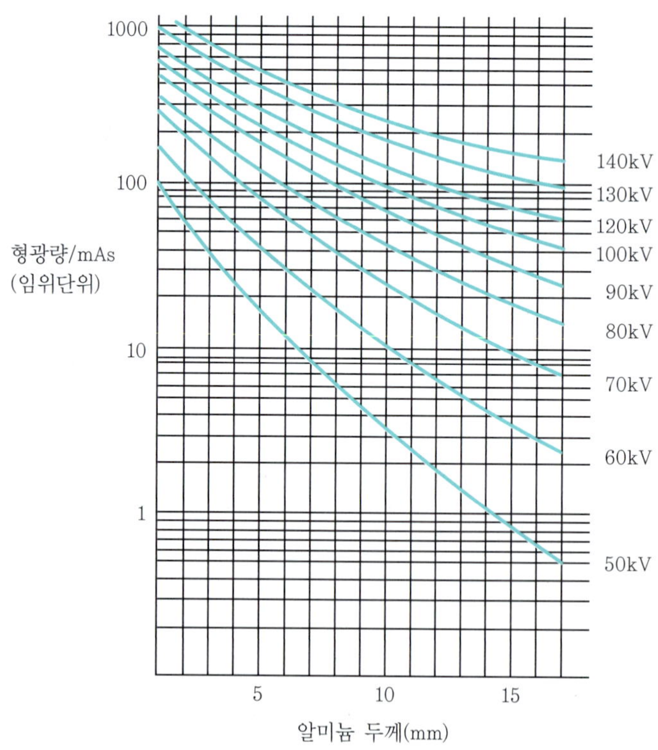

■ 그림 2-36. 감약곡선의 비교

4) 초점 외 엑스선(off focus X-ray)

엑스선 관 초점을 핀홀카메라로 검사하면 초점 모양 이외에 양극 전체의 영상도 검사된다. 이것은 초점이외의 양극 표면에서도 엑스선이 방출되고 있는 것이다. 이 엑스선을 초점 외 엑스선이라 한다. 이에 반하여 초점에서 방출하는 엑스선을 초점 엑스선이라 한다.

고정 양극 엑스선 관의 초점 외 엑스선은 구리 양극 전면으로부터 발생하고 있지만 초점 엑스선에 대한 초점 외 엑스선의 비율은 비교적 적어서 엑스선 영상의 질에 미치는 영향은 별 문제가 없으나 회전 양극 엑스선 관인 경우는 텅스텐 타깃이 크기 때문에 초점 외 엑스선은 많아지므로 엑스선 영상 대조도를 저하시킨다.

초점 외 엑스선은 음극 필라멘트로부터 1차 전자가 타깃에 충돌하여 방출된 2차 전자들이 다시 타깃에 충돌하여 발생하는 것이다. 2차 전자의 에너지는 여러 종류가 있고, 또 그 방향도 다양하기 때문에 초점 외 엑스선 에너지도 여러 가지가 있다. 또한 2차 전자는 초점 근방에서 꽤 떨어진 점까지 분산 충돌하기 때문에 그 발생 분포도 넓은 범위에 걸쳐져 있다. 초점 외 엑스선은 타깃과 양극 돌출부로부터 방출된다. 그림 2-37은 타깃각도 18° 인 엑스선 관 초점 정면 방향에서 방출되는 초점 외 엑스선과 초점 엑스선의 강도를 측정하여 비교한 것이다. 60 kV에서 초점 엑스선에 대한 초점 외 엑스선은 20%, 100 kV에서는 대략 30%의 초점 외 엑스선이 발생하고 있다.

초점 외 엑스선 강도는 초점 근방이 강하고 초점에서 멀어질수록 현저하게 약해지는 것을 알 수 있다.

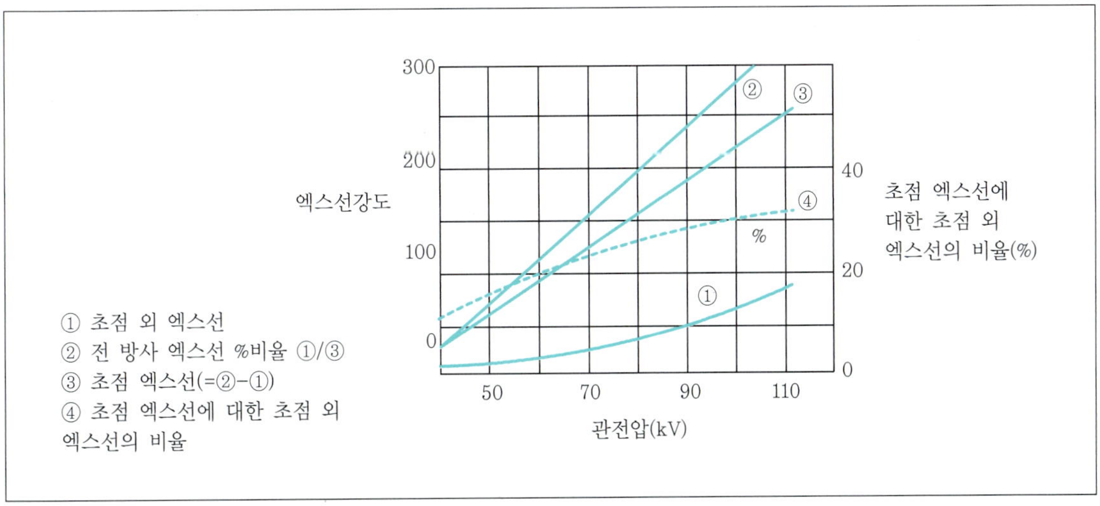

그림 2-37. 초점 엑스선과 초점 외 엑스선의 비율

초점 외 엑스선질은 초점근방일수록 연질이고 초점으로부터 멀어질수록 경질이 된다. 관 전압 100 kV일 때 초점 근방에서 방출되는 초점 외 엑스선질은 60 kV일 때 초점 엑스선과 거의 같고, 초점에서 가장 멀리 떨어진 위치의 초점 외 엑스선질은 92 kV일 때의 초점 엑스선과 거의 같다. 이와 같이 초점외 엑스선은 초점 엑스선과 비교할 때 매우 연질이다.

초점 외 엑스선 발생량은 관 전압에 따라 결정되므로 이를 제거하려면 조사야 조절기구를 써서 차폐하는 수밖에 없다. 초점 외 엑스선을 차폐하는 방법으로는 엑스선 관 내에 차폐물을 설치하는 방법과 엑스선 관에 콘을 관용기 속 깊이 집어 넣고 입구도 될 수 있는 대로 작게 하며 여러 겹 셔터를 사용하는 방법이 있다.

엑스선 관 내에 차폐판을 붙여서 초점 외 엑스선을 제거하는 방법은 오래 전부터 연구되어 왔었다. 회전양극 엑스선 관에 대해서는 1960년경 **그림 2-38**과 같은 몰리브덴 차폐판이 붙은 엑스선 관이 만들어졌다. a의 차폐판은 타깃 전체를 덮을 수 있는 원형 모양이며 전자가 들어갈 수 있는 구멍(6×12 mm)이 뚫려 있다. 차폐판은 네 개의 금속지주가 양극 바로 밑에 고정되어 있다.

현재 조사야 조절기구로서 쓰여지고 있는 여러 겹 셔터는 조절할 수 있는 조각을 여러 개 포개서 엑스선 속을 조절하고 있다. 그림에서 나타나듯이 초점 엑스선의 반음영을 제거하는 데는 매우 효과가 있으나, 초점 외 엑스선 제거에는 별 효과가 없음을 알 수 있다. 따라서 조사야 조절기구에 의해 초점 외 엑스선을 효과 있게 제거하려면 앞서 말한 대로 개폐구에 작은 콘을 가능한 한 초점 가까이에 설치하는 것이 가장 유효한 방법이다.

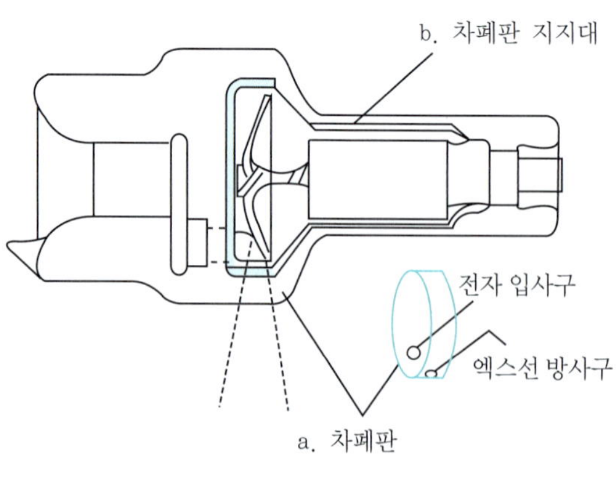

그림 2-38. 초점 외 엑스선 차폐형엑스선 관

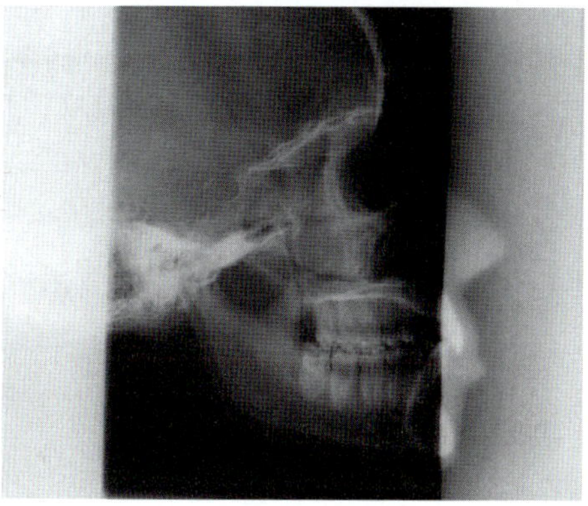

그림 2-39. 조사야 제한 우측에 나타난 초점외 엑스선 영상(출처 : 방사선영상과학, 2010)

4. 허용부하(permissible load)

1) 허용부하의 종류(type of permissible load)

엑스선 관은 전기적 입력 중에서 대부분 열 에너지가 되어 양극, 유리 관, 양극과 유리의 접합부위 등 온도를 상승시킨다. 엑스선 관 허용부하는 이러한 온도에 따라 제약을 받기 때문에 사용조건에 따라 온도 상승을 고려해야 한다.

허용부하를 크게 나누면 순간허용부하, 연속허용부하 및 혼합허용부하가 된다.

(1) 순간 허용 부하는 수 ms~수 s 부하를 말하고, 이 경우에는 전자 충돌면 온도가 급승하기 때문에 허용부하는 주로 초점면 온도에 의해 제한된다.

(2) 연속 허용 부하는 주로 투시인 경우에 해당한다. 이 때 엑스선 관 전기 입력은 비교적 적기 때문에 전자 충돌면에서 온도 상승은 열 전도 측면에서 별 문제가 없다. 그러나 열 에너지는 양극에 차츰 쌓여지게 되며 양극 전체의 온도가 상승된다. 따라서 이 때 허용부하는 양극 전체 온도 상승에 의해 제한을 받는다.

(3) 혼합 허용 부하는 단시간 검사의 빈번한 반복과 투시와 검사 교체반복 등, 순간 허용 부하와 연속 허용 부하를 혼합한 것이다.

2) 순간 허용 부하를 결정하는 인자(factor)

엑스선 관의 순간 허용 부하를 증가시키는 인자는 다음과 같다.

(1) 초점면적을 크게 한다. (고정)

(2) 관전압파형 리플백분율을 작게 한다.

(3) 동일실효초점시 타깃각도를 작게 한다.

(4) 초점 크기 및 타깃직경을 크게 한다. (회전)

(5) 동일 mAs시 mA를 낮추고 조사시간을 길게 한다.

(6) 회전양극 엑스선관에서는 양극 회전속도를 증가시킨다.

(1) 초점 면적

엑스선 관 초점은 작을수록 선명한 사진이 나오는 것으로 밝혀졌으나 동일 관 전류에서 초점이 작을수록 전자 밀도가 높아지고 초점면을 국부적으로 전자가 집중 충돌하기 때문에 타깃의 온도 상승은 커진다. 그러므로 그 엑스선 관 전력은 제한을 받게 된다. 따라서 단위 면적당 최대 허용 입력이 정해진다. 즉, 최대 허용 입력은 실 초점면에 비례하며, 실 초점면 적당 허용입력을 비 부하라 한다. 또 동일 타깃각도의 엑스선 관에 대해 그 최대 허용 입력은 실효 초점 면적에 비례하게 된다. 고정양극 엑스선 관의 비 부하는 1초 부하로 대략 200 W/mm^2이다. 그림 2-40은 회전양극 엑스선 관(타깃각도 18°)의 초점면적의 크기 변화와 허용 부하를 비교한 것이다.

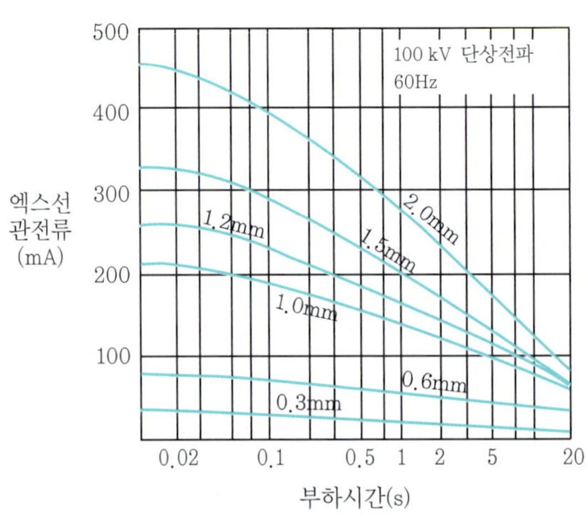

그림 2-40. 초점면적에 의한 허용부하(단상전파, 관전압 100kV, 타깃각도 18°)

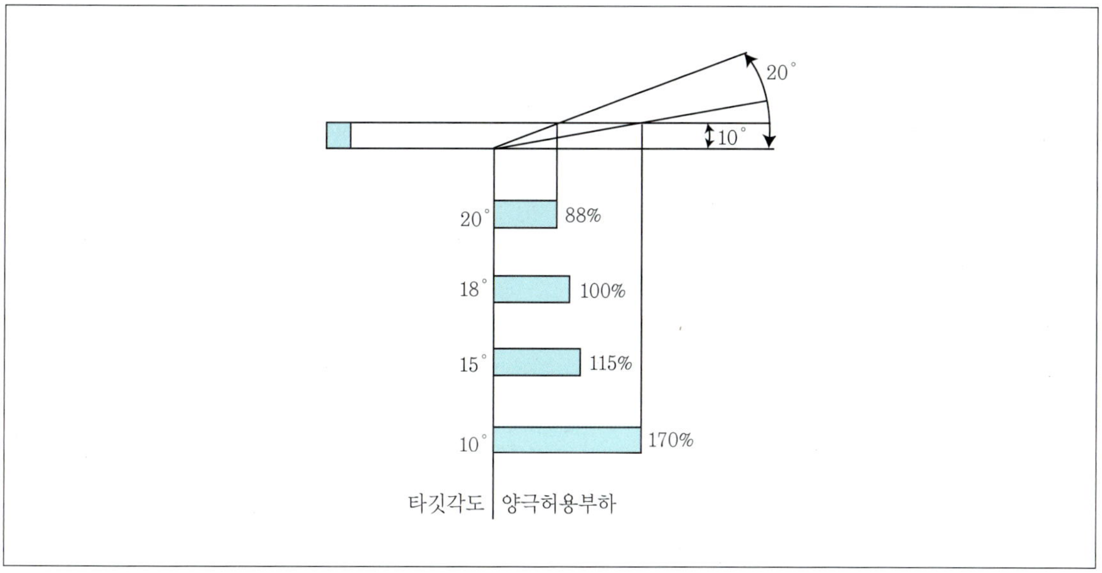

그림 2-41. 타깃각도에 의한 허용부하의 비교

(2) 타깃각도(target angle)

타깃의 각도를 작게 하면 동일 실효 초점에 대해 실초점 면적이 커지므로 허용 부하를 크게 할 수 있다. **그림 2-41**은 이 관계를 나타낸 것으로 20° 엑스선 관에 대해 10° 엑스선 관에서 허용 부하는 약 2배가 된다. 그러나 각도가 작아지면 이용 신속의 각도도 작아지기 때문에 검사거리에 따라 필름 크기가 제한된다. 고정 양극 엑스선 관의 타깃각도 20°, 회전 양극 엑스선 관은 종래 18°에서 최근에는 16°, 12°가 일반화되었으며 10°도 개발되어 있다.

(3) 양극 회전수와 초점 궤도직경(anode speed & orbital diameter)

1초 이하 순간 허용 부하에서 회전 양극 엑스선 관의 허용 부하는 대개 다음 식과 같은 관계가 있다.

$$\text{최대 허용 부하} = K\sqrt{n \cdot d}$$

n : 양극 회전수

d : 타깃지름

K : 정수

이다.

즉, 최대 허용 부하는 양극의 회전수와 초점궤도직경의 곱의 평방근에 비례한다. 현재 보통 회전 양극 엑스선 관은 50 Hz로 약 2,800 rpm, 60 Hz로 약 3,300 rpm이므로 주파수에 따라 회전수가 변한다. 동일 정격 엑스선 관이라 해도 60 Hz로 사용하는 쪽이 허용 부하는 약 10% 증가한다. 150 Hz 고속회전용은 약 9,000 rpm으로 보통 회전용과 비교할 때 약 1.7배 허용 부하를 크게 할 수가 있다. 또 대용량 엑스선관의 초점 궤도 직경은 보통 엑스선 관의 약 1.4배가 되며 허용 부하는 약 1.2배가 된다. 이것을 고속 회전시키면 보통 엑스선 관 허용 부하의 약 두 배가 될 수 있으며, 100 kV, 1,000 mA 통전이 가능하다(**그림 2-42, 2-43**).

(4) 관 전압 파형(x-ray tube voltage wave)

회전 양극 엑스선 관은 초점 전체에 부하되는 것을 평균하여 가해줌으로서 허용 부하를 크게 할 수 있다. 예를 들면, 단상 전파정류 파형과 같이 정현파로 맥동하는 부하를 가해 줄 경우 평균 양극입력에 대한 최대치 양극입력은 커지며 초점면에 부분적인 온도상승을 가져온다. 이러한 현상이 없는 고압 파형, 즉 평활 파형에 가까운 삼상 전파정류장치 쪽이 허용 부하를 크게 얻을 수 있다.

그림 2-44는 삼상 전파정류장치와 단상 전파정류장치의 최대 허용 부하를 비교한 것으로, 동일 관 전압(파고치), 관 전류(평균치)를 가했을 경우 입력으로서는 삼상 전파정류장치 쪽이 관 전압에 대해 약 1.4배, 관 전류에 대해 0.9배가 됨으로 1.26배 크다는 결과가 된다.

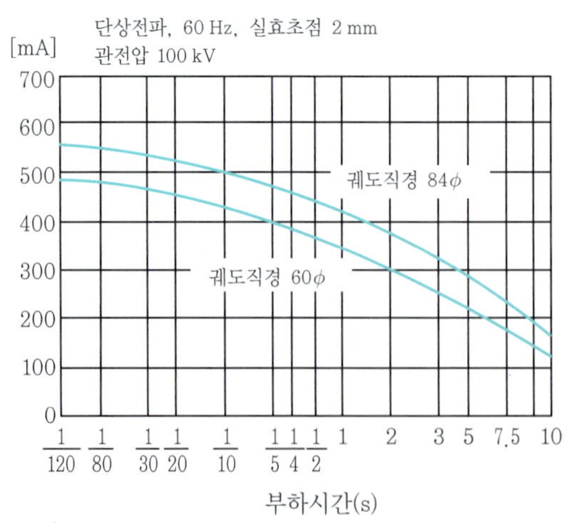

■ **그림 2-42.** 초점궤도직경에 의한 허용 부하의 비교

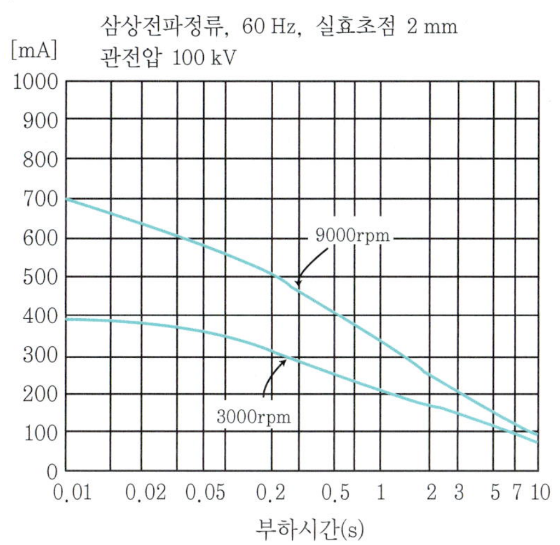

그림 2-43. 양극 회전수에 의한 허용 부하의 비교

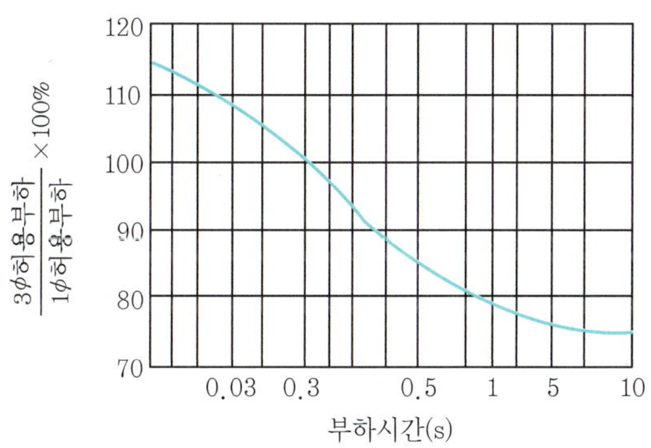

그림 2-44. 단상과 삼상 최대 허용 부하

1~20 ms 정도 순간 부하에서는 다시 단상의 1.5배 부하를 가할 수 있다. 그러나 입력이 커지므로 인하여 부하 시간이 길어지고 이에 따라 타깃 전체 온도가 상승되므로 허용 부하는 차츰 제한 받게 되어 0.3초 정도에서 단상 전파정류장치와 같은 관 전압(파고치), 관 전류(평균치)가 된다. 그러나 입력은 이 시점에서 1.26배 많으며 부하 시간이 약 5초 동안 동일한 입력이 된다. 그림 2-45는 단상 전파정류장치와 삼상 전파정류장치의 입력을 비교한 것이다.

단상 전파정류장치에 대해 반파, 자기정류의 허용 부하는 다음과 같이 된다. 관 전류 평균치를 동등하게 했을 경우 반파, 자기 정류의 통류반파시의 전류 값은 전파정류의 두 배가 된다. 따라서 통류반파만을 놓고 보면 반파, 자기정류는 전파정류의 0.5배로 제한을 받는 결과가 된다.

그러나 반파, 자기정류에 대해서는 반주파 휴식시간이 있기 때문에 통류 반파에서는 전파정류의 1.4배 정도 입력이 허용된다. 따라서 반파정류에 대해서는 단상 전파정류의 0.7배 부하가 허용되는 셈이다.

자기정류 경우 역 전압이 인가되기 때문에 최고 허용 온도가 제한받게 된다. 이에 따라 허용 부하도 반파정류에 비해 더욱 제한을 받게 되며 단상 전파정류의 0.5~0.6배가 된다. **그림 2-46**은 단상 전파정류와 반파정류파형을 비교한다.

3) 순간 허용 부하와 최대 정격(instantaneous permissible load and maximum rating)

단시간 최대 입력은 고정 양극 엑스선 관에서 1초간, 회전 양극 엑스선 관에서 0.1초간 입력(kW)으로 나타난다. 엑스선 관 입력이란 엑스선 조사시 엑스선 관에 가해지는 전력을 말한다.

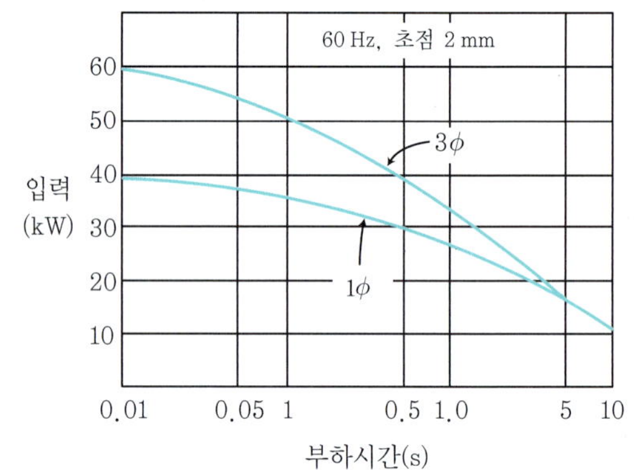

그림 2-45. 관전압파형에 의한 엑스선관 허용부하

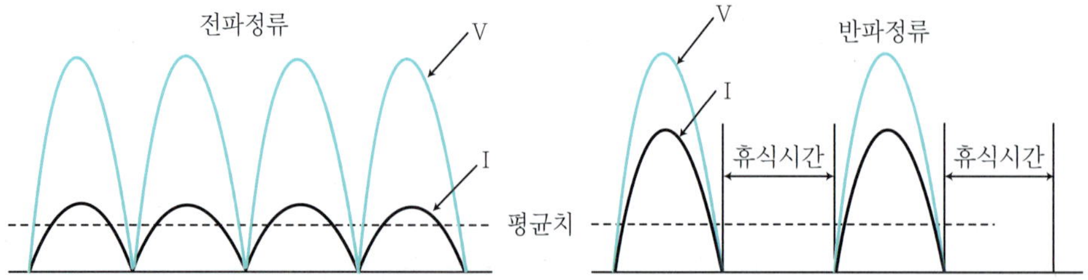

그림 2-46. 단상전파정류와 반파정류의 파형비교

또 이 전력은 다음 식으로 이루어진다.

$$P = V \times I \times k \times 10^{-3} [kW]$$

P : 엑스선 관 입력(kW)

V : 관 전압 값(kV)

I : 관 전류 값(mA)

k : 관 전압파형 및 관 전류에 따라 달라지는 상수

k=1.00 : 관 전압의 맥동률이 10% 이하일 때(예 : 삼상 12피크)

k=0.95 : 관 전압의 맥동률이 10%를 초과 25% 이하일 때(예 : 삼상 6피크)

k=0.74 : 관 전압의 맥동률이 25%를 초과 때(예 : 단상 2피크)

여기서 최대 입력이란 초점의 크기, 관 전압파형, 회전양극 엑스선 관의 양극 회전수 등으로 정해지며, 엑스선 관 입력의 최대 허용값으로서 일회 단시간 조사에 허용되는 최대 입력을 단시간 최대 입력이라 한다. 또 관 전압의 최대 허용값을 최고사용 관 전압이라 하고 특별한 지정이 없는 한 사용 중 어떤 한 순간에도 이 값을 넘어서는 안 된다.

단시간 최대 입력을 나타낸 표를 최대 정격 곡선표라 한다. 이 허용 부하는 본래 엑스선 관 입력(관 전압×관 전류)과 부하시간의 관계에 대한 정격이나 실제로 엑스선 장치를 사용할 때 관 전류를 바꾸어 조정하는 경우가 많기 때문에 일반적으로는 종축에 관 전류(평균치), 횡축에 부하시간을 정하여 관 전압(파고치)을 변수로 표시했다. 이것은 엑스선관에 인가할 수 있는 절대 허용 부하를 나타내고 있으며 각 관전압곡선 아래 범위가 사용범위, 위는 과부하 범위가 된다.

이 정격표는 엑스선 관 최대 정격을 나타낸 것으로 실제 사용에 있어서는 엑스선 장치 자체 오차도 고려되어야 한다. 현재 KSA에서 허용차는 관진압 ±10%, 관전류 ±15%, 부하시간 ±10%(〉0.1초) 등으로 이러한 오차가 서로 더해지는가, 서로 상쇄되는가에 따라 상황은 매우 달라진다. 실제로 이들 인자가 전부 한 곳에 모아지는 예는 극히 드문 일이겠지만 이러한 오차를 감안하면 실제로 사용할 수 있는 최대 값은 이 정격표에서는 85~90% 정도이다.

1회 부하가 정격 범위 내라 해도 이것을 반복할 경우나 투시와 검사를 반복할 경우 양극 온도는 상승하기 때문에 허용 부하는 더욱 제한받게 된다.

4) 연속 허용 부하와 양극 열특성(continuous permissible load & anode thermal property)

(1) 열 단위(heat unit, HU)

엑스선 관에 부하를 가했을 때에 발생하는 열량은 관전압 × 관전류 × 부하시간에 비례한다. 따라서 이것을 열 단위로 생각하는 쪽이 편리하다. 여기서 엑스선관 입력을 나타내는 특별한 단위로 열 단위(heat unit, HU)가 있으며 다음과 같이 정의한다. 이 정의에 쓰이는 기호는 다음과 같다.

V : 관전압[kV]　I : 관전류[mA]　t : 통전시간[s]　C : 콘덴서 용량(μF)

(1) 단상 전파 정류회로, 단상 반파 정류회로 또는 자기정류회로일 때

$$\text{HU값} = V \times I \times t \qquad 0.71 \times V \cdot I \cdot T\ [J]$$

$$1\text{초당 HU값} = V \times I$$

(2) 삼상 전파 정류회로 또는 이와 동등한 파형률을 지닌 회로일 때

$$\text{HU값} = 1.35 \times V \times I \times t \qquad 0.95 \times V \cdot I \cdot T\ [J]$$

$$1\text{초당 HU값} = 1.35 \times V \times I$$

(3) 정전압회로일 때

$$\text{HU값} = 1.41 \times V \times I \times t \qquad 1 \times V \cdot I \cdot T\ [J]$$

$$1\text{초당 HU값} = 1.41 \times V \times I$$

또 단상 전파정류로 사용할 경우에도 고압 케이블 길이가 1개당 6 m 이상으로 관 전류가 10 mA 이하일 때 파형이 평활 해지기 때문에 (2)에 상당하여

$$\text{HU값} = 1.35 \times V \times I \times t \qquad 0.95 \times V \cdot I \cdot T\ [J]$$

(4) 콘덴서 방전회로일 때

$$HU = 0.7 \times C \times (V_1^2 - V_2^2) \qquad 0.15 \times C \times (V_1^2 - V_2^2)$$

여기서 C는 콘덴서 용량, V_1은 방전하기 전 충전전압, V_2는 방전 후 전압이다.

이상과 같이 엑스선 관 양극 열용량과 엑스선 관 장치의 입력 단위로 오랫동안 HU가 쓰여져 왔는데 현재는 입력 단위로서 줄(Joule)과 왓트(W)가 표시되고 있다.

즉, 1 HU = 0.71 Ws = 0.71 J = 0.17 Cal

1 HU/s = 0.71 W = 0.71 J/s = 0.17 Cal/s

그러나 HU는 현재까지도 많이 사용되고 있다.

(2) 연속허용부하를 결정하는 인자(factors deciding continuous permissible load)

열 발산이 좋은 것은 온도가 빨리 떨어진다. 따라서 연속 허용 부하도 커진다. 열 용량이 큰 것은 온도 상승에 시간이 걸리기 때문에 반복이 되풀이되는 경우, 즉 혼합 부하의 경우에 많다. 그러나 부하 시간이 길어지고 일단 양극 온도가 상승한 후에 냉각률이 떨어지면 연속 사용에 견디지 못한다. 따라서 장시간 연속 허용 부하는 양극 열 용량보다도 냉각률에 의해 결정된다.

엑스선 관 냉각방식으로는 종래 사용목적에 따라 (1) 자연 냉각, (2) 강제 공냉, (3) 수냉, (4) 강제 수냉, (5) 유냉, (6) 강제 유냉 등이 쓰여졌으나, 현재 진단용 엑스선 관 냉각 방식은 거의 유침식이다. 특히 혼합 부하가 클 경우 송풍기에 의해 관 용기 외부를 냉각시키는 경우도 있다.

(3) 축적 열 용량과 냉각 곡선(accumulation heat capacity & cooling curve)

양극에 축적되는 열량의 최대 허용값을 양극 축적 열 용량이라 하며, 이 양극 축적 열 용량에 동등한 열량을 축적한 상태 하에서 입력을 가하지 않고 방치했을 경우 감소되는 양극 잔류열량을 시간의 함수로 나타낸 곡선을 냉각곡선이라 한다. 시간이 경과하는 중 양극잔류 열량 감소율을 양극냉각율이라 하고 또 그 최대 값을 양극 최대 냉각률이라 한다. 양극 최대 냉각률은 왓트값(W) 또는 단위시간당 열 단위값(HU/s 혹은 HU/min)으로 나타낸다.

주위 온도 20℃에서 허용되는 최고 온도인 경우 엑스선 관 장치(방어형 관용기에 엑스선 관을 봉입한 것)에 축적되는 열량을 엑스선 관 장치 축적 열 용량이라 한다. 이 엑스선 관 장치의 축적 열 용량에 동등한 열량을 축적한 상태에서 입력을 가하지 않고 방치할 때 감소되는 엑스선 관 장치 잔류 열량을 시간함수로 해서 나타내는 곡선을 엑스선 관 장치 냉각 곡선이라 한다. 양극 냉각과 같이 엑스선 관 장치 냉각률 및 엑스선 관 장치 최대 냉각률도 Watt값 혹은 단위 시간당 열 단위값으로 나타낸다.

이 최대 냉각률은 허용 최고 온도시에 방열되는 율을 나타내는 것이다. 따라서 이와 같은 율로 연속적으로 부하를 가할 수 있다. 이것을 연속허용부하라 한다. 즉, 주어진 관전압에서

$$\frac{\text{최대 냉각률(HU/s)}}{\text{관 전압}} = \text{관 전류(mA)}$$

에 상당하는 관 전류 범위에서 연속사용이 가능하다. 예를 들면, 최대 냉각률 240 HU/s의 엑스선 관으로 관 전압 80 kV인 경우

$$\frac{240[\text{HU/s}]}{80[\text{kV}]} = 3[\text{mA}]$$

가 되며 이 범위에서 연속 사용이 가능하다. 단, 고압 케이블의 길이가 6 m를 넘을 때에는 고압케이블의 용량은 관전압이 평활해지기 때문에

$$\frac{240[HU/s]}{1.35 \times 80[kV]} = 2.2[mA]$$

가 된다. 또 Watt로 표시될 경우에는

$$W = 0.71 \times 240[HU/s] = 170\ W$$

관 전압 맥동률을 감안하여 $f = 0.95$가 되어

$$\frac{170[W]}{80[kV] \times 0.95} = 2.2[mA]$$

가 된다.

(4) 부하 곡선(heating curve)

연속적인 부하를 가할 때 양극(또는 엑스선 관 장치)에 열량이 축적되는 상태를 나타낸 것으로 종축은 축적되는 열량[J 또는 HU], 횡축은 부하 시간[min]을 나타내고 있다.

최대 냉각률에 상당하는 부하를 가했을 때 그림 2-47 (a)의 곡선과 같이 최대 축적 열 용량에서 포화한다. 이보다 큰 부하를 가할 때에는 (b) 곡선과 같이 되며 t_1에서 최대 축적 열 용량에 이르기 때문에 여기서 부하를 중지하고 냉각 곡선에 따라 냉각시킨 후 다시 사용할 필요가 있다. 또 부하가 작을 경우에는 (c) 곡선과 같이 최대 축적 열 용량 이하에서 포화를 하기 때문에 연속사용이 가능하다.

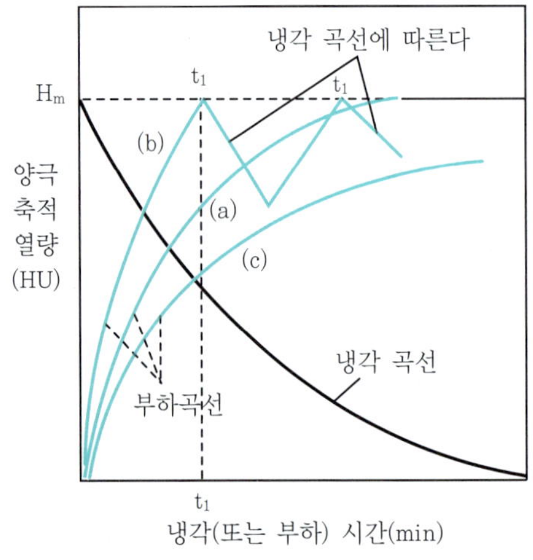

그림 2-47. 부하 곡선

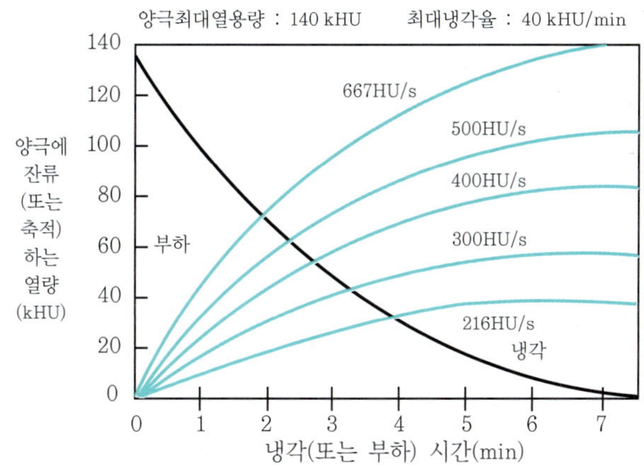

■ 그림 2-48. 양극 열 특성

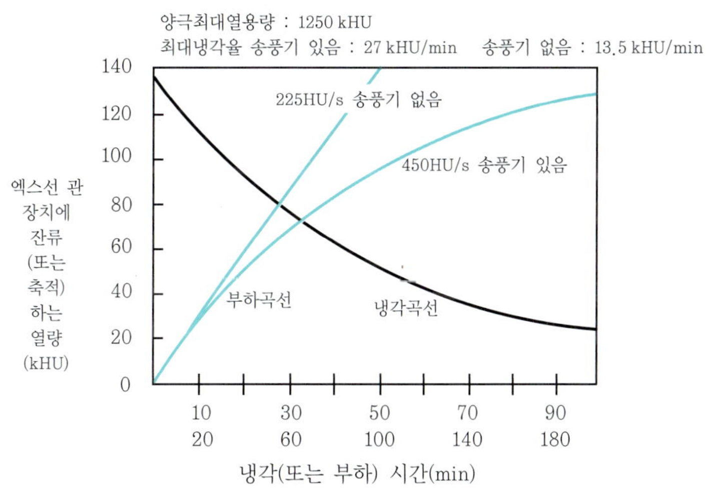

■ 그림 2-49. 전열 특성

그림 2-48, 2-49는 양극 열 특성 및 전열 특성의 예를 나타낸 것이다. 이때 엑스선 관 양극 최대 열 용량은 140 kHU(100 kJ), 최대 냉각률은 40 kHU/min, 즉 667 HU/s(475 W)이다. 그러나 실제로 사용할 경우에 엑스선 관은 관 용기에 넣게 됨으로서 연속 부하는 이 용기의 특성, 즉 전열 특성에 따라 제한을 받게 된다. 관 용기에 넣을 경우 엑스선 관 장치 최대 열 용량은 1,250 kHU/min이 되며 열 용량은 약 9배가 증대하지만 냉각률은 저하된다. 송풍기를 쓰지 않을 경우에는 13.5 kHU/min, 즉 225 HU/s이며 송풍기를 썼을 경우에는 450 HU/s가 된다.

5) 혼합 허용 부하(mixture permissible load)

혼합 부하에는 투시와 검사를 번갈아 반복하여 쓰는 스팟트 검사 또는 순간부하를 되풀이하는 집단 간접 검사, 이것을 다시 고속으로 되풀이하는 연속 검사 등을 들 수 있다. 이러한 것은 모두 초점 면과 양극 전체 온도상승, 즉 순간허용부하와 연속 허용 부하가 혼합된 것이라고 할 수 있다.

(1) 스팟트 또는 저격 검사(spot radiography)

이 경우는 투시에 의한 연속 부하로 양극 온도가 상승되어 있기 때문에 검사 부하는 단시간 정격의 70% 정도로 제한받게 된다. 또 투시와 검사 때 HU값은 양극 최대 축적 열 용량을 넘어서는 안 된다.

이를 테면, 80 kV, 2 mA, 5 min의 투시와 함께 5초 간격으로 85 kV, 200 mA, 0.2초의 검사를 5회 반복했다고 하자, 투시의 HU는 160 HU/s, 고압 케이블 길이가 6 m 이상일 때 1.35 ×160 HU/s = 216 HU/s가 된다. 여기에서 **그림 2-50**의 엑스선 관을 사용했다고 보고 5분간 부하를 가한다면 양극 축적 열량은 약 40 kHU가 된다. 검사 때 HU는

$$85 \times 200 \times 0.2 \times 5 = 17\ \text{kHU}$$

$$\text{투시의 HU} + \text{검사의 HU} = 57\ \text{kHU}$$

가 되고 이 엑스선관은 최대축적열용량 140 kHU이기 때문에 사용에 문제는 없게 된다. 그러나 이 조건이 수 분 동안 휴식시간을 두고 2~3시간 연속 되풀이된다면 그 열량은 꽤 크게 된다. 따라서 전열특성으로 제한을 받게 된다. **그림 2-50**의 경우 송풍기가 없는 상태에서 최대냉각률은 225 HU/s로, 투시만을 연속하여 1시간으로 볼 때 아주 고온이 되는 것을 알 수 있다. 거기에 다시 검사가 가해지기 때문에 수 시간 연속 투시에는 송풍기가 꼭 필요하며 이것으로 최대냉각률은 2배인 450 HU/s가 됨으로 사용에 무리가 없게 된다.

(2) 집단간접 검사(photo fluorography)

1분마다 여러 번 되풀이되는 중복부하인 경우에는 다음과 같이 생각하면 된다. 1회당 부하는 단시간 정격의 80~85%라고 하고, 검사 빈도에 대해서는 부하조건 및 빈도가 동일할 경우 다음 식과 같이 연속부하로 환산한 평균입력에서 구할 수 있다.

$$\text{연속부하로 환산한 평균입력}[\text{HU/s}] = \frac{V[\text{kV}] \times I[\text{mA}] \times t[\text{s}]}{T[\text{s}]}$$

V : 관전압, I : 관전류, t : 부하시간, T : 사용빈도

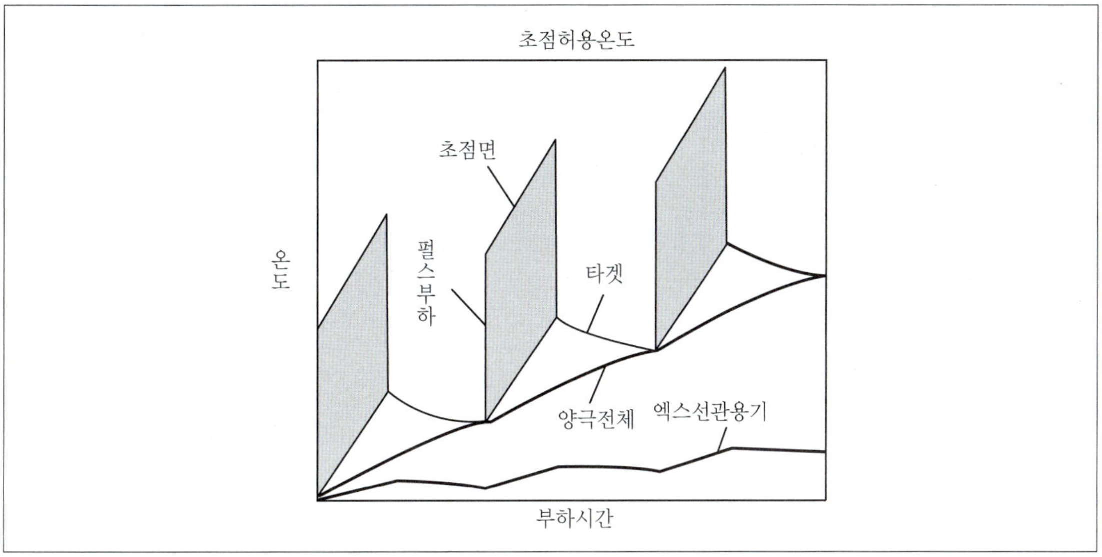

그림 2-50. 연속검사시 혼합부하에 의한 엑스선 관 및 관 용기 온도상승

이 평균입력[HU/s]을 사용하는 엑스선 관의 열특성과 대조하여 그림 2-48 곡선 이하가 되어야 한다. 즉, 그 엑스선 관의 최대냉각률 아래이면 된다는 것이다.

예를 들면, 그림 2-49의 송풍기를 쓰지 않은 엑스선 관을 최대 냉각률 225 HU/s로서 80 kV, 300 mA, 0.1초 조건에서 20초 간격으로 검사를 되풀이할 때

$$\frac{80 \times 300 \times 0.1}{20} = 120[\mathrm{HU/s}]$$

가 되어 충분한 여유가 있게 된다. 또 동일조건으로 연속부하를 되풀이 할 경우 최고조사 빈도수는 다음과 같이 된다.

$$\text{최단사용간격(s)} = \frac{V[\mathrm{kV}] \times I[\mathrm{mA}] \times t[\mathrm{s}]}{\text{최대냉각률}[\mathrm{HU/s}]}$$

또 1분마다 최고조사 횟수는 다음과 같다.

$$\text{1분마다 최고조사 횟수} = \frac{60 \times \text{최대냉각률}[\mathrm{HU/s}]}{V[\mathrm{kV}] \times I[\mathrm{mA}] \times t[\mathrm{s}]}$$

(3) 연속 검사(serial radiography)

1분마다 2~3회 부하를 걸 때 연속부하로 환산한 평균입력에서 구할 수 있으나 동맥관계의 연속 검사와 같이 1초마다 여러 회에 달하는 부하가 반복될 경우에는 다르다.

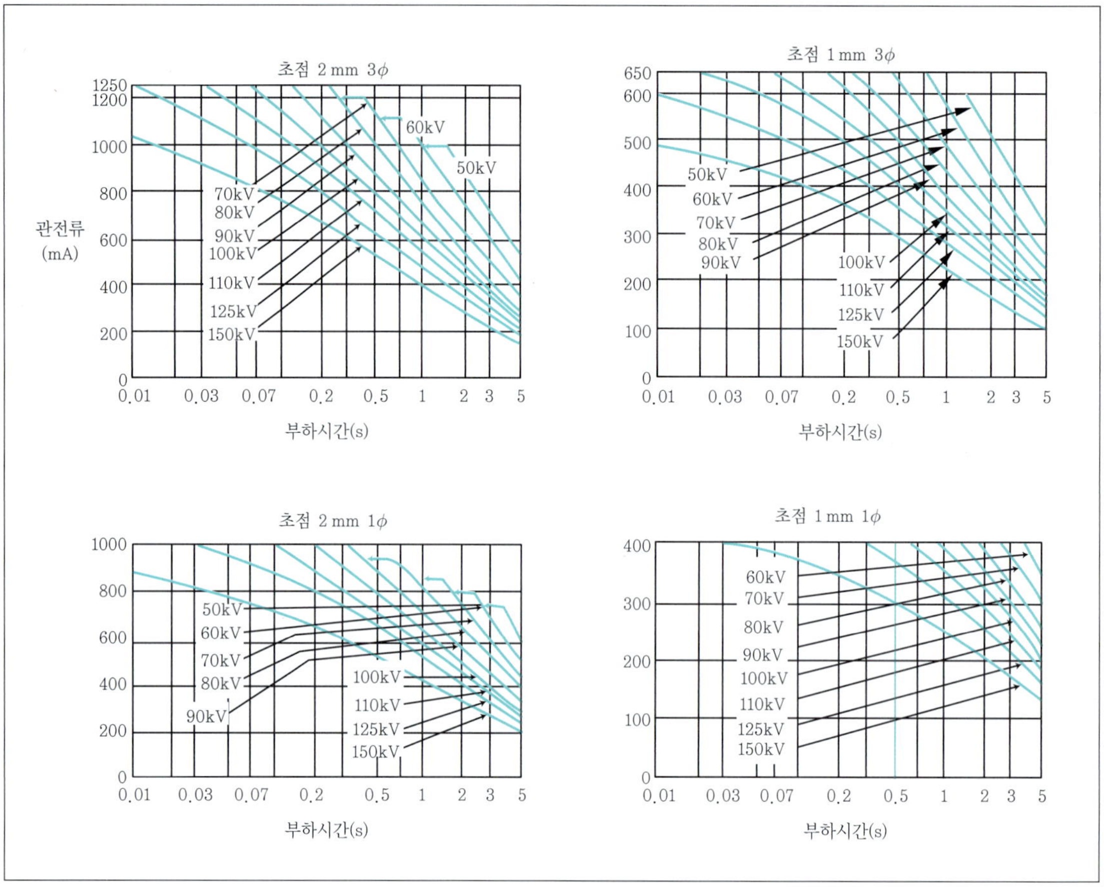

그림 2-51. 최대 정격표 (150 Hz 고속회전)

연속 검사 중 양극에서 발생하는 열축적과정이 그림 2-50에서 나타내었다. 즉,

(1) 초점면에 가해진 펄스(pulse) 혼합부하에 의해 타깃의 표면온도가 급승한다.

(2) 타깃 전체, 다시 회전자 전체 온도가 상승한다.

(3) 혼합부하가 가해지는 동안 열방출 혹은 전도에 의해 관 용기기 온도가 상승한다. 따라서 다음과 같이 생각할 수 있다.

(a) 가장 간편한 방법으로 1회 조사시간 × 검사회수, 즉 총부하시간을 구하고, 이 조건으로 사용되는 엑스선 관의 최대정격표 범위 내이면 된다.

이를 테면, 삼상 12피크(peak) 장치를 사용하여 1회 검사조건 100 kV, 600 mA, 0.02초로 30장을 검사할 때 총 부하시간은 0.6초이다. 그림 2-51의 정격표(초점 2 mm, 3ϕ)에서 10% 여유를 두고 관전압 110 kV 곡선을 보면 680 mA 통전이 허용된다. 따라서 이 조건 이하면 사용할 수 있다. 그러나 실제로는 휴식기간이 있기 때문에 이 이상 부하로도 사용이 가능하다.

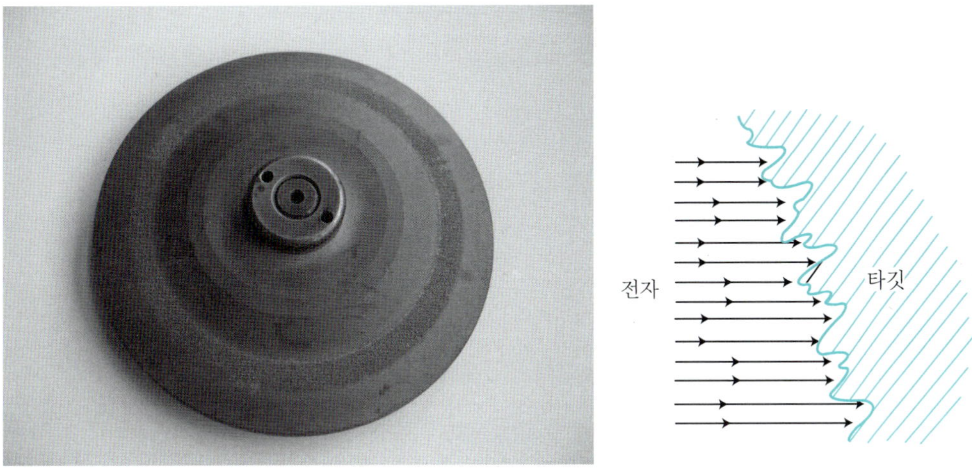

그림 2-52. 타깃면의 흠집

(b) 휴식 기간을 고려한 방법

① 1회 부하조건은 최대정격의 80% 이하일 것.

② 일련의 검사 총입력은 전 검사시간(부하시간, 휴식시간을 모두 합한 것)을 부하시간으로 하는 정격 입력의 80% 이하일 것.

③ 조사 간격은 일정할 것.

예를 들면, 삼상 12피크 장치를 사용하여 100 kV, 600 mA, 0.02초, 검사회수를 매초 6장으로 30장 검사할 때 검사 총입력은 $100 \times 600 \times 0.02 \times 30 = 36,000$ [J]로 전체 검사시간은 5초(=30/6)가 된다. **그림 2-52**(초점 2 mm, 3ϕ)에서 100 kV, 5초에 대한 최대관전류는 250 mA이다. 따라서 총 출력은 $100 \times 250 \times 5 = 125,000$ [J]가 되며, 이 수치는 설정조건 보다 충분한 크기로서 사용에 지장이 없다는 결론이 된다.

6) 초점의 흠집과 그 영향

엑스선 관 타깃은 일반적으로 텅스텐이 사용되며 텅스텐의 용융점은 약 3,400℃ 정도이다. 엑스선 관의 전자충돌에 의하여 초점면 온도가 상승하여 용융점 보다 높은 온도에 달하면 초점은 용해된다. 엑스선 관 타깃이나 필라멘트에서 떨어져 나간 텅스텐이 유리관 벽에 부착되기 때문에 엑스선출력이 감소될 뿐만 아니라 엑스선 관 내전압도 저하된다. 따라서 초점의

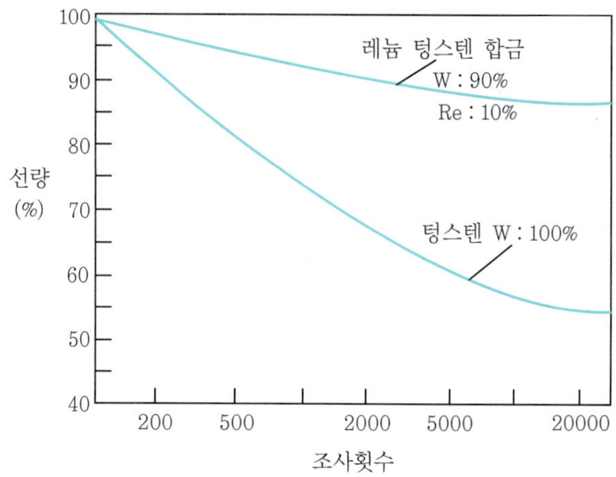

그림 2-53. 텅스텐타깃과 레늄 합금 타깃의 선량손실비교(1회 부하는 최대정격의 120%)

최고 허용온도는 2,800℃ 정도로 제한을 받는다. 그러나 1회 부하로 과다하지 않는다 해도 전자충돌이 많은 빈도로 되풀이되면 초점면은 흠집이 발생한다.

초점면에 흠집이 생기면 전자는 흠집에 충돌하여 그곳에서 발생한 엑스선은 그림 2-52와 같이 타깃 자체에 흡수되어 이용선속 방향의 엑스선량은 차츰 감소한다.

현재 엑스선 관 타깃은 전자충돌에 의한 초점의 흠집을 방지하기 위해 레늄(Re)이 혼합된 텅스텐 합금 또는 텅스텐에 레늄이나 철(Fe) 등 이질 금속을 첨가하고 있다. 그림 2-53은 레늄과 텅스텐 합금과 텅스텐으로만 된 타깃의 엑스선 발생량을 비교한 것이다. 텅스텐 타깃은 2만 번 부하에서 55%이며 레늄과 텅스텐 합금에서는 87%가 된다. 레늄과 텅스텐 합금은 레늄이 10%이고 텅스텐이 90%로 배합되어 있다.

5. 특수 엑스선 관(special X-ray tube)

1) 3극 엑스선 관(triode X-ray tube)

3극 엑스선 관이란 양극, 음극 외에 격자, 또는 격자에 상당하는 전극을 가진 관으로 필라멘트 전위에 대해 이 격자에 음전위를 가해줌으로써 엑스선 관전류를 차단할 수가 있다. 즉, 이 격자 전압을 조절함으로써 엑스선을 발생시키든가 아니면 중단을 할 수 있다. 또 이 격자전압

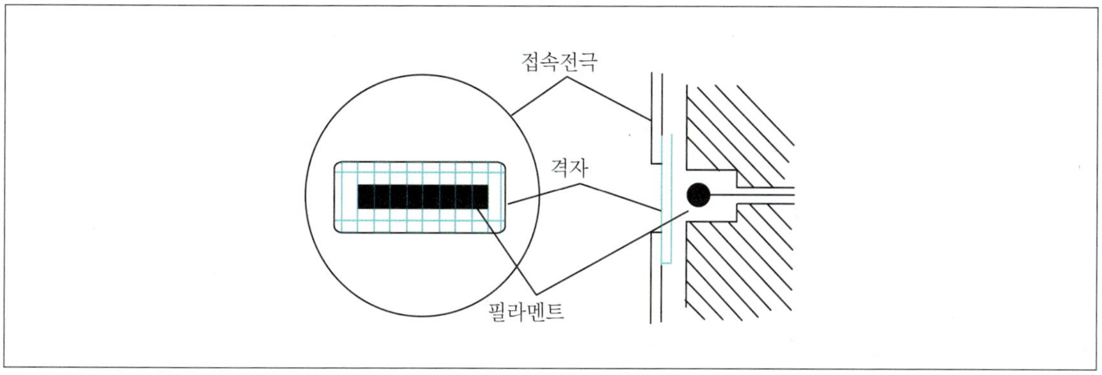

그림 2-54. 3극 엑스선 관의 격자구조

을 적당하게 변화시킴으로서 초점의 크기도 변경될 수 있으나 현재의 3극 엑스선 관의 사용법으로서는 전적으로 관전류를 조절하는 것, 즉 엑스선 발생과 중단에만 사용되고 있다.

(1) 구조

3극 엑스선 관은 일반적으로 음극과 양극 사이에 격자를 설치하여 격자의 차단(cutoff) 특성에 의해 엑스선 발생과 중단을 하는 것으로 격자를 포함한 음극측 구조 외에는 보통 엑스선 관과 같다. **그림 2-54**는 음극 구조를 나타낸 것으로, 집속전극 본체의 홈 안에 텅스텐 필라멘트가 있으며 필라멘트 앞 쪽에 격자가 설치되어 있고 격자 및 집속전극은 동전위이며 이들은 접속되어 있다. 또 최근에는 격자가 없는 삼극관도 만들어지고 있다.

(2) 특성

① 열전자 방출 특성

3극 엑스선 관은 격자를 갖고 있기 때문에 격자 전계로 인하여 전자의 흐름이 저지 당하고 있으므로 일반적인 엑스선 관과 비교하여 볼 때 열전자 방출 특성은 좋지 않다. 그 특성은 격자의 핏치(pitch)에도 좌우되며 핏치가 클수록 열전자방출은 많아진다. 반면에 관전류 차단전압은 높아진다.

그림 2-55는 같은 초점크기의 엑스선 관에 대한 보통 엑스선 관과 3극 엑스선 관의 관전류 특성을 비교한 것이다. 3극 엑스선 관인 경우 필라멘트 가열전류를 아주 크게 하지 않으면 관전류가 흐르지 않음을 알 수 있다. 때문에 필라멘트를 두 개 설치하여 필라멘트 소모전력을 크게 한 엑스선 관도 있다. 또한 이중 필라멘트 회전양극 3극 엑스선 관의 음극을 나타낸 것이다. 필라멘트와 격자 모두 두 쌍씩 설치하여 동시에 2개가 가열되고 동일초점이 되도록

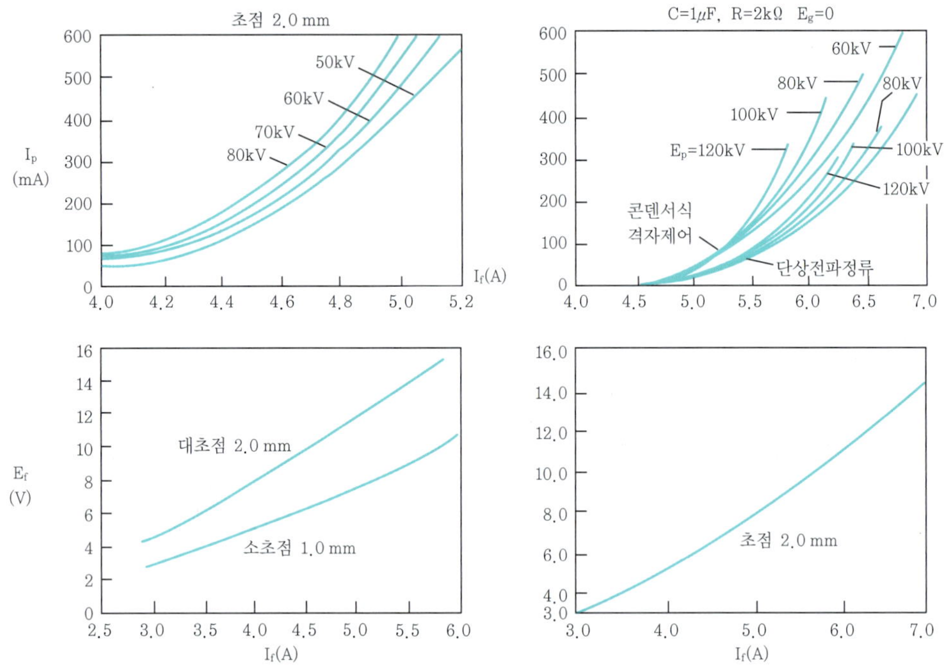

그림 2-55. 보통 엑스선 관(좌)과 3극 엑스선 관(우)의 관전류 특성

만들어져 있다. 이와 같이 3극 엑스선 관은 필라멘트에서 열전자 방출을 많게 하지 않으면 관전류 흐름이 어렵다. 따라서 공간전하효과로 작용하게 되고, 관전압이 낮을 경우 최대허용 관전류는 필라멘트 가열전류로 제한하게 된다.

격자가 없는 집속전극에 음전압을 가해서 관전류를 차단할 수 있는 것은 초점의 크기가 0.6~0.8 mm 정도까지다. 그렇기 때문에 이 엑스선 관은 필라멘트 2개를 동시에 점화하고 각각의 초점위치를 조금씩 벌어지게 하여 초점을 형성하도록 된 구조이다. 초점의 크기는 1.2 mm, 최고사용 관전압 125 kV, 엑스선 차단 바이어스(bias) 전압은 −2,000 V이다. 격자가 없는 3극 엑스선 관에 의해 열전자 방출 특성은 대폭 개선되었다.

② 차단특성

그림 2-56은 3극 엑스선 관의 관전류 차단특성을 나타낸 것이다. 관전류가 0이 되는 격자 전압을 알아본 것이다. 최근에 최고사용 관전압 125 kV의 콘덴서식 엑스선 장치에서 −2,500 V 정도의 음전압이 격자에 가해지고 있다.

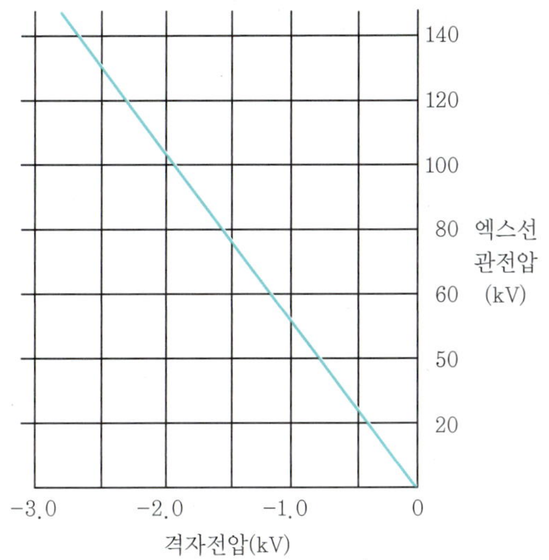

그림 2-56. 3극 엑스선 관의 차단특성

③ 제어시간 특성

3극 엑스선관을 사용하여 장방형파 펄스에 의해서 가능한 할 수 있는 단시간 조사의 한계는 엑스선 관 만을 들자면 수 10 μs의 응답이 가능하지만 실제로는 고압케이블 용량이 들어가기 때문에 실용적으로는 1 ms 정도가 한계가 된다. 그러나 1차측에서 제어를 하고 있는 변압기식 엑스선 장치와 비교한다면 매우 높은 정밀도로 단시간 제어를 할 수 있다는 것이다.

④ 펄스 엑스선제어 특성

현재 3극 엑스선 관의 대부분은 콘덴서식 엑스선 장치에 사용되고 있기도 하지만 심 · 혈관 엑스선 영화검사용으로 변압기식 엑스선 장치에도 사용되고 있다. 그러나 switching tube와 같이 큰 부하 검사는 어렵다. 그 이유는 3극 엑스선 관 자체의 열전자 방출특성이 낮고 대 전류를 보내기가 어렵다. 대 전류일수록 관전압 변동을 억제하기 때문에 평활콘덴서의 용량을 크게 해야 한다는 것이다. 그러나 200 mAp 정도로 검사하는 엑스선 영화검사에는 충분히 사용할 수 있다. 종래 엑스선 영화검사는 검사 시 연속해서 엑스선을 방출하여 카메라의 셔터에 의해 엑스선 이메지 인턴시화이어의 영상을 검사하였다. 따라서 카메라셔터가 내려져 있는 동안에도 엑스선이 누설되는 암류 엑스선이 발생하여 환자나 시술자에게 엑스선 피폭선량이 증가하고 엑스선 관 부하가 증가하는 등의 결점이 있었다.

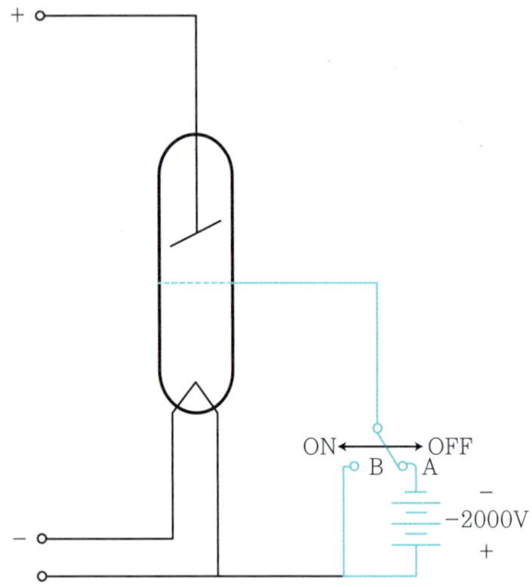

그림 2-57. 3극 엑스선 관 제어 원리회로

이러한 문제를 해결한 것이 3극 엑스선 관의 셔터를 닫힘(closed)과 동시에 펄스 엑스선을 발생시킬 수 있게 되었고 필요 없는 엑스선을 발생시키지 않게 되었다. 따라서

① 환자, 시술자 피폭량 감소가 가능하였으며

② 엑스선 관 부하 감소로 장시간 검사가 가능하였고

③ 조사시간 단축으로 선명한 영상을 얻을 수 있다.

현재 최대 관전류로서는 300 mAp, 엑스선 펄스 폭 1~10 ms, 매초 200장(200 fps)의 고속제어도 가능하다.

⑤ 제어회로 특성

기본적으로는 **그림 2-57**과 같이 접속점이 A에 있으면 관전류는 차단되고, B에 있으면 격자 전압이 0으로 되어 관전류가 흐르게 되어 있다. 이것을 고속으로, 또 안전하게 취급하면 된다. 이 변환 사용에 릴레이(relay)를 써도 되나, 릴레이의 경우 지연시간이 크고, 바로 이어지지 못하는 경우가 있어 고정밀도 기계에 사용에는 기대할 수 없다. 일반적으로는 전자제어가 쓰이고 있다.

2) 연부조직 검사용 엑스선 관(X-ray tube for mammography)

(1) 특징과 구조

유방과 같이 생체 연부조직 엑스선 검사에는 대 선량률이면서 연 엑스선(soft X-ray)이 필요하다. 이것은 일반적인 중·고압검사용 엑스선관을 사용하여 20 kV 정도 저전압 검사를 하면 방출되는 엑스선의 고유여과가 크기 때문에 경질이 되어 콘트라스트가 부족한 사진이 된다. 또 가속전압이 낮기 때문에 열전자 방출이 저하되고 대 전류를 보낼 수 없다. 따라서 검사시간이 길어지는 등의 결점이 있으나 이런 점을 충족시키기 위한 것이 연부조직검사용 엑스선 관이다.

연부조직검사에 적합한 엑스선 관으로서 구비해야 할 조건으로는 다음과 같다.

① 엑스선 방사구의 고유여과가 적을 것.

② 저 전압으로 대 전류를 보낼 수 있을 것. 작동에 의한 조작을 최소한 줄이려면 대 전류 단 시간 검사가 필요함.

③ 초점이 작을 것. 가능한 한 소초점에 의한 기하학적 반음영이 적은 영상을 얻어야 하는 것 등이다.

① 엑스선 방사구

연 엑스선용 엑스선 관 방사구 재료로는 전에는 린데맨유리(1910년, Shulz, B 82%, Li 15%, Be 3%)가 사용되었다. 이 유리는 공기 중에 방치하면 변질하기 때문에 현재는 전혀 쓰이지 않고 있다. 그 후 마이카판이 사용되었는데 두께가 0.02 mm 정도로 물리적으로는 약하여 파손되기 쉬웠다. 현재는 베릴륨(Be)의 얇은 판을 사용한다. 베릴륨은 원자번호 4번으로 연 엑스선을 가장 잘 투과하는 금속이다. 따라서 이것을 사용한 엑스선 관은 대량 연 엑스선을 방출시키는데 피부선량도 꽤 많으며 또 피사체 두께가 3 cm 이상이면 투과 엑스선 선질은 베릴륨 여과판이든지 유리 여과판이든지 거의 변함이 없다. 더욱이 유방검사(mammography)인 경우 적당한 농도에 필요한 mAs는 베릴륨 여과판도 유리 여과판과 마찬가지이므로 베릴륨 여과판 엑스선관은 실질적인 이익은 없는 것으로 알려지고 있다. KSA에서는 베릴륨 여과판을 사용할 때 불필요한 피부선량을 줄이기 위해 엑스선 관전압이 50 kV 이하일 때 방사구의 총여과가 0.5 mm 알루미늄 당량 이상이 되도록 규정하고 있다.

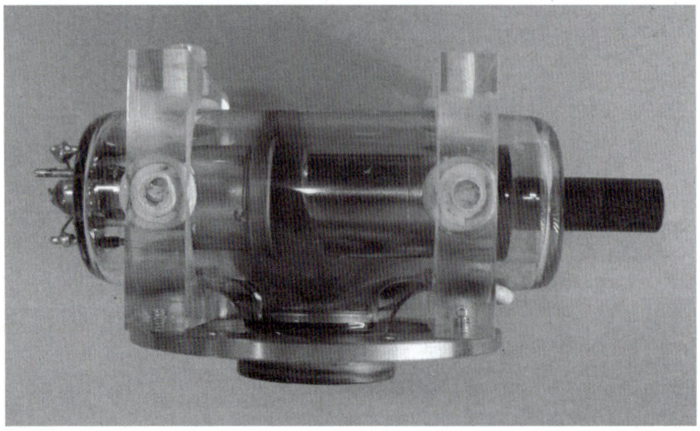

그림 2-58. 유방검사용 엑스선 관

이상으로 최근에는 엑스선 방사구 부분의 유리를 될 수 있는 한 얇게 하며 연 엑스선 흡수를 아주 줄인 엷은 유리 여과판 엑스선 관도 많이 사용되고 있다.

그 고유여과는 용기를 포함하여 알루미늄 당량 0.7~0.8 mm이므로 이 엑스선 관인 경우 관전압 50 kV 이하라면 부가 여과판은 필요 없게 된다.

② 몰리브데늄타깃

일반적으로 엑스선관 타깃 재료로서는 텅스텐이 사용되고 있는데 연 엑스선용으로 몰리브데늄타깃을 사용한 엑스선 관도 있다. 몰리브데늄은 원자번호 42(용융점 2,622℃)로 연속 엑스선 발생효율로서는 텅스텐의 0.57배가 되는데, 특성 엑스선(또는 고유엑스선)을 이용함으로써 효과적으로 사용할 수 있다.

방사구는 베릴륨 여과판을 사용하여 필터로서 몰리브덴의 엷은 판을 넣으면 몰리브데늄의 K흡수단은 20 keV이기 때문에 필터를 투과해오는 엑스선은 17~20 keV 범위의 엑스선이 된다.

즉, 20 keV 이상 에너지의 엑스선은 선택적인 흡수로, 20 keV 이하의 에너지의 엑스선은 몰리브덴필터의 자체 흡수(파장의 3제곱에 비례함)를 이용 감약시킨다. 실제 관전압으로서는 25~30 kV, 필터는 몰리브데늄 0.03 mm가 최적으로 알려져 있다. 이 방법은 필터에 의해 불필요한 연질 엑스선이 제거되며 더욱이 연질 엑스선도 따라서 흡수되기 때문에 유방검사(mammography)으로서는 매우 효과적인 엑스선을 이용하고 있다는 결론이 있다.

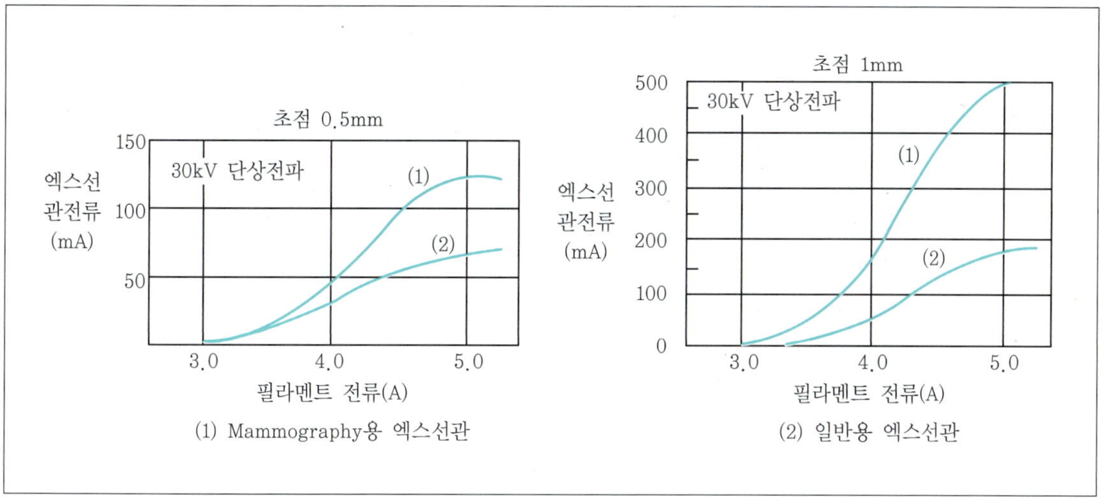

그림 2-59. 유방검사용 엑스선관과 일반용 엑스선관

③ 저전압영역에서 열전자 방출 특성

30 kV 정도의 저 전압에서 일반 엑스선관을 사용하면 필라멘트에 가열온도를 올려도 관전류는 증가하지 않는다. 이것은 이미 논술한 바와 같이 공간전하효과의 특성으로 이 특성의 범위는 음극의 전자 방출량의 문제가 아니라 공간으로 나온 전자와 전장의 강도로 정해진다. 따라서 양극과 음극간 거리를 좁혀 전장 강도를 높임으로서 개선이 된다.

일반 엑스선관의 전극간 거리는 17~18 mm이지만, 유방검사(mammography)용 엑스선관의 전극간 거리는 10~13 mm 정도로 되어 있다. 따라서 최고사용 관전압은 60~80 kV로 제한된다. 그림 2-59는 30 kV에서의 일반용 엑스선관과 유방검사용 엑스선관의 열전자방출 특성을 비교한 것으로 전극간거리에 따라 그 특성이 대폭적으로 변화하는 것을 알 수 있다.

④ 관전류와 초점의 크기

부하조건에 따라 초점의 크기가 변하는 것은 이미 말한 바와 같이 저전압으로 사용하는 유방검사용 엑스선관도 대전류일수록 초점은 커진다. 그림 2-60에서 관전류 20 mA와 500 mA를 비교하면 500 mA은 약 1.5배로 폭 방향보다 길이 방향의 변화가 크다. 그러나 같은 저전압으로 사용했을 경우 전극간 거리가 짧은 유방검사용 엑스선관 쪽이 일반용 엑스선관보다 그 변화는 적다.

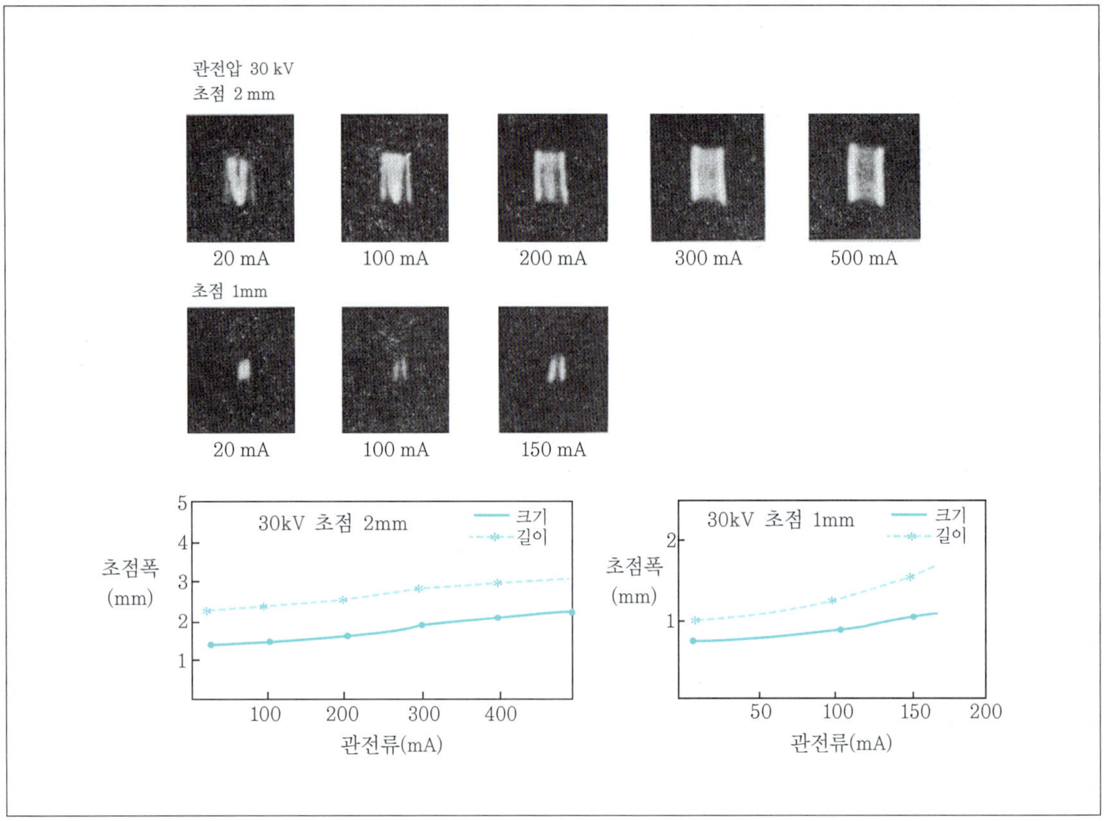

그림 2-60. 관전류와 초점 크기

(2) 선량 · 선질 특성

그림 2-61은 베릴륨 여과판 엑스선관(베릴륨 두께 0.5 mm)과 엷은 유리 여과판 엑스선관(A1당량 0.8 mm)의 감약곡선이다. 반가층을 비교해보면 베릴륨 여과판 엑스선관은 엷은 유리 여과판 엑스선관에 비하여 극히 얇다. **표 2-2**는 반가층을 비교한 것이다. 두 물질의 선량비는 부가필터가 없을 경우 30 kV로 반가층을 비교한 것이다. 두 물질의 선량비는 부가필터가 없을 경우 30 kV일 때 베릴륨 여과판 엑스선관 쪽이 7.5배 더 많다.

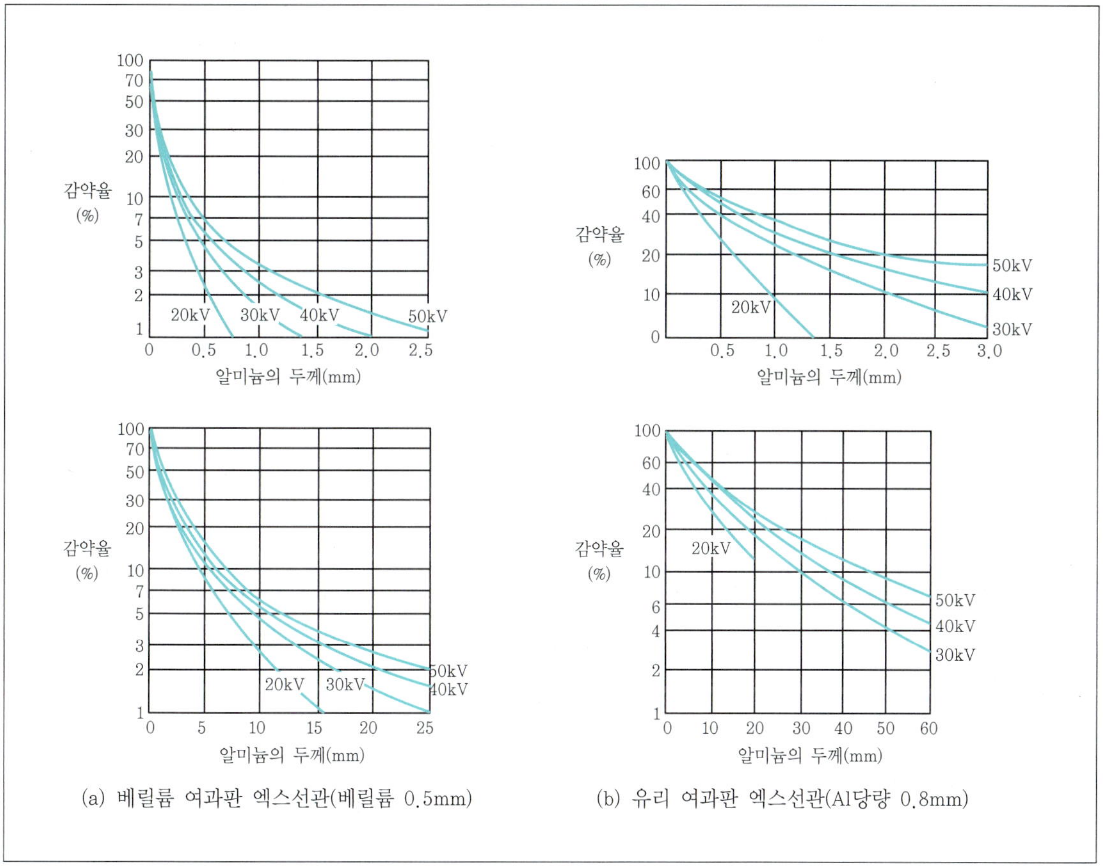

그림 2-61. 유방검사용 엑스선관의 감약곡선

표 2-2. 연엑스선의 반가층(알미늄)

	30 kV	50 kV
베릴륨 여과판 엑스선관	0.06 mm	0.065 mm
유리 여과판 엑스선관	0.28 mm	0.45 mm

그림 2-62는 베릴륨 여과판을 사용한 텅스텐 타깃과 몰리브덴 타깃의 엑스선관 출력을 비교한 것이다. 흡수체가 없을 경우 텅스텐 타깃(Z=74) 쪽이 몰리브덴 타깃(Z=42) 보다도 선량이 약 2배 더 많다. 그러나 알미늄 0.5 mm 이상 흡수체가 있으면 30 kV 이상에서는 반대로 몰리브덴 타깃 쪽이 선량이 많아진다. 이와 같이 20 kV와 30 kV 이상에서는 그 경향이 변화하는 것은 몰리브덴의 $K\alpha_1$(17.46 keV), $K\beta_1$(19.20 keV)의 특성 엑스선에 의한 것으로 보인다.

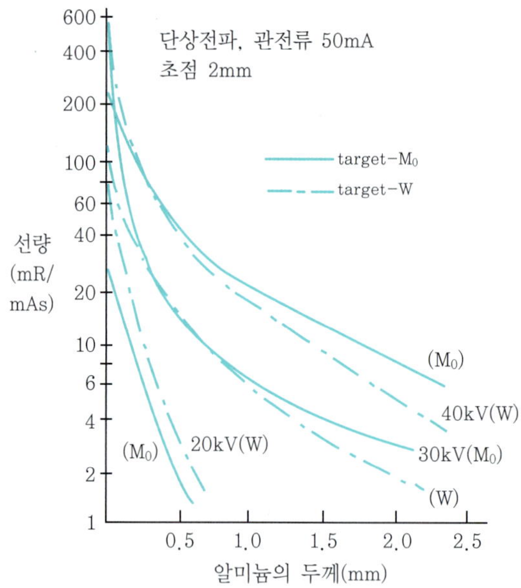

그림 2-62. 텅스텐타깃과 몰리브덴타깃의 출력특성 비교

3) 대용량 금속 엑스선 관(super rotalix metal X-ray tube : Philips)

기본적으로 진단용 엑스선관에 있어서 회전 양극관의 개발 이후 중대한 변화는 없었으나 몇 가지 개선이 있었다. 더욱 복잡해진 혈관조영 기술과 고 해상력 컴퓨터 단층검사기와 동적 영상 기기의 발전과 더불어 진단용 엑스선관에 추가적인 요구가 있어 왔다. 종래의 엑스선관에 있어서 두 가지 큰 문제점은 유리관 내의 늘어난 텅스텐 침전물에 의한 전기적 안전성의 결여와 열 축적 능력의 부족이었다. 이러한 문제점은 엑스선관 수명 단축과 고 유지비용 그리고 사용범위를 감소시켰다.

중앙을 금속으로 구분지은 엑스선관은 유리관 내부의 텅스텐 퇴적물의 부착과 이에 따르는 전기적 불안정에 의한 엑스선관의 파손을 방지하기 위해 만들어졌다. 이런 침전된 텅스텐은 증발된 필라멘트와 타깃의 손상에 의한 것이다. 필라멘트 증발은 대 관전류 기술에 의한 필라멘트 가열온도 상승에 따라서 이러한 전자들은 높은 양극전압에 의해 가속되었을 때 타깃과 상호 작용하지 않고 유리관에 손상을 주기가 쉽다. 이 결과로 진공도 약화 또는 엑스선관 파괴가 일어날 수 있다. 이 문제는 엑스선관이 대 전류, 저 관전압과 고 관전압 기술에 이용될 때 일어난다.

이러한 문제는 금속으로 중앙을 구분한 엑스선관의 발전에 의해 개선될 수 있게 되었다.

금속으로 구분한 중앙은 유리관 주위의 전극을 대신하고 접지작용을 한다. 금속 중앙은 텅스텐 침전에 영향을 받지 않는 일정한 전기적 영역을 만들고 엑스선관 수명에 있어서는 전반적인 안정성과 사용범위 확대, 고출력 노출 횟수의 증가가 가능하다. 텅스텐 침전이 문제시되는 경우에 유리관 대신 금속 중앙 튜브를 사용했을 때 엑스선관의 수명은 3배 또는 그 이상으로 늘어났다.

또 엑스선발생에 있어서 방출된 방사선의 30% 이상이 초점외 엑스선이다.

초점외 엑스선은 화질을 떨어뜨리고 환자 선량을 증가시킨다. 금속 엑스선관은 초점외 엑스선을 전체 방사선 출력 15% 이하로 줄일 수 있다. 이렇게 감소시킬 수 있는 것은 필라멘트에서 튀어나온 전자가 양극의 다른 부위와 충돌하기 보다는 접지된 금속 중앙에 모아지기 때문이다.

대용량 금속 엑스선관의 또 하나 특징은 흑면을 뒤에 붙인 양극이다.

고 해상력 컴퓨터단층검사, 동영상 컴퓨터단층검사 등은 많은 열축적 능력을 요구한다. 열축적 능력이 양극 크기에 비례하기 때문에 이 문제의 단순한 해결은 양극 크기를 늘리면 된다. 그러나 불행히도 이런 양극 크기의 증가는 베어링의 수명단축을 가져오고 결국은 엑스선관의 수명을 단축시킨다. 그래서 경량이며 열전도성이 뛰어난 고 용융점의 물질을 사용하는 것이 필요하다. 이 목적으로 현재 사용되는 물질이 흑연이다. 큰 흑연판은 지르코늄을 사용하는 진공용광로에서 몰리브데늄과 단단하게 고착된다.

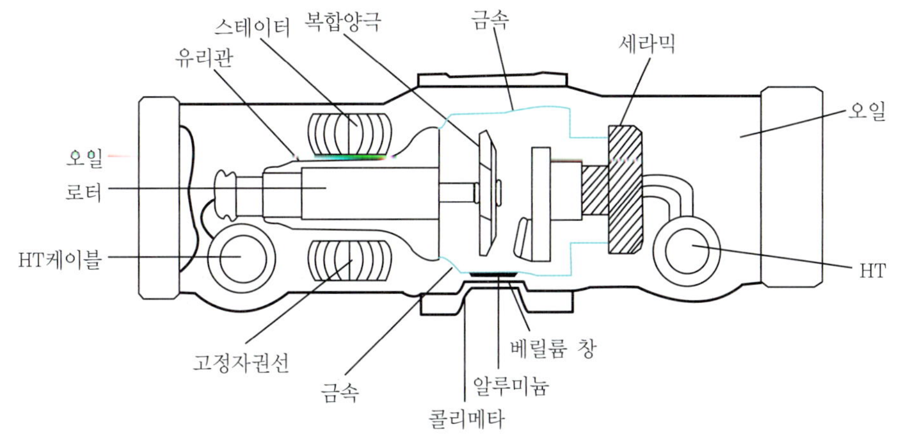

그림 2-63. 금속 엑스선관(Philips Rotalix)

텅스텐 · 레늄판은 몰리브데늄의 두께와 무게가 50% 가까이 감소되었음에도 불구하고 그대로 사용되고 있다. 몰리브데늄의 감소는 전체 타깃 무게가 증가함 없이 흑연을 같이 사용할 수 있게 하였다. 이렇게 하여 베어링의 마모없이 양극 열축적용량을 2배로 하는 것이 가능하다.

이 엑스선관은 엑스선영화, 단층검사, 연속검사, CT 등에 이용되며 초점은 0.3/0.7 mm, 0.6/1.2 mm이며 타깃각도는 11° 또는 12° 이다. 윈도우는 베릴륨이며 윈도우와 관체 사이에 냉각오일이 없기 때문에 엑스선 흡수와 산란이 적다. 금속엑스선관의 구조는 그림 2-63과 같다.

4) 미소초점 엑스선 관(0.1~0.2 mm)

보통 엑스선관의 집속통에도 필라멘트에 대하여 음 전압을 걸어 전자를 집속하며 3극 엑스선관에서는 음(바이어스)전압을 2,000 V(−2,000V) 이상으로 하여 스위칭작용을 하고 있다. 이 바이어스 전압을 적당히 조절하여 초점의 크기를 줄일 수 있다. 바이어스 전압을 −400 V로 하면 0.1 × 0.1 mm 초점을 얻을 수 있으며 바이어스 전압을 이 보다 높이면 0.2 ×0.2 mm 초점을 얻을 수 있다. 이러한 미소초점엑스선관은 확대검사에 사용한다. 0.2 mm 초점은 2배 확대혈관조영검사를 할 수 있고, 0.1 mm 초점은 3배 확대검사를 할 수 있다. 0.2 mm 초점은 복부조영검사에 사용하며 0.1 mm 초점은 사지혈관조영검사에 사용한다. 복부조영검사에 사용하는 미소초점 엑스선관은 17,000 rpm으로 허용부하를 증가시킨다. 미소초점이 형성되는 모습을 그림 2-64에 나타내었다.

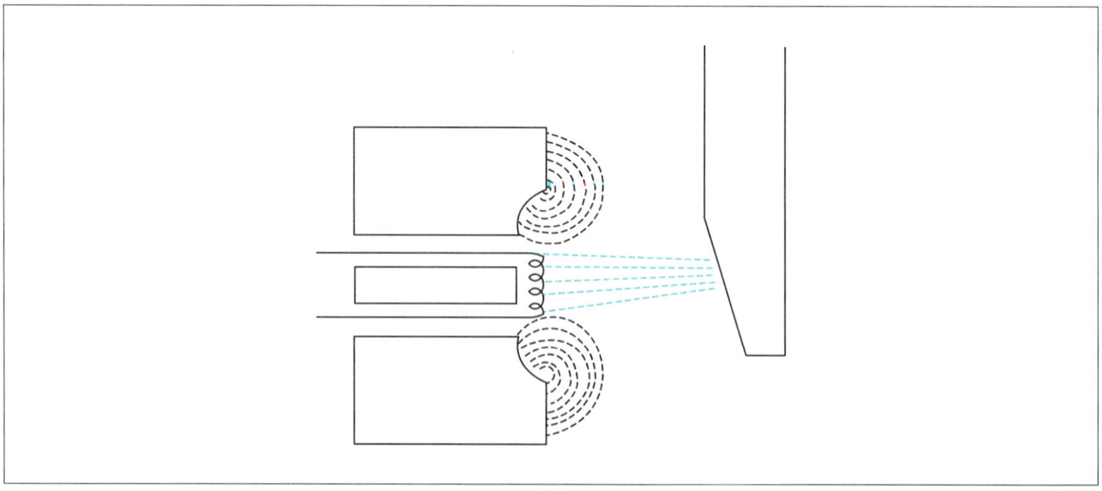

그림 2-64. 미소초점 엑스선관

6. 엑스선 관 용기(X-ray tube housing)

관 용기는 엑스선유리관을 수용하는 용기이며, 방전격 및 방선형으로 제작하여 엑스선 차폐를 할 수 있도록 하고 있으며 엑스선용 고압케이블의 접속부, 그밖에 엑스선관을 작동시키는데 필요한 부속물을 포함한 것을 엑스선관 용기라 부른다. 관용기에 엑스선관을 봉입한 것을 엑스선관 장치(X-ray tube system 또는 X-ray tube assembly)라 한다. 앞에서 보여준 그림 2-20은 회전양극 엑스선관을 넣은 엑스선관 장치의 단면을 나타낸 것이다.

엑스선관 장치의 형태는 L형, N형, 기타로 분류하며 L형, N형, 공히 엑스선 방사구와 고압케이블 리셉터클(receptacle) 부착 위치에 따라 각각 그 호칭을 달리하고 있다(그림 2-65).

진단용 엑스선관 장치의 누설선량은 그 장치의 연속정격 내 어떠한 조건으로 사용이 되어도 초점에서 1 m 거리에서는 1시간당 적산선량이 115 mR 이하가 되도록 차폐되고 있다.

또한 엑스선관용기 내부에는 팽창조절통(bellows)과 절연유가 있다. 팽창조절통은 엑스선 발생에 따른 엑스선관 가열로 절연유 부피가 팽창하게 되면 관용기 내부압력이 증가하게 되어 절연유가 외부로 누출되는데 이것을 방지하기 위하여 주름관 형태로 되어 있으며, 엑스선관의 과부하를 방지하는 역할도 한다.

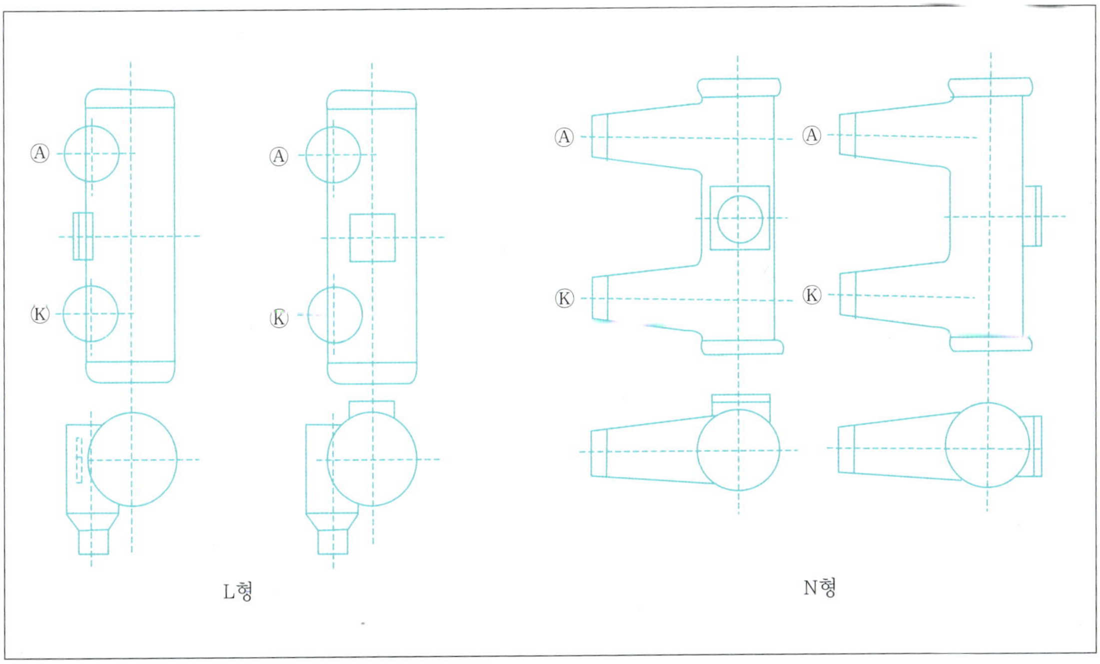

그림 2-65. 엑스선관 장치의 외형

절연유는 관용기내부의 냉각과 절연을 목적으로 사용하는 기름으로 다음과 같은 조건을 갖추고 있다.

① 절연내력이 높을 것.
② 인화점이 높을 것. (130℃ 이상)
③ 냉각효율이 높을 것.
④ 점성도가 낮을 것.
⑤ 불순물이 적으며, 화학적으로 안정적일 것.
⑥ 파괴전압이 높을 것.
⑦ 화학적으로 안정할 것.

등이다.

7. 진단용 엑스선 관의 특징

의료용 엑스선 관의 특징은 다음과 같다.

① 2극 진공관이다.
② 열전자를 발생시킨다.
③ 가열전압을 증가시키면 전자수가 증가한다.
④ 포화전류 특성이 있다.
⑤ 열전자를 고전압으로 가속시킨다.
⑥ 연속 엑스선이 주로 발생한다.
⑦ 타깃온도를 냉각시킬 시스템을 가진다. (양극회전)

등의 특징이 있다.

핵심정리

1. 엑스선관의 역사

1) 가스관식 엑스선관

2) Lilienfeld관

3) 열전자 엑스선관 (최초 열전자관 – coolidge관)

2. 고정양극 엑스선관

1) 유리관 – 규산경질유리사용

- 가공이 쉽고, 금속과 접착이 용이
- 기계적 강도가 클 것
- 고진공유지 및 화학적으로 안정
- 높은 전기절연내력
- 열팽창계수가 낮을 것
- 가급적 엑스선 흡수가 적을 것

2) 음극

(1) 필라멘트 – 특성 : 높은 용융점, 높은 원자번호, 낮은 일함수

– 재질 : 텅스텐(W) 사용

(2) 집속통(focusing cup) – 초점궤도 형성, 필라멘트와 동일전위

3) 양극

(1) 타깃

– 재질 : 텅스텐

– 특성 : 높은 원사번호, 높은 용융점, 낮은 증기압, 좋은 열전도, 좋은 전기전도, 초점흡집이 작아야함

(2) 양극축

– 재질 : 구리, 열전도성을 높이기 위해

4) 고정양극 엑스선관 – 장시간 부하에 적합

3. 회전양극 엑스선관

1) 양극

- 타깃 재질 : 텅스텐과 몰리브덴(Mo)을 붙여서 사용(몰리브덴은 비중이 약 1/2배, 비열이 약 2배), 텡스텐에 레늄(Re)을 합금 (초점의 흡집 감소)
- 양극축 : 철로 구성, 베어링 및 금속윤활유와 함께 회전자를 받치고 있음
- 회전자 : 회전자계에 의해 타깃을 회전시킴

회전속도 $(n) = \frac{120f}{p}[rpm]$, 일반회전: 3,000~3,600[rpm]

f: 고정자 코일주파수

고속회전양극 – 회전속도증가를 위해 고정자주파수를 증가시킴

회전속도: 9,000~10,800[rpm]

장점 – 매우 짧은 시간부하에 적합

- 회전자의 가속시간 및 제동시간 – 양극의 직경, 양극의 무게, 가속 초기전압, 가속초기 및 후 전압은 다름
- 고정자 코일 – 플레밍의 왼손법칙에 의한 유도전동기의 한 종류로 회전자계 발생

2) 회전양극 엑스선관 – 단시간 부하에 적합

3) 회전양극 엑스선관의 장점

- 열용량이 큼
- 단시간 조사 가능
- 실초점이 크다 → 단시간부하가 크다
- 실효초점을 작게 할 수 있다 → 선예도가 좋다

4. 엑스선관용기

1) 절연유 –
- 역할 – 냉각 및 절연
- 큰 절연내력
- 낮은 점도
- 높은 냉각효율
- 높은 인화점
- 불순물이 적을 것
- 화학적으로 안정

2) 팽창조절통 – 엑스선관의 과부하를 방지하는 역할

3) 방사구 – 엑스선관의 고유여과를 가짐

4) 엑스선 관체의 역할 – 엑스선관 보호, 방전격(전기적 절연), 방선역할(엑스선 차폐 – 115mR/h 이하)

5. 초점의 종류

1) 실초점 – 필라멘트에서 방출된 열전자가 타깃에 부딪힌 실제 면적으로 실초점 면적이 클수록 엑스선관의 허용부하가 커짐

실효초점 – 실초점을 수직면상으로 투영한 면적으로 클수록 선예도가 나빠진다.

실효초점 = 실초점 × $\sin\varphi$ (φ = 타깃 angle)

2) 정초점 – 필라멘트의 전면에서 발생된 전자에 의해 만들어지는 초점

부초점 – 필라멘트의 측,후면 등에서 발생된 전자에 의해 만들어지는 초점

정초점과 부초점 크기 – 집속통의 폭과 필라멘트의 깊이가 결정

3) 공칭초점 – 미국전기공업회규정에 따라 각 제조사에서 측정한 실효초점크기

등가초점 – 동일한 실효초점이지만 측정방법에 따라서 초점의 크기가 달라지며, 이때 동일해상력을 가진 초점크기를 등가초점이라고 하며, 대전류에서 많이 발생

kV증가시 – 초점크기 감소, mA증가시 – 초점크기 증가

6. 엑스선 강도분포 – 타깃경사효과(heel effct) :

고속의 전자가 타깃에 충돌하여 엑스선을 발생시킬 때 타깃심부에서 발생되는 엑스선은 타깃의 기울기 때문에 발생강도(발생량)는 음극측이 강하고, 선질(평균E)은 양극이 경선이 된다.

- 감소 및 임상응용 – wedge형 filter사용, 부가여과판사용, 저관전압 사용, 타깃각을 크게
  음극측에 환자의 두꺼운 부위–양극측에 얇은 부위로 검사, 검사거리 증가

- 타깃각 감소 : 실초점 감소(허용부하 감소), 실효초점감소(선예도 증가), 이용선속 감소, heel effect 증가

7. 엑스선 관전류 특성

- 포화영역 – $i = AT^2 e^{-\phi/KT}$ (Richardson 식)(단 A : 물질에 따른 상수 T : 절대온수)
- 공간전하영역 – $i = k\dfrac{V^{3/2}}{d^2}$ (단 i : 전자밀도 k : 비례상수 v : 관전압 d : 거리)

8. 초점외 엑스선(off-focus X-ray) :

고속의 전자가 타깃에 충돌하면 일부는 음극방향으로 튕겨져 나온다.

이때 튕겨 나온 전자는 다시 양극쪽으로 끌려가며, 초점이 아닌 다른 부분에 충돌하여 에너지가 낮은 엑스선을 방출하며, 화질을 저하, 대조도 감소, 환자피폭선량의 증가

- 발생강도 : 회전양극 〉 고정양극, 초점 부근 〉 초점 먼 거리, 고관전압 〉 저관전압
- 선질(평균 에너지) : 초점 부근 〈 초점 먼 거리
- 검사방법 : Pinhole camera법
- 감소방법 : 음극과 양극사이에 콘 사용, 다중 조리개 사용

9. 허용부하

1) 종류 : 순간허용부하 : 수 ms ~ 수 s의 부하로 검사시의 부하
   연속허용부하 : 수십 ~ 수백 s의 부하로 투시검사시의 부하
   혼합허용부하 : 투시와 검시를 혼합(순간저격검사), 집단검진과 같이 순간부하를 계속적 반복
2) 순간허용부하를 크게 하는 인자
   - 초점궤도면적을 크게 – 고정양극 〈 회전양극
   - 동일 실효초점시 타깃각을 작게
   - 관전압 리플백분율을 작게 – 단상 〈 삼상 〈인버터
   - 동일 mAs시 mA는 작게, 조사시간은 길게
   - 회전양극의 직경을 크게, 회전속도를 빠르게
3) 비부하 : 실초점 단위면적당의 허용입력을 비부하(W/mm^2)라 함
   - 고정양극 엑스선관의 비부하는 1sec시 약 200[W/mm^2]
   - 회전양극 엑스선관의 최대허용부하 = $k\sqrt{nd}$ (단 n : 회전속도 d : 타깃직경)
4) 순간허용부하의 최대입력
   $P = VAf\ [kW]$ (단 V : 관전압 A : 관전류 f : 관전압 파형에 따른 상수)
   $f = 1.00$ – 맥동율 $\leq 10\%$, 정전압장치, 삼상12피크, 삼상2중12피크정류
   $f = 0.95$ – 10% 〈맥동율 $\leq 25\%$, 삼상6피크, 삼상2중6피크정류
   $f = 0.74$ – 25% 〈맥동율, 단상2피크정류

5) 열단위(heat unit, HU), $1HU = 0.71[J] = 0.17[cal]$

$HU = VAtf[HU]$, $f = 1$ - 단상장치

$f = 1.35$ - 삼상장치

$f = 1.41$ - 인버터장치

6) 연속허용부하에서의 최대냉각율 - $관전류[mA] = \frac{최대냉각율[HU/s]}{관전압[kV]}$

10. 특수 엑스선관

1) 3극엑스선관

- 구성 : 음극, 양극, 그리드
- 격자(grid) : 음극에 대해 약 −2,000V ~ −3,000V의 전압을 가짐
- 특징 : 암류 엑스선 발생하기 때문에 납 shutter사용, 열전자 방출특성이 나쁨(집속통을 격자대용으로 사용하여 개선), 단시간 제어가 용이, 위상에 관계없이 엑스선발생 가능

2) 연부조직용 엑스선관 (Mammo 용)

- 타깃 - 몰리브덴늄 , 엑스선 방사구 - 베릴륨, 초점크기 - 0.1~0.3mm^2, 열전자 방출특성이 나쁨

11. 엑스선 관의 특징

1) 진공관
2) 열전자 방출
3) 열전자는 가열전압에 비례
4) 포화 관 전류
5) 열전자 고 전압 가속
6) 연속 엑스선
7) 타깃 냉각 시스템

Chapter 3

엑스선 고전압 발생 장치

X-ray High Tension Generator

고전압 발생 장치란 엑스선관 내의 열전자에게 고속도 운동에너지를 주기 위한 고전압을 발생시키는 고전압 변압기와 교류고전압을 직류고전압으로 변환시키는 정류기와 일정한 전기량을 저장할 수 있는 콘덴서, 열전자를 발생시키기 위한 가열변압기 및 고전압 절환기, 고전압 소켓, 저전압 압력단자, 보호접지단자 등 고전압 회로에 속한 부분을 말한다.

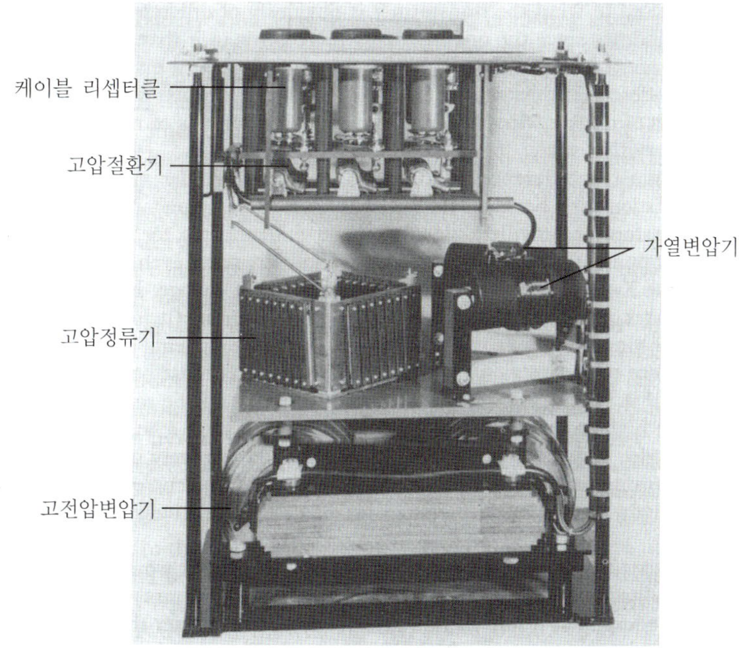

그림 3-1. 고전압 발생 장치의 내부

1. 고전압 변압기 또는 승압 변압기(high tension transformer H.T.T)

엑스선 발생장치의 전원은 220~380V/50~60 Hz의 교류이지만 관내의 열전자를 가속시키기 위하여 엑스선관에 가해지는 전압은 대략 10 kV에서 150 kV이다. 이와 같이 저전압을 고전압으로 변환시켜 주는 변압기를 고전압 변압기라 한다.

고전압 변압기에 대한 설명은 다음과 같다.

1) 구조(structure)

(1) 철심(core)

보통 변압기는 철심과 코일을 감은 권선으로 구성되어 있다.

철심(iron core)의 위치에 따라 내철형(core type)과 외철형(shell type)으로 구분하며 대용량 변압기에는 외철형을, 소용량 및 고전압을 위주로 한 것에는 내철형 철심을 이용하는 수가 많다.

내철형은 마주보는 직사각형 모양인 폐자로식으로서 철심에 도선을 일차와 이차로 구분하여 감은 것과 일차, 이차 권선의 반씩을 각 철심에 나누어 감은 형이 있다.

외철형은 중앙 철심에 1차권선을 감은 다음 그 위에 2차권선을 감은 것이다.

내철형은 표면냉각이 우수한 특징이 있으며, 외철형은 자속변동률이 적은 점이 특징이다. 일반적으로 엑스선 고전압 변압기는 외철형을 많이 사용한다.

그림 3-2는 각종 변압기의 철심을 나타낸 것이다. 철심의 재료는 규소 3~4%가 함유된 규소강(silicon steel)이 사용된다.

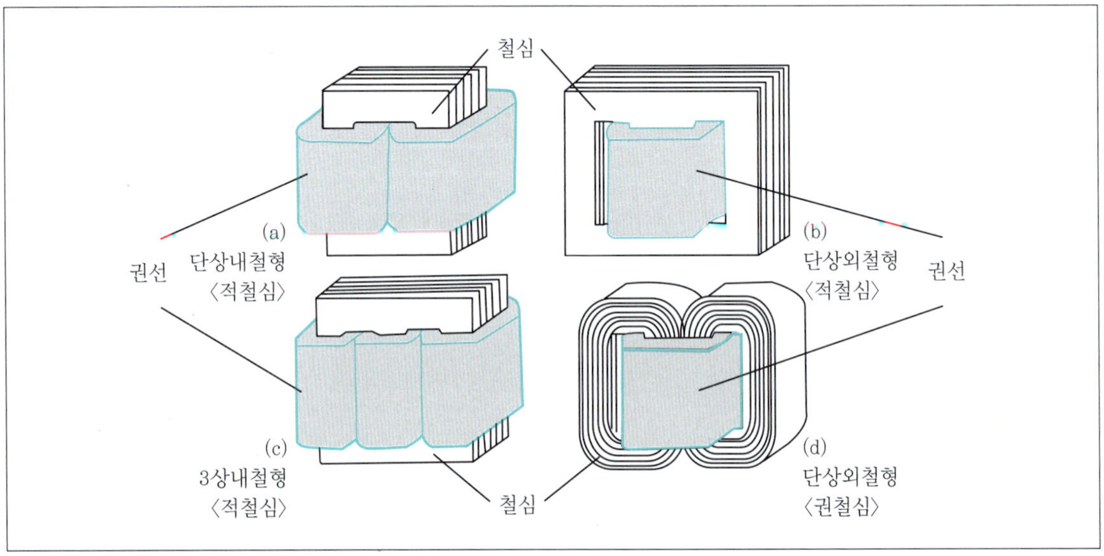

그림 3-2. 각종 변압기 철심

종래의 규소강판은 거의 열간압연법에 의하여 제작되었으나 현재는 냉간압연법이 많이 사용되고 있다. 더욱이 냉간압연법에 의한 철심은 투자율이 높고, 철손도 적기 때문에 배전용 변압기에는 대부분 방향성 규소강이 사용되고 있다.

엑스선용 변압기도 최근에 이와 같은 규소강을 많이 사용하고 있다. 변압기의 종류는 철심의 형태에 따라 두 종류로 나누어진다.

① 적철심 변압기

적철심은 0.35 mm 두께의 열간압연 규소강을 한 장씩 절연한 작고 얇은 조각을 많이 겹쳐서 만든 것이다.

소용량인 것은 자기저항이 큰 접속부분을 적게 하고 여자전류를 감소시키기 위하여 그림 3-2(a), (b) 및 (c)와 같이 네모진 적철심이 사용된다.

반면 엑스선용은 (d)와 같이 접속시키고 다시 권선의 평균길이를 단축하기 위하여 그 단면은 원형단면에 가까운 모양으로 만든다.

엑스선용변압기의 철심으로서 적철심이 장기간 동안 사용되어 왔으나 철심조립에 어려움과, 조립방법에 따라 특성이 변할 수 있기 때문에 최근에는 별로 사용되지 않고 있다.

② 권철심 변압기

권철심은 냉간압연 규소강판을 압연 방향에 띠 모양으로 만들고 이것을 둥글게 감아서 고정시킨 후 절단하고 그 절단면을 연마하여 권선을 삽입하고 철심을 띠로 조인 것이다. 강철띠의 두께는 0.3 mm, 0.35 mm 두께가 사용되어 종래의 열간압연과 비교하면 다음과 같은 장점이 있다.

i) 투자율이 높기 때문에 자화력이 적어 여자전류가 매우 감소한다.

ii) 철손이 적다. 동일 자속밀도일 때 약 1/2 정도이다.

iii) 철심의 점적률을 적철심의 90%에 비하여 95% 이상을 할 수 있다. 따라서 철심의 단면적을 작게 할 수 있다.

iv) 자속밀도를 높게 할 수 있기 때문에 단면적 축소, 권선의 평균길이를 단축시킬 수 있다.

v) 철심 조립이 쉽다.

등 많은 장점이 있다.

(2) 권선(winding)

엑스선용 변압기는 일반적으로 부하시간이 짧기 때문에 그 권선은 배전용 변압기의 안전전류 기준의 7~8배로 하고 있다. 즉, 배전용 변압기 권선의 전류는 2~3A/mm^{2}이지만 엑스선용에서는 15~20 A/mm^{2}가 된다. 예를 들면 단상전파정류 500 mA형 엑스선발생 장치의 1차전류는 최대 20~30 A의 전류가 흐르기 때문에 1차 권선의 굵기는 3× 6 mm 정도의 2중 면권평각동선이 많이 사용되고 있다. 2차 권선은 0.23 mm 정도의 에나멜선 또는 포르말선이 쓰이고 있으나 20~30 mA급의 발생기에는 폴리우레탄 동선이 사용되고 있다.

변압기의 권선으로 주로 사용되는 절연전선의 종류는 면사를 한 겹 또는 두 겹으로 감은 것, 아니면 에나멜선에 면사를 감은 딱딱한 면권선, 면권선 보다 피복이 얇고 종전에는 유성에나멜선의 기계적 강도를 보강시키기 위해 쓰여졌던 견권선과 마닐라 종이, 크라프트 종이 등을 감은 굵은 전선으로서 유입 기기의 권선에 사용되는 지권선 등 섬유권선이 있다. 또 내습성, 내약품성 및 절연특성이 우수하고 가격이 저렴하여 변압기를 포함한 소형 전기 기기에 가장 많이 쓰여지는 유성에나멜선, 유성에나멜선에 비해 가소성, 강인성(내열성)이 우수한 폴리비닐 포르말수지를 녹여 붙인 포르말선(P.V.F)과 절연성, 내약품성, 내습성이 포르말선보다 우수하여 피막을 제거하지 않아도 직접용접시킬 수 있는 폴리우레탄(polyurethan)선 등 에나멜선이 있다.

1차권선에 비해 2차권선은 권선비가 많아 권층마다에 절연지를 삽입하여 감는다. 권선을 감는 시작점은 보통 중성 점에서 접지시키고 끝으로 갈수록 고압이 된다. 그림 3-4는 외철형 2분할 권선이며, 50~55° 경사가 되도록 내압관계로 권폭은 끝으로 갈수록 좁아진다.

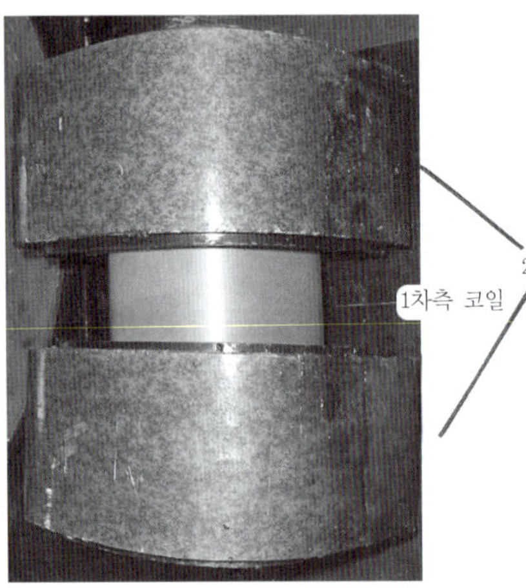

(a)

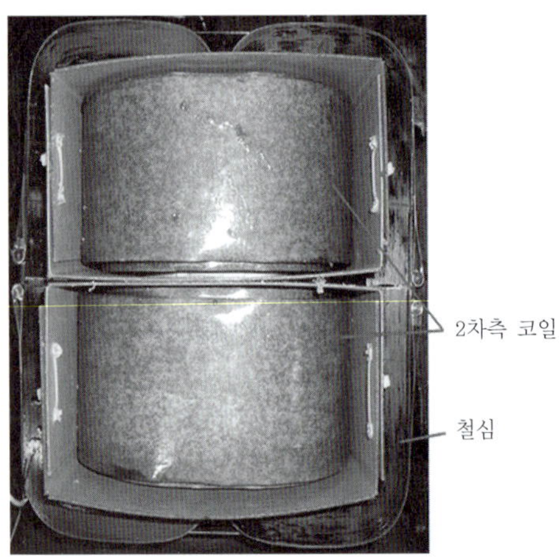

(b)

그림 3-3. 단상고전압변압기(외철형, 권철심)

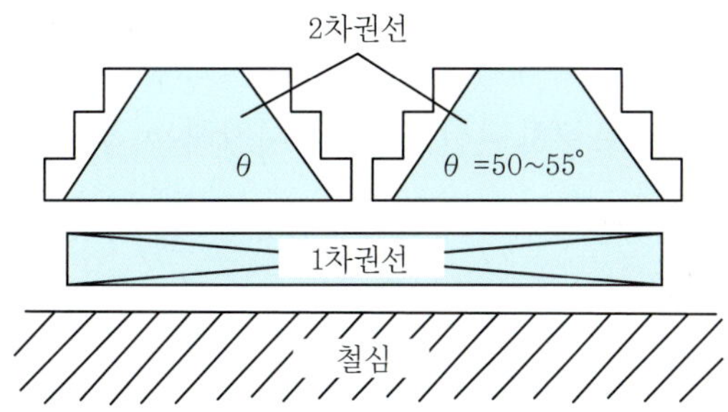

■ 그림 3-4. 변압기 권선의 단면

(3) 권선의 절연(insulation)

권선의 각 층 사이의 절연에는 엷은 콘덴서 종이를 사용하여 층 사이의 내압을 높인다. 보통 0.022 mm 정도의 두께를 가진 그레이팅 페이퍼(grating paper)로서 150~200볼트의 내압이 있고 층간 전압에 따라 장수를 많게 하여 사용한다.

그림 3-5는 그레이팅 페이퍼와 내압과 장수와의 관계를 나타낸 것이다.

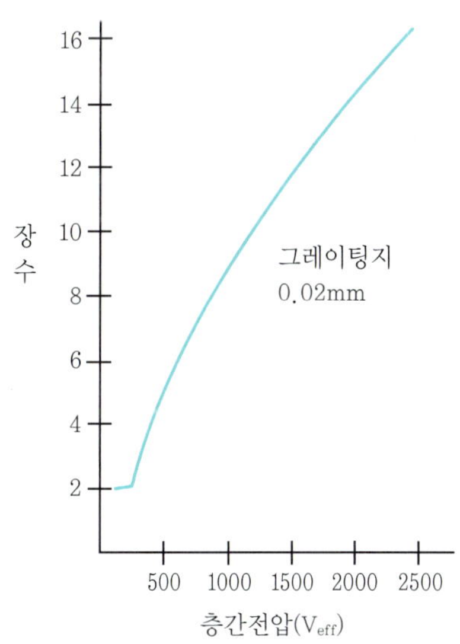

■ 그림 3-5. 층간지의 내압

1차 권선과 철심간의 절연은 통상 프레스 보드(press-board)나 바니쉬 피복(vanish cloth) 등으로 절연시킨다.

또 단상장치에서는 일반적으로 2차권선을 감기 시작하는 부분은 접지전위가 되기 때문에 고압절연을 할 필요가 없으므로 프레스 보드로 절연되어 있다.

3상 이중 6피크 혹은 12피크 발생 장치에서는 2차권선이 접지되어 있지 않기 때문에 적당한 빈공간 또는 절연물에 의하여 고압절연을 할 필요가 있다.

변압기의 절연과 냉각 목적으로 절연유를 사용하고 있으며, 절연내력은 구의 빈공간이 2.5 mm 당 30 kV 이상 절연파괴 전압을 가지고 있어야 한다.

2) 변압기 원리(general principle)

변압기는 교류 전압, 전류의 크기를 바꾸는 것으로서 모두 2개 이상의 전기회로가 1개의 공통 자기회로와 서로 쇄교하고 있다.

일반적으로는 감긴 선은 서로 독립되어 있으며 전력은 한 쪽 감긴 선이 자기회로를 통하여 다른 선에 전달된다.

권선 중 전원에 연결된 선을 1차권선(primary winding)이라 하고, 부하에 연결된 선을 2차권선(secondary winding)이라 한다.

또 전압의 높고 낮음에 따라 구별하여 저압권선(low tension winding), 고압권선(high tension winding)이라고도 한다.

지금 2차권선의 단자를 열어 놓고 1차권선에 정격 주파수인 정격 전압을 가하면 그 권선에는 가해진 전압보다 90° 늦은 전류가 흐른다. 이 전류를 여자전류라 한다. 이 전류에 의해 철심중에 일정한 교번자속이 생기며 이 자속에 의해 1차와 2차 권선에 기전력이 생겨난다. 다음으로 2차권선에 부하를 인가시키면 2차권선에 전류가 흐르고 이 전류로 인하여 철심 중의 자속이 변화하려 한다. 그러나 1차 권선에는 일정한 전압이 가해져 있기 때문에 자속은 변화를 못하며 이 부하전류의 영향을 물리치기 위하여 1차측에 2차에 상당하는 전류가 흘러 들어가게 된다. 즉, 전력 값은 거의 같으므로 여러 가지 손실을 무시한 이상적인 변압기라고 간주하면

$$1\text{차 전압} \times 1\text{차 전류} \fallingdotseq 2\text{차 전압} \times 2\text{차 전류} \quad \cdots\cdots\cdots \quad 3\text{-}1$$

의 관계가 성립된다. 이것은 전자기 유도법칙이다.

3) 변압기 법칙(law of transformer)

변압기의 1차 회로에 가해지는 전압을 V_1, 전류를 I_1, 권선수를 N_1이라 하고, 2차회로에 권선수를 N_2, 2차측 전압을 V_2, 전류를 I_2라 하면 두 회로에서의 전압은 두 회로의 권선수에 비례하고, 두 회로에서의 전류는 두 회로의 권선수에 반비례한다. 즉,

$$\frac{N_1}{N_2} = \frac{V_1}{V_2} = \frac{I_2}{I_1} \quad \cdots\cdots\cdots\cdots \text{3-2}$$

가 된다. 만일 주회로의 1차 권선수가 100회, 2차 권선수가 50,000회이고, 1차회로의 전압이 200[V]라고 하면 2차 회로에 생겨나는 전압의 실효값은 다음과 같다.

$$V_2 = \frac{50,000}{100} \times 200 = 100\,\text{kV}(\text{실효값})$$

교류에서는 전압과 전류가 시간 변동에 따라서 주기적으로 크기와 방향이 변하므로 교류의 전압과 전류의 평균값을 취하면 0이 되므로 단순한 평균값으로는 전압이나 전류작용을 나타낼 수가 없다. 그러므로 전압 또는 전류의 각 순간값을 제곱하여 평균한 것의 제곱근을 구하여 이 값을 교류의 실효값(RMS)이라 정하였다.

교류전압, 전류의 실효값은 최대전압 최대전류의 $1/\sqrt{2}$ (= 1/1.414)와 같다. 즉,

$$\text{교류와 실효값(R. M. S)} = \frac{\text{최대값}}{\sqrt{2}} \quad \cdots\cdots\cdots\cdots \text{3-3}$$

엑스선관에 주어지는 전압은 항상 최대값(kVp)으로 표시하므로 변압기의 2차 전압의 최대값을 구하려면 $\sqrt{2}$ (=1.414)를 곱하여 얻어진다. 앞의 예에서 1차 권선수가 100회, 2차 권선수가 50,000회이고 1차 전압이 200 V이면 출력 관전압(kVp)은 100 kV(실효값)×1.4=140 kVp가 된다. 한편 에너지 보존법칙에 의하여 1차와 2차 회로의 전력은 같다고 하였으므로,

$$V_1 I_1 = V_2 I_2$$

이다. 만일 1차 회로의 전압이 200 V, 전류가 30 A이고 2차 회로의 전압이 100 kV일 때 2차 전류는

$$200 \times 30 = 100 \times 10^3 \times I_2$$

$$I_2 = \frac{6 \times 10^3}{100 \times 10^3} = \frac{6}{100} = 0.06\,\text{A} = 60\,\text{mA} \quad (\text{실효값})$$

가 된다.

진단용 엑스선관 관전류는 평균값으로 표시하므로 60 mA(실효값) × 0.9 = 54 mA(평균값)이 된다.

4) 변압기 효율(efficiency)

이상적인 변압기는 1차 회로의 입력전력과 2차 회로의 출력 전력이 같아야 하지만 회로의 저항과 철심의 능률로 인하여 입력에 비하여 출력이 낮아진다. 이러한 입력과 출력의 비를 변압기의 효율이라 하고 그 기호는 η로 표시한다. 입력전력은 출력전력과 회로의 총손실의 합과 같다. 따라서 변압기의 효율 η는 다음 식으로 나타낸다.

$$\eta = \frac{\text{출력전력(Watt)}}{\text{입력전력(Watt)}} \times 100\ \%$$

$$= \frac{\text{출력전력}}{\text{출력전력} + \text{철손} + \text{동손}(75\,℃)} \times 100\ \% \quad \cdots\cdots\cdots\cdots \ 3\text{-}4$$

위 식에서 철손은 부하와 관계없이 일정하며 동손은 부하의 제곱에 비례하여 증가하므로 효율은 철손과 동손이 똑같은 부하에서 최대가 된다.

주상변압기(pole transformer)와 같이 항상 회로에 접속되며 부하가 변동하고 경부하 시간이 많을 경우 전일 효율을 증진시키기 위하여 철손이 적은 경부하로 최대효율을 낼 수 있는 변압기가 요구된다.

한편 엑스선용과 같이 개폐빈도가 많아도 하루 동안의 부하시간이 짧은 경우에는 전 부하로 최대효율을 올리도록 만들어져 있다.

5) 엑스선용 변압기의 전압 변동률(voltage regulation)

변압기의 전압 변동률이란 정격 역률에서 정격 전류를 취할 수 있는 부하를 인가하여 그 단자전압이 2차 정격치 V_2가 되도록 1차 전압을 주어 이 전압을 일정하게 지니면서 2차측 부하를 제거해 무부하로 했을 때의 2차 단자전압을 V_2' 하여 이 전압변동의 정격 전압에 대한 비율을 백분율로 나타낸 것이다.

$$\text{전압변동률}\ \varepsilon = \frac{V_2' - V_2}{V_2} \times 100[\%] \quad \cdots\cdots\cdots\cdots \ 3\text{-}5$$

여기서 V_2는 부하시 전압, V_2' 는 무부하시 전압이다.

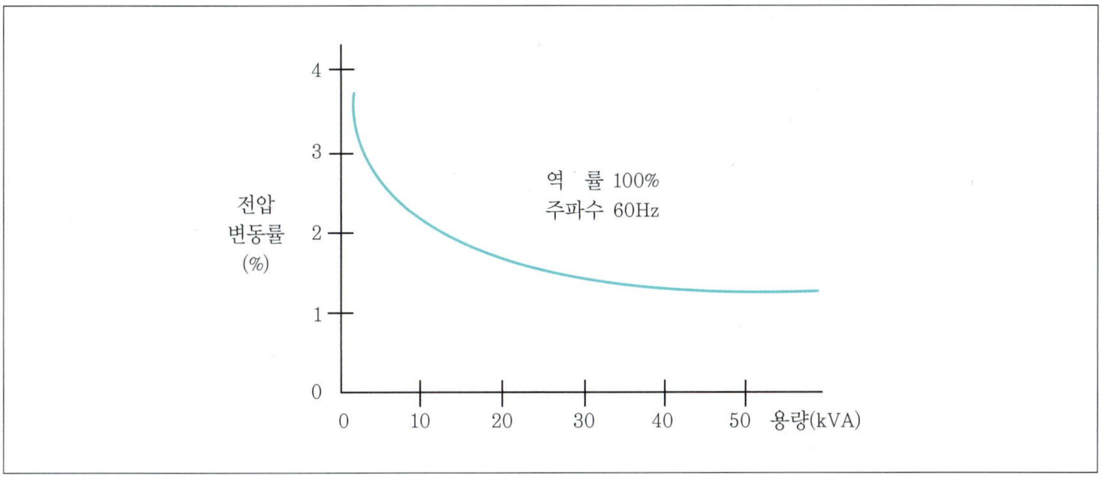

■ 그림 3-6. 주상변압기 전압 변동률

주상변압기의 변동률은 그림 3-6에서 나타난 바와 같이 아주 작은 것이다.

엑스선용 변압기의 경우에는 20~30 %가 된다.

6) 변압기 손실(transformer loss)

변압기의 손실은 크게 권선에서 발생하는 동손과 철심에서 발생하는 철손으로 구분된다.

도선에 전류가 흐를 때 그 도체의 저항으로 인하여 열이 발생하면서 전력손실이 발생한다. 이것은 변압기의 권선을 구성하고 있는 구리 도선의 저항값으로 인한 것으로서 동손(copper loss)이라 한다. 또 변압기의 철심에 의한 전력손실을 철손(iron loss)이라 하며 자기이력 현상에 의한 히스테리시스손(hysteresis loss)과 소용돌이 전류에 의한 와전류손(eddy current loss)이 있다. 자기 이력현상에 의한 전력손실은 변압기 코일에 교류전류가 흐를 때 자속 방향이 일정하게 바뀌면서 철심이 먼저 한 방향으로 자화되고 난 후 반대 방향으로 자화하는데 새로운 방향으로 자장을 형성할 때 에너지가 소비된다. 이 소비에너지가 철심 내에서 열로 변환하여 전력손실을 가져온다. 이러한 손실을 극소화하기 위하여 철심의 구조를 특수하게 하고 총 철손을 적게 하기 위해 규소를 함유한 철심을 사용한다.

소용돌이 전류에 의한 전력손실은 철심 내에 소용돌이 전류가 생기게 되면 열을 발생하거나 전자의 운동을 방해한다. 이것을 방지하기 위하여 철심의 재료는 규소강판을 쌓아 올려서 사용하고 있다.

7) 엑스선용 고전압 변압기의 특징(characteristic)

진단용 엑스선 장치에 쓰여지는 고전압 변압기의 2차측 전압은 보통 10~150 kV의 고전압을 발생시킬 수 있어야 함은 앞에서 기술했다.

고전압 조정은 1차 전압을 변화시켜 조절하고 있다. 때문에 전원전압이 200 V인 경우 1차 전압은 50~250 V 정도가 공급된다고 가정하면 단상 장치의 권선비는 대개 1 : 500~600이 된다. 변압기의 최대출력(용량)으로는 단상전파정류 500 mA형에서는 30~50 kVA, 3상 전파정류 장치에서는 70~100 kVA가 되는데 부하시간이 수 초 이하로 짧기 때문에 주상변압기의 설계기준과는 매우 다르다.

변압기 용기는 일반적으로 동일 용기 내에 정류회로가 들어갈 수 있도록 설계되어야 하며 외형도 가급적 소형으로 하는 것 등을 고려해야 된다. 이와 같은 이유 때문에 진단용 엑스선 장치의 고전압 변압기의 용량은 최대출력의 1/3 정도로 설계하고 있다.

또 2차측은 고전압 절연으로 인하여 누설 리액턴스가 크고, 같은 출력의 배전 변압기와 비교하면 효율도 매우 낮아서 배전용이 98%(50 kVA에서)인데 비하여 단상 전파정류 125 kV, 500 mA 단시간 경격 장치일 경우 80~90%가 된다.

2. 고압 정류관(kenotron)과 고체 정류기(solid state rectifier)

고압변압기에서 발생한 2차 전압은 교류 고전압이기 때문에 이것을 엑스선관에 흐르게 하면 여러 가지 손실이 따르게 된다. 엑스선관 타깃쪽에 전위차 위상이 양(+)일 때는 필라멘트에서 발생한 열전자가 타깃쪽으로 이동하여 엑스선이 발생되지만 위상이 반대일 때는 전자의 이동이 중단되어 엑스선이 발생될 수 없다. 따라서 한 사이클 중 반파는 사용할 수 없게 된다. 이와 같이 반파만 사용할 수 있는 것을 전파로 사용할 수 있도록, 즉 교류 전류를 직류 전류로 변환시키는 것을 정류라고 한다.

정류법에는 기계적 정류와 전기적 정류의 두 종류가 있는데 현재는 전기적 정류법이 사용되고 있다. 정류작용을 하는 전기 기기로는 진공관형 정류관(kenotron)과 고체 정류기(solid state rectifier)가 있으나 정류관은 현재 사용하지 않고 있다. 그러나 정류원리는 모두 같으므로 정류관부터 설명하기로 하자.

1) 진공관형 정류관(kenotron)

(1) 원리

정류관을 통하는 교류는 우선 정류관의 음극측 필라멘트를 가열하여 열전자를 방출시켜 둔다. 그런 다음 정류관의 양극에 2차 교류 고전압이 걸리면 교류의 극성에 따라 필라멘트 측이 음(−)전위로 되었을 때 고진공 관내에서는 전자가 방해없이 양극으로 진행하여 전류가 흐른다. 다음으로 교류의 극성이 음극측 필라멘트가 양(+)전위가 되면 전자는 음극 표면에 그대로 머물게 되어 관내는 전류가 흐르지 않는다. 즉, 한쪽 방향의 전류만 통과시키고 반대 방향의 전류는 저지된 모양이 되므로 이것에 의하여 정류가 이루어진 것이다. 이 경우에 정류 파형을 보면 교류 반주파만이 전류가 흐르고 역전압의 반주파는 저지되어 있다.

(2) 대향형정류관

종전에 가장 많이 쓰인 정류관은 일반적으로 구리로 제작한 양극과 텅스텐으로 제작한 필라멘트를 유리관 내에 봉입하여 진공도가 10^{-6} mmHg 이하로 배기시킨 것이다. 정류관의 필라멘트는 꽃잎 모양으로 펼쳐져 있어서 전자가 양극에 균일하게 충돌할 수 있도록 만들어져 있다.

필라멘트의 가열전력은 엑스선관 필라멘트 전력과 비교하면 꽤 크다.

정류관은 양극에 정(+)전압을 가할 때 전류가 흘러 정류되는 것으로서 그 내부 저항을 가급적 적게 하는 것이 바람직하다.

따라서 부하 전류에 대하여 충분한 공간전하전류로 동작할 수 있도록 가열해야 한다. 만일 가열부족일 때는 관내 전압강하가 크게 되고, 전자의 가속전압이 높아져서 양극이 과열된다. 이 때문에 가스가 방출되어 진공도가 저하되면 글로우 방전을 일으켜서 정류능력을 상실하게 된다. 또 관내 전압강하가 커지면 정류관 내부에서 엑스선이 발생될 수 있다.

그림 3-7은 단상전파정류 회로의 정류관 네 개 중 하나가 접촉 불량으로 가열 부족일 때의 엑스선 관전압, 관전류 파형과 형광파형이다.

관전류 200 mA까지는 이상이 없으나 300 mA 이상에서는 포화전류로 동작하게 되어 내부저항이 큰 반주기에서는 전압강하가 커지며 또한 엑스선관전압도 저하되므로 엑스선 발생량도 저하된다. 또 불필요하게 가열이 커지면 필라멘트의 수명을 단축시키는 원인이 된다.

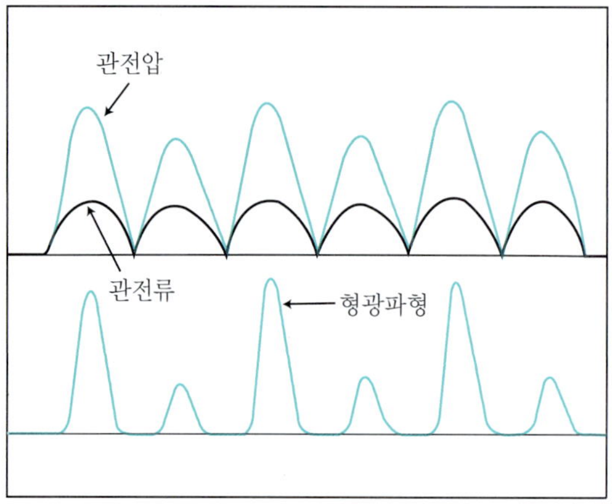

그림 3-7. 정류관 가열부족인 경우 관전압 · 관전류 · 형광파형(단상전파정류장치, 50 kV, 300 mA)

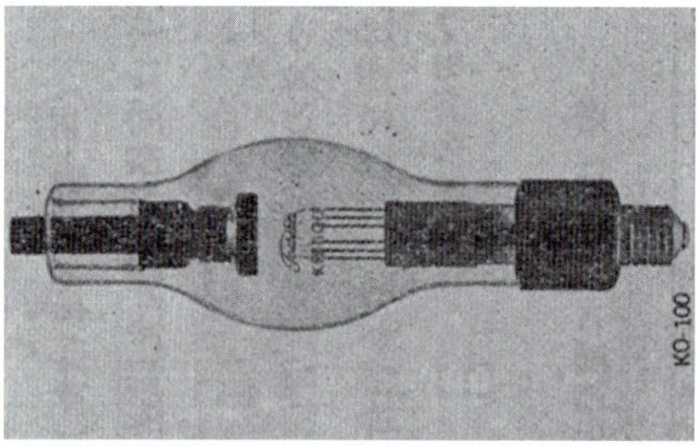

그림 3-8. 대향형정류관

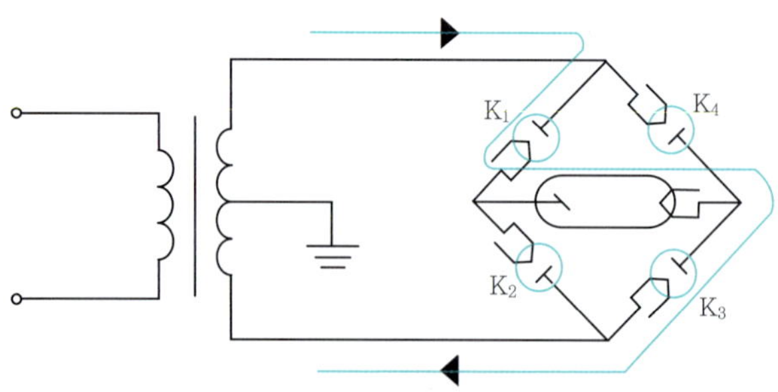

그림 3-9. 단상전파정류회로

정류관의 내부 저항은 보통 2~3 kΩ 정도로서 순방향 전압강하는 500 mA가 흘러도 2~3 kV 정도이다. 그러나 이 순간 정류관에는 역방향의 고전압이 동시에 가해지기 때문에 역방향 내압, 즉 역내전압이 엑스선관전압 이상의 것이 필요하게 된다. **그림 3-8**은 대향형정류관이다.

그림 3-9는 K_1과 K_3가 통전될 때 K_2에는 관전압이 K_3의 전압 강하를 가한 역방향의 전압이 인가되고 K_4 역시 K_1의 전압강하와 엑스선관전압이 합하여 역전압으로 인가된다.

또 K_2, K_4에 통전될 때 반파에도 K_1, K_3에 같은 역전압이 가해진다. **그림 3-10**은 정류관의 양극전압과 양극전류 특성을 나타낸 것으로 순방향의 전압 강하는 관전류와 필라멘트의 가열전류에 의한 열전자 방출량에 따라 결정된다. 따라서 가열전류를 올리고 필라멘트의 온도가 상승하면 열전자 방출은 왕성해지고 내부저항은 작아진다.

정류기 이전까지 열전자 방출 효율이 높은 토륨 텅스텐 필라멘트를 사용한 정류관이 쓰여지게 되었다. 이것은 텅스텐에 1~2%의 산화토륨을 넣어 표면을 탄화시킨 것으로 비교적 낮은 필라멘트 온도에서도 충분한 열전자가 방출된다. 또 텅스텐 필라멘트보다 1/5 정도의 전력으로도 열전자 방출이 충분함으로 가열변압기는 소형화가 가능하였다.

그림 3-8과 같이 대향형정류관을 고압회로에 실제로 접속시키면 특이한 현상을 나타내고 이상전압강하를 일으킨다. **그림 3-11**과 같이 엑스선관 양극측에 접속되어 있는 정류관을 K^+, 음극측에 접속된 정류관을 K^-로 하여 정류관의 $V-i$ 특성을 살피면 **그림 3-12**와 같이 특이한 현상을 보인다.

양극측 정류관 K^+의 특성을 보면 부하 전류에 관계없이 3~5 kV 정도 전압강하가 있다. 이 원인은 엑스선관 양극측에 접속된 정류관이 관전압 상승에 따라 접지에 대하여 양(+)전위가 되므로 이 접지 전계는 정류관의 전자통로를 교란하여 주는 작용을 한다. 이 결과로 내부저항이 커지며 관전류에 관계없이 전압강하를 일으키며 관전압이 높을수록 접지전계의 작용이 크므로 전압 강하가 더 커진다.

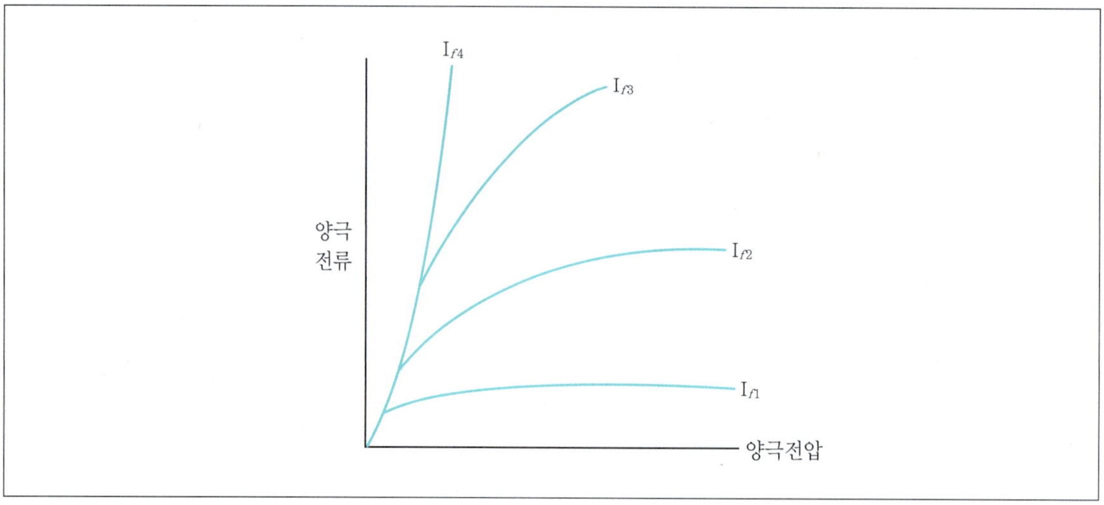

그림 3-10. 정류관 V-I 특성

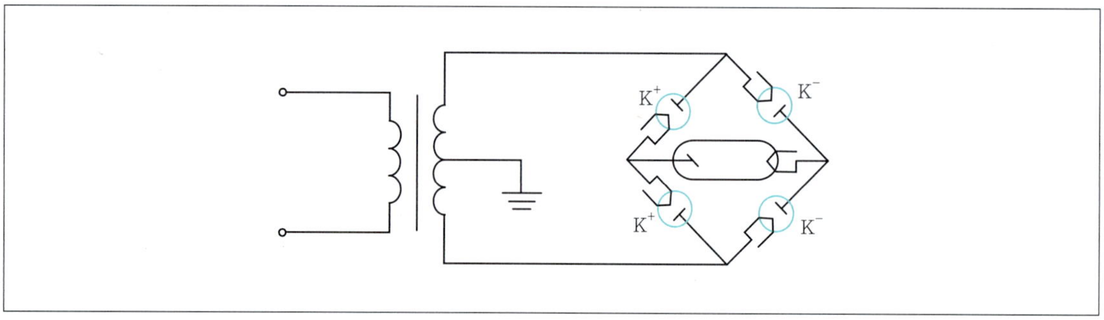

그림 3-11. 엑스선관 접속정류관

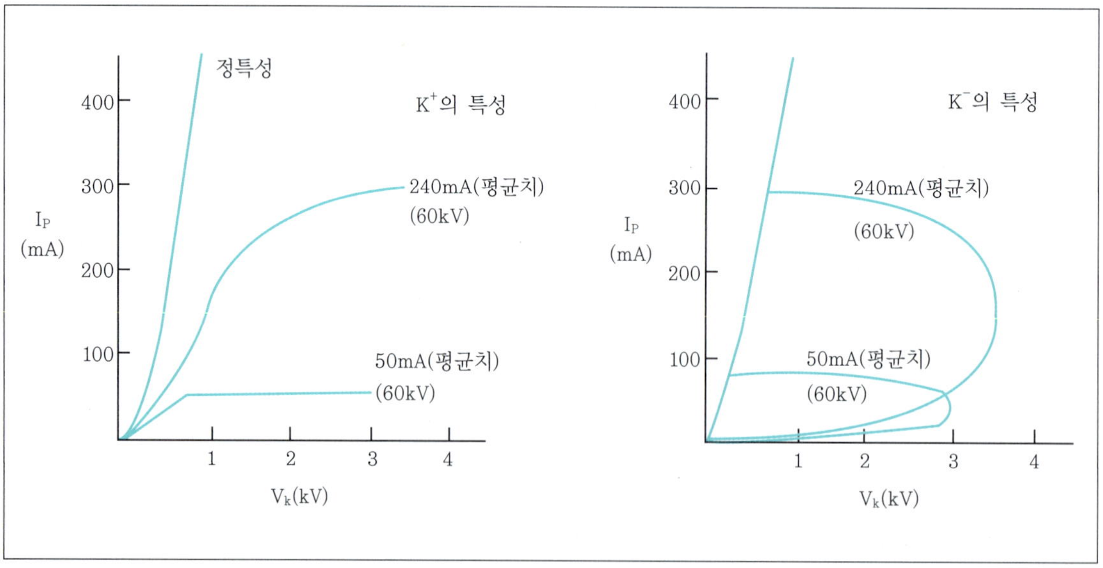

그림 3-12. 대향형정류관의 이상전압 강하

음극측에 접속된 정류관 K^-는 관전류의 흐름과 동시에 전압강하가 급격히 커지는데 관전류의 증가에 따라, 즉 관전압이 상승함에 따라 전압강하는 작아지며 관전류의 최대, 즉 관전압의 최대 점에서 정특성과 일치된다. 이와 같이 음극측에 접속된 정류관 K^-는 관전압 상승과 더불어 접지에 대하여 음(−)전위가 되므로 이 접지전계는 정류관의 전자통로를 확산시키는 작용을 한다.

따라서 전자는 관벽에도 축적되어 관벽전하가 된다.

이 관벽전하는 관전압이 낮은 동안은 전자통로를 방해하는 작용을 하므로 관전압이 상승하는 부근에서는 내부저항이 크지만 관전압이 상승함에 따라 K^- 자체가 (−)의 고전위가 되어 관벽전하의 전위부근에 이르면 확산 작용이 소멸되고 내부저항은 급격히 감소하여 정특성과 일치한다. 이와 같이 양극측에 접속된 정류관은 관전압 최대치에서 이상 전압강하도 최대가 되므로 엑스선 관전압도 역시 그만큼 저하되어 그 영향력이 크다. 또 음극측에 접속된 정류관은 관전압 최대치에서 정특성과 일치하게 되므로 실제로 엑스선 관전압에 미치는 영향은 적어진다. 이러한 현상을 방지하기 위하여 만들어진 것이 원통음극형, 원통양극형 정류관이다.

(3) 원통음극형, 원통양극형 정류관

원통음극 또는 원통양극 정류관은 필라멘트 주위에 원통을 달아 붙인 원통음극형과 원통으로 만든 양극으로 음극을 씌운 원통양극형 정류관을 말한다(그림 3-13).

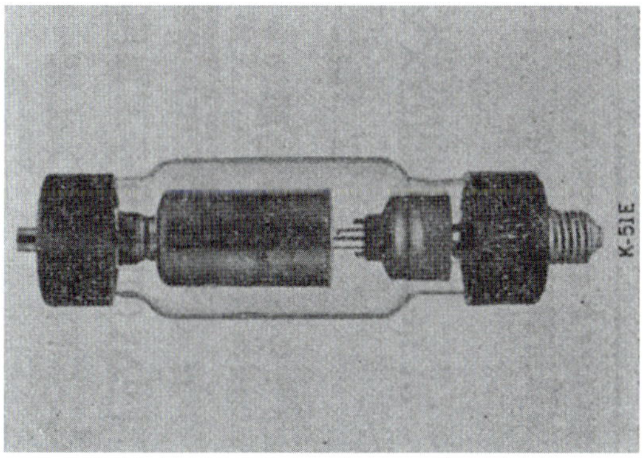

그림 3-13. 원통형 정류관

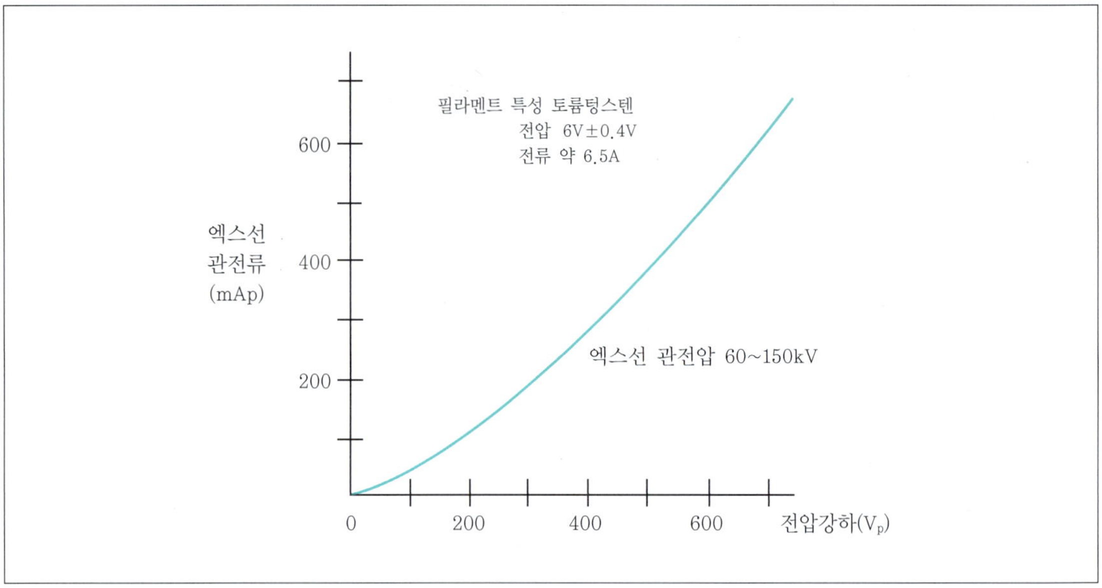

■ 그림 3-14. 원통양극형 정류관의 동특성

특성적으로는 원통양극형이 우수하나 강도 면에서는 단점이 있다. 반면 특성적인 면에서는 약간 떨어지지만 원통음극형 정류관도 사용되어 왔다.

원통양극형 정류관의 음극은 접지 전계로부터 차단되기 때문에 그 동특성은 현저히 개선되어 거의 정특성과 일치한다.

그림 3-14는 원통양극형 정류관의 특성으로 내부저항이 약 1.2 kΩ 으로서 대향형정류관과 비교하면 내부저항은 1/2 이하로서 크게 향상되었다.

2) 고체 정류기(solid state rectifier)

(1) 원리

반도체는 금속 또는 기타 반도체와 접촉을 시키면 그 경계에서 방향에 따라 심한 전기저항의 차이가 생긴다는 성질을 이용하여 고압정류기가 쓰여진다. 정류기의 종류는 이산화동 저마늄, 셀레늄, 실리콘 등이 있다. 이 중에서 엑스선용 고전압 정류기로 사용되는 것은 실리콘이다.

반도체는 두 개의 층으로 구분되어 있다. 그 중 하나는 자유전자를 많이 포함한 원자 구조의 물체인 실리콘이나 저마늄 또는 셀레늄원소에 안티몬(Sb) 또는 비소(As)를 약간 첨가한 N형 반도체가 있다. 안티몬이나 비소의 원자는 5개의 가전자를 가지고 있으므로 외각전자가 한 개가 더 많아서 반도체의 결정 내에 들어가면 반도체의 원자와 함께 4개의 전자로 공유결합을 하고 한 개의 자유전자가 여분으로 남게 된다. 이 자유전자는 안티몬 원자에서 쉽게 떨어질 수 있는 전자이므로 전장을 걸어 주면 전자가 이동하여 전류가 흐르게 된다.

또 다른 하나는 반도체에 붕소(b) 또는 인듐(In)을 약간 첨가한 전자결핍상태인 P형 반도체가 있다. 인듐원자는 3개의 전자를 갖고 있으므로 반도체보다 전자 1개가 부족한 상태이므로 반도체에 전자 1개가 결합하지 못한 곳이 생기게 된다. 이와 같은 곳을 정공(hole)이라 하는데 전장을 걸어주면 이 정공에 이웃 전자가 그 정공에 들어간다. 이와 같이 정공이 전자의 이동방향과 반대가 되기 때문에 전기를 운반하는 구실을 하게 되어 전류가 흐르게 된다. 따라서 엑스선용 고전압 정류 반도체 정류기는 P형 반도체와 N형 반도체를 접합시킨 P-N 접합형 정류기를 사용한다.

(2) 셀레늄 정류기(selenium rectifier)

실리콘 정류기보다 먼저 사용했던 정류기로서 정류기 1개당 내압이 25 V 정도밖에 안되어 150 kV에 견디어내기 위하여 5,000개가 필요하다. 셀레늄 정류기는 정류관에 비하여 전류방향(순방향)의 저항이 커서 500 mA의 부하로 그 전압강하는 10 kV 정도나 된다. 또 온도에 민감하여 85℃ 이상이 되면 반도체 소자에 이상이 생긴다.

(3) 실리콘 정류기(silicon rectifier)

최근에 사용하고 있는 반도체 정류기는 실리콘 정류기이다. 이것은 1개당 1,000 V의 내압이 있기 때문에 셀레늄 정류기에 비하여 전압강하가 적다. 또 역전류에 아주 큰 저항을 가지고 있으며 높은 역전압에서도 잘 견디어낸다. 고온(200℃)에서도 기능을 잃지 않는 장점이 있으며 크기도 작다. **표 3-1**은 엑스선장치용 실리콘과 셀레늄 반도체 정류기의 특성을 비교한 것이다.

표 3-1과 같이 실리콘 정류기의 특징은 정류관에 비하여 수명이 길고 또 노화가 적으며 기계적 강도도 높다. 또 필라멘트가 없어 내부저항도 적으므로 열 발생이 적어 고전압발생장치내의 온도상승을 방지할 수 있을 뿐만 아니라 가열변압기가 필요 없고 소형이므로 고전압발생장치를 작게 할 수 있다.

실리콘 정류기는 제어기 내의 가열조정회로가 필요 없으므로 가열 과부족에 의한 사고가 전혀 없으며 따라서 내부저항은 정류관의 1/2~1/3 정도로서 전력손실이 적다는 장점이 있다. 그러나 단점으로는 온도, 급작스러운 전압상승에 대한 한계가 비교적 낮은 점 등이 있다. 특히 급작스러운 전압상승에 대해서는 영위상 투입으로 급작스러운 전압상승을 억제하지 않으면 정류기특성이 순식간에 파괴될 우려가 있다. 또한 가격도 고가이며 역전류가 본질적으로 많다.

그림 3-15는 실리콘 정류소자를 전파정류형태로 연결한 형태이다.

표 3-1. 실리콘과 셀레늄, 정류관의 특성

	실리콘 정류기	셀레늄 정류기	정 류 관
수명	반영구	반영구	텅스텐 필라멘트 3,000시간, 토륨 처리 텅스텐 5,000시간
사용시순방향전압강하 (500 mA인 경우)	200 V	100 kV 이상	원통 양극형 1,500V 대향 양극형 4,000V
기계적 강도	대단히 강하다	강하다	대단히 약하다. 토륨처리 텅스텐형의 필라멘트가 약하다.
전류 용량	크다	작다	토륨처리 큰 텅스텐형, 작은 텅스텐형
과전압 내량	작다	단시간이면 크다	작다(glow 방전이 발생하기 쉽다)
과전류 내량	작다(과전류릴레이를 넣어서 보호할 필요가 있다)	크다	작다(양극 손실이 급증)
크기	작다	크다	보통(필라멘트 변압기를 포함시키면 크다)
전원전압의 변동의 영향	없다	없다	받기 쉬움(필라멘트의 수명, 관내 전압 강하에 관계함)
조정 · 보수	불필요	불필요	가열전압 조정, 보수(保守)가 필요함
필라멘트변압기 가열 조정 저항	불필요	불필요	필요함
엑스선의 발생	없다.	없다	때로는 엑스선을 발생하는 경우가 있음

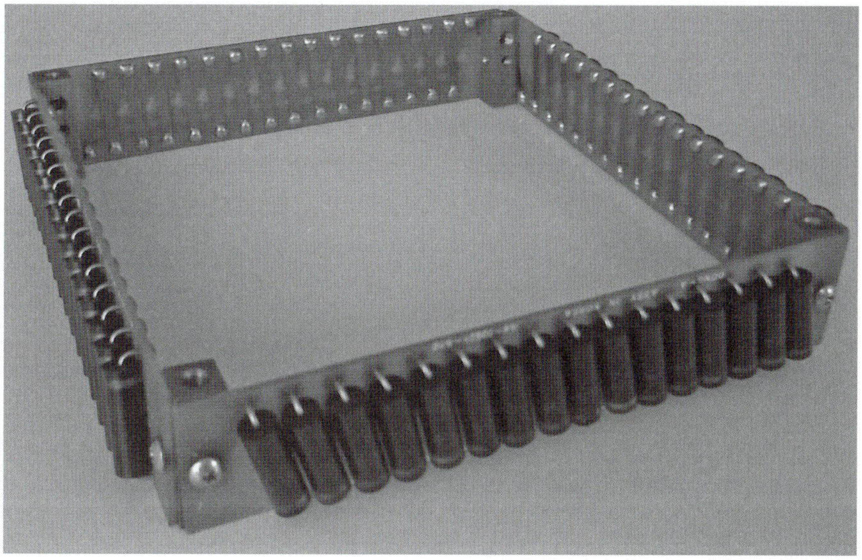

그림 3-15. 실리콘 정류소자의 연결(단상전파정류 결선)

3. 가열변압기(heating transformer)

엑스선관 및 정류관의 필라멘트를 가열하는 변압기로 최근에는 정류관은 자취를 감추었으므로 정류관 가열변압기는 없어졌고, 엑스선관 필라멘트 가열 변압기만 현재 남아 있다.

엑스선관 필라멘트는 일반적으로 고전압변압기 2차측의 음극측선과 가열변압기 2차측이 서로 연결되어 있기 때문에 음(-)전위가 되므로 가열변압기의 1차, 2차 간을 고압절연시킬 필요가 있다.

엑스선관의 필라멘트 전력은 최대 5.5 A, 16 V 정도이므로 이 전력을 공급할 전원이 필요하다. 보통은 이중초점 엑스선관이 사용되는데, 가열변압기는 대초점용, 소초점용으로 두 개를 설치하고 있다. 그림 3-16은 그 구조이다.

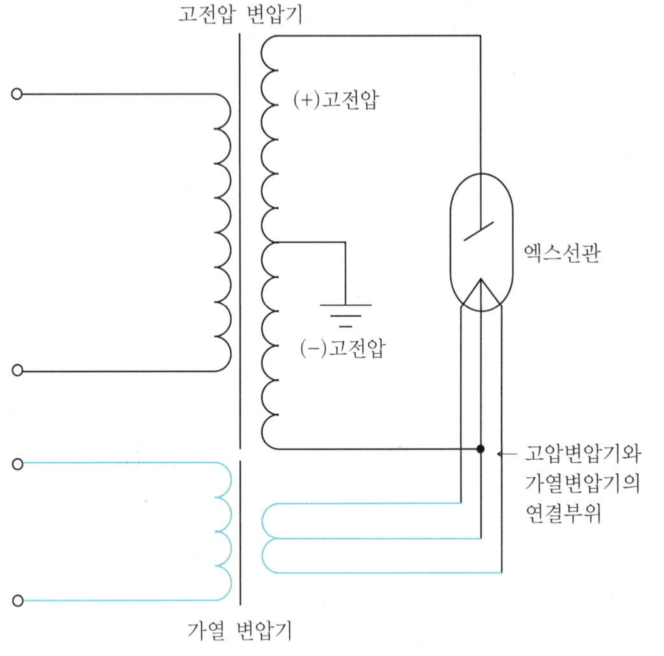

그림 3-16. 고전압변압기와 가열변압기의 연결

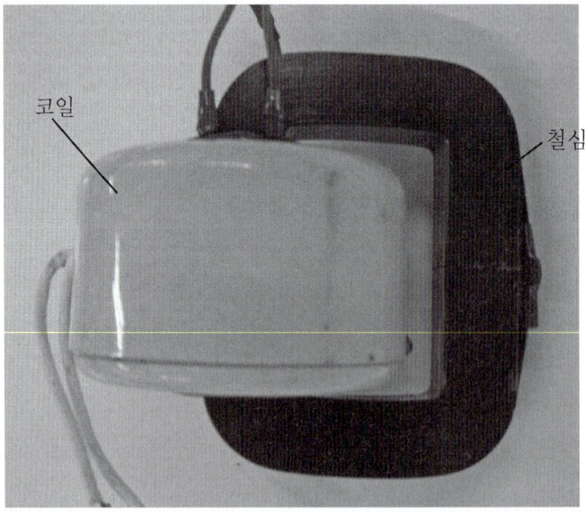

그림 3-17. 필라멘트 가열변압기의 구조

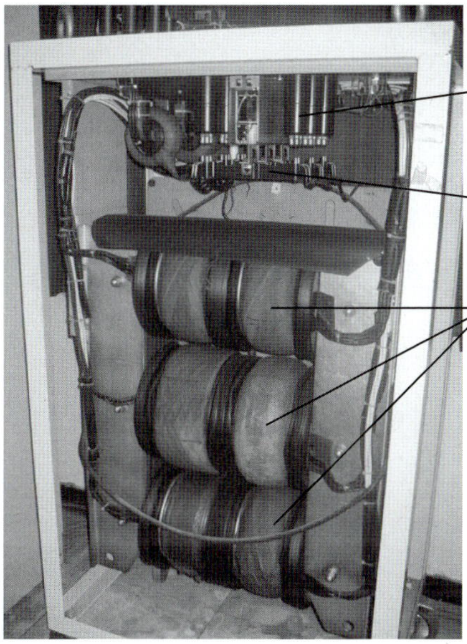

그림 3-18. 삼상 고전압 발생장치의 고압절환기

4. 고압절환기(high tension switch)

한 개의 고전압발생장치로 두 개 이상의 엑스선관을 사용할 때 고압측을 바꾸는 것으로서 종전에는 절환기만을 단독으로 유입용기에 넣어 사용해 왔으나 최근에는 거의가 고전압발생장치에 내장되어 있다.

그림 3-1, 3-18은 단상 및 삼상고전압 장치의 고압절환기 일례이다. 양극측, 음극측 다 같이 바꿀 수 있는데 음극측은 저전압으로 비교적 전류가 많은 엑스선관 필라멘트전류를 바꾸기 때문에 특히 접점의 접촉이 확실치 않으면 절환시마다 필라멘트 가열 전류가 변할 수 있다.

5. 고전압케이블(high tension cable)

고전압케이블은 고전압발생장치에 해당되지 않고 엑스선발생장치 구성의 일부분으로 구분된다(KSA 4021, 4p 참조).

고압케이블은 고압발생장치에서 발생시킨 고전압을 엑스선관에 통전시키기 위한 것으로 외부는 완전히 접지가 되도록 되어 있어서 전격의 위험성이 없다. **그림 3-19**는 그 단면으로서 중심에 주석 도금이 되어 있는 동선이 3개 들어 있으며 그 다음에는 에틸프로필렌고무의 절연체가 있다. 다시 그 바깥쪽은 주석 도금의 가는 동선으로 짜인 연동선 편조가 있으며 이것이 접지되어 있어 정전차폐가 이루어진다. 양극측에도 이와 같은 것이 쓰여진다.

고압케이블은 약 250 pF/m 정도의 정전용량이 있기 때문에 투시 때와 같이 수 mA의 부하전류일 경우 단상전파정류장치와 같은 맥동파형도 평활한 정전압파형에 가까워진다. 케이블의 끝은 **그림 3-20**과 같이 케이블 헤드(head)가 마련되어 있고 헤드의 규격은 KSC 3612(엑스선용 고전압케이블)에 의해 통일되어 있기 때문에 각 회사의 케이블은 서로 바꾸어 사용할 수 있다.

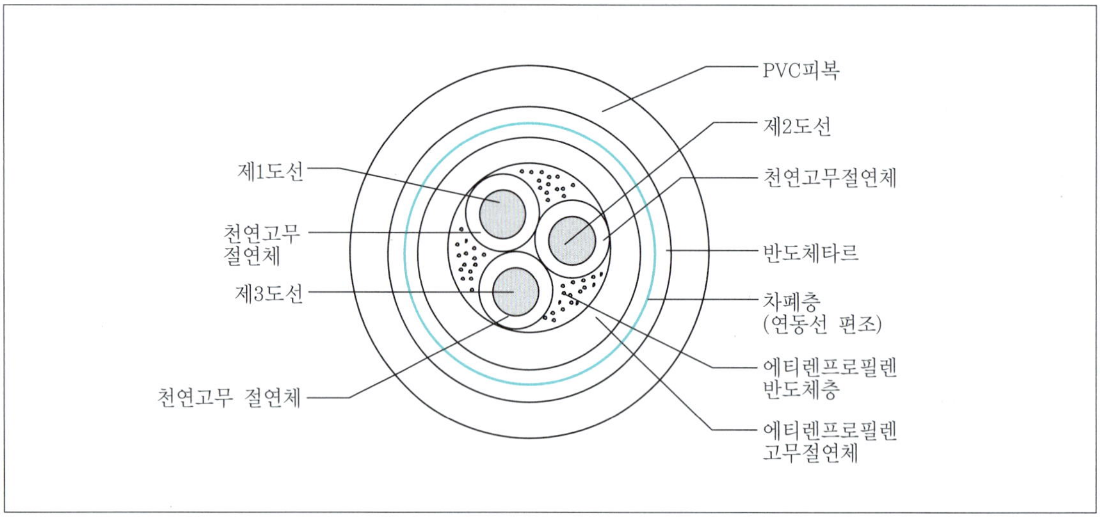

그림 3-19. 고압케이블 단면

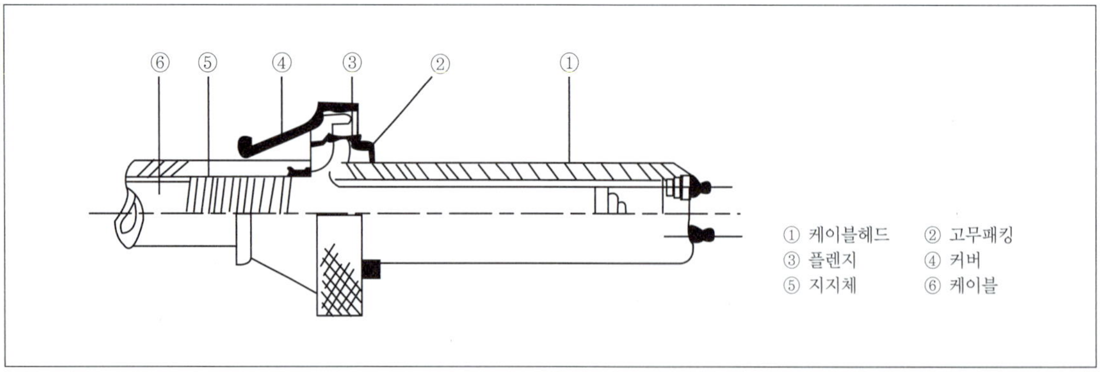

그림 3-20. 케이블 헤드

핵심정리

1. 고전압발생장치의 구성 부품(KSA 4022참고)

고전압변압기, 가열변압기, 고압정류기(관), 고압절환기, 고전압소캣, 저전압입력단자, 보호접지단자

2. 엑스선장치의 전원설비

- 전원설비 : 주상변압기용량 및 인입선의 굵기·길이는 전압강하가 10% 이하가 되게 함
- 엑스선장치의 접지 : 제3종 접지공사(접지저항 100Ω 이하)

3. 변압기

1) 법칙 : $\frac{N_1}{N_2} = \frac{V_1}{V_2} = \frac{I_2}{I_1}$

(단 N_1 : 1차 코일감는 수 N_2 : 2차 코일 감는 수 V_1 : 1차 전압 V_2 : 2차 전압 V_3 : 3차 전압)

2) 효율 : $\frac{\text{출력전력}}{\text{입력전력}} \times 100\% = \frac{\text{출력전력}}{\text{출력전력} + \text{철손} + \text{동손}} \times 100\%$

3) 손실 :

동손실 : 권선에 전류가 흐를 때 주울열에 의한 i^2Rt

(단 i : 전류 R : 저항 t : 시간)만큼의 열손실

철손실 : 와류손실 : 유도전류에 의한 소용돌이전류손실 → 성층철심으로 경감

히스테리시스손실 : 자화과정 중에 생기는 열손실 → 규소강판으로 경감

4. 고전압변압기

상호유도작용 이용, 승압변압기, 고압절연, 1차－2차 권수비(1 : 약 5~600), 외철형변압기

5. 고압정류기(관)

구분	구조	강도	크기	전력소모	가열변압기	엑스선발생
정류관	2극진공관	약함	크다	크다	필요	발생함
정류기	반도체소자	강함	작다	작다	불필요	발생안함

6. 가열변압기

상호유도작용, 강압변압기, 고압절연(이유 : 가열변압기 2차측 한쪽 선이 고압변압기 2차측 한쪽과 연결되어 음(-)의 고전압이 걸리므로)

7. 고압절환기

한 개의 고전압발생장치로 2개 이상의 엑스선관을 사용시 절환스위치 역할

8. 엑스선 고전압케이블은 엑스선 발생장치 구성 중 하나로써 고전압발생장치에서 제외됨(KSA 4022참고). 그러나 국내 저서들에는 고전압 발생장치에 포함하고 있음을 참고하기 바란다.

Chapter 4

고전압 정류 회로

High Tension Rectification

1. 단상 자기정류 회로(Single phase self rectification)

1) 개요(outline)

단상 자기정류 회로는 그림 4-1과 같이 고전압 변압기의 출력측에 직접 엑스선관을 연결하여 교류 고전압을 엑스선관의 양단에 인가하는 방법이다. 이것은 정류기가 필요 없다.

이 방식에서는 엑스선관 자신이 이극 진공관이므로 음극에 대하여 양극이 양(+)의 반주기에서만 전류가 흐르고 이때에만 엑스선이 발생된다. 음(-)의 반주기에는 전류가 흐르지 않기 때문에 엑스선을 발생하지 않지만 역전압에 의해 양극에 고전압이 인가되므로 엑스선관의 양극온도가 상승되면 역전류가 흐를 가능성이 있다.

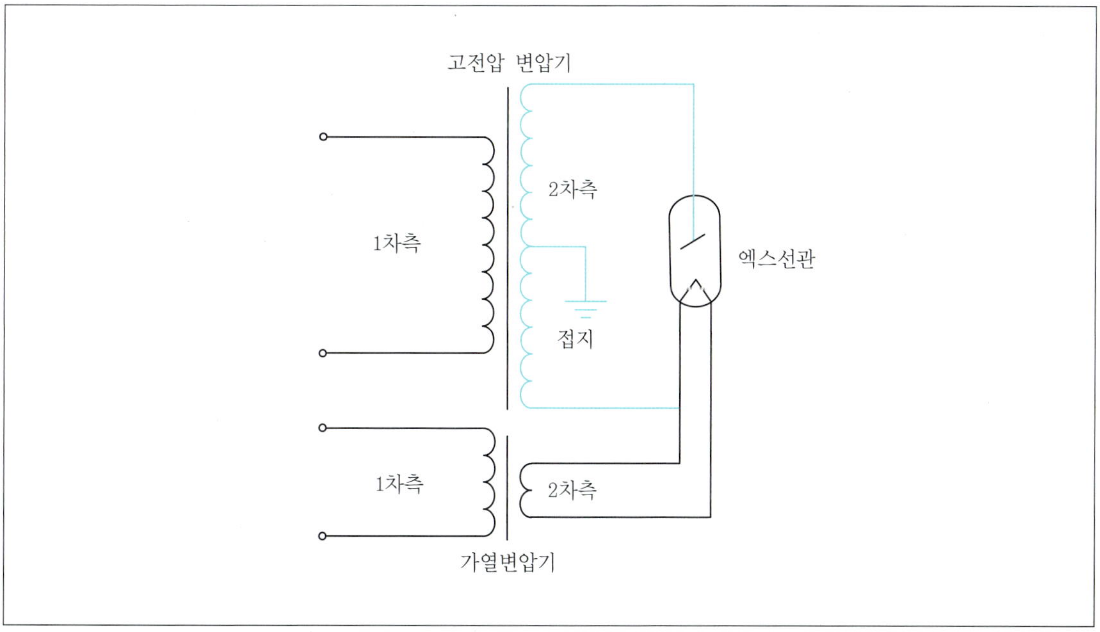

그림 4-1. 자기정류회로(1피크 정류회로)

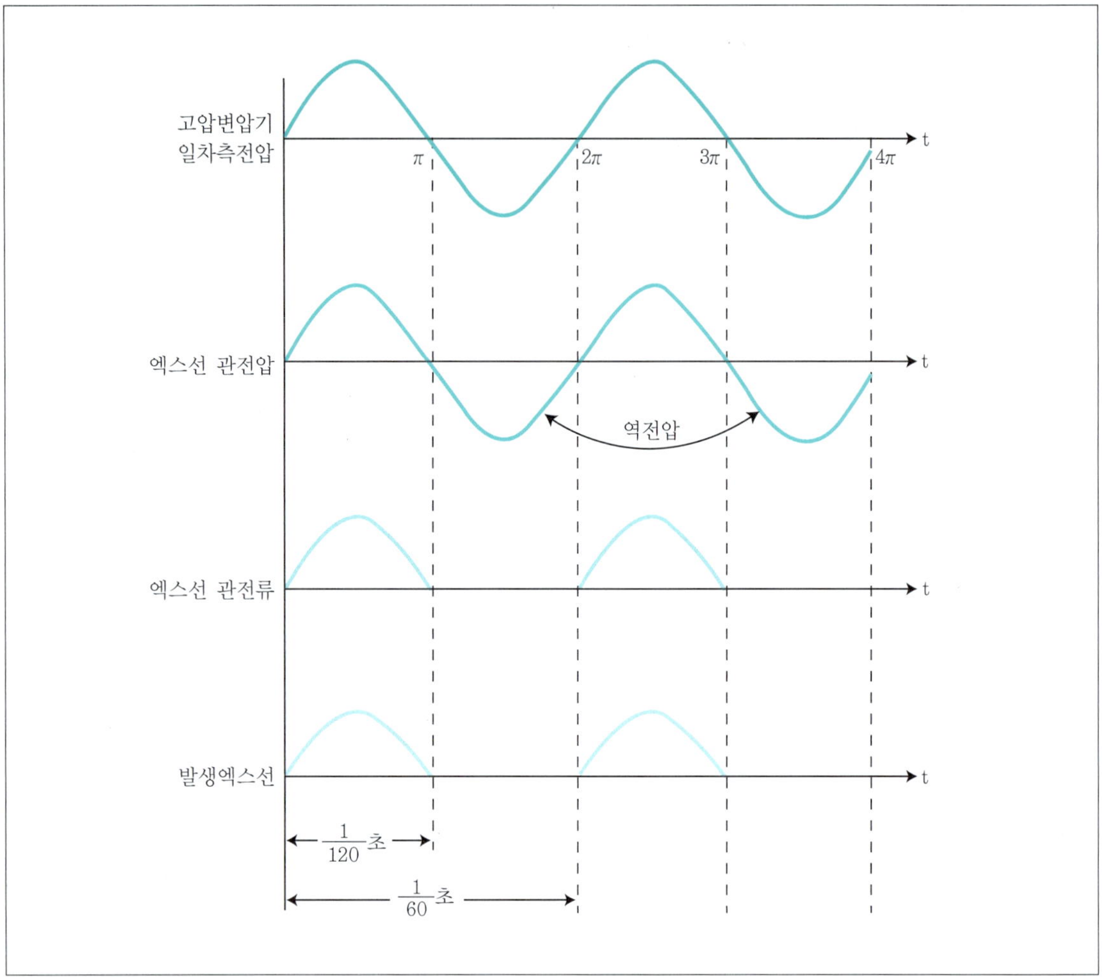

■ 그림 4-2. 자기정류 장치의 관전압, 관전류 및 엑스선 파형

이 회로에서는 정류기가 필요 없으므로 상대적으로 그 크기가 작아지고 가벼워서 이동형 장치에 이용된다. **그림 4-2**는 자기정류 파형이며 부하전류가 많아질수록 엑스선관전압(순방향 전압)과 역방향 전압의 차가 커진다.

2) 구성(construction)

자기정류 장치의 구성에는 다음과 같은 방법들이 있다. **그림 4-3**과 같이 단권변압기를 사용하여 1차 전압을 변화시켜 관전압을 제어하는 것으로서 엑스선 발생부와 제어기는 분리되어 있다. 또 이 방식은 고전압발생 장치 내에 독립된 필라멘트 가열변압기가 있으며 필라멘트에 고압이 인가되기 전에 점화하는 방식과 **그림 4-4**와 같이 고전압 변압기의 1차측에 탭을 내어 고전압 변압기 권선비를 변화시킴으로서 관전압을 조정하는 방식으로 고전압발생장치와 제어기는 분리되어 있으나 용기는 하나로 되어 있다. 이 방식은 단권 변압기가 필요 없게 되므로 장치 전체 중량을 가볍게 제작할 수 있다. 이상 기술한 회로는 선점화 방식이다.

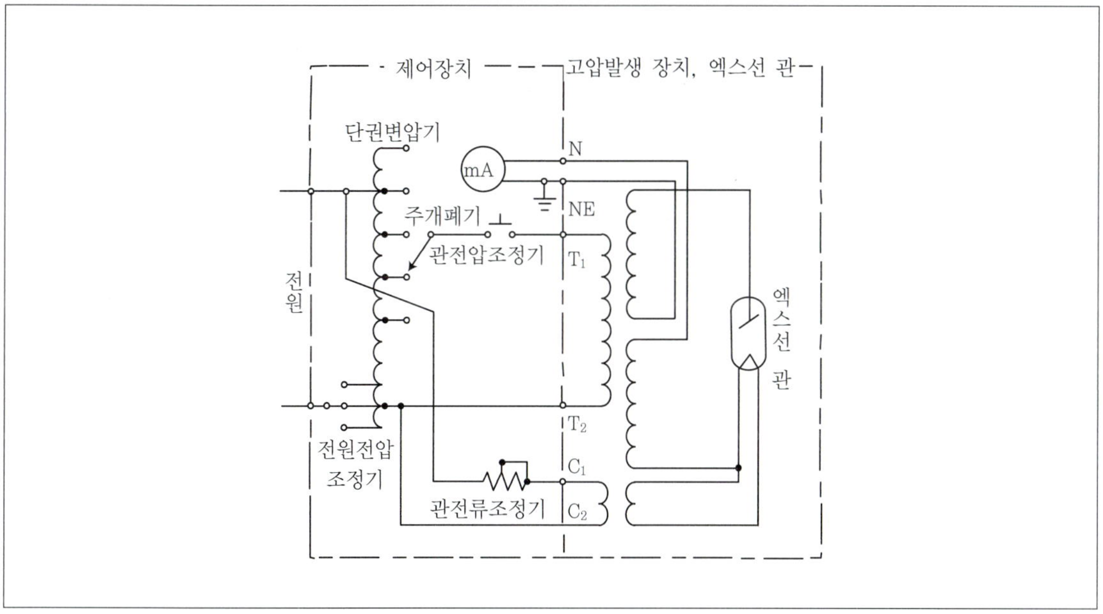

그림 4-3. 단권 변압기식 선점화 회로

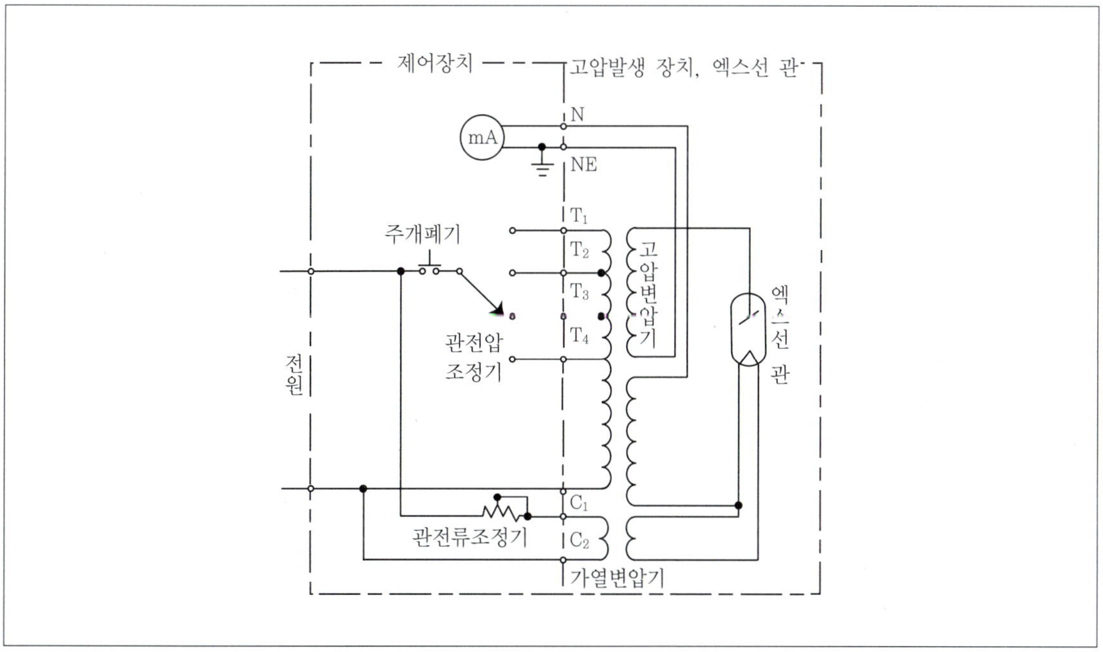

그림 4-4. 무단권 변압기식 선점화 회로

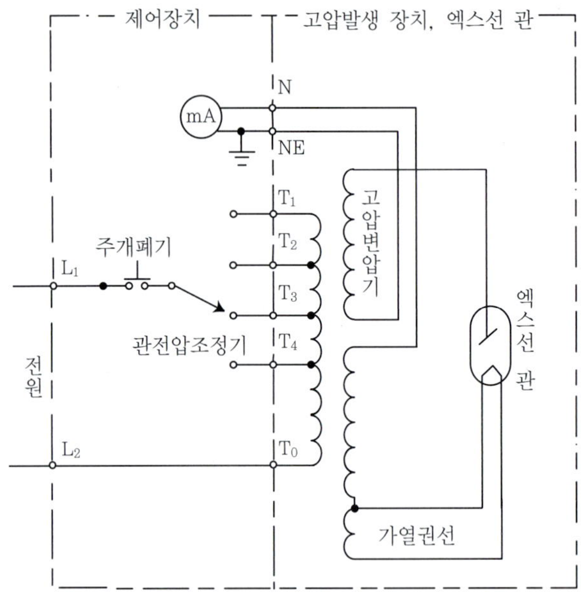

그림 4-5. 동시점화식 회로

다음은 **그림 4-5**와 같이 관전압 조정은 고전압 변압기의 권선비를 변화시켜 조작하며 필라멘트 가열은 고전압 변압기에 필라멘트 가열권선을 연결하므로서 가열변압기를 생략한 것이다. 이것은 경량 소형화할 수 있지만 필라멘트는 고전압이 인가됨과 동시에 점화되는 동시 점화방식이 있다. 이 방법은 엑스선이 발생되기까지 0.1초 이상 지연되고 또 관전압과 관전류를 따로 따로 조정할 수 없다.

3) 특징

자기정류장치는 교류고전압을 그대로 엑스선관에 인가하기 때문에 자기정류 장치 특유의 현상이 있으며, 기본적인 특성은 다음과 같다.

(1) 엑스선관이 교류 전원을 정류하는 역할을 하기 때문에 고압정류기(관)가 불필요하다.

(2) 사인정현파마다 반주기의 역전압이 엑스선관에 가해지므로 엑스선관의 수명이 짧다.

(3) 양극측 고압케이블에는 직류고전압이, 음극측 고압케이블에는 교류의 고전압이 가해지므로 고압케이블은 교류에 대한 절연내력이 필요하다.

(4) 최단 엑스선 발생시간은 60 Hz에서 1/60초이며, spinning top에 의한 조사시간 측정 시 흑점수는 1 Hz(1/60초)마다 흑점이 한 개 생긴다.

(5) 관전류 측정위치는 고전압변압기 2차측 중성점이며, 이곳에 직류전류가 흐르므로 관전류계를 바로 연결하여 측정하면 된다.

(6) 엑스선관과 고전압발생 장치가 일체형이거나, 엑스선관, 고전압발생부 및 제어부가 일체형인 엑스선 발생기(mono tank)로 많이 사용된다.

2. 단상 반파 정류 회로(Single phase half wave rectification)

1) 개요(outline)

엑스선관 자체가 정류작용에만 의존하면 앞에서 기술한 바와 같이 여러 가지 단점이 있다. 그러나 **그림 4-6**에서와 같이 회로의 일부분에 정류기를 한 개 내지 두 개를 사용하면 자기정류방식의 단점을 보완할 수 있다. 이 회로는 엑스선관에는 역전압이 인가되지 않기 때문에 엑스선관의 부담은 자기정류보다 훨씬 가벼워진다. 즉, 양극이 고온도가 되어도 자기 정류회로와 같은 일은 없다. 즉, 정류기에 의하여 역전류가 차단된다. 그러나 엑스선 발생은 자기정류회로와 마찬가지로 교류 반파에서만 이루어진다.

이 방식으로는 전기파동의 반주파 동안만 사용하고 다른 반주파는 버리게 되므로 전기 에너지는 그 만큼 손실이 된다.

정류기 한 개만을 설치하는 경우는 역전압을 억제시키기 위해 양극측에 설치한다. 역전압을 억제시키고 정류기 두 개를 설치하는 경우는 고압케이블의 수명을 고려한 경우이다. **그림 4-7**은 반파정류의 관전압 관전류파형이다. 현재 의료용 반파정류회로는 거의 사용되지 않고 있다.

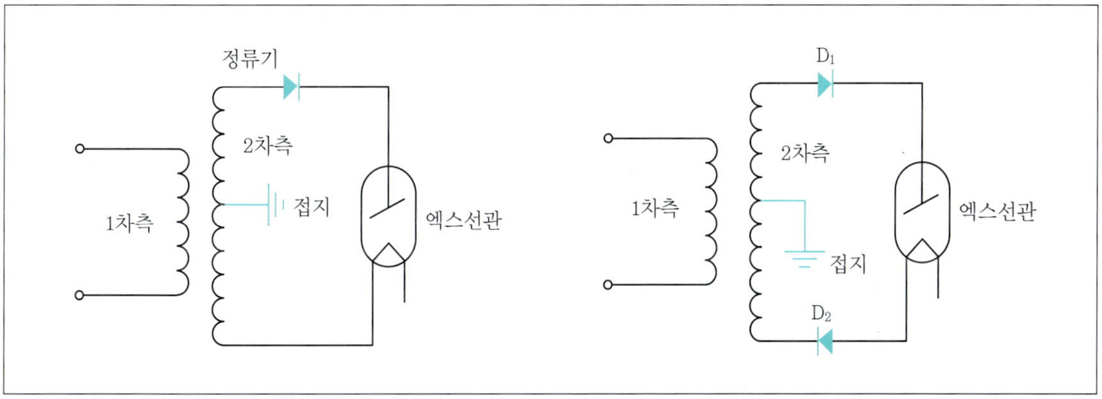

그림 4-6. 반파정류회로(1피크 정류 회로)

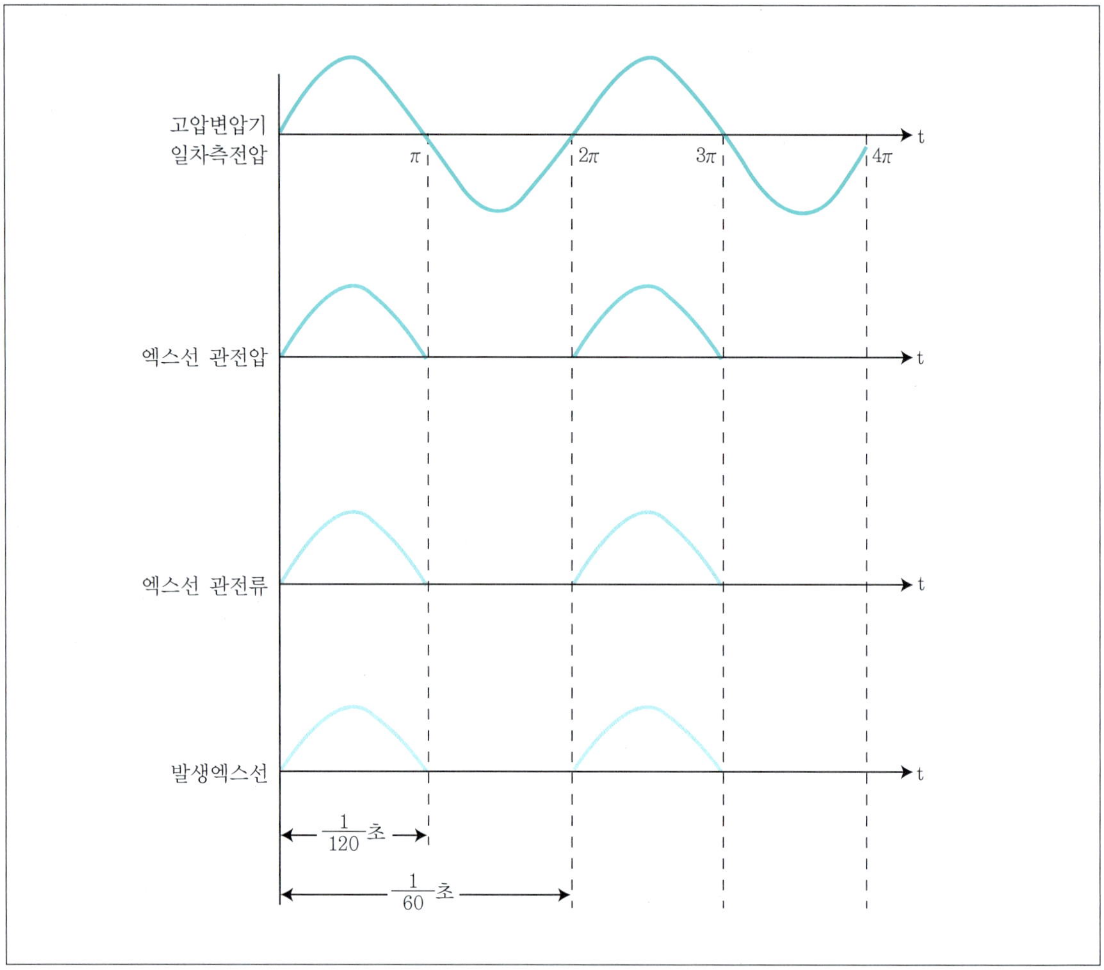

그림 4-7. 반파정류 관전압, 관전류 및 엑스선파형

2) 두 개의 정류기에 의한 반파정류 회로(half wave rectification)

일반적으로 정류기는 한 개를 사용하여도 그 목적을 달성할 수 있지만 엑스선관의 양극에 각각 두 개의 정류기를 사용하면 효과적이다. 이것은 엑스선관에 연결되어 있는 고전압 케이블에 대한 고려이기 때문이다. 만일 정류기가 결선되지 않은 쪽의 고압도선이 자주 파손되기 때문이다. 이 회로의 관전압 관전류 파형은 자기정류 회로 파형과 같다.

(1) 고전압정류기(관)는 한 개 또는 두 개가 필요하다.

(2) 단상 자기정류와 구분되게 엑스선관에 역전압이 가해지지 않으므로 엑스선관 수명이 자기정류보다 길다.

(3) 양극측 및 음극측 고압케이블에 직류 고전압이 가해지므로 직류에 대한 절연내력이 필요하다.

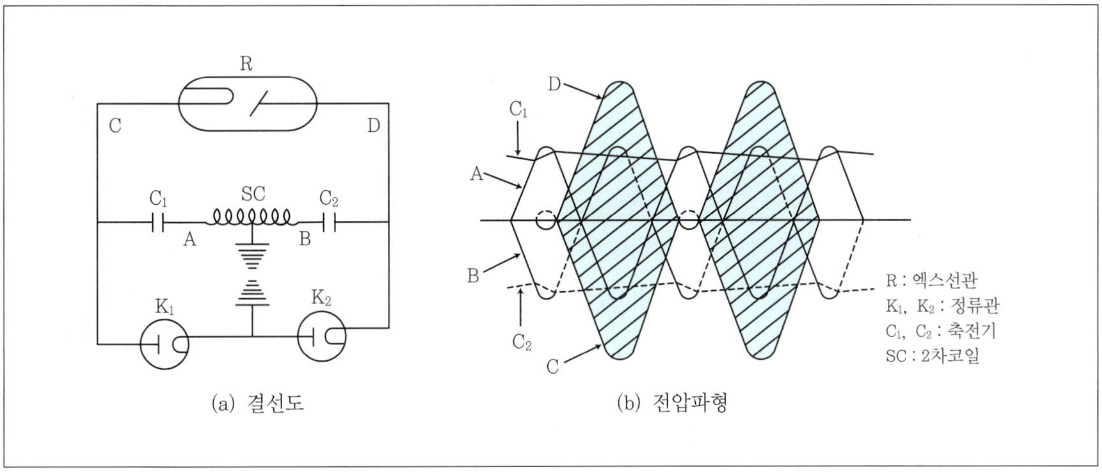

그림 4-8. 빌라드 결선식 회로

(4) 단상자기정류와 동일하게 최단 엑스선발생시간은 60 Hz에서 1/60초이며, spinning top에 의한 조사시간 측정 시 흑점수는 1 Hz(1/60초)마다 한 개 흑점이 생긴다.

(5) 관전류 측정위치는 고전압변압기 2차측 중성점이며, 이곳에 직류전류가 흐르므로 관전류계를 바로 연결하여 측정하면 된다.

(6) 자기정류와 동일하게 엑스선 발생기(mono tank)로 많이 사용된다.

3) 빌라드 결선식 회로(Villard circuit)

그림 4-8과 같이 두 개의 콘덴서와 두 개의 정류기에 의한 정류결선 방식이다.

변압기의 한쪽 끝 A가 양(+)이 될 때는 정류기 K_1, K_2에 전류가 흐른 결과 콘덴서 C_1, C_2는 이차 전압을 2등분하여 충전된다. 이어서 교류의 극성이 변하여 변압기의 다른 쪽 끝 B가 양(+)이 될 때는 전류는 정류기 K_1, K_2를 통과할 수 없게 된다. 그러나 엑스선관에는 전류가 흐르게 되는데 이때 변압기의 2차 전압과 콘덴서 C_1, C_2의 충전된 전압이 가해져서 전류가 흐르기 때문에 변압기의 약 두 배에 가까운 전압을 얻을 수 있다.

3. 단상 전파정류 회로(single phase full-wave rectification)

1) 개요(outline)

자기 정류회로 또는 반파정류회로는 교류의 반주기 동안만 사용되므로써 전기적 손실이 있을 뿐만 아니라 변압기의 능률면에서도 좋은 결과를 얻지 못한다. 따라서 전파정류 회로는 양(+)과 음(−) 전압을 같은 방향으로 유도하여 사용하고자 하는 회로이다. 이것은 정류기 4개를 사용하여 브릿지(bridge)형으로 접속시켜 전파정류를 하는 회로로서 일명 그레츠(Graetz) 결선식 회로라고도 한다. **그림 4-9**는 그레츠 결선도이다.

만일 고전압 변압기의 한쪽 끝 A가 양(+)일 때는 전류가 D_1 → 엑스선관 → D_3 → B(−)의 순서를 거쳐 흐른다. 이어서 극성이 변하여 고전압 변압기의 다른 쪽 끝 B가 양(+)이면 전류는 D_2 → 엑스선관 → D_4 → A(−)의 순서로 엑스선관에 전류가 흐르게 된다. 이와 같이 하여 정류기 4개 중 2개씩 번갈아 가며 동작하므로서 항상 한쪽 방향을 향하여 엑스선관 내를 맥동성 직류가 흐르도록 설계한 회로이다.

변압기의 2차 권선의 중성점은 접지되어 있기 때문에 접지 사이의 내전압은 발생전압의 절반이면 된다. 그러나 정류기에는 발생전압이 가해지므로 발생전압 보다 높은 역내전압이 필요하다. **그림 4-10**은 단상 전파정류 회로의 관전압, 관전류 및 엑스선 강도 파형이다.

그림 4-11은 모두 정상파형의 예이다. 이 장치는 재현성이 좋고, 1 펄스의 조사도 안정적으로 사용할 수 있으나, 투입위상이 지연되거나 여자돌입전류가 흐르면 그 특성이 크게 변화한다.

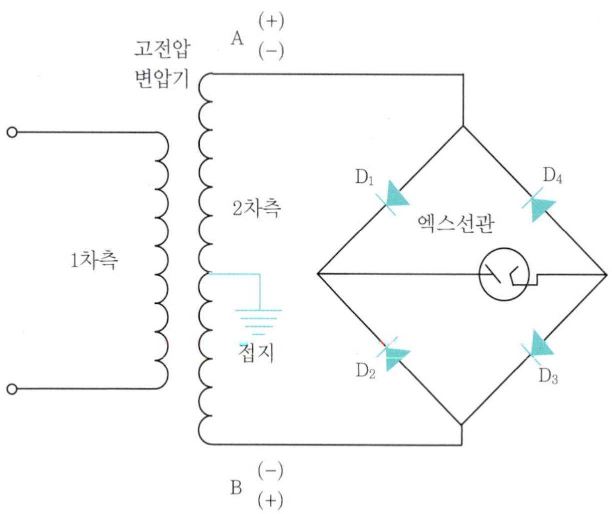

그림 4-9. 단상 전파정류(2피크 정류 회로)

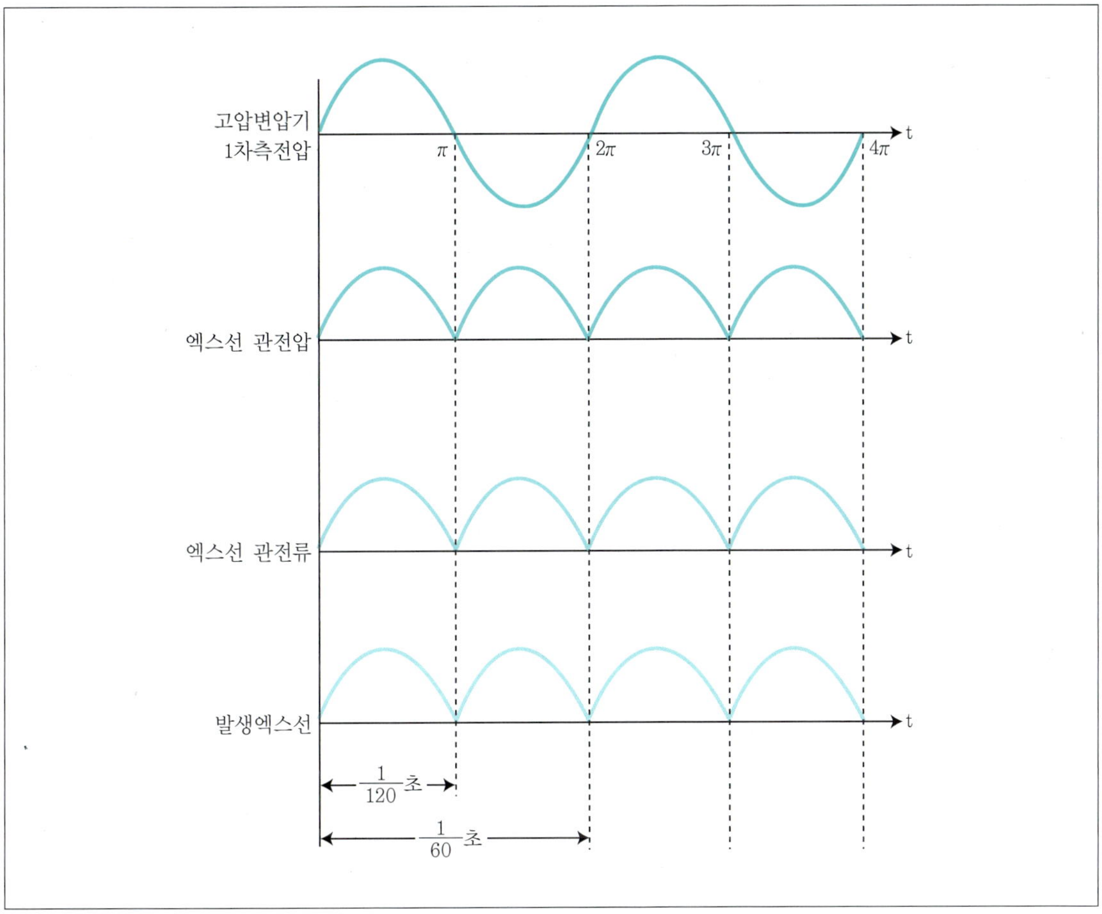

■ 그림 4-10. 단상 전파정류형 엑스선 발생장치의 관전압, 관전류 및 엑스선파형

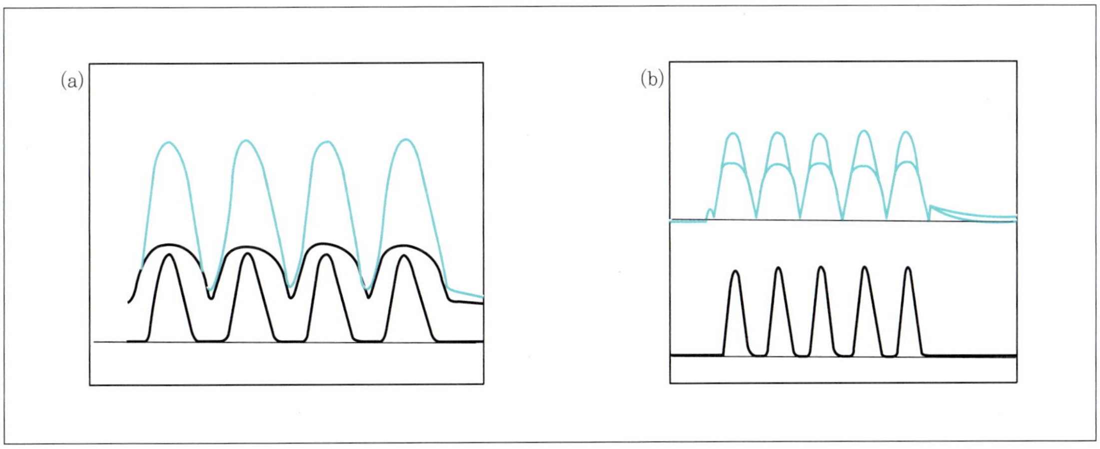

■ 그림 4-11. 단상전파정류파형

(1) 투입 위상과 그 영향

현재 진단용 엑스선 장치에는 대부분 동기식 한시장치가 사용되고, 영(Zero)위상에서 투입되도록 되어 있으나 그 중에는 조정불량이나 노후화로 인하여 파고치 부근에서 투입되는 것도 있다.

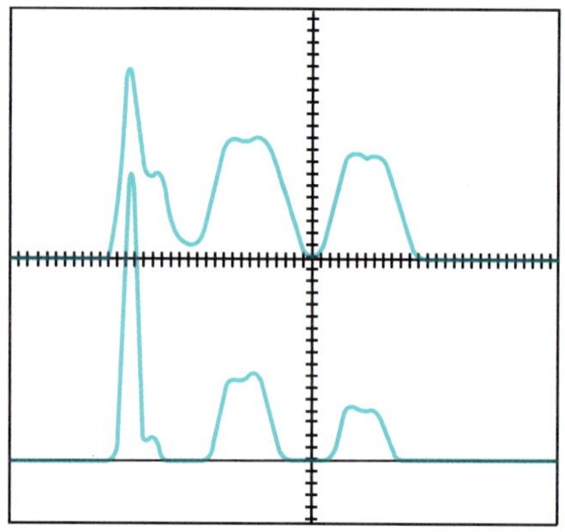

그림 4-12. 투입위상과 급작스런 전압

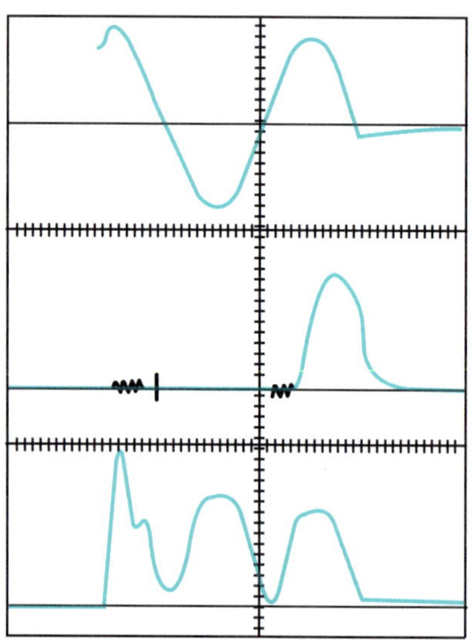

그림 4-13. 주접점의 아크

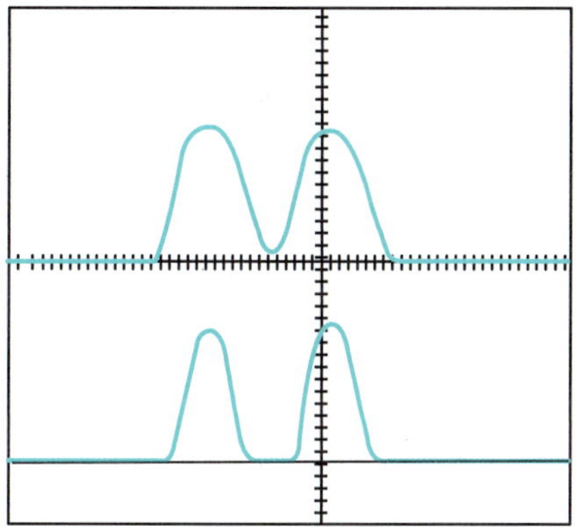

그림 4-14. 영전위 투입을 했을 경우 관전압, 형광파형

투입위상이 45~90° 뒤지면 투입시에 이상전압이 발생하여 정상치의 1.5배에 도달할 때도 있다. 이상전압은 부하가 작고 고전압일수록 크게 되고, 엑스선관, 고전압 케이블, 정류기 등의 파손 원인이 된다. 이와 같이 이상전압이 발생하는 장치는 발생 엑스선량과 그 재현성에도 영향을 주며, 단시간 부하일수록 그 영향은 크다. 그림 4-12는 투입위상이 60° 뒤진 경우의 파형이며, 투입시의 이상전압이 정상치의 1.5배나 되고, 한시장치의 설정시간은 0.02 s이지만, 실제 부하시간은 0.03 s에 가깝다. 그림 4-13은 주 전자접촉기의 아아크를 나타낸 것으로서, 차단시에 큰 아크가 발생하고, 3 펄스째에는 45° 부근에서 주접점이 열려 있으나 그 후에는 아아크가 지속되고 있는 것을 알 수 있다. 이와 같이 차단시에 큰 아아크가 발생하면 주접점이 크게 소모되어, 재현성(再現性) 불량 원인이 된다. 그림 4-14는 이상 조정기를 조정하여 영(Zero)위상 투입을 한 경우의 파형으로, 2 펄스 조사를 안정적으로 할 수 있게 된다. 그림 4-15는 정상일 때와 지연투입일 때의 사진효과의 비를 나타낸 것으로, 관전류 100 mA인 경우에는 조사시간이 약 3 펄스 가까이 되기 때문에 정상보다 1.3~1.5배 많아지고, 관전압이 높아질수록 그 영향이 커진다. 300 mA라도 100 kV가 되면 1.3배에 도달한다. 따라서 이와 같은 현상이 있으면, 정상적 촬영조건은 단시간 조사일수록 적용할 수 없게 되고, 또 저 전압일수록 mAs 당 사진효과는 관전류에 의해 변화하게 된다.

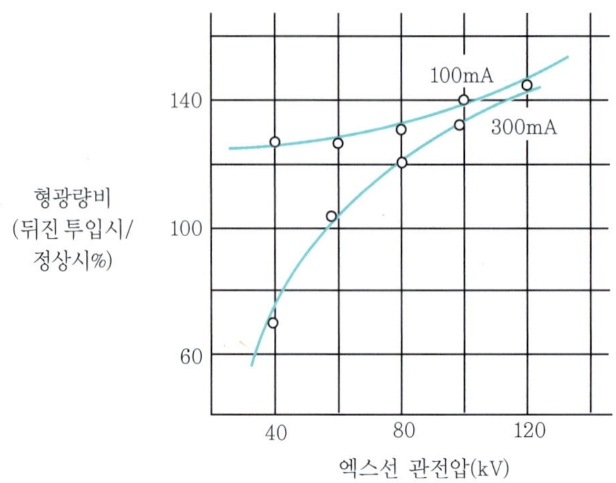

그림 4-15. 지연 투입시와 정상적 형광량비

(2) 여자돌입전류의 영향

최근 장치에는 여자돌입전류 방지회로가 설치되어 있기 때문에 이런 현상이 적어졌지만 한시장치의 한시에 오차가 생기거나, 광전한시장치로 영(Zero)위상 이외의 점에서 차단하거나 하면 이런 현상이 나타난다.

정상파형과 돌입전류가 흐른 경우의 파형을 비교한 것으로서 돌입전류가 흐르면 투입시 관전압은 이상강하를 일으켜 사진효과는 정상치의 1/3 정도가 되기 때문에 1 펄스의 촬영은 불가능하다. 관전압, 형광파형은 근소한 투입위상의 지연과 한시가 약간 길기 때문에 역위상 투입회로가 정상적으로 동작되지 않고, 동위상 투입이 되어 돌입전류가 흘러서 고전압 파형이 왜곡되기도 한다.

여자돌입전류는 엑스선관 필라멘트 가열회로에도 영향을 끼친다. 돌입전류가 흐르면 전류에 의한 전원전압강하 때문에 안정기의 출력전압파형이 비대칭 파형이 되어 관전류도 찌그러지게 된다. **그림 4-16**은 가열전압파형과 관전압파형으로 (좌)는 정상, (우)는 돌입전류가 흐른 경우이다. 관전류의 비정상은 관전압, 특히 사진효과에도 영향을 미친다. 이 현상이 나타날 때마다 사진효과가 변화하고, 노출시간이 짧아질수록 재현성이 떨어진다.

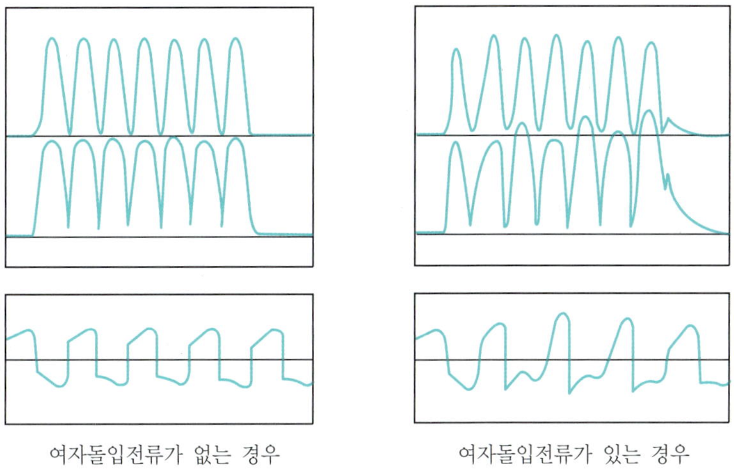

그림 4-16. 가열파형에 대한 영향

(3) 관전류와 공간전하 보상

대전류일수록 공간전하가 많아지기 때문에 그 보상이 적절하지 못하면 관전압에 의해 관전류가 많이 변화하게 된다. 이 보상이 불충분하면 전시관전압에 오차가 커진다.

그림 4-17은 공간전하보상이 불충분하고, 특히 각 관전류 설정값도 모두 실제 관전류가 적었던 예로서, 이런 경우에는 관전압 오차가 크다. 가령 전시치 100 kV, 300 mA에 대하여 관전류는 220 mA 정도밖에 흐르지 않기 때문에 관전압은 110 kV가 된다. 그림 4-18은 재

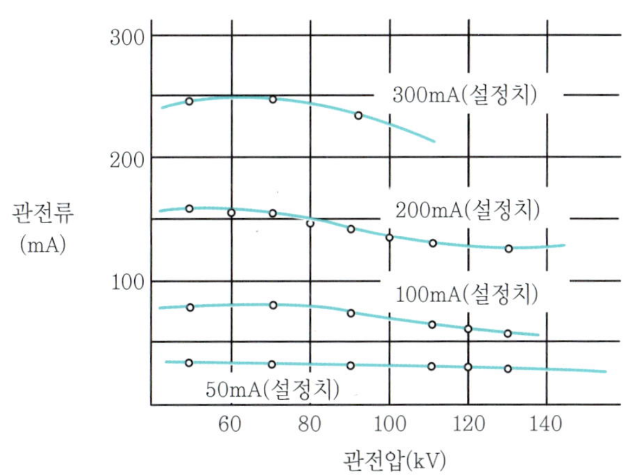

그림 4-17. 엑스선관 공간전하보상특성(조정전)

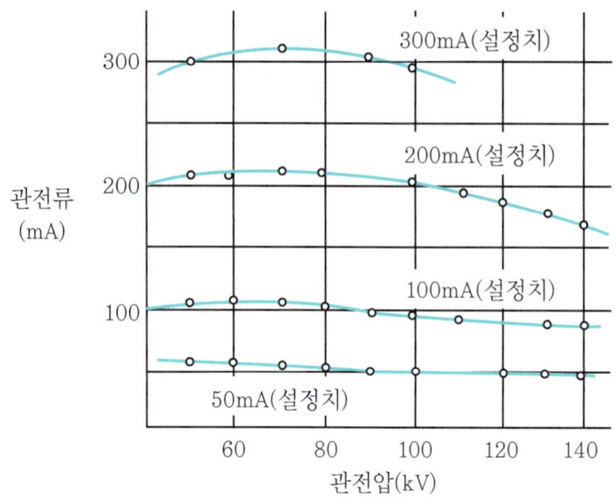

그림 4-18. 엑스선관 공간전하보상특성(조정후)

조정한 결과이며, 보통 관을 사용했을 경우에는 큰부하의 사용범위가 별로 넓지 않기 때문에 직접 보상으로도 대략 만족할 수 있으나, 대용량을 사용한 경우에는 큰부하의 범위가 넓어지기 때문에 비직선 보상을 해야 할 것이다.

이와 같이 공간전하보상이 불충분하고, 실제 관전류가 설정값과 다를 때는 관전압 오차가 커지고, 관전압의 고저에 의해 그 오차도 변하기 때문에 적절한 조건을 설정하기가 어렵다.

(4) 관전압, 관전류와 영상효과

최근 단상전파정류장치는 파형 왜곡이 적기 때문에 관전압, 관전류, 노출시간이 바르게 조정되어 있으면 동일 관전압에 대해서는 어느 관전류를 선택하여도 mAs당 사진효과는 거의 변하지 않는다. 그러나 일반적인 경향으로 볼 때 관전류가 클수록 관전압의 정상화는 늦어지게 된다. 이것은 장치 임피던스, 전원 임피던스가 크면 클수록 더욱 심하게 된다. 따라서 관전압 파형만 생각하면 대전류일수록 mA당 사진효과는 떨어지게 된다. 한편 관전류파형은 대전류일수록 mAp/mA가 커지므로 대전류일수록 mA당 사진효과가 향상되는 경향이 있다. 실제 사진효과는 이들이 합성된 것이므로, 전원 임피던스가 특히 크지 않은 한 이들은 상쇄되어 거의 일정하게 된다.

또 이와 같이 바르게 조정된 장치 상호간의 엑스선 출력도 엑스선관의 고유여과 조사야 제한장치의 흡수 등을 고려하면 10% 이내의 값에서 일치하게 된다.

2) 특징(feature)

단상전파정류 회로의 특징은 다음과 같이 요약할 수 있다.

(1) 고압정류기는 4개가 필요하게 된다.

(2) 엑스선관에 역전압이 발생하지 않는다.

(3) 엑스선관에 역전압이 발생하지 않으므로 고압케이블은 직류에 대한 절연내력을 필요로 한다.

(4) 최단 엑스선 발생시간은 60 Hz에서 1/120초이며, spinning top에 의한 조사시간 측정시 흑점수는 1 Hz(1/60초)마다 흑점이 수개 생긴다.

(5) 관전류 측정위치는 고전압변압기 2차측 중성점이며, 이곳에 교류 전류가 흐르므로 관전류계는 별도로 관전류측정용 정류기 4개를 사용하여 정류시킨 후 측정해야 한다.

(6) 고전압변압기 출력전압(실효값)과 관전압(최대값)과의 관계는 관전압 = 1.41× 출력전압(실효값)이 되므로, 관전압은 다음 식과 같이 구할 수 있다.

$$\text{관전압} = \sqrt{2} \cdot V_1 \cdot \frac{N_2}{N_1} \cdot 10^{-3}[\text{kVp}]$$

단, $\sqrt{2}$: 실효전압과 최대전압의 비, V_1 : 입력전압[V],
N_1 : 입력측 권선수, N_2 : 출력측 권선수

(7) 엑스선관 입력전력 P ≒ 0.74×관전압(kVp)×관전류(mA)로 나타낼 수 있다.

(8) 누설전류 보정회로가 필요하다.

(9) 자기 또는 반파정류회로보다 용량(정격)을 크게 할 수 있다.

(10) 단상장치의 맥동률은 47%이다.

4. 삼상 전파정류회로(three phase full wave rectification)

1) 개요(outline)

단상 엑스선 발생 장치는 교류의 정현파 하나만이 발생하고 있으나 삼상 엑스선 발생 장치는 특수한 변압기와 삼상교류 전원을 이용하여 세 개의 정현파를 얻을 수 있다. 따라서 단상전원을 이용할 때 보다 더 복잡하고 값도 비싸며, 단권변압기와 고압변압기 등에 세 개의 권선이 필요하다.

삼상교류는 주파수와 파형이 같은 세 개의 교류가 각각 120° 씩 늦어서 나타난다.

삼상변압기는 델타(△)결선과 성형(Y)결선법이 있다.

삼상식에서는 보통 코일에 유도되는 기전력을 상전압(phase voltage)이라고 하며 흐르는 전류를 상전류(phase current)라고 한다.

우선 **그림 4-19**와 같이 성형(Y. star)결선에 대하여 설명하기로 하자.

성형(Y. star)결선은 세 개의 코일을 한 곳에 연결한 결선법으로서 공통결선부를 중성점이라 한다.

세 개의 선에 대한 중성점 사이의 전압, 즉 A선과 중성점, B선과 중성점, C선과 중성점을 상전압이라고 하고 선과 선 사이의 전압을 선전압이라 한다. 상전압 Vp와 선전압 V_ℓ와의 관계 및 상전류 Ip와 선전류 I_ℓ와의 관계는 다음과 같다.

$$V_\ell = \sqrt{3}\,Vp$$

$$I_\ell = Ip \qquad \text{4-1}$$

로 된다. 선전류와 상전류는 같음에도 불구하고 선전압은 상전압의 $\sqrt{3}$ 배, 즉 1.732배가 된다.

예를 들면, A상 전압이 78 Volt이면 선전압은 135 Volt이고, 선전압이 440 Volt이면 상전압은 254 Volt가 된다.

그림 4-20은 중성부가 없이 3개의 코일을 삼각형으로 접속한 △(델타)결선식을 나타낸 것이다.

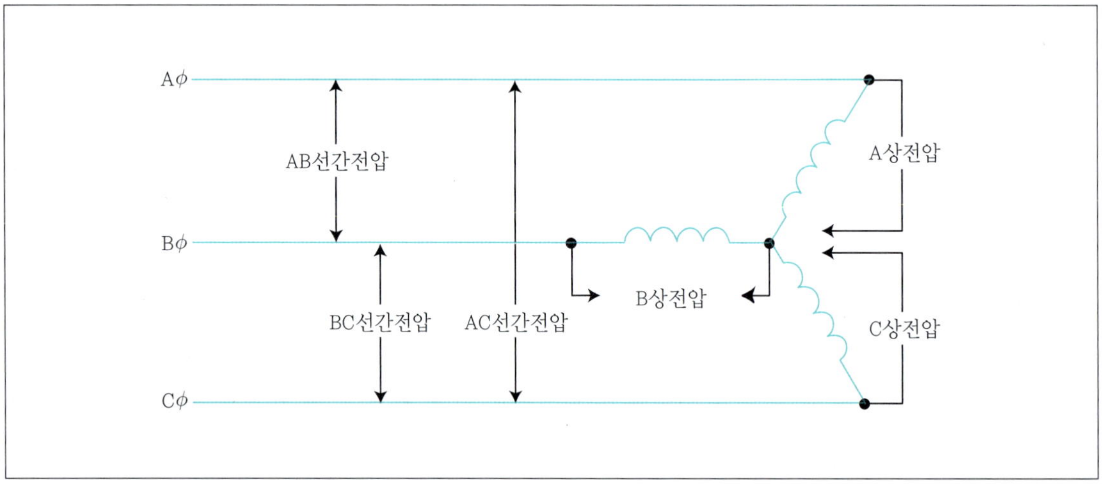

그림 4-19. 성형 결선법

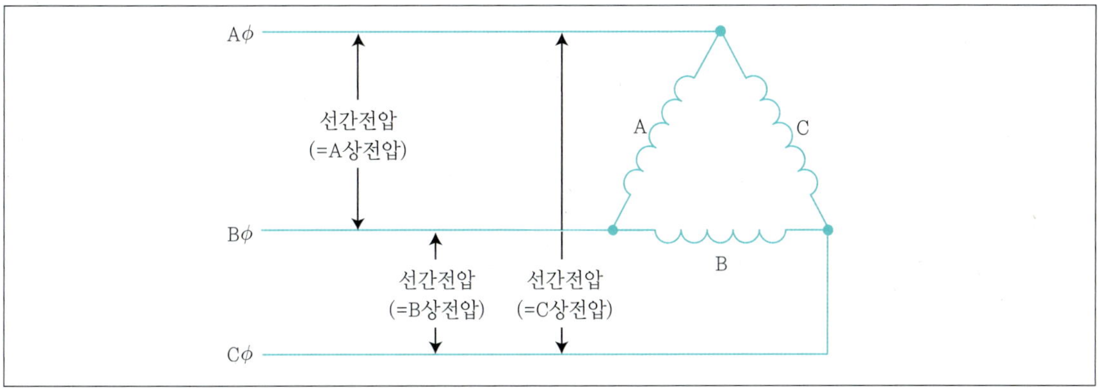

그림 4-20. 델타 결선법

이 결선에 의하여 상전압 Vp와 선전압 V_ℓ과의 관계 및 상전류 Ip와 선전류 I_ℓ과의 관계는 다음과 같다.

$$V_\ell = Vp \qquad I_\ell = \sqrt{3}\,Ip = 1.73\,Ip \quad \cdots\cdots\cdots\cdots \quad 4\text{-}2$$

이다. 델타 결선식에서는 선전압과 상전압의 차이가 없지만 선전류는 상전류의 $\sqrt{3}$ 배가 된다. 따라서 전압은 배가되지 않지만 전류는 증가하므로 대전류 순간촬영에 적합하다. 단 한 가지 단점은 접지가 곤란하다는 것이다.

2) 삼상 6피크 전파정류 회로(six peak full wave rectification)

그림 4-21은 삼상 6피크 전파정류 고전압 회로를 나타낸 것이다. 일반적으로 1차측은 △, 2차측은 Y결선식이다. 이 방법은 출력전압이 접지 전위에 대해 양(+), 음(−) 비대칭이 되기 때문에 현재는 사용하지 않는다.

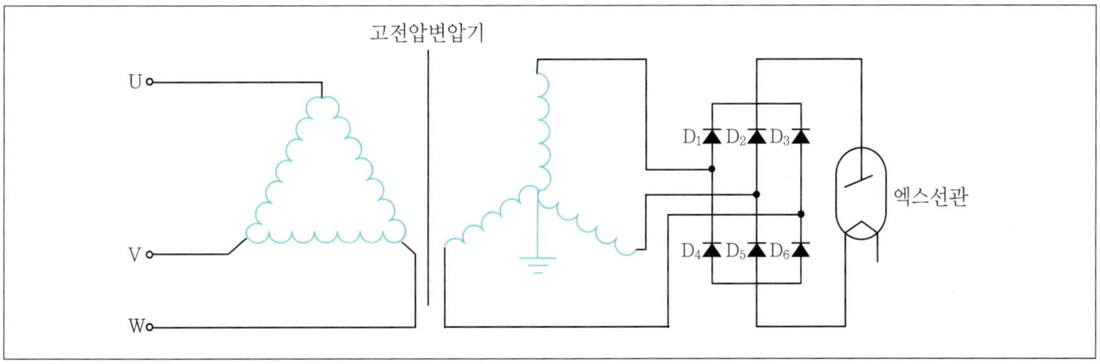

그림 4-21. 삼상 6피크 정류 회로

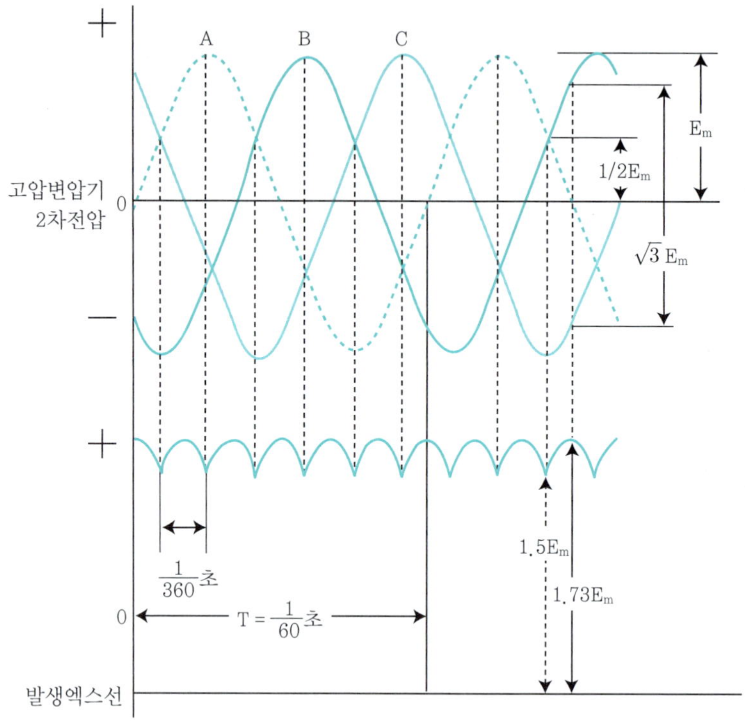

■ 그림 4-22. 삼상 6피크 정류 관전압 파형 회로

그림 4-22는 각 상의 고전압 파형과 정류출력 파형을 나타낸 것이다.

각 상의 전압 순시치는 다음과 같이 나타난다.

$$\text{I 상} = Em \sin \omega t$$

$$\text{II 상} = Em \sin(\omega t - \frac{2}{3}\pi)$$

$$\text{III 상} = Em \sin(\omega t - \frac{4}{3}\pi)$$

여기서 상이 최대로 될 때의 각 상의 전압은 $\omega t = \frac{1}{2}\pi$일 때

$$\text{I 상} = Em$$

$$\text{II 상} = Em \sin(\frac{1}{2}\pi - \frac{2}{3}\pi) = Em \sin(-30) = -0.5\,Em$$

$$\text{III 상} = Em \sin(\frac{1}{2}\pi - \frac{4}{3}\pi) = Em \sin(-150) = -0.5\,Em$$

이다.

따라서 I 상 = Em이 될 때 접지 전위에 대하여 양(+) 측은 Em, 음(−)측은 −0.5 Em으로 되어 정류출력 전위는 1.5 Em이 된다.

다음에 $\omega t = \frac{2}{3}\pi$로 하면,

$$\text{I 상} = Em \sin \frac{2}{3}\pi = 0.866\,Em$$

$$\text{II 상} = Em \sin(\frac{2}{3}\pi - \frac{2}{3}\pi) = 0$$

$$\text{III 상} = Em \sin(\frac{2}{3}\pi - \frac{4}{3}\pi) = -0.866\,Em$$

이 된다. 따라서 최대치보다 $\pi/6$가 늦게 양(+), 음(−)의 전압은 같아지고, 정류출력전압은

$$0.866\,Em \times 2 = 1.73\,Em \quad \cdots\cdots 4\text{-}3$$

이 된다.

이와 같이 한 상의 전압이 최대일 때 정류출력전압은 한 상의 전압의 1.5배로 가장 낮고 한 상의 전압의 최대치보다 $\pi/6$ 뒤져서 정류출력전압은 한 상의 전압의 1.73($=\sqrt{3}$)배로 최대가 된다.

관전압 리플백분율에 대해서는 다음과 같은 식으로 정의된다.

관전압 리플백분율을 ε, 정류출력의 최대치를 V_{max}, 정류출력의 최소치를 V_{min}이라 하면,

$$\varepsilon = \frac{V_{max} - V_{min}}{V_{max}} \times 100\%$$ 이므로

삼상 6피크의 관전압 리플백분율은

$$\varepsilon = \frac{1.73 - 1.5}{1.73} \times 100\% = 13.4\%$$

가 된다. 그러나 이 값은 계산에 의한 이론적 파형인 경우이고, 엑스선 장치에서는 전기가 흐를 때 파형이 왜곡되기 때문에 리플백분율은 15~20% 정도가 된다. 이 회로는 양(+), 음(−) 출력이 비대칭으로 되기 때문에 현재는 사용되지 않고 있다.

삼상 6피크정류의 특징을 요약하면 다음과 같다.

(1) 고전압변압기의 기본결선은 △‖Y이다.

(2) 고압정류기(관)의 개수는 6개가 필요하다.

(3) 엑스선관 역전압이 없으므로 고압케이블은 직류에 대한 절연내력이 필요하다.

(4) 최단 엑스선 발생시간은 60 Hz에서 1/360초가 되며, 3상장치는 spinning top의 흑점수에 의한 엑스선 조사시간을 측정할 수 없다.

(5) 관전류 측정위치는 고전압변압기 2차측 중성점이며, 이곳에 교류 전류가 흐르므로 관

전류계는 별도의 관전류측정용 정류기 6개를 사용하여 정류시킨 후 측정해야 한다.

(6) 고전압변압기 출력전압(실효값)과 관전압(최대값)과의 관계는 다음의 식과 같이 구할 수 있다.

$$\text{관전압} = \sqrt{3} \cdot \sqrt{2} \cdot V_1 \cdot \frac{N_2}{N_1} \cdot 10^{-3}[kVp]$$

단, $\sqrt{3}$ (=1.73) : 상전압의 최고값과 정류 출력선간전압의 비 (식 4-3),
$\sqrt{2}$: 실효전압과 최대전압의 비,
V_1 : 입력전압[V],
N_1 : 입력측 권선수,
N_2 : 출력측 권선수

(7) 관전압파형 리플백분율(맥동율)은 13.4%이며, 엑스선관 입력전력 P ≒ 0.95 × 관전압(kVp) × 관전류(mA)로 나타낼 수 있다.

(8) 접지점에 대해서 출력 관전압의 음(−), 양(+) 파형이 비대칭이 되므로 엑스선관의 수명이 짧다.

3) 삼상 이중 6피크정류(double six peak rectification)

그림 4-23은 고전압측 Y결선 2조를 직렬로 접속함으로서 양(+), 음(−)의 출력전압이 대칭 되도록 만들어진 회로이다.

현재 6피크 전파정류는 이 방식을 채용하고 있으며 2차 권선은 6개, 정류기는 12개가 필요하다.

삼상 6피크 정류 실효치 E_{eff}와 최대치 E_m와의 관계는 $\pi/3$부터 $2\pi/3$까지 실효치를 구하여 얻어진다. 그 실효치는

$E_{eff} = 0.956\,E_m$이다. ………… 4-4

또 관전류의 평균치 I_{mean}와 관전류의 최대치 I_m과의 관계는 마찬가지의 방법으로 구해보면,

$I_{mean} = 0.955\,I_m$ ………… 4-5

이 되어 삼상 6피크의 실효치와 평균치는 거의 비슷하다. 따라서 삼상 6피크의 부하전력 P는

P ≒ 0.95 × 관전압의 최고치 × 관전류의 평균치 ………… 4-6

가 된다.

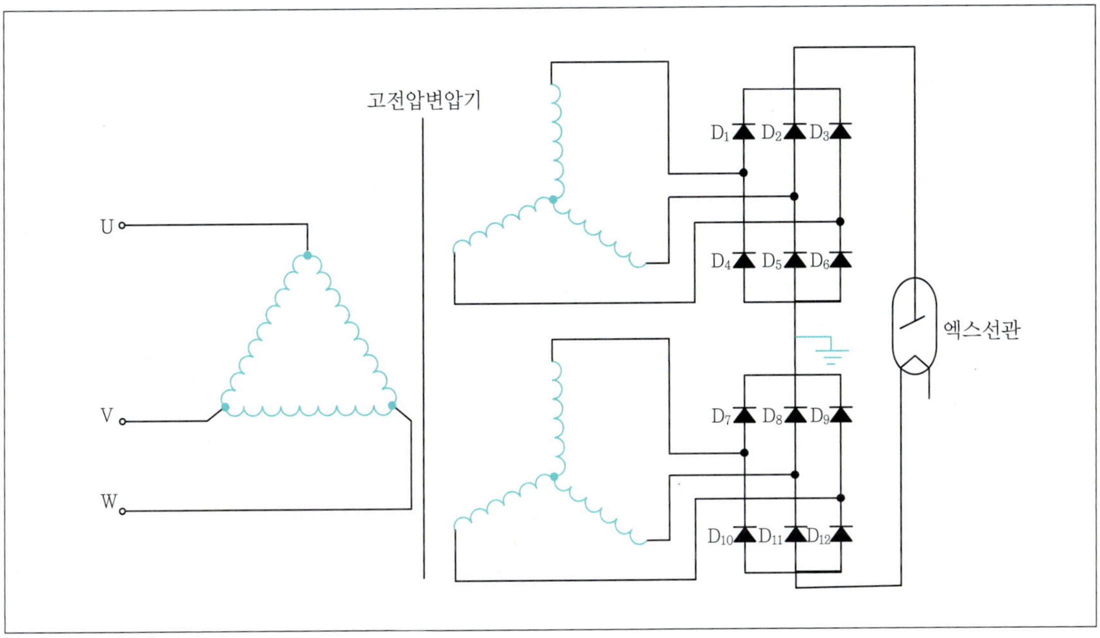

그림 4-23. 삼상 이중 6피크 정류 회로

삼상 이중 6피크정류의 특징을 요약하면 다음과 같다.

(1) 고전압변압기의 기본결선은 △ ∥ YY이다.

(2) 고압정류기(관)의 개수는 12개가 필요하다.

(3) 엑스선관 역전압이 없으므로 고압케이블은 직류에 대한 절연내력이 필요하다.

(4) 최단 엑스선 발생시간은 60 Hz에서 1/360초가 된다.

(5) 관전류 측정위치는 고압정류회로중성점이며, 이곳에 직류전류가 흐르므로 관전류계를 직접 연결하여 측정해야한다.

(6) 고전압변압기 출력전압(실효값)과 엑스선 관전압(최대값)과의 관계는 다음의 식과 같이 구할 수 있다.

$$관전압 = 2 \cdot \sqrt{3} \cdot \sqrt{2} \cdot V_1 \cdot \frac{N_2}{N_1} \cdot 10^{-3}[kVp]$$

단, 2 : 고전압변압기 출력측이 두 개이므로
$\sqrt{3}$: 상전압의 최고값과 정류 출력선간전압의 비,
$\sqrt{2}$: 실효전압과 최대전압의 비,
V_1 : 입력전압[V_1],
N_1 : 입력측 권선수,
N_2 : 출력측 권선수

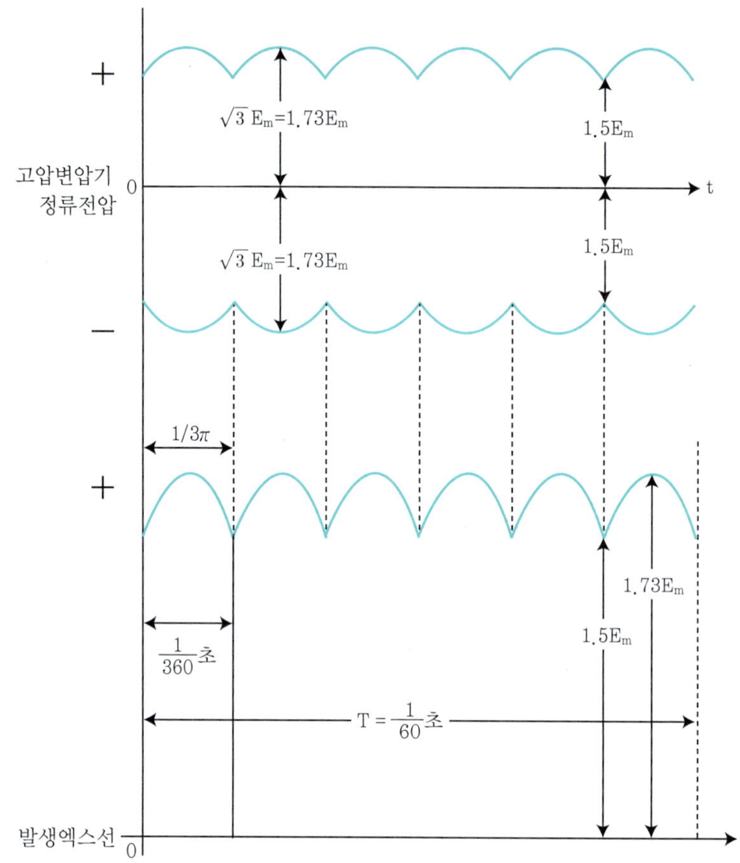

그림 4-24. 삼상 이중 6피크 정류 회로

(7) 관전압파형 리플백분율(맥동율)은 13.4%이며, 엑스선관 입력전력 P ≒ 0.95 × 관전압(kVp) × 관전류(mA)로 나타낼 수 있다.

(8) 접지점에 대해서 출력 엑스선관전압의 음(−), 양(+) 파형이 대칭이 되므로 엑스선관의 수명이 길고, 엑스선 출력관전압을 2배로 할 수 있다.

4) 삼상 12피크 전파정류 회로(12 peak full wave rectification)

그림 4-25와 같이 2차 권선을 Y-△의 직렬로 접속하면 Y 결선과 △ 결선의 정류출력 전압의 위상차는 30° 가 되고, 정류출력 파형은 12피크가 된다.

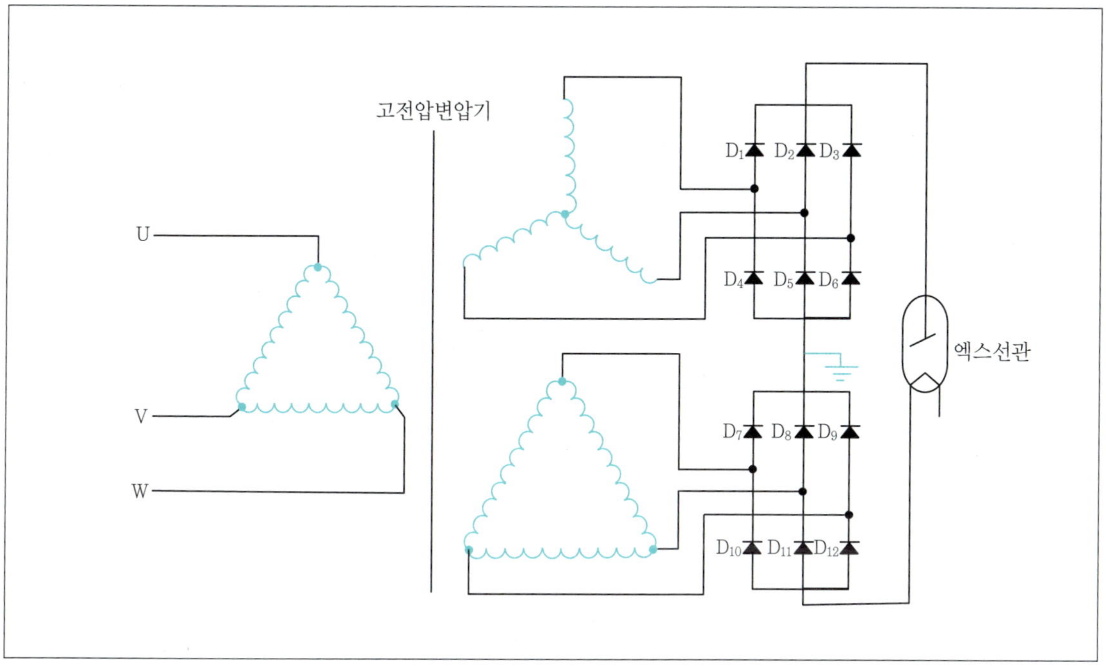

■ 그림 4-25. 삼상 12피크 정류 회로

여기서 Y와 △ 출력 전압은 같고, 정류출력 파형은 **그림 4-26(a)**와 같이 양(+), 음(−)에서 30° 의 위상차가 있고, 출력전압의 합은 (b)와 같이 12피크가 된다. 이 출력 파형은 양(+), 음(−)비대칭이 되나 그 합은 거의 정전압에 가깝다.

양(+)측 Y 결선의 전압을 기전력 e_1로 하면,

$$기전력\ e_1 = Em \sin \omega t$$

이고, 음(−)측 △ 결선의 전압을 기전력 e_2로 하면,

$$기전력\ e_2 = Em \sin(\omega t - \pi/6)$$

가 된다. 여기서 $\omega t = \pi/2$, 즉 기전력 e_1이 최대가 될 때의 출력 전압은

$$(1 + 0.866)Em = 1.866\ Em \quad \cdots\cdots\ 4\text{-}7$$

이다. 또 15° 늦은 $\omega t = \pi/2 + \pi/12$가 될 때

$$기전력\ e_1 = Em\ \sin(\pi/2 + \pi/12) = 0.966\ Em$$

이고,

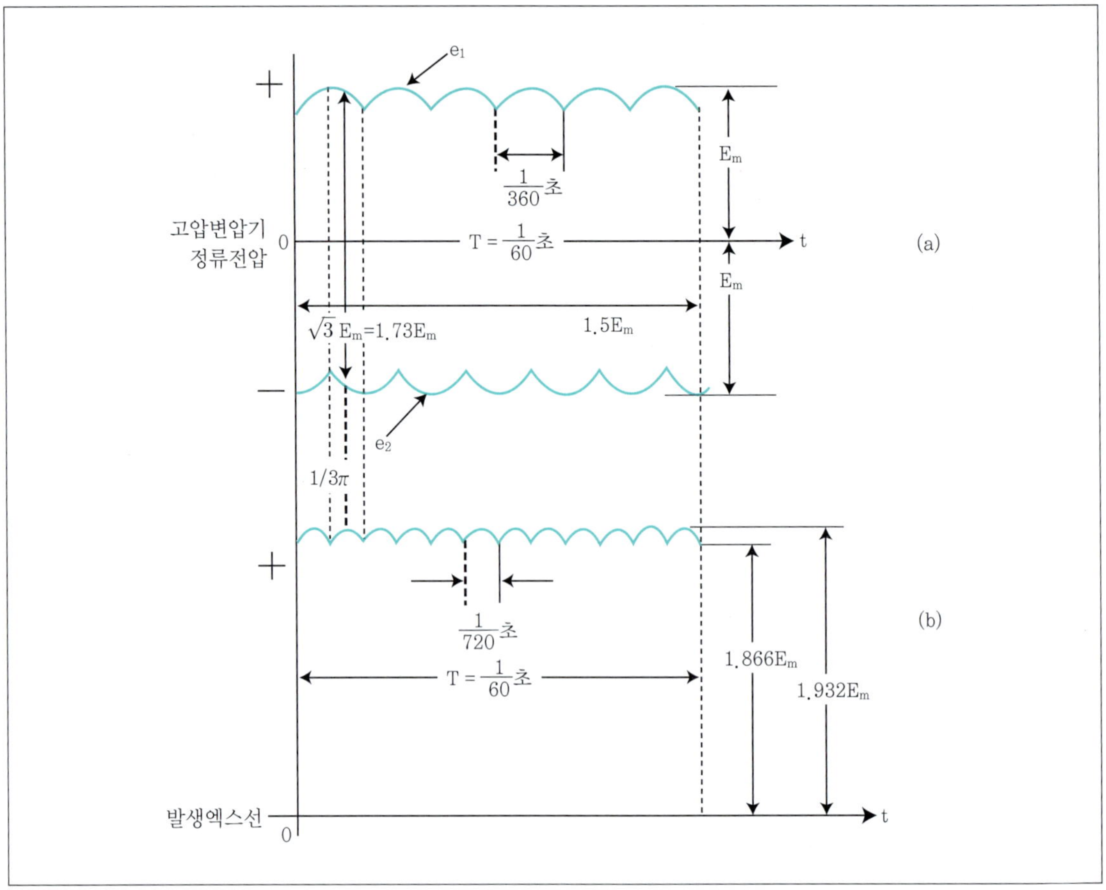

그림 4-26. 삼상 12피크 정류 관전압 파형

$$e_2 = Em\ \sin(\pi/2 + \pi/12 - \pi/6) = 0.966\ Em$$

이 되어 $\omega t = 7/12\pi$가 될 때는 기전력 e_1 = 기전력 e_2가 되고 그 출력전압은

$$2 \times 0.966\ Em = 1.932\ Em \quad \cdots\cdots \text{4-8}$$

이 된다. 따라서 출력전압의 최대치는 Y, △ 결선의 최대치의 합 96.6%가 된다. 또 관전압 리플 백분율 ε는,

$$\varepsilon = \frac{1.932 - 1.866}{1.932} \times 100\ \% = 3.4\ \% \quad \cdots\cdots \text{4-9}$$

가 되어 평활파형에 가깝다. 이 회로의 출력은, 근사적으로

$$P \fallingdotseq \text{관전압 최고치} \times \text{관전류 평균치} \quad \cdots\cdots \text{4-10}$$

가 된다.

삼상 12피크정류의 특징을 요약하면 다음과 같다.

(1) 고전압변압기의 기본결선은 △∥Y△이다.

(2) 고압정류기(관)의 개수는 12개가 필요하다.

(3) 엑스선관 역전압이 없으므로 고압케이블은 직류에 대한 절연내력이 필요하다.

(4) 최단 엑스선 발생시간은 60 Hz에서 1/720초가 된다.

(5) 관전류 측정위치는 고압정류회로중성점이며, 이곳에 직류전류가 흐르므로 관전류계를 직접 연결하여 측정해야 한다.

(6) 고전압변압기 출력전압(실효값)과 관전압(최대값)과의 관계는 다음 식과 같이 구할 수 있다.

$$\text{관전압} = 1.93 \cdot \sqrt{2} \cdot \sqrt{3} \cdot V_1 \cdot \frac{N_2}{N_1} \cdot 10^{-3}\,[\mathrm{kVp}]$$

단, 1.93 : 상전압의 최고값과 정류 출력선간전압의 비(식 4-8),

$\sqrt{2}$: 실효전압과 최대전압의 비,

V_1 : 입력전압[V],

N_1 : 입력측 권선수,

N_2 : 출력측 권선수

(7) 관전압파형 리플백분율(맥동율)은 3.4%이며, 엑스선관 입력전력 P ≒ 관전압(kVp) × 관전류(mA)로 나타낼 수 있다.

(8) 접지점에 대해서 출력 관전압의 음(−), 양(+) 파형이 비대칭이 되므로 엑스선관의 수명이 짧다.

5) 삼상 이중 12피크 전파정류(double 12 peak full wave rectification)

12피크 정류회로는 양(+), 음(−)의 파형이 비대칭이 되기 때문에 그림 4-27과 같이 회로를 2조 직렬로 하여 그 중 12피크 전파정류 회로가 이용된다. 이와 같은 회로의 2차 권선은 12개이고 정류기는 24개가 필요하다. 또 양(+), 음(−)의 전압파형은 대칭이 된다.

삼상 이중 12피크정류의 특징을 요약하면 다음과 같다.

(1) 고전압변압기의 기본결선은 △∥Y△Y△이다.

(2) 고압정류기(관)의 개수는 24개가 필요하다.

(3) 역전압이 없으므로 고압케이블은 직류에 대한 절연내력이 필요하다.

(4) 최단 엑스선 발생시간은 60 Hz에서 1/720초가 된다.

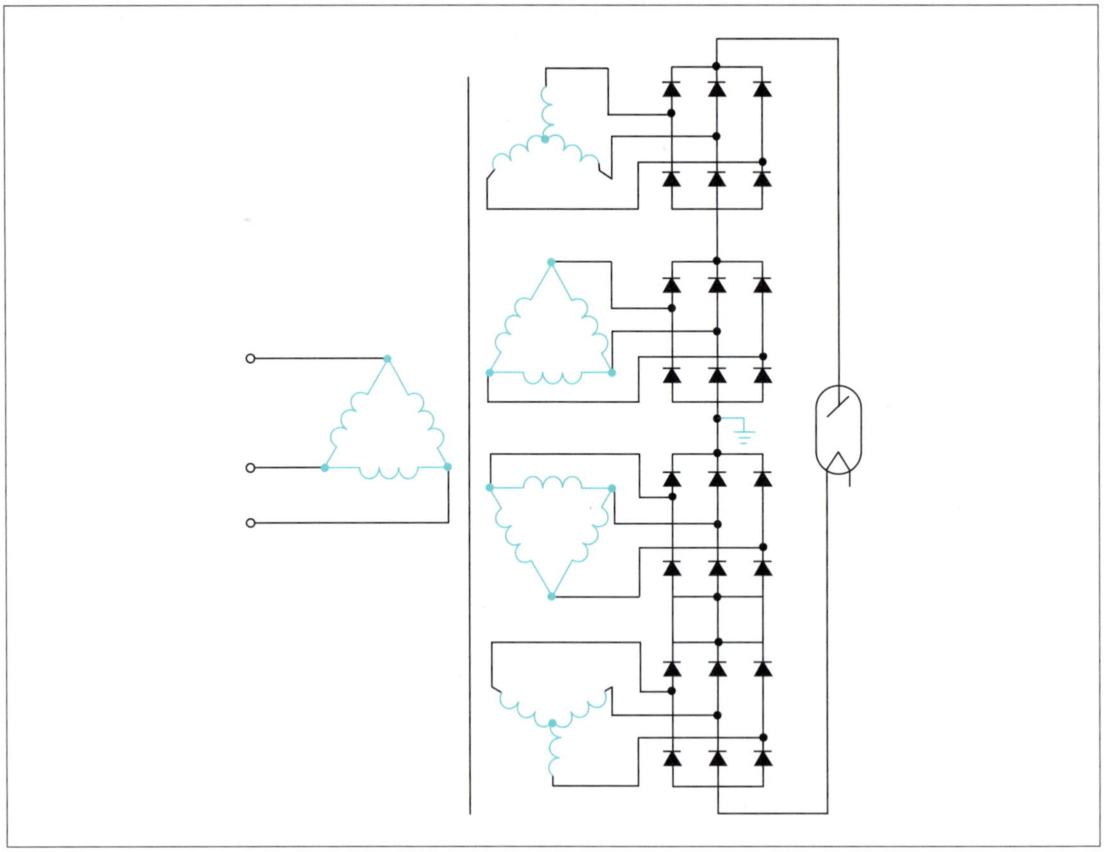

그림 4-27. 삼상 이중 12피크 전파 정류 회로

(5) 관전류 측정위치는 고압정류회로중성점이며, 이곳에 직류전류가 흐르므로 관전류계를 직접 연결하여 측정해야 한다.

(6) 고전압변압기 출력전압(실효값)과 엑스선 관전압(최대값)과의 관계는 다음의 식과 같이 구할 수 있다.

$$관전압 = 2 \cdot 1.93 \cdot \sqrt{2} \cdot \sqrt{3} \cdot V_1 \cdot \frac{N_2}{N_1} \cdot 10^{-3} [kVp]$$

단, 2 : 고전압변압기 출력측이 2개이므로

1.93 : 상전압의 최고값과 정류 출력선간전압의 비,

$\sqrt{3}$: 상전압의 최고값과 정류 출력선간전압의 비,

$\sqrt{2}$: 실효전압과 최대전압의 비,

V_1 : 입력전압[V],

N_1 : 입력측 권선수,

N_2 : 출력측 권선수

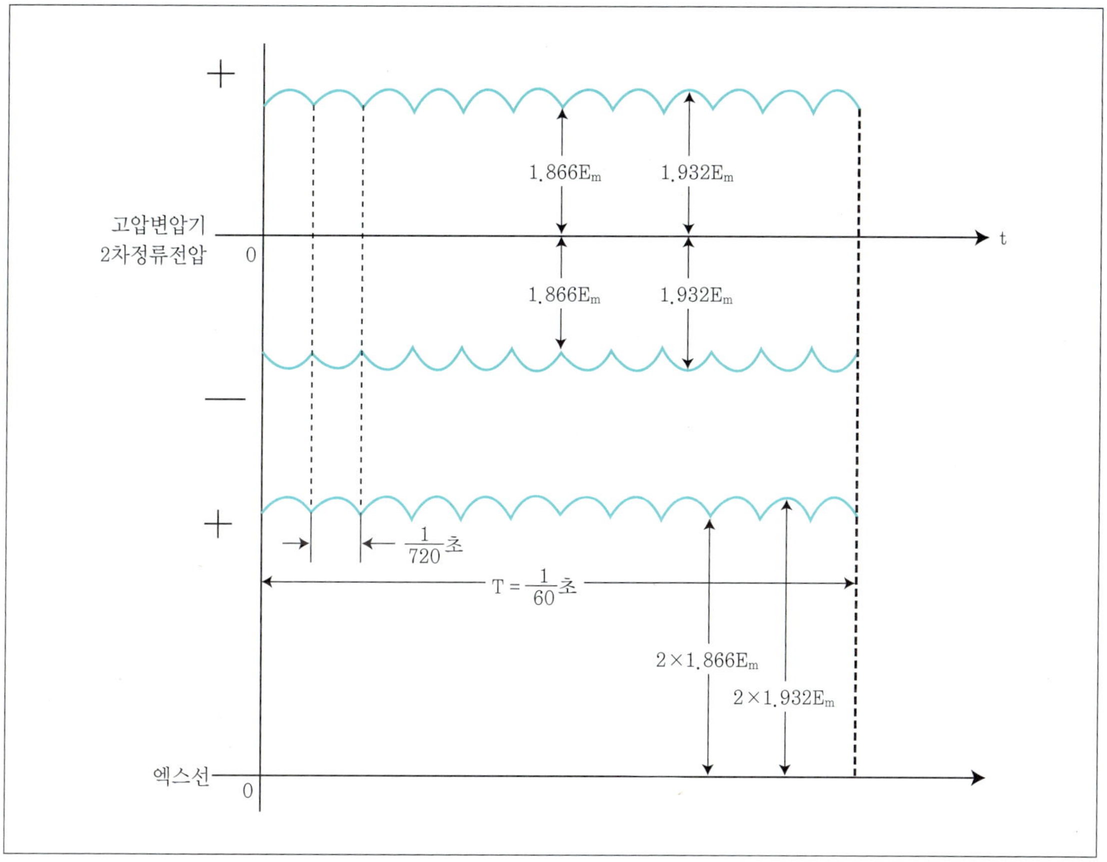

그림 4-28. 삼상 이중 12피크 파형

(7) 관전압파형 리플백분율(맥동율)은 3.4%이며, 엑스선관 입력전력 P ≒ 관전압(kVp) × 관전류(mA)로 나타낼 수 있다.

(8) 접지점에 대해서 출력 엑스선관전압의 음(−), 양(+) 파형이 대칭이 되므로 엑스선관의 수명이 길고, 엑스선 출력 관전압을 2배로 할 수 있다.

6) 삼상정류장치의 투입기구

단상장치에 있어서는 영(Zero)위상투입을 함으로써 화로를 닫았을 때 이상현상을 방지할 수 있다. 그러나 삼상정류장치는 각 상의 위상차가 120° 씩이기 때문에 **그림 4-29**에 표시한 바와 같이 1상을 영(Zero)위상으로 투입하여도 다른 상은 영(Zero)위상으로 투입되지 않기 때문에 이상 전압이 발생한다. 상이 다른 전압은 정상치의 1.5배까지 달한다. **그림 4-29**는 각 상을 영(Zero)위상으로 투입하였을 때의 파형으로 각 상 사이의 전압을 60° 씩 늦춰 각각

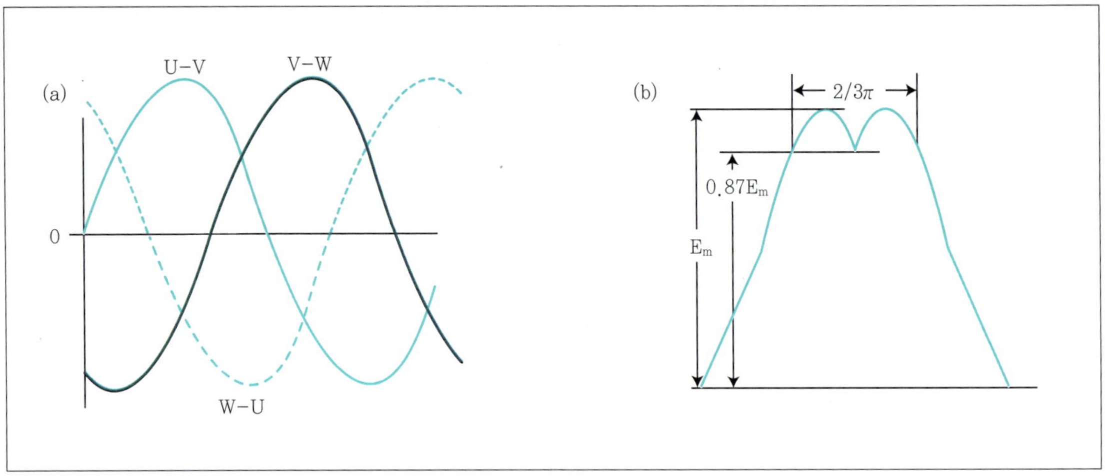

그림 4-29. 각 상의 반주기 동안 정류출력파형

반주기만을 통전한 것이다. 그림 (b)는 그 때의 출력파형으로 5.5 ms(60 Hz)에 해당된다.

이 방식은 종래의 기계적 삼상동기식타이머, 즉 삼상임펄스타이머의 제어법이다. 현재는 2단계로 투입하여 이상 전압을 방지하고 있다.

(1) 직렬저항을 사용한 2단계 투입방법

그림 4-30에 있어서 S_1이 닫히면 2차측에는 고압이 발생하여 관전류가 흐르나 직렬저항 R이 있으므로 전압 강하가 크다. 따라서 2차측 전압은 정상치의 1/2 정도 발생할 뿐이다. 또 이상전압도 저항 R이 크기 때문에 발생하지 않는다. S_1이 폐로 후 약 20 ms에서 S_2가 닫히며 저항 R이 단락되기 때문에 전압이 상승하여 고압이 발생한다. 그림 4-31은 그때 파형이다.

폐로는 S_1을 열어 줌으로써 행하여진다. 투입은 임의의 1상에 대하여 영(Zero)위상 투입을 하고 있으므로 투입 위상은 항상 일정한 위상으로 투입된다. 폐로는 삼상이 동시에 행하여지므로 어느 위상인가는 아크가 생기게 된다. 또 비교적 적은 전류에서 관전압이 높아지면 예비투입전류도 높아지므로 이 기간에 발생하는 엑스선은 매우 큰 사진효과를 갖게 된다. 그 때문에 직렬저항 R은 관전류 선정기와 연결하여 동작하게 되어 적은 전류로 될수록 저항이 증가하게끔 3단계로 전환할 수 있다. 이 방법은 6피크, 12피크 장치에서 모두 사용되고 있다.

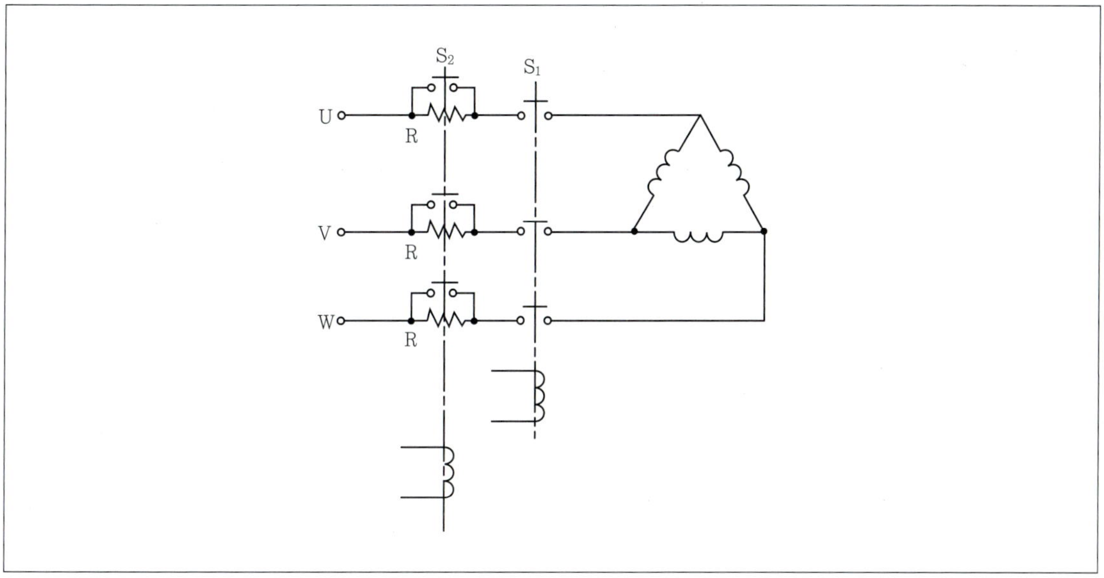

그림 4-30. 직렬저항을 사용한 2단 투입방식

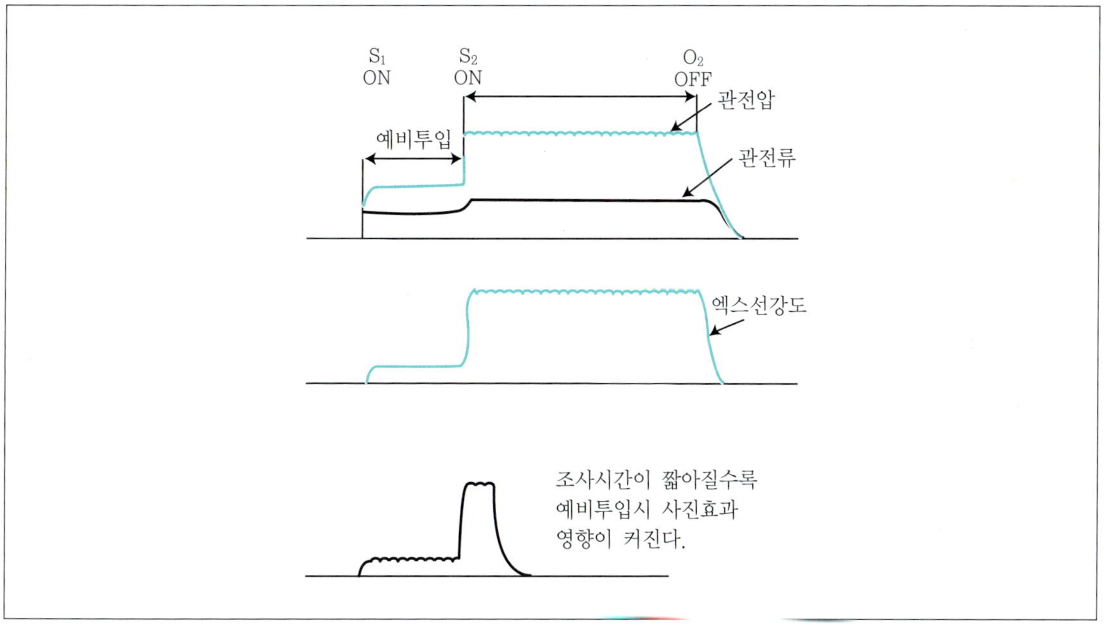

그림 4-31. 직렬저항을 사용하여 2단투입을 한 경우의 관전압파형과 사진효과와의 관계

(2) 단상으로 초기투입 하는 2단 투입방법

그림 4-32에 있어서 S_1을 U-V간 전압이 영(Zero)위상일 때 닫는다. 이때 S_2는 닫혀 있지 않으므로 V-W간, W-U간 전압도 0이 된다. 즉, 단상에서 영(Zero)위상으로 투입된 것이 되며 이상전압은 전혀 생기지 않는다. 다음으로 U-V간 전압이 상승되면 W′ 전위로 U-V

간 전압의 약 1/2로 상승된다. U-V간 전압이 최대치에 달하면 W′ 는 그 1/2 전압이 되어 W 전압과 같게 된다. 이때 S_2를 닫으면 W′ 는 0전위로 투입된 것이 되며 아무런 이상현상이 생기지 않고 삼상회로가 작동하게 된다. **그림 4-33**은 이 관계를 나타낸 것으로 U-V간 전압이 0전위일 때 S_1을 닫고 다시 90° 늦게 S_2를 닫아 삼상작동을 하는 것으로 투입 후 105~120° 늦게 최대치에 도달한다. 이 방식은 a)의 방식보다 예비투입시간이 짧기 때문에 엑스선 스위치를 닫고부터 엑스선이 조사될 때까지의 지연시간이 짧고 또한 고속으로 반복 조사하는 연속촬영의 경우에도 좋다.

종래 주회로의 개폐는 주로 전자개폐기를 사용하여 왔으나 최근에는 삼상정류장치에 있어서도 싸이리스터 제어로 바뀌어가고 있다. 또 테트로드관을 사용하여 고압측에서 제어하는 방식도 있으나 이에 대하여는 뒤로 미룬다, 마찬가지로 고압측 제어방식으로서 3극 엑스선관을 사용한 것도 있으나 이미 설명한 바와 같이 큰 부하의 제어는 어려워서 주로 엑스선 영화촬영용으로 사용되고 있다.

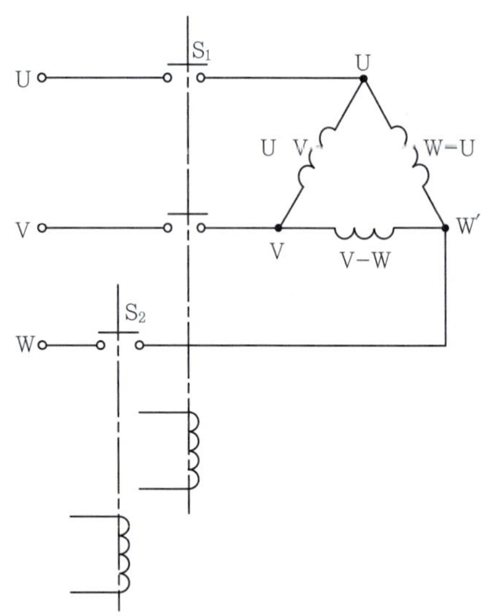

그림 4-32. 단상으로 초기투입을 한 2단투입방식

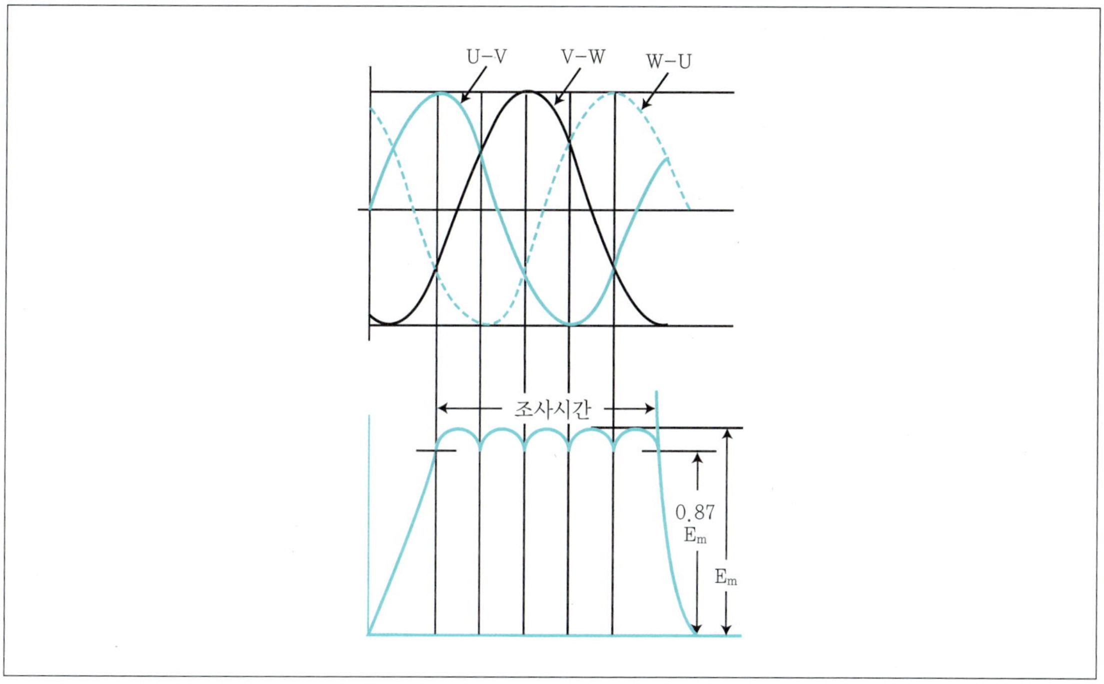

그림 4-33. 단상으로 초기투입을 했을 때의 1차전압과 관전압파형

7) 특성(feature)

(1) 단상 장치와의 출력비교

삼상장치는 거의 연속적으로 엑스선을 발생시킬 수 있기 때문에 동일한 관전압, 관전류, 부하시간의 단상장치와 비교하면 그 출력은 크다.

피사체를 투과한 엑스선량이 대략 관전압의 4승에 비례한다고 가정하여 각 장치의 선량들을 비교하면, 다음과 같다.

관전압 파고치를 Um, 관전류 평균치를 I_0, 부하시간을 T라 하면 정전압인 경우의 선량 D_1은,

$$D_1 = K_1 \cdot Um \cdot I_0 \cdot T$$

가 된다.

단상전파정류의 선량을 D_2, 관전압, 관전류 모두 정현파로 하여 부하시간 $T = \pi/\omega$가 되는 반주기동안 관전류 특성을 고려하여 구하면,

$$D_2 = 0.375 \cdot K_2 \cdot Um \cdot I_0 \cdot T$$

이다.

현재 관전류 평균치에 대한 파고치의 비는 1.3~1.5 정도(80 kV, 100~500 mA)이기 때문에 엑스선장치에서는 0.45~0.5 정도가 된다.

삼상 6피크 전파정류장치의 선량 D_3에 대해서는 $T = \pi/3\omega$에 대하여 구하면 된다. 관전압, 관전류 모두 정현파이지만 비교적 소전류인 경우에는 거의 정전류로 되기 때문에 이것을 평활파형으로 하고, 이 때의 선량을 구하면,

$$D_3 = 0.843 \cdot K_3 \cdot Um \cdot I_0 \cdot T$$

가 되어 삼상 6피크에서 관전류 특성은 출력에 거의 영향을 주지 않는다. 이 값은 리플백분율이 13.4%라는 이상적(ideal)파형인 경우이며, 실제 장치에서는 리플백분율이 15~25%이기 때문에 0.7~0.75가 된다.

삼상 12피크의 이상적(ideal)파형에 있어서 리플백분율은 3.4%이지만 장치에서는 5~10%이기 때문에 0.9 정도의 값이 된다. 이상과 같은 관계가 있기 때문에 단상전파 정류장치를 기준으로 하면 삼상 6피크 전파정류장치에서는 약 1.5배이고 12피크에서는 약 2배가 된다.

선질은 삼상 장치가 당연히 경질이 된다. 보통 단상전파정류장치의 관전압 100 kV의 엑스선은 삼상 12피크의 전파정류장치 87 kV의 엑스선과 거의 같은 선질이 된다.

(2) 단시간 특성

삼상 장치는 단상장치보다 더욱 단시간 조사가 가능하다. 또한 조사시간 간격도 짧게 할 수 있으나 일반적으로 1차측 제어장치에서는 관전압 상승과 하강에 3~5 ms가 필요하므로 조사 시간이 짧을수록 상승과 하강부분에서 사진에 미치는 영향이 크다. 또 단시간 조사 시간일수록 mAs당 사진효과는 커진다. 이것은 선질에도 영향은 있지만 단시간 조사일수록 실효전압이 저하하고 3 ms 부근에는 단상과 같다. 이들의 영향을 보완하기 위하여 4극 진공관식 제어와 같은 비교적 상승이 빠른 회로를 설치한다.

5. 콘덴서 방전식 회로(condenser discharge circuit)

1) 구성(composition)

이 방식은 미리 콘덴서를 충전시켜 놓고 엑스선관을 통해 방전시킴으로써 엑스선을 발생시키는 방법이다. 여기에는 고압인가식과 필라멘트 점화식이 있으나 오늘날에는 거의 고압인가식이다. 또한 엑스선을 제어하기 위하여 3극 엑스선관을 사용한다.

충전전원 회로는 배전압정류 혹은 콕크로프트(Cockroft) 회로가 사용된다. **그림 4-34**는 배전압 정류를 한 고압인가식 충전회로이다.

충전원리는 S_1을 닫으면 C_1, C_2가 충전을 시작하여 일정한 시간이 경과하면 충전이 완료되고 자연적으로 S_1이 열린다. 이로써 방전의 준비가 완료된 셈이다.

다음에 엑스선 스위치 S_2를 닫음으로써 C_1, C_2의 전하는 엑스선관을 통해 방전되어 엑스선이 발생된다.

그림 4-35는 그 방전시 관전압, 관전류, 형광강도의 파형을 나타낸 것이다.

그림 4-36은 콕크로프트 충전회로를 사용하여 3극 엑스선관에 의한 엑스선 방출 및 정지하는 회로로서 임의의 방전전압에서 엑스선을 차단할 수 있다.

이 회로는 현재 일반적으로 사용하는 방식이다. 또 **그림 4-37**은 3극 엑스선관을 사용하여 파미절단을 한 경우 방전파형의 예이다.

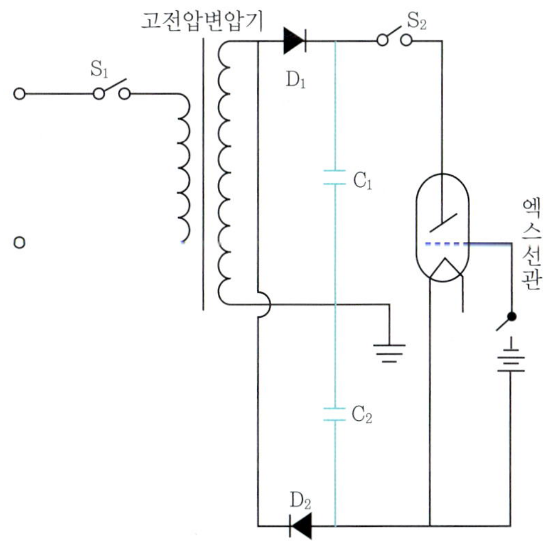

그림 4-34. 배전압정류(고압인가방식) 회로

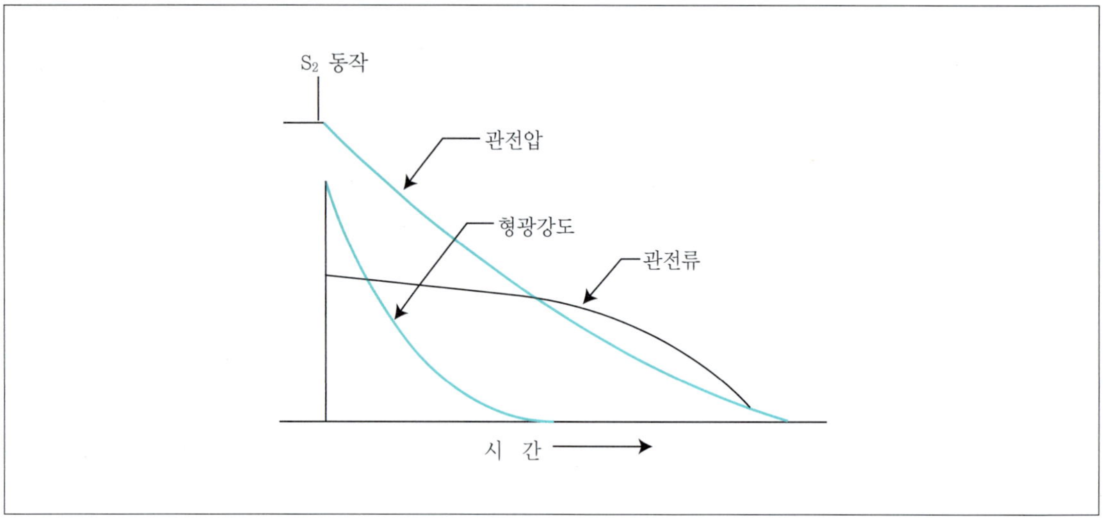

그림 4-35. 고압인가 방전파형

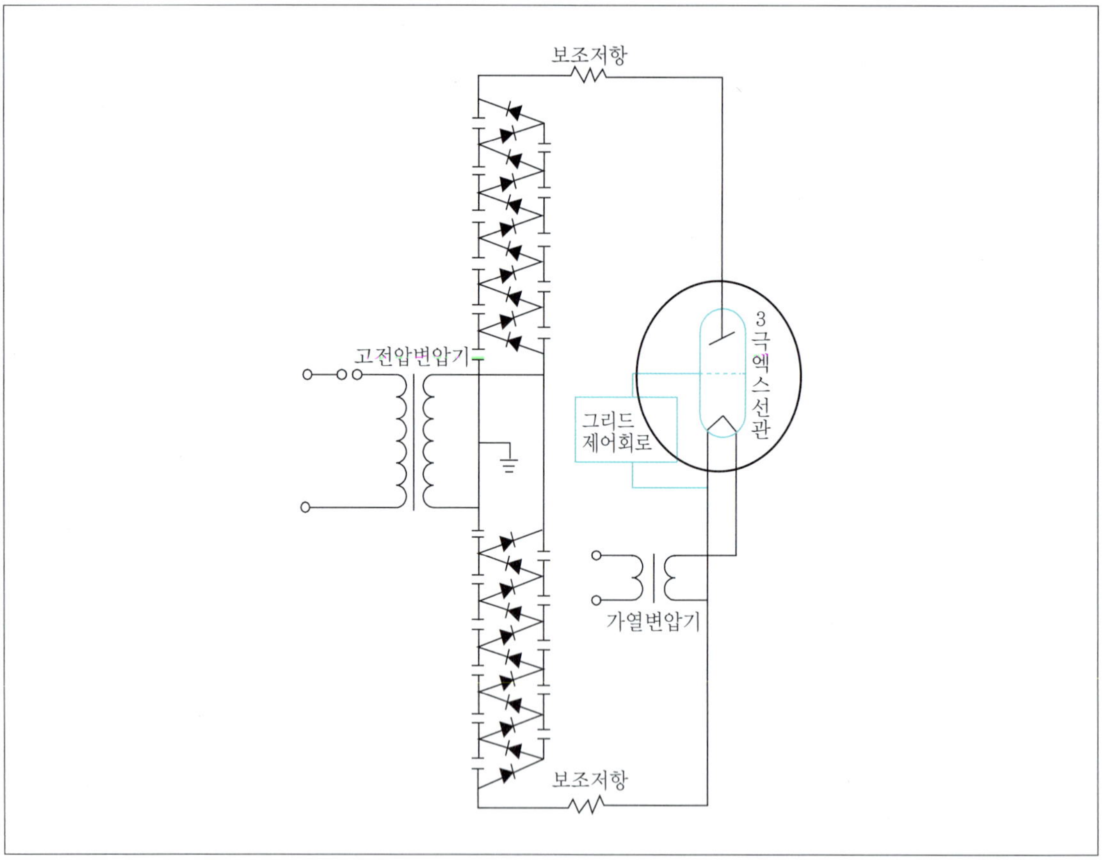

그림 4-36. Cockcroft 충전회로

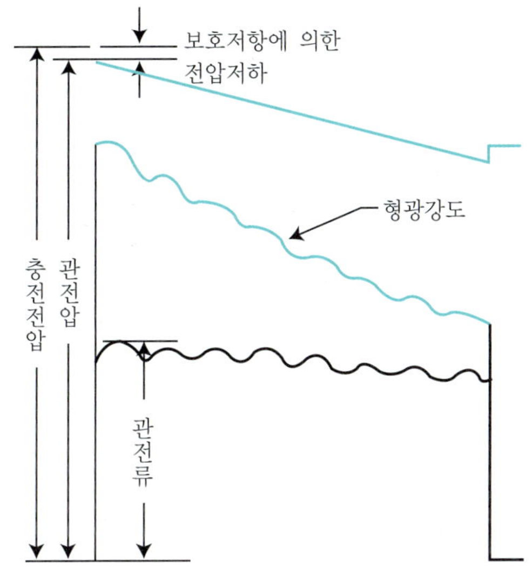

그림 4-37. 파미절단한 방전파형(3극 엑스선관 사용)

2) 특성(character)

(1) 조사시간

방전개시의 관전압을 U_0, 관전류를 I_0, t초 후의 관전압을 U, 그리고 엑스선관을 단순한 저항으로 생각하면,

$$U = U_0 e^{-\frac{t}{RC}}$$

$$\therefore \ t = RC \ \log\frac{U_0}{U} = \frac{U_0}{I_0}C \ \log\frac{U_0}{U} \quad \cdots\cdots \ 4\text{-}11$$

가 된다. 콘덴서식 엑스선 장치에서 관전류와 엑스선 출력과는 직접적으로 관계를 맺고 있지 않으나 조사 시간에 반비례하기 때문에 엑스선관 부하가 허용하는 한 관전류가 클수록 조사 시간은 짧아진다.

또한 콘덴서에 축적되는 전기량 Q는,

$$Q = CV \quad \cdots\cdots \ 4\text{-}12$$

이다. 여기서 C는 콘덴서의 용량이고, V는 충전전압이다. C를 [μF], V를 [kV] 단위로 하면 Q는 [mAs] 단위가 된다. 여기서 콘덴서의 용량을 1[μF]로 하면 1[kV]당 전기량은 1[mAs]가 된다. 따라서 100[kV]으로 충전하면 100[mAs]가 축적된다. 이것을 20[mAs] 방전하면 80

[kV]이 되고, 이 때의 관전류를 200 mAp로 하면 방전 시간은,

$$t = \frac{100\times10^3}{0.2}\times10^{-6}\log\frac{10\times10^3}{80\times10^3} = 0.5\times0.223 = 0.11\ \mathrm{s}$$

이다. 이 값은 엑스선관을 단순한 저항으로 본 경우 계산이고 실제는 엑스선관의 포화전류 특성에 의해 이 값은 약간 짧아지며, 고전압이 될수록 관전압이 제한되기 때문에 정전류 특성이 된다.

(2) mAs와 영상효과

콘덴서식 엑스선 장치는 변압기식 장치와 달리 mAs가 증가할수록 관전압은 저하되기 때문에 mAs와 엑스선출력은 직선적으로 비례하지 않는다. 즉, mAs 증가에 따라 점차적으로 변화는 적게 되고 콘덴서 용량이 적을수록, 또 충전전압이 낮을수록 mAs가 사진에 미치는 영향은 커진다. 이 때문에 충전전압을 방전시의 전압으로 보정하고 있는 장치도 있다.

콘덴서식 장치의 선량, 선질에 대해 변압기식 장치와 비교하면 콘덴서용량 1 μF의 경우는 다음과 같다.

삼상 12피크 전파정류장치의 리플 백분율이 3~5%로 보면 충전전압 100 kV에서 3~5 mAs, 60 kV에서 2~3 mAs가 삼상 12피크 전파정류장치의 선량, 선질에 해당한다.

삼상 6피크 장치의 관전압 리플 백분율을 15~20%라 하면 100 kV 충전전압에서 10~15 mAs, 60 kV에서는 7~10 mAs가 이에 해당한다.

단상 전파정류장치에서는 100 kV 충전전압에서 약 30 mAs, 60 kV에서는 약 20 mAs가 이에 해당된다.

6. 인버터식 엑스선 고전압 장치

요즈음 인버터식 엑스선 장치가 급속하게 보급되고 있다. 이 장치는 수백 Hz에서부터 수십 kHz의 주파수로 고전압을 발생시키므로, 이것으로 인해 고전압발생장치를 대폭 소형화시킬 수 있게 되었고, 또 정밀도가 높은 제어를 행할 수 있게 되었다. 이것은 대 전력용 반도체소자의 개발과 고속스위치 기술의 진보에 의해 가능해진 것으로 종래 2피크, 12피크 장치와 비교해 보면 그 특성에는 커다란 차이가 있다. 이 장치의 실용화에 의해 1차측 제어용 엑스선 장치로써는 처음 전원에서부터 엑스선관에 이르기까지 완전하게 전자제어가 행해질 수 있게 되었다.

1) 변천(history)

1969년 G.E. 사에서 개발한 군용의 이동형 엑스선 장치로써 배터리를 전원으로 한 주파수 500 Hz인 인버터식 엑스선 장치가 실용화되었다. 그 후 이 모양의 장치는 회진용 코드가 없는 엑스선 장치로 발전해 갔다(그림 4-38).

거치형으로는 1980년 무렵, Siemens사의 출력 30 kW, 모노탱크형 인버터식 장치가 개발되어 화제가 되었다. 그 후 구미에서는 순차적으로 대형장치도 인버터방식으로 바뀌어 현재에는 엑스선 CT의 고전압 발생장치를 필두로 대부분의 장치가 이 방식으로 바뀌고 있다.

일본의 인버터식 장치의 개발은 구미에 비해 몇 년 뒤쳐졌지만 1983년 Toshiba에서 제품화되었고 이어서 각 회사에서 만들어지게 되었으며 국내에서도 80 kW급의 인버터 장치를 상용화하고 있다.

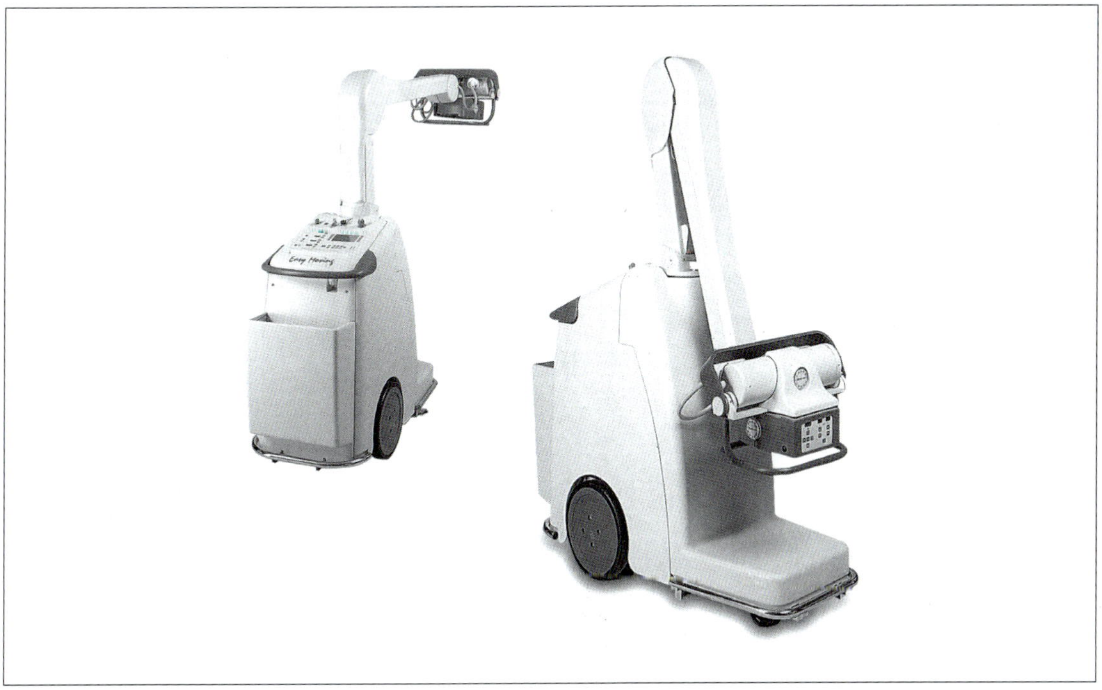

그림 4-38. 이동형 인버터식 엑스선 장치

2) 인버터식 장치의 종류(type)

인버터식 엑스선 고전압 장치는 엑스선 방사 중에 직류전력을 교류전력으로 변환시켜 필요한 고전압을 얻도록 한 것이다.

그 종류로는 촬영시 엑스선 에너지를 전원설비로부터 공급하도록 한 변압기형과 축전지 또는 콘덴서로부터 공급되는 에너지 축적형으로 나누어질 수 있다.

- 인버터식 엑스선 고전압 장치
  - 변압기형 인버터식 엑스선 장치
  - 에너지 축적형 인버터식 엑스선 장치
    - 축전지 에너지 축적형 인버터식 엑스선 장치
    - 콘덴서 에너지 축적형 인버터식 엑스선 장치

변압기형 엑스선 고전압 발생장치는 종래의 변압기식 장치와 비슷하다. 여기에는 거치형 30~100 kW인 것이 있다. 에너지 축적형에는 축전지 에너지 축적형과 콘덴서 에너지축적형이 있고, 전자는 축전지를 전원으로 하여 고전압을 발생시키는 것으로 출력 15 kW 정도의 회진용이 주된 것이지만, 30, 50, 100 kW인 거치형도 제품화되어 있다. 후자는 1차측에 대용량 콘덴서를 설치하여 고전압을 발생시키는 것으로 주로 간접촬영용 장치에 설치되어 있다.

3) 기본원리(principle)

변압기의 유도기전력 e는 다음 식으로 나타낼 수 있다.

$$e = k \cdot f \cdot B \cdot A \cdot n\,[\mathrm{V}] \quad \cdots\cdots \quad 4\text{-}13$$

k : 정수, f : 주파수, B : 자속밀도, A : 철심단면적, n : 권선의 권수

위 식으로부터 주파수를 높임으로써 철심단면적과 권선의 감은 수를 줄일 수 있고, 또 고전압변압기는 대폭 소형화할 수 있게 되었다. 현재 인버터의 주파수는 20~30 kHz인 것이 보통이다. 이와 같이 주파수를 높게 할수록 철심은 소형화시킬 수 있고 코일이 감은 수도 줄일 수 있지만, 한편 고전압에 대한 절연, 철손의 증대 등, 문제가 있으므로 주파수에는 한계가 있다.

그림 4-39는 인버터식 장치(Siemens사)를 나타낸 것이다. 인버터에는 방형파 인버터와 공진형 인버터가 있다. 초기에는 방형파 인버터가 널리 사용되었지만, 최근에는 공진형인 것도 만들어지고 있다.

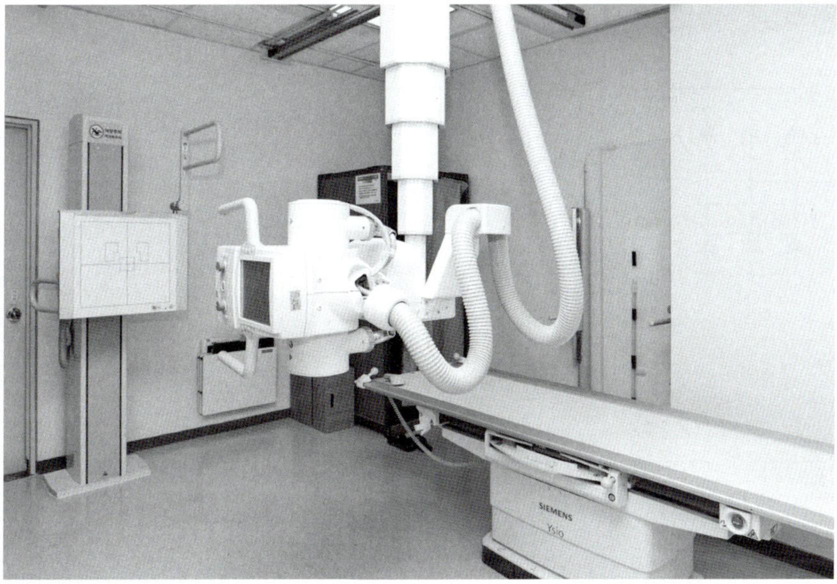

그림 4-39. 고주파 고전압 발생 엑스선촬영 장치(Polypos 300, Siemens)

(1) 방형파(사각형파) 인버터방식

그림 4-40은 사각형파 인버터를 사용한 장치의 기본원리도를 나타낸 것이다.

① AC/DC 컨버터 : 교류입력을 정류하는 회로이며 입력은 삼상, 단상 모두 사용할 수 있지만, 단상입력에는 최대입력이 제한된다.

② DC/DC 컨버터 : 1차전압 조정(관전압의 조정) 회로에서 쵸퍼의 주파수는 인버터 주파수의 2배 이상을 필요로 하지만, 일반적으로는 필터출력전압 리플의 관계상, 수 kHz 이상이 사용된다. 이 사각형과 펄스는 필터에 가해진다. 여기서, 직류출력전압 V_1은

$$V1 \fallingdotseq (1\ \text{펄스시간}/1\ \text{주기의 시간}) \times \text{정류출력전압} \quad \cdots\cdots\cdots\cdots\ 4\text{-}14$$

가 되어, 펄스폭을 바꾸어 줌으로써 관전압을 조정할 수 있다.

③ 인버터 : 필터에서 평탄화된 직류전압은 인버터에 가해진다. 초기 인버터 주파수는 200 Hz 정도였는데, 중간에는 2~3 kHz 정도가 되었고, 현재는 100 kHz인 것도 만들어지고 있다. 이 출력전압이 고전압 변압기에 가해져, 2차측에 고전압을 발생시킨다.

인버터 전압은 전파정류되어 엑스선관에 가해지지만, 주파수가 높기 때문에 그 고전압파형은 케이블 용량에 의해 평탄화되어 관전압 리플 백분율이 3% 정도인 삼상 12피크 장치에 가까운 파형이 된다.

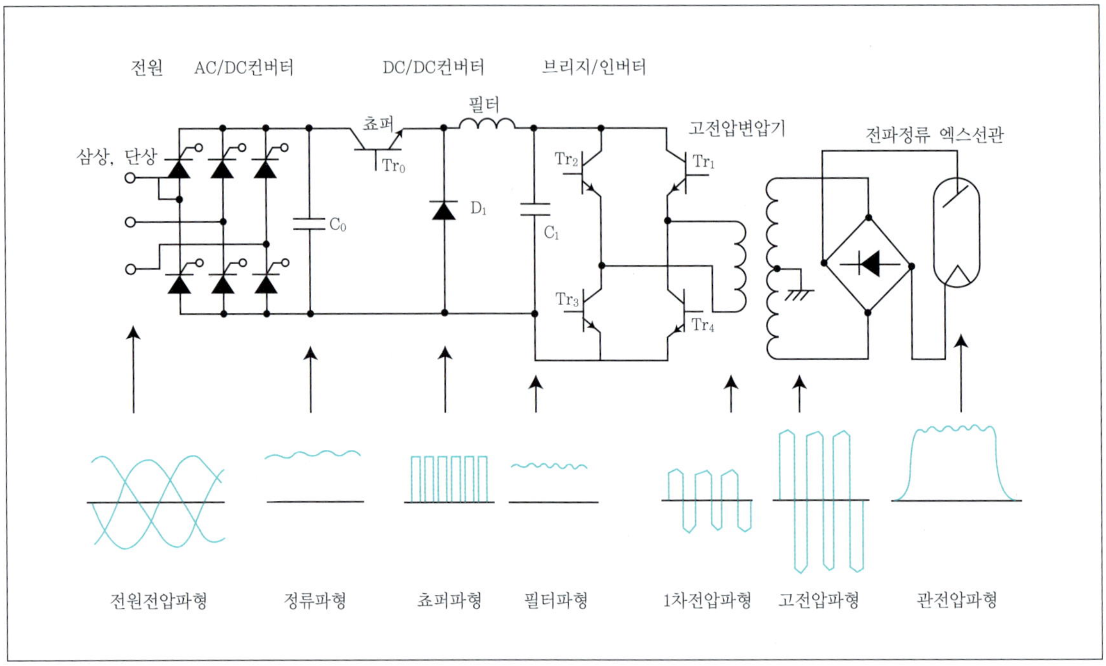

그림 4-40. 사각형파 인버터 장치의 기본원리

(2) 공진형 인버터방식

그림 4-41은 공진형 인버터를 사용한 장치의 원리도를 나타낸 것이다.

① AC/DC 컨버터 : 삼상 또는 단상교류 입력을 정류하고, 평탄화시킨다. 또 이 회로에서 부하의 크기에 따라 직류출력전압을 조정한다.

② 인버터 : 컨버터 출력전압은 인버터에 가해진다. 이 인버터는 공진형이므로 주파수를 변화시킴으로써 출력전압을 조정할 수 있다. 고전압변압기 1차에 감은 도선은 콘덴서와 리액터가 직렬로 접속되어 있어 공진회로를 형성한다. 전원에서 본 임피던스 Z는 근사적으로

$$Z = R + j\left(\omega L - \frac{1}{\omega C}\right) \quad \cdots\cdots \quad 4\text{-}15$$

으로 나타낼 수 있다. 이것은

$$\omega L - \frac{1}{\omega C} = 0 \quad \cdots\cdots \quad 4\text{-}16$$

가 되는데, Z=R이 되어 최대전류가 흐른다. 그 공진주파수 f_0는

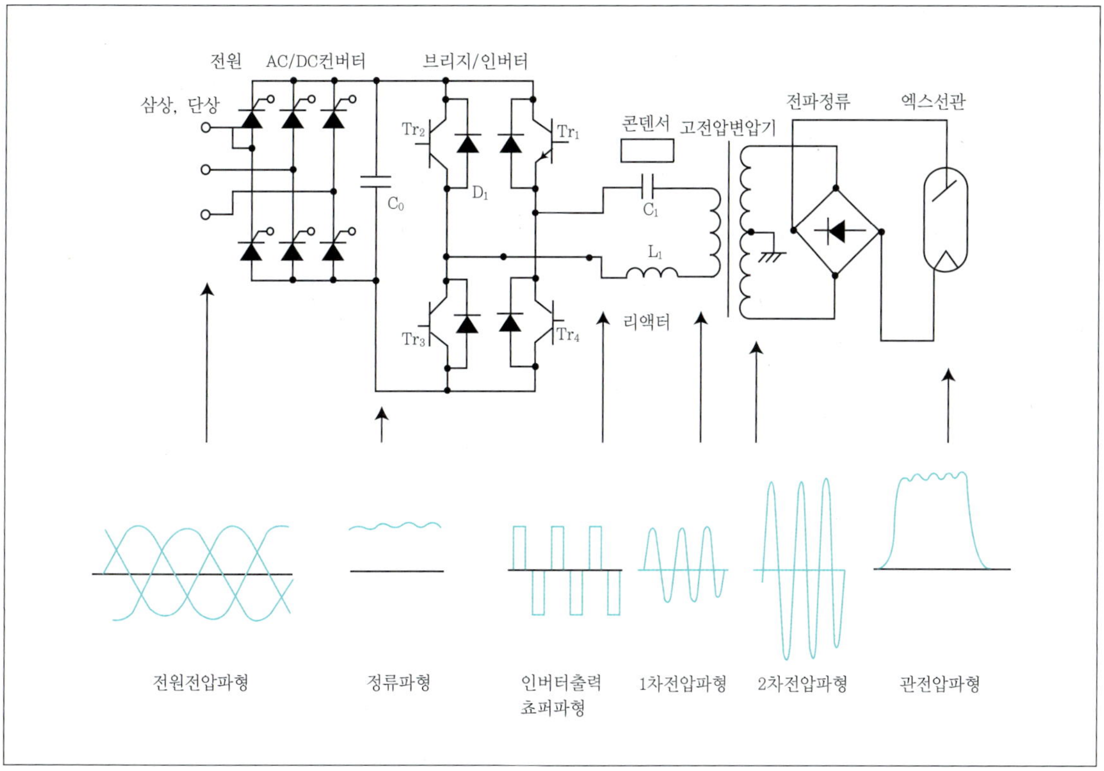

그림 4-41. 공진형 인버터장치의 기본원리

$$f_0 = 1/(2\pi\sqrt{LC}) \quad \cdots\cdots \quad 4\text{-}17$$

로 주어지고, 이때 출력전압은 최대가 된다. 흐르는 전류는 정현파로써, 여기에 1차전류가 흐르면 2차측에 고전압이 발생하고, 이것을 전파정류하여 엑스선관에 가해진다.

관전압 리플백분율은 주파수에 의해 대폭 변화된다. 케이블 용량은 약 250 pF/m이다. 여기서 1극의 케이블 길이를 16 m라 하면 그 합성용량은 약 2,000 pF가 된다. 그림 4-42는 정현파 정류파형에 대해서 주파수와 출력파형의 관계를 나타낸 것이다.

(a)는 케이블용량 2,000 pF, 주파수 60 Hz, 관전압 100 kV, 관전류 2 mA인 경우 관전압 파형이다. 널리 알려져 있듯이 단상전파정류에서도 투시 때와 같은 몇 mA 부하인 경우는 케이블 용량으로 평탄화되어, 리플백분율 11%인 맥동파형이 된다.

(b)는 동일조건에서 관전류만 50 mA로 한 경우 파형으로 주파수가 60 Hz로는 촬영 때와 같은 수십 mA 이상 관전류에서는 거의 평탄직류라고는 볼 수 없다는 것을 알 수 있다.

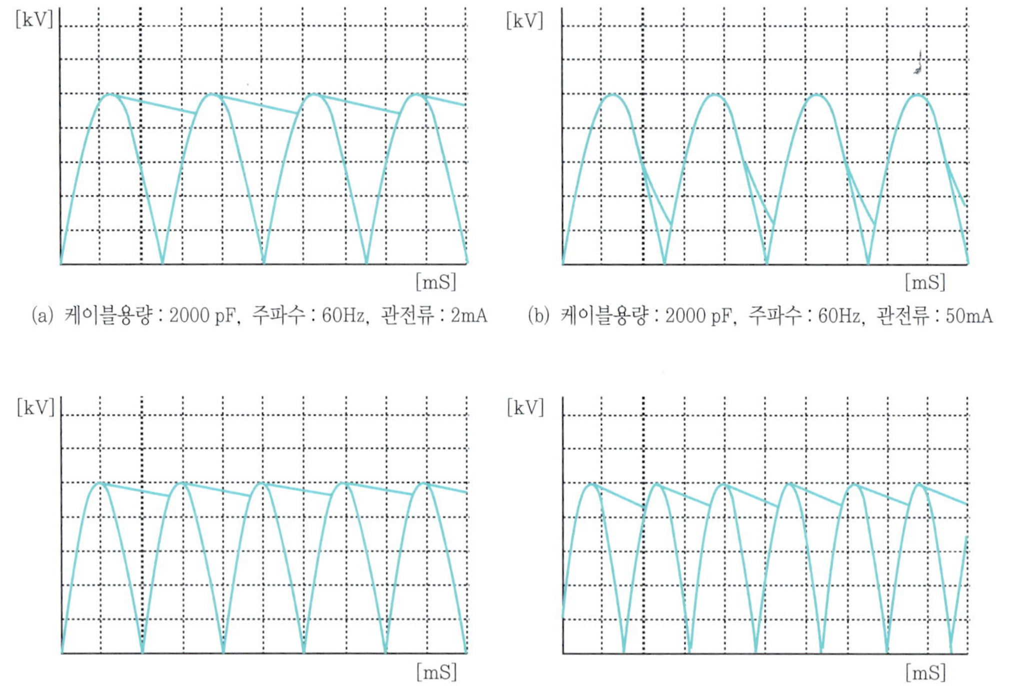

(a) 케이블용량 : 2000 pF, 주파수 : 60Hz, 관전류 : 2mA
(b) 케이블용량 : 2000 pF, 주파수 : 60Hz, 관전류 : 50mA
(c) 케이블용량 : 2000 pF, 주파수 : 2kHz, 관전류 : 50mA
(d) 케이블용량 : 2000 pF, 주파수 : 20kHz, 관전류 : 1000mA

그림 4-42. 주파수와 관전압파형(100kV)

(c)는 주파수를 2 kHz로 한 경우 파형으로 주파수를 40배로 하면 리플백분율 7.5%인 파형이 된다.

(d)는 주파수 20 kHz, 관전류 1,000 mA인 파형에서 리플백분율 13.7%인 파형이 얻어진다. 입력이 사각형파인 경우는 이것 보다 꽤 낮은 주파수에서 동일효과를 얻을 수 있게 된다.

4) 측정예

(1) 사각형파 인버터 방식

장치의 종류 : 변압기형

최대출력 : 80 kW

인버터의 종류 : 방형파

인버터의 주파수 : 2 kHz

① 동작원리

그림 4-43은 이 장치의 기본회로도이다. 쵸퍼 주파수가 4 kHz 인버터 주파수가 2 kHz로, 인버터는 풀브릿지회로를 사용하고 있다. 필라멘트 가열은 주파수 1 kHz의 방형파로 하고 있다.

② 동작특성

그림 4-44는 A장치의 관전압, 관전류, 형광파형(아크릴 10 cm 투과 후)이다. 주파수가 높아지므로, 특성은 크게 향상되었다.

(a)는 80 kV, 100 mA, 10 ms인 경우의 각 파형이다. 가벼운 부하라도 A-1장치와 같은 오버슈트는 전혀 인정될 수 없고, 관전압 리플백분율도 약 4%가 되어, 정전압파형과 형광량비는 90~95 %가 된다. 또 오름시간은 약 1 ms이다.

(b)는 80 kV, 200 mA, 10 ms의 각 파형에서 관전압 리플백분율은 5.6%로 조금 늘었지만, mA당 형광강도는 거의 변하지 않는다.

(c)는 80 kV, 500 mA, 10 ms의 각 파형에서 인버터 주파수가 일정하기 때문에 관전류 증대에 따라 점차적으로 관전압 리플백분율이 커진다. 관전류 500 mA에서는 8.2%가 되므로 정전압파형과의 형광량비도 아주 조금이지만 저하하고 있다.

(d)는 80 kV, 800 mA, 10 ms의 각 파형에서 이상파형은 거의 볼 수 없으나, 관전압 리플백분율이 11% 정도가 되기 때문에 mA당 형광강도는 점차 서하되고, 85~90%가 된다.

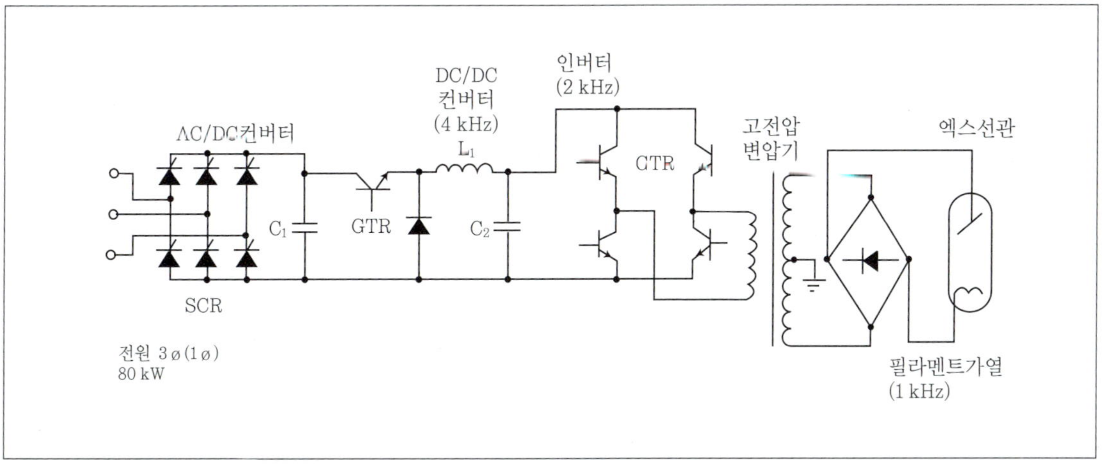

그림 4-43. A장치의 기본회로

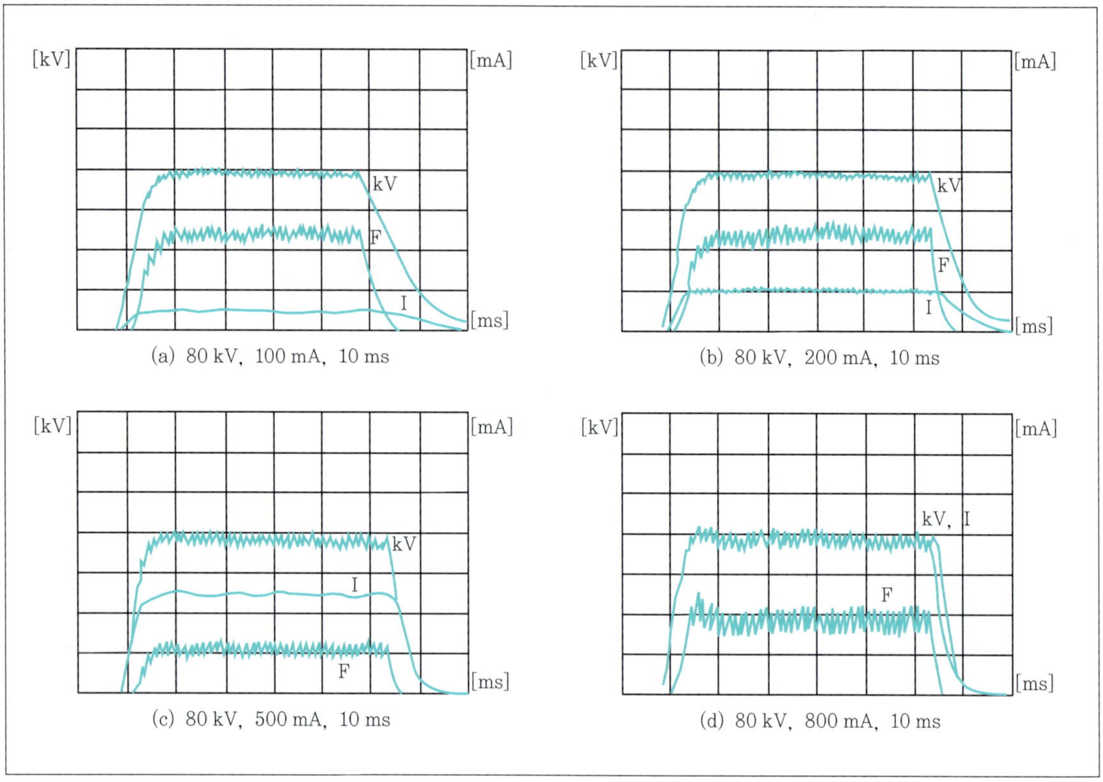

그림 4-44. 관전압, 관전류, 형광강도 파형(A장치)

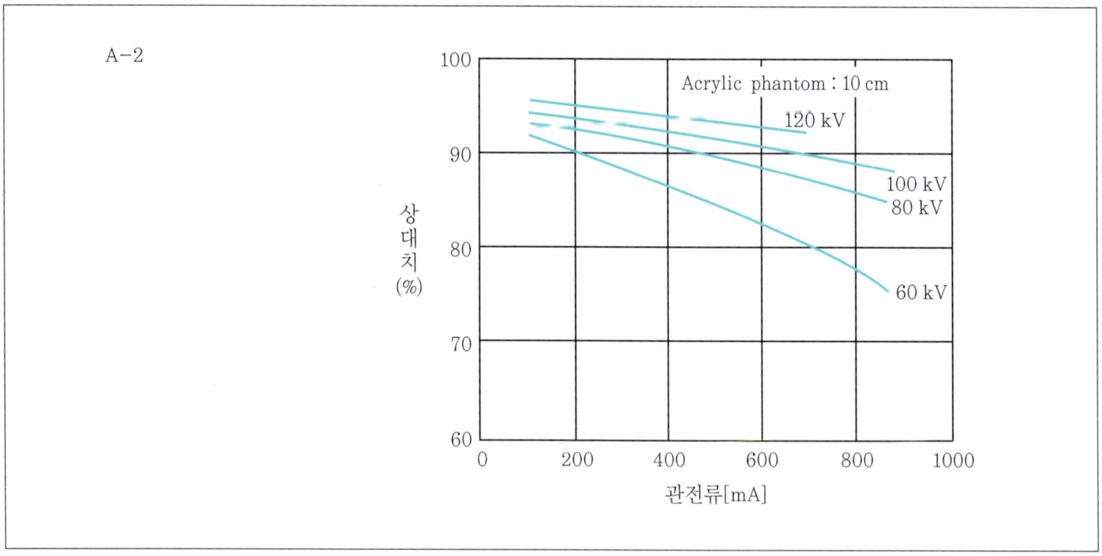

그림 4-45. 관전류 변화에 따른 형광량비(A장치)

그림 4-45는 관전변화에 따른 형광량비를 나타낸 것으로서 가벼운 부하에서는 90~95%, 800 mA 관전류에서는 60 kV 정도의 저관전압을 제외하면 85~90%가 된다. 이것은 1차측 제어의 삼상12피크장치에 해당된다.

(2) 공진형 인버터방식

장치의 종류 : 변압기형

최대출력 : 100 kW(mAs 제어방식)

인버터 종류 : 공진형

인버터 주파수 : 500 Hz~5 kHz

① 동작원리

그림 4-46은 이 장치의 기본회로이다. 인버터는 공진형으로 주파수를 변화시켜 관전압을 조정한다. 가벼운 부하인 경우는 주파수가 낮아져, 리플이 증가하므로 입력전압도 조정하고 있다. 인버터주파수는 설정한 관전압, 관전류에 의해 결정되고 고전압측으로부터의 피드백회로에 의해 보상된다. 100 kW형에서는 인버터는 2조 병렬로 접속되어 있고 나아가 2개의 고전압변압기에 접속되어 있다. 고전압측은 배전압정류로 되어 있으므로 2차 감은 선의 전압은 관전압(실효치)의 1/4이면 된다.

본 장치의 전원전압은 400 V이다. 입력측 AC/DC 컨버터회로는 엑스선 준비단계로 닫혀져 Co(약 4만 μF)을 약 0.5 초 충전하여 평탄화시킨다. 이 전압은 싸이리스터 위상제어에 의해 설정된 부하조건에 따라 결정되고, 100~500V로 제어된다. 이 전압은 가벼운 부하의 경우, 주파수 저하에 의한 리플의 증대를 막기 위해 낮은 전압으로 설정된다.

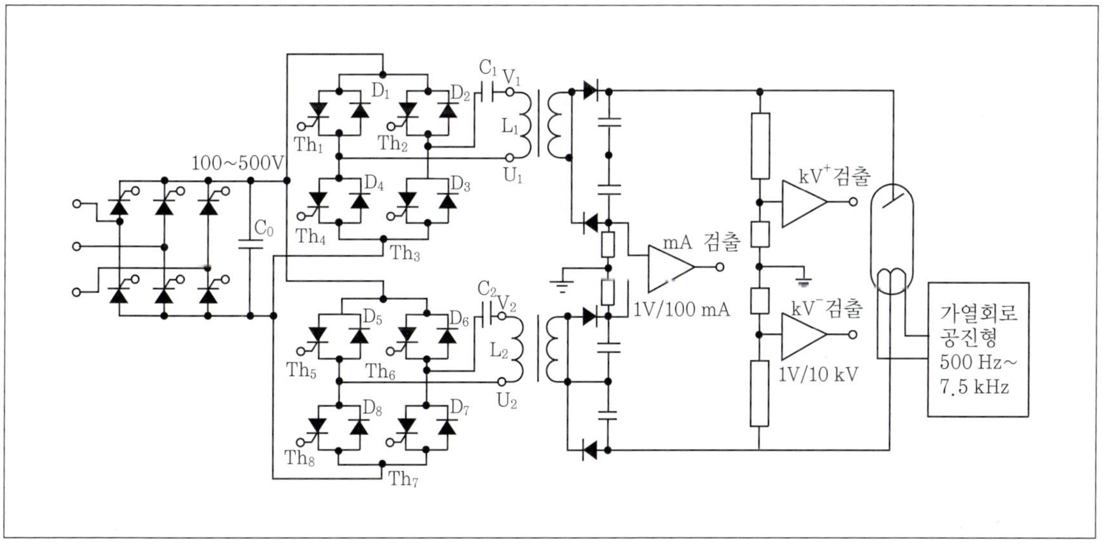

그림 4-46. B장치의 기본회로

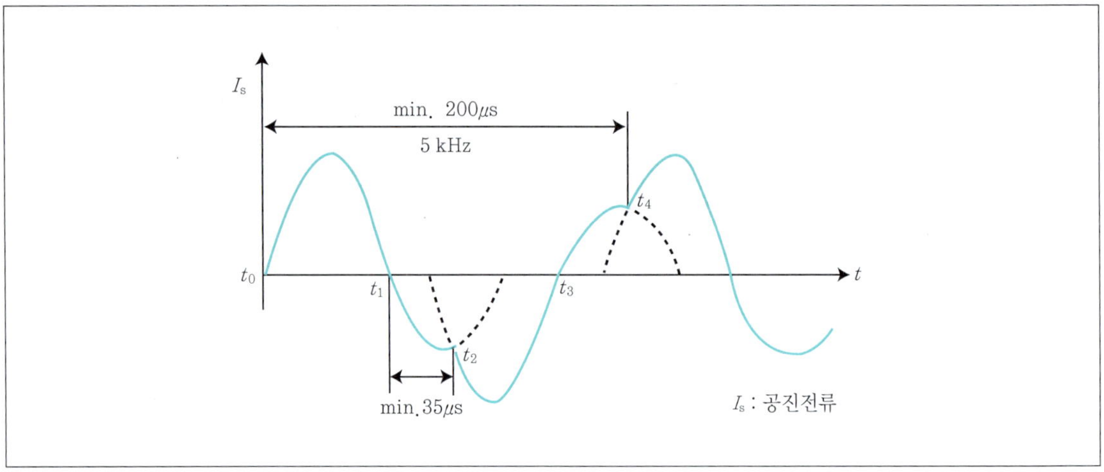

그림 4-47. 싸이리스터의 턴 오프 시간(35 ㎲)이 있기 때문에 최고주파수는 5 kHz가 된다.

인버터 공진주파수는 7.5 kHz인데, 싸이리스터 턴오프시간이 있기 때문에 최고 주파수는 5 kHz이다.

엑스선 방사신호에 의해 Th_1, Th_3가 ON이 되면 C_1을 통해 1차 감은 선에 전류가 흐르고, L_1 및 감은 선의 리액턴스에 의해 전류는 **그림 4-47**에서 볼 수 있는 것처럼 정현파 전류가 흐른다. Th_1, Th_3는 t_1에서 OFF 되지만 C_1, L_1에 축적된 에너지는 D_1, D_3를 통해 방출된다. 이 싸이리스터는 턴오프시간이 32 ㎲ 필요하므로, Th_2, Th_4는 이 시간만큼 늦추어서 ON시킨다. 이것으로 최고주파수가 결정되어 5 kHz라 한다.

100 kW형 장치는 2조의 인버터가 접속되어 있는데, 양자는 주파수와 관계없이 항상 $\pi/2$의 위상차로 동작하므로, +, −의 합성정류출력전압(관전압)의 리플 주파수는 인버터주파수의 2배가 되어 리플백분율은 적다.

투입시 관전압은 최고 주파수에서 급속히 올라가게 된다. 다음으로 고전압측으로부터 피드백 된 분압기의 출력전압이 설정된 관전압의 75%를 넘는(투입 후 약 0.7 ms) 경우, 인버터 주파수는 설정조건에 대응하는 주파수로 전환되어 설정관전압까지 상승한다. 피드백전압(관전압의 실측치)은 설정전압과 비교해서 일치하지 않는 경우는 당장에 주파수가 보정되어 설정관전압과 같아지도록 조정된다.

② 동작특성

그림 4-48은 B장치의 관전압, 관전류, 형광파형이다. 관전압의 오름시간은 약 1.5 ms이고 리플 백분율은 작아져서 관전류가 320 mA 이상에서는 2% 이하로 거의 정전압파형이 된다.

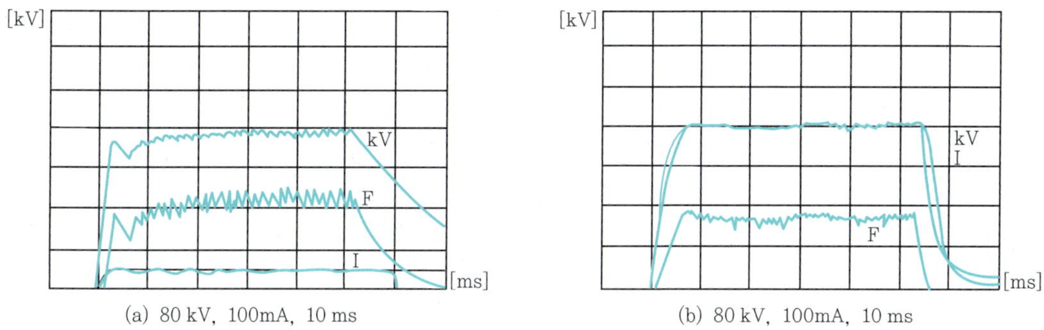

그림 4-48. 관전압, 관전류, 형광강도 파형(B장치, 아크릴 10 cm)

(a)는 80 kV, 100 mA, 10 ms인 각 파형이다. 관전압 리플백분율은 약 5%, 주파수는 약 1.5 kHz이다.

이 장치는 100 mA 정도 가벼운 부하의 경우 투입 후 1 ms 부근에서 관전압이 낮아지는 현상을 볼 수 있다. 이 원인은 관전압 피드백 응답이 늦어짐과 설정전압의 오차가 원인이 아닌가 생각된다.

관전압이 설정관전압의 75%를 넘는 시점에서 가벼운 부하의 경우 주파수를 대폭 저하시켜야 하지만 응답이 늦어짐 때문에 설정관전압 부근까지 상승한다. 여기서 피드백 효과가 나타나 주파수는 급격히 낮아진다. 그 때문에 관전압은 낮아진다. 이 차이는 또나시 피드백되어 설정관전압과 일치할 때까지 주파수는 서서히 상승하여 일정 관전압이 되는데 일정한 값이 되는데 약 4 ms를 요한다.

(b)는 80 kV, 800 mA, 10 ms의 각 파형에서 관전압 맥동율은 2% 이하로 거의 정전압이다. 단, 부하전력이 60 kW를 넘으면 관전류가 100 Hz로 맥동하는 현상이 나타난다. 이것은 이 시설의 전원전압이 200 V이기 때문에 1 : 2의 승압변압기를 사용하고 있지만, 이 임피던스 때문에 대부하가 되면 전원전압강하가 커져서, 방형파 가열(최고 7.5 kHz) 제어불능이 되어 100 Hz인 정현파로 가열되는 것은 아닌가 추측된다. 관전압 오름시간은 약 1.5 ms이다. 형광파형 1 ms마다 음의 스파이크는 사용한 엑스선관 타깃의 클럭 방지 슬릿에 의한 것이다.

그림 4-49는 관전류와 정전압과 형광량비를 나타낸 것으로, 관전류가 100 mA 정도인 가벼운 부하에서는 관전압 리플 백분율이 약 5%이지만, 200 mA 이상에서는 2% 이하가 되므로 그 출력은 거의 정전압과 같아진다.

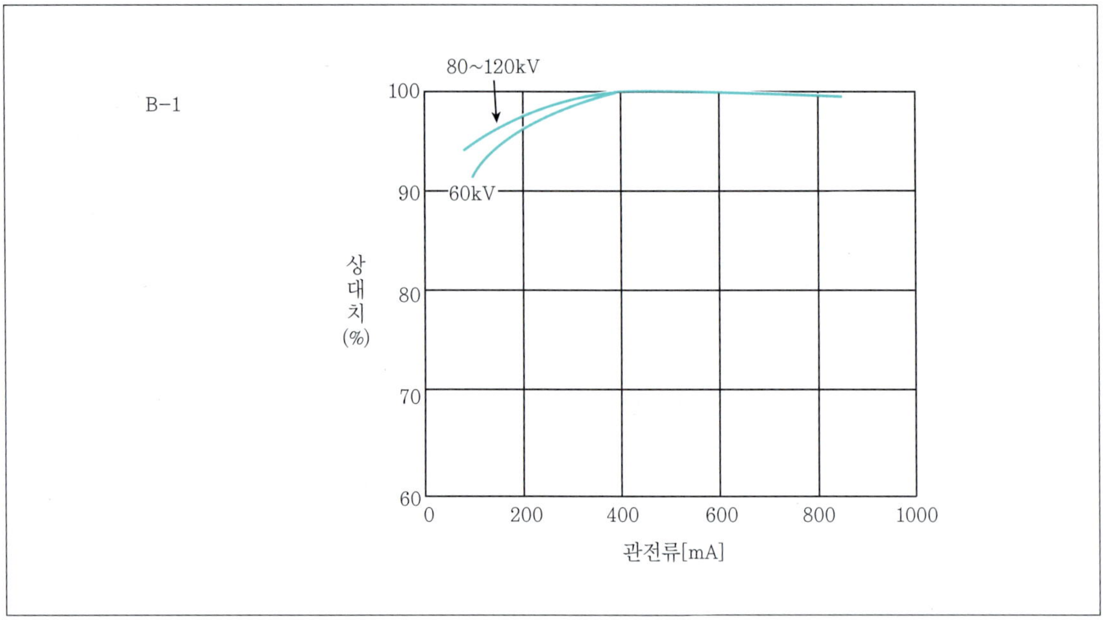

■ 그림 4-49. 관전류와 정전압과의 형광량비(B장치)

5) 단시간 특성(short time character)

단시간 특성이란 관전압 오름, 내림시간에 기인하는 것으로 이 기간에 발생하는 엑스선은 검사시간에 관계없이 일정하기 때문에 단시간 검사일수록 영향이 커져서 검사시간과 엑스선량과의 직선성은 저하 된다.

1980년대 전반의 1차측제어 삼상장치는 오름, 내림시간이 3~5 ms이므로, 촬영시간이 10 ms 이하가 되면 문제가 되었다. 그러나, 현재의 인버터식 장치의 오름, 내림시간은 1 ms 이하가 되었기 때문에 이 특성은 크게 개선되었다.

6) 특성(character)

(1) 소형, 경량화

인버터주파수를 높일수록, 고전압 발생장치의 경량, 소형화가 가능해지고 중량은 1/3~1/10 정도로 가벼워진다.

(2) 정밀도가 높은 선질과 선량

고속대전력용 반도체 제어소자의 개발에 의해 장치 주회로의 고속스위칭, 나아가 관전압 피드백에 의해 전원에서부터 엑스선관에 이르기까지 완전한 전자제어가 가능해져 삼상장치와 비교해서 훨씬 정확도가 높은 제어가 가능해 직선성, 재현성이 우수해 졌다.

(3) 인버터 주파수와 관전압 리플 백분율

현재 시판장치의 인버터주파수는 20~50 kHz로 꽤 넓은 범위의 주파수가 사용되고 있지만, 당연한 일로 주파수가 높을수록, 관전압 리플 백분율은 작아져 이상파형인 정전압 파형에 가까워진다. 수 년전 장치의 주파수는 200~500 Hz였으므로 리플 백분율은 20% 정도이고 더욱이 관전류의 대소에 의해 이것이 변화하기 때문에 mAs당 엑스선 강도도 변화되었었다.

그 후 주파수는 2~3 kHz가 되었고, 부하전류에 의해 주파수를 변화시킴으로써 리플 백분율은 5~7%가 되었다. 인버터 주파수가 20~30 kHz가 되면 부가 콘덴서가 필요 없이 케이블 용량만으로 충분히 평탄화되어, 관전압 리플 백분율은 1% 정도가 된다.

(4) 관전압의 오름, 내림 시간특성

투입시 관전압 오름시간은 0.2~1 ms(관전압의 95%)가 되어 종래의 1차측 제어의 삼상장치와 비교해보면 커다란 진보를 볼 수 있다.

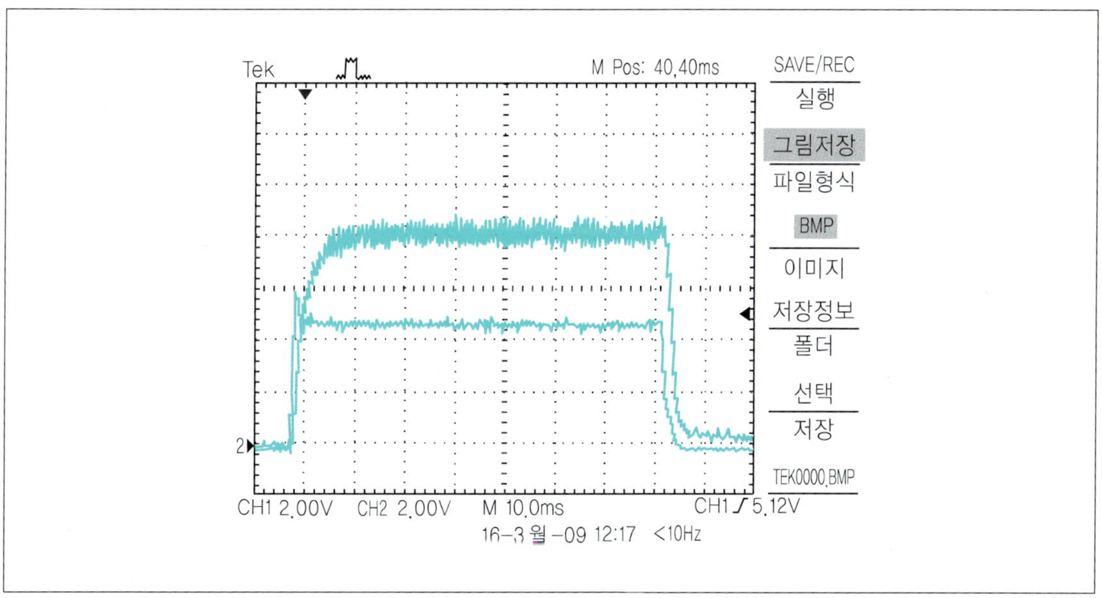

그림 4-50. 오실로스코프에 관전압(상), 관전류(하) 파형 특성

이와 같이 인버터식 장치는 종래 장치에서 볼 수 없었던 많은 장점을 가지고 있으므로 이것은 획기적인 장치이다. 앞으로 대전력 고속스위칭 기술은 더욱더 급속하게 진보할 것이라 생각되므로, 앞으로 몇 년 동안 진단용 엑스선 장치는 치과용인 소형장치에서부터 수 백 kW 이상의 대형장치까지 인버터식으로 이행시켜, 보급할 것으로 생각된다.

핵심정리

1. 변압기식 엑스선 고전압장치

정류방식 / 구분	단상1peak 정류		단상2p정류	3상 전파정류			
	단상자기	단상반파	단상전파	6peak	2중6p	12p	2중12p
형식명	RF - 500 - 120			TRF - 1000 - 150			
고압변압기 결선				△‖Y	△‖YY	△‖Y△	△‖Y△Y△
고압정류기	0	1~2	4	6	12	12	24
엑스선관 역전압	발생	×	×	×	×	×	×
고압케이블에 필요한 절연내력	AC	DC	DC	DC	DC	DC	DC
최단 조사시간	1/60	1/60	1/120	1/360	1/360	1/720	1/720
spinning top 흑점수 - 0.1초	6	6	12				
관전압파형 맥동율				13.4%	13.4%	3.4%	3.4%
관전류 측정점	고압변압기 2차측중성점				고압정류회로 중성점		
전류	DC	DC	AC	AC	DC	DC	DC
삼상장치에서 2중방식의 장점				출력전압을 2배로 가능. 장치의 수명이 길어진다. 접지에 대해 음,양 전압파형이 대칭			

* 관전압파형 리플백분율(맥동율) : $\frac{V_{Max} - V_{Min}}{V_{Max}} \times 100$

2. 콘덴서 방전식 엑스선 고전압장치

1) 특징 : 3극엑스선관 사용, 전원전압변동에 영향 적음, 간접촬영장치 사용, 관전류 피크계 사용, 파미절단이용
2) 파미절단의 장점 : 환자피폭선량 감소, 운동불선예도 감소, 재충전시간의 감소

3. 인버터식 엑스선장치(고주파식 엑스선장치, High frequency)

1) 형식명 : IRF - 500 - 150
2) 특징 : 역변환(DC→AC)방법 이용, 출력주파수 수백Hz ~ 수십kHz 사용, 단상, 삼상전원 모두사용, 장치의 소형화가능, 직선성·재현성 양호, 전원주기와 관계없이 엑스선제어 가능, 최단조사시간은 1/1000초 이하 가능, 관전압파형 오름시간, 내림시간이 짧다, 엑스선출력이 단상대비 1.8~2.0배

   I : 인버터식 R : 촬영 F : 투시

Chapter 5

엑스선 제어장치

X-Ray Control Unit

1. 개요(outline)

관전압, 관전류, 각종 조정기, 각종 개폐기 혹은 스위치 등을 일정한 곳에 모아서 엑스선 장치의 선질과 선량을 자유스럽게 조절할 뿐만 아니라 방사선을 방어하거나 전기적 위해를 차단하기 위해 만들어진 기기가 엑스선 제어장치이다. 따라서 엑스선 제어장치는 엑스선관의 필라멘트 온도, 고전압 변압기의 2차전압 또는 이들 부속장치들을 통합하여 조절하는 곳이라 할 수 있다.

구체적으로 설명하면 제어장치는 발생하는 엑스선의 질과 양을 가감하기 위하여 엑스선관 필라멘트 온도를 조절하거나 또는 고압변압기 입력전압을 조정하는 기기이다.

제어장치의 구성부품 종류로는 ① 전원개폐기, ② 전원전압조정기, ③ 엑스선 관전압 조정기 또는 설정기, ④ 엑스선 관전류 조정기, ⑤ 촬영용 타이머, ⑥ 투시 적산 타이머, ⑦ 각종 전기 계기, ⑧ 안정회로, ⑨ 보조회로 등이 있다.

그림 5-1은 단상전파정류장치의 제어회로의 개요를 나타낸 것이고, **그림 5-2**는 삼상12피크 전파정류장치의 제어회로 개요를 나타낸 것이다.

그림 5-2는 주회로가 3상으로 되어 있기 때문에 단권변압기도 3상으로 구성하여 같이 연동하여 변환된다.

각종 제어장치의 전기 기기들의 종류를 간단히 설명하면,

① 전원개폐기(meinswitch)는 단권변압기에 전원을 공급하기 위한 스위치이며, 단상 또는 삼상을 동시에 접속 또는 차단할 수 있는 것이어야 한다.

② 전원전압조정기는 장치 내의 전원전압을 항상 일정한 전압으로 조정한다. 일반적으로 기준전압이 220 V 또는 415 V가 되도록 조정한다.

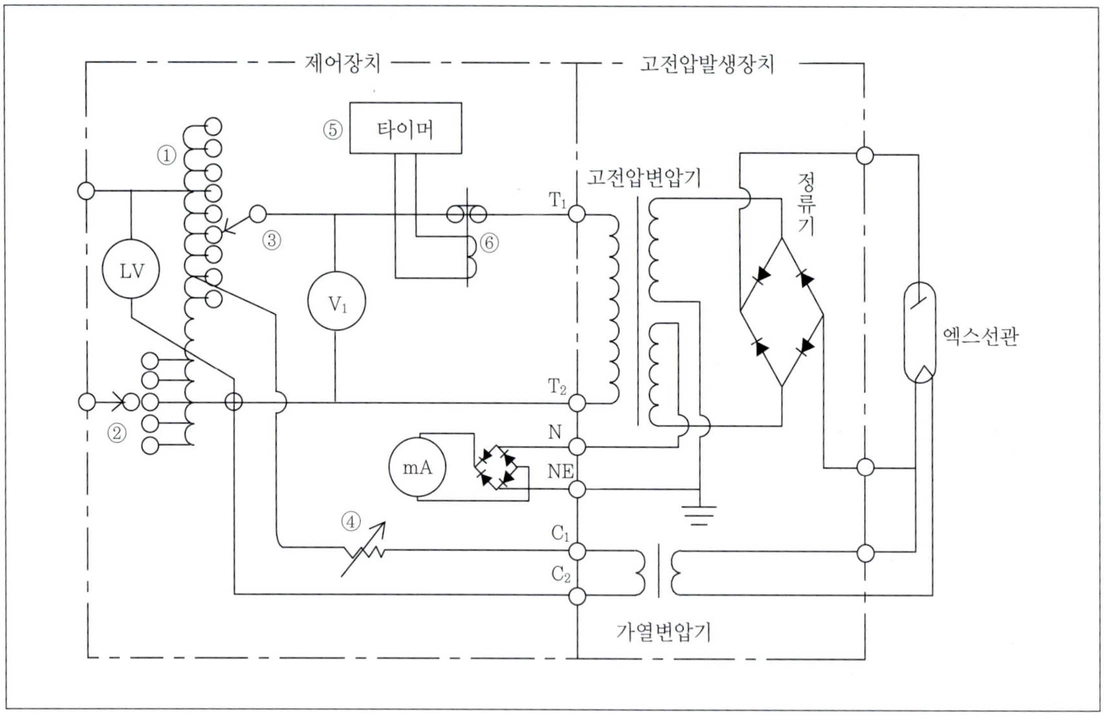

■ 그림 5-1. 단상전파 고전압정류장치의 기본회로

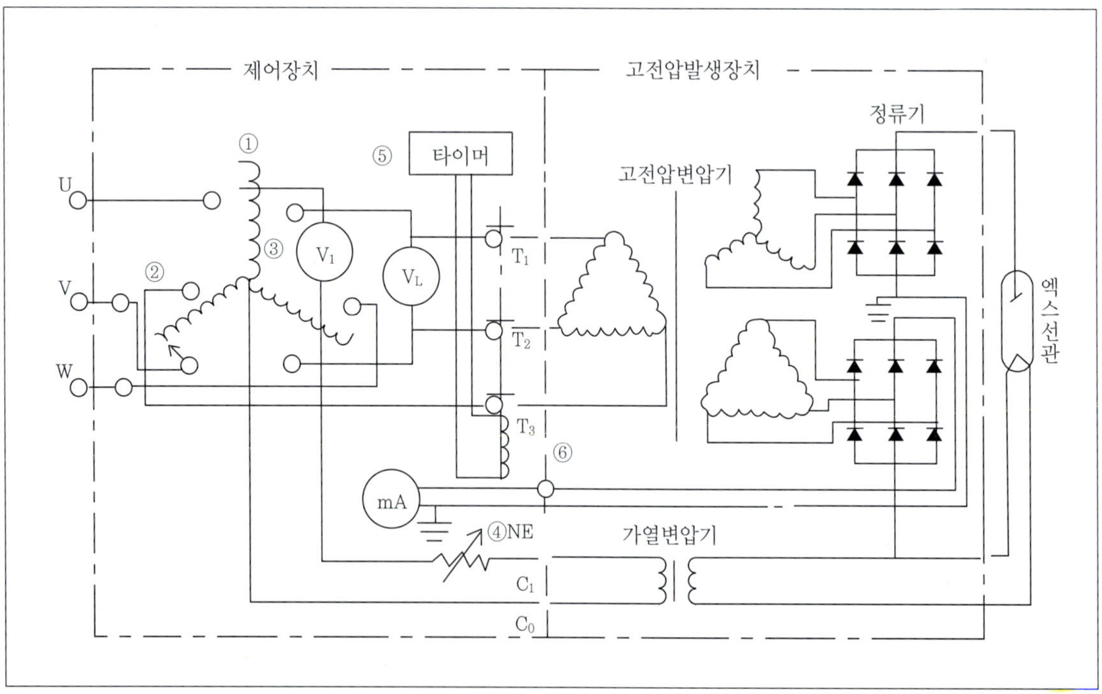

■ 그림 5-2. 삼상12피크 고전압정류장치의 기본회로

③ 엑스선 관전압조정기는 단권변압기의 출력측 전압을 조정하는 것으로서 이 조정기에 의해 고전압변압기의 1차 전압을 조정할 수 있다. 즉, 엑스선 관전압을 변화시킬 수 있다.

④ 엑스선 관전류 조정기는 엑스선관 필라멘트 가열변압기의 1차 전압을 변화시킴으로써 관전류가 조정된다. 즉, 가열회로의 1차측에 가변저항기를 직렬로 설치하고, 이 가변저항기의 저항치 변동에 의하여 관전류가 조정된다.

⑤ 검사용 타이머는 엑스선 조사시간을 결정지을 수 있는 기기로서 타이머에 의해 자유스럽게 검사 시간을 선택할 수 있다.

⑥ 조사개폐기 또는 주회로 개폐기는 타이머 신호에 의해 주회로의 개폐가 이루어진다. 엑스선 조사는 이 개폐기가 닫혀져 있는 동안만 발생한다.

⑦ 각종 지시계기는 전원전압계(V_L), 1차 전압계(V_1), 관전류계(mA) 등이 설치되어 있다.

⑧ 안정회로는 과부하가 생겼을 때 장치의 고장을 방지하는 기기로써 과부하 자동차단기가 있다.

⑨ 보조회로는 관전류의 불안정을 방지하는 가열전압 안정기, 공간전하 보상변압기, 누설전류 보정변압기 등이 있다.

2. 단권변압기(auto transformer)

단권변압기는 엑스선 제어장치에 포함되지 않는다. 다만, 엑스선장치 전기부품에 전원공급을 위하여 사용되는 기기이다.

단권변압기는 서로 절연되어 독립된 권선을 갖출 필요는 없고 하나의 연속된 권선으로 1차 2차 회로의 일부를 공동으로 할 수 있다.

그림 5-3은 단권변압기의 기본원리를 나타낸 것으로서 이상적인 변압기라고 가정하면

$$\frac{V_1}{V_2} = \frac{n_1}{n_1 + n_2}$$

$$\frac{I_1}{I_2} = \frac{n_1}{n_1 + n_2} \quad \cdots\cdots \quad 5\text{-}1$$

가 되어 보통 변압기와 다를 바 없다.

다음에 2차측의 출력은 V_2 I_2가 되는데 이것을 보통 변압기와 같이 단권변압기의 용량으로 할 수는 없다. 즉, V_2 I_2 중 V_1 I_2는 직접 1차측에서 2차측으로 전달되는 것으로서 변압기

로서는 전혀 작용하지 않는다. 그리고 $(V_2-V_1)\cdot I_2$만이 변압기 작용에 의해 전달되게 된다. 이와 같이 보통변압기에서는 2차전력은 모두 변압기작용에 의해 전달되지만 단권변압기에서는 일부가 변압기 작용에 의해 전달되고 나머지는 직접 선로로부터 오게 된다. 그러므로 **그림 5-3**을 어느 한 점에서 분리해서 **그림 5-4**와 같이 생각해도 단권변압기의 전압, 전류는 변함이 없으며, 보통 변압기와 똑같이 생각할 수가 있다. 따라서 이 변압기의 용량은 $V_1(I_1-I_2)$ 혹은 $I_2(V_2-V_1)$이 된다. 그러나 이 변압기의 출력은 $V_2\cdot I_2$이므로

$$\frac{\text{단권변압기용량}}{\text{2차측 출력}}=\frac{(V_2-V_1)I_2}{V_2I_2}=1-\frac{V_1}{V_2} \quad \cdots\cdots\cdots \text{5-2}$$

이 된다. 이것은 입력전압보다 출력전압이 높은 경우이지만 입력전압보다 출력전압이 낮은 경우도 같다. **그림 5-5**는 그것을 나타낸 것으로서 변압기 용량은 $I_1(V_1-V_2)$ 혹은 $V_2(I_2-I_1)$이므로

$$\frac{\text{단권변압기용량}}{\text{2차측 출력}}=\frac{I_1(V_1-V_2)}{V_2I_2}=\frac{I_1(V_1-V_2)}{V_1I_1}=1-\frac{V_2}{V_1}$$

가 된다. 양자를 정리하여 **그림 5-6**과 같이 고압측의 전압 전류를 V_h I_h, 저압측을 V_L, I_L으로 하면 2차측 출력과 단권변압기 용량의 관계는 다음 식으로 나타난다.

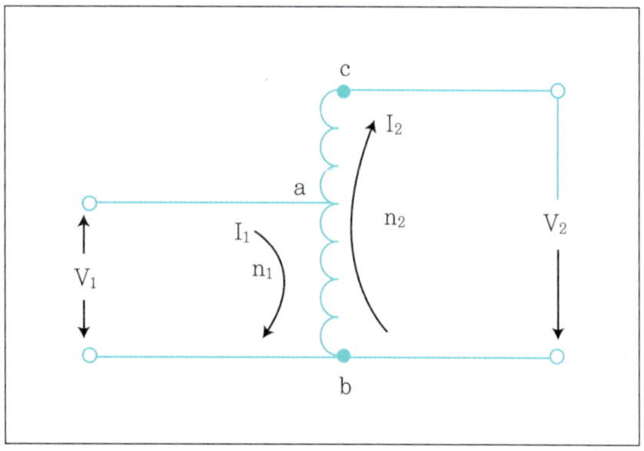

그림 5-3. 기본원리

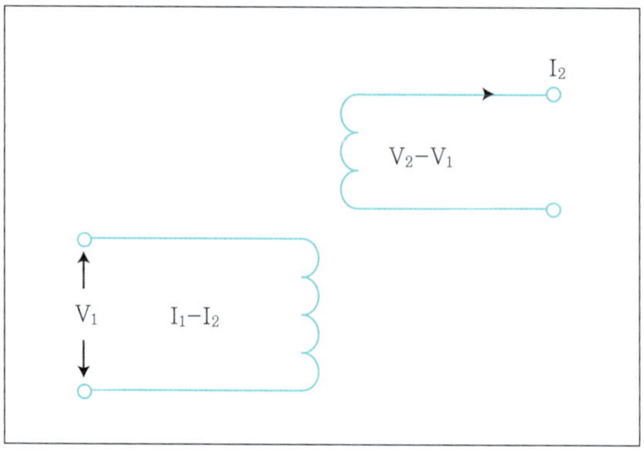

그림 5-4.

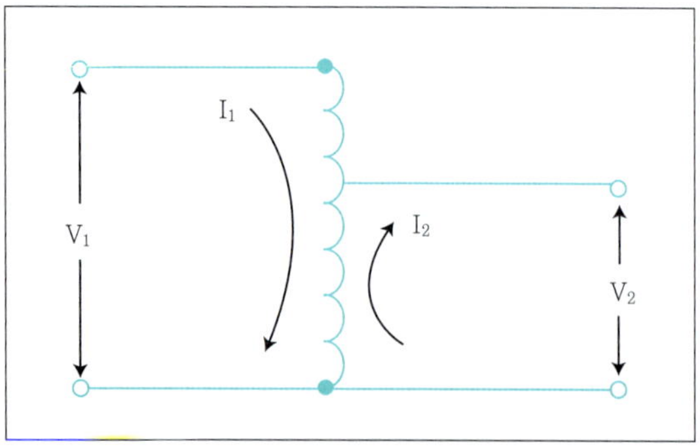

그림 5-5. 출력전압이 낮은 경우

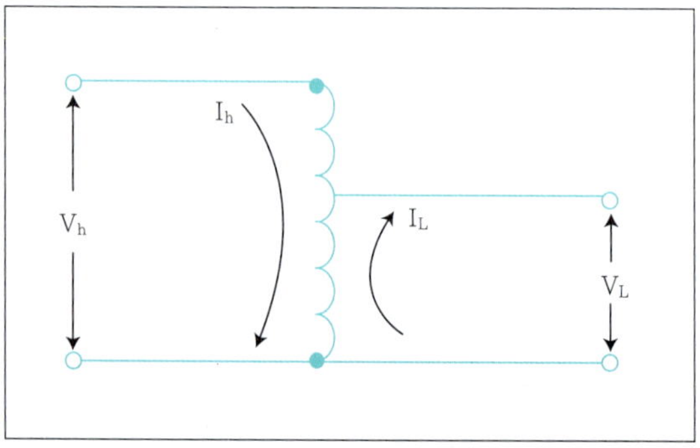

그림 5-6. 변압기 용량과 2차측 출력관계도

$$\frac{\text{단권변압기용량}}{\text{2차측 출력}} = 1 - \frac{V_L}{V_h}$$

이 관계를 나타낸 것이 **그림 5-7**이며, 가로축에 V_h/V_L을, 세로축에 단권변압기의 용량과 2차측 출력의 비를 잡은 것이다. 또 삼상 Y결선의 단권변압기에 대해서는 다음과 같이 된다. **그림 5-8**과 같은 Y결선의 보통 변압기에 있어서의 상전압(V_L)과 선간전압(V_h)의 관계는

$$V_L = \frac{V_h}{\sqrt{3}} \quad \cdots\cdots 5\text{-}3$$

가 된다. 이 때의 상전류(phase current)를 I_h로 하면 이 변압기의 한상의 용량은

$$\frac{V_h}{\sqrt{3}} \times I_h$$

가 된다. 다음에 이것이 단권변압기인 경우는

$$V_s = \frac{V_h - V_L}{\sqrt{3}}$$

따라서

$$\text{단권변압기 용량} = \frac{V_h - V_L}{\sqrt{3}} \times I_h \quad \cdots\cdots 5\text{-}4$$

가 된다. 각각의 전압 및 용량의 비는

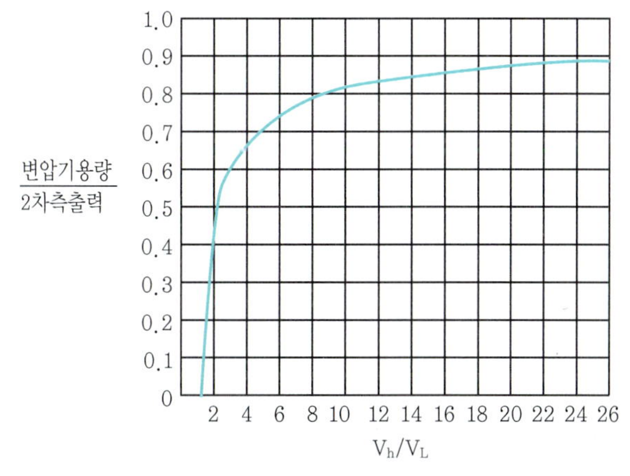

그림 5-7. 변압기 용량고 2차측 출력과의 관계

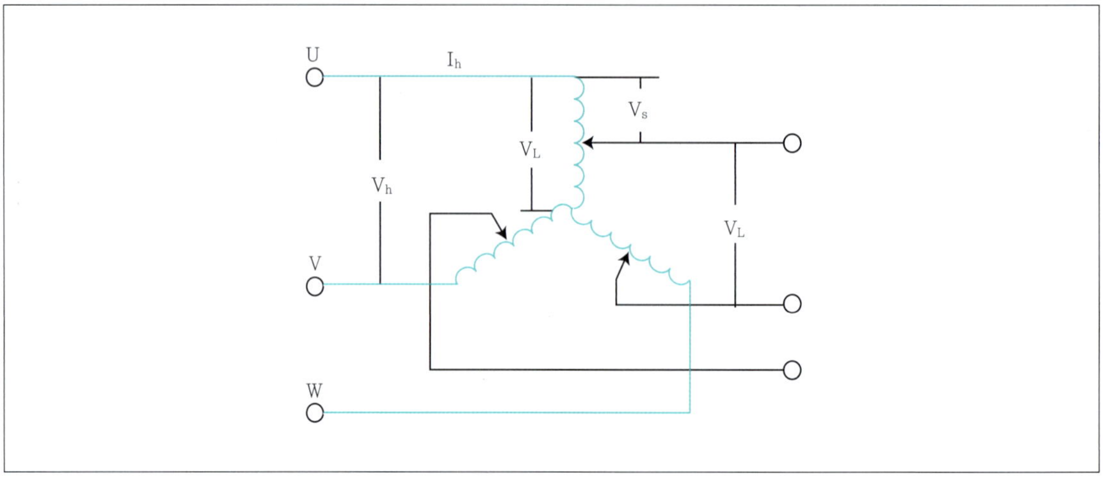

그림 5-8. 삼상 Y결선의 상전압, 선간전압 관계도

$$\frac{V_s}{V} = 1 - \frac{V_L}{V_h}$$

$$\frac{\text{단권변압기의 용량}}{\text{보통변압기의 용량}} = 1 - \frac{V_L}{V_h} \quad \cdots\cdots 5\text{-}5$$

이다.

일정한 2차출력에 대해서 V_h, V_L이 10 이상에서는 단권변압기의 용량은 거의 일정하지만 5 이하가 되면 용량은 급격히 감소된다. 즉, 1차와 2차의 전압비가 1에 가까워질수록 단권변압기의 용량은 작은 것으로도 좋으며 경제적이라고 할 수 있다. 또 일반적으로 변압비의 여하에 관계없이 단권변압기는 보통 변압기에 비교하여 사용 재료가 적으며 손실도 적어 경제적이다.

이런 이유로 해서 엑스선장치의 1차전압조정에는 대부분 이 단권변압기가 사용되고 있다.

그림 5-9의 가로축은 출력전압과 입력전압의 비이다. 세로축은 입력측 단자간(a-b 사이) 권선 저항과 등가저항의 비를 나타낸 것이다.

입력전압과 출력전압이 같을 때에는 변압기작용은 전혀 없으므로 등가저항과 임피던스는 0이 된다.

다음에 입력전압보다 출력전압이 높아지면 등가저항은 급격히 증가하며 입력전압의 1.6배가 되면 입력측 단자간의 권선저항과 등가저항은 거의 같아진다.

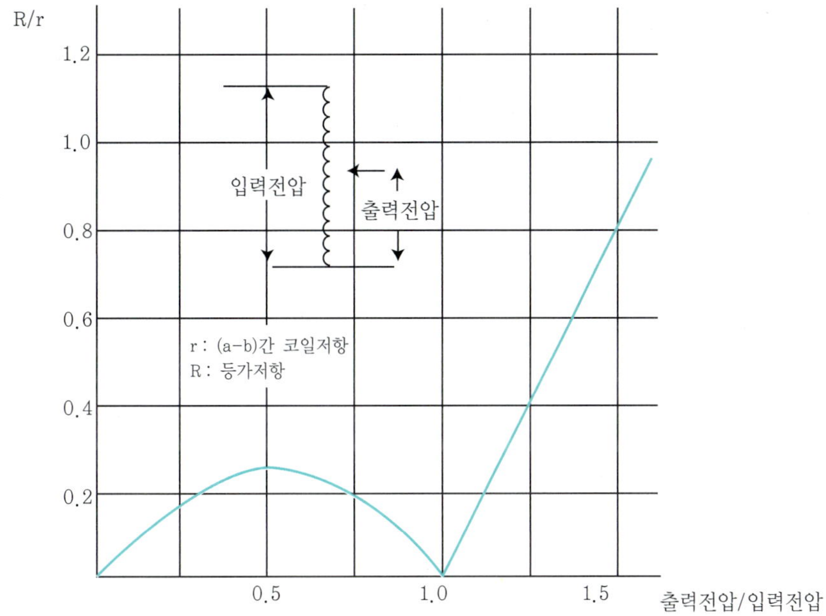

■ 그림 5-9. 단권변압기의 등가출력저항비

그리고 입력전압보다 출력전압이 낮은 경우도 입력전압과 출력전압의 차이가 커질수록 등가저항은 차츰 커져서 입력전압의 1/2로 최대치를 잡는데 그 크기는 입력측 단자간 권선저항의 1/4이다. 이 보다 출력전압이 낮아지면 등가저항은 차츰 작아지며 출력전압이 높아지면 임피던스가 증가하므로 엑스선장치의 최대부하가 입력전압(일반적으로 200 V)에 가까워지도록 설계되어 있다.

일반적으로 단권변압기는 과거에는 탭식의 것이 많이 사용되고 있었으나, 현재는 연동식의 것을 대부분 사용하고 있다. 이것은 둥근 모양의 철심에 권선을 감고 그 윗면 또는 옆면의 절연을 벗겨 탄소쇄자를 연동시켜 전압을 조정하는 것이다. 이 연동식은 전압을 연속적으로 변화시킬 수 있다는 장점이 있지만 쇄자를 사용하고 있기 때문에 탭식의 것에 비하여 손실이 크다는 결점도 있다.

또 사각형 철심에 권선을 감고 그 일부 절연을 벗겨내어 연동식으로 한 것도 있으며, 자동제어가 쉽기 때문에 삼상정류장치에 흔히 쓰인다.

3. 전원전압 조정기(line voltage regulator)

전원전압은 엑스선장치의 기준전압, 즉 220 V 또는 415 V와 반드시 일치한다고는 할 수 없다. 가끔 전원공급원에 의하여 전원전압 변동도 있기 때문에 제어장치내 전원전압을 항상 기준전압으로 유지할 수 있도록 하기 위한 기구가 필요하다. 이와 같은 기구를 전원전압조정기라 한다. **그림 5-10**은 전원전압 조정회로이다.

이 회로는 전원전압계의 지시치를 관찰하면서 지정한 값으로 조정할 수 있도록 설계되어 있다. 전원전압계가 단독으로 설치되어 있는 것도 있지만 관전압계, 혹은 관전류계와 겸용하고 있는 것이 많다. 만일 전원전압이 기준전압 보다 낮을 경우에는 전원전압 조정기를 a 쪽 방향으로 옮기고, 전원전압이 높을 경우에는 전원전압 조정기를 b쪽 방향으로 옮기면서 전원전압을 보정한다. 보통 조정기 1탭당 2~2.5 V의 전압을 변화시킬 수 있게 되어 있다. 또 삼상장치나 엑스선 텔레비전 장치 등에서는 전원전압 자동조정회로를 갖춘 것이 대부분으로써 전원전압이 변동되면 자동적으로 조정하도록 하고 있다.

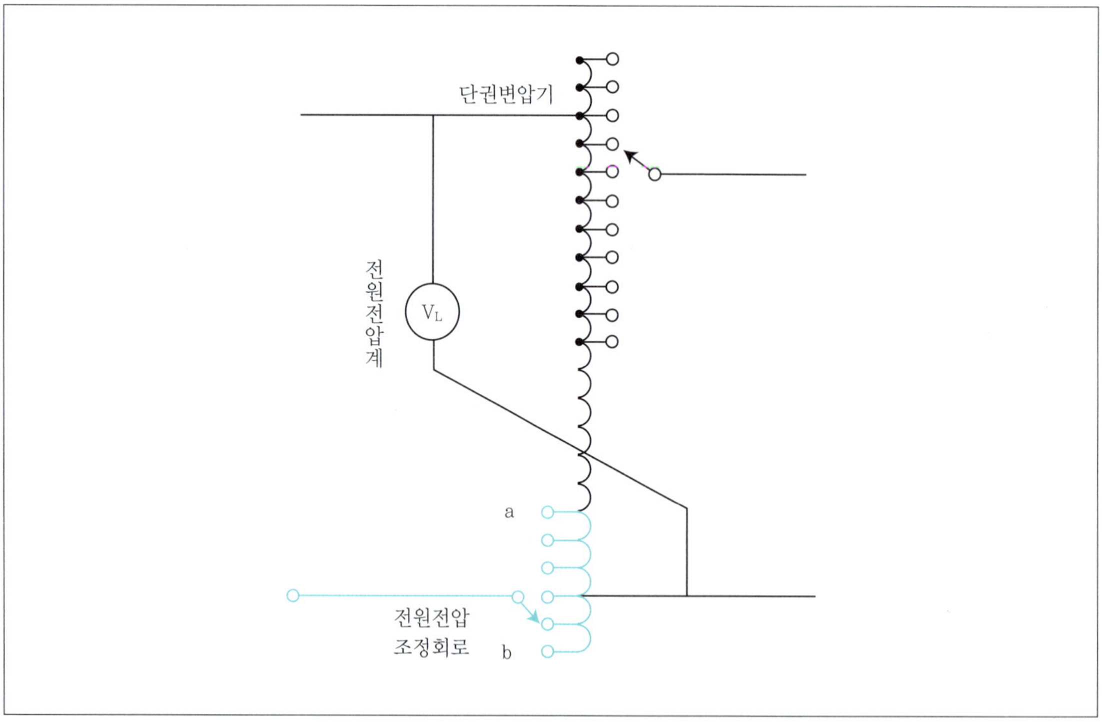

그림 5-10. 전원전압 조정회로

4. 엑스선 관전압 조정기(tube voltage regulator)

관전압은 10~150 kV의 범위를 1~2 kV씩 조정할 수 있는 기구가 필요하다. 이를 위해 단권변압기의 권선에서 많은 탭을 인출하여 단권변압기의 출력전압을 자유롭게 선택할 수 있도록 한 관전압 조정기가 있다. 그러나 고전압 변압기의 권선비가 약 600배 정도의 장치로 관전압을 1 kV 변화시키려면 1차전압에 약 1.5V씩 변화시켜야 한다. 그래서 최저전압에서 최고전압까지 탭을 인출하려면 탭의 수가 수백 개나 되어 제작에 어려움이 많다. 따라서 **그림 5-11**과 같이 탭을 나누어 1 kV탭과 10 kV탭을 따로 따로 설치하기도 하고 조정기를 이중으로 한 것도 있다. 이 조정기에는 부하에 의해서는 많은 전류가 흐르기 때문에 그에 알맞은 접점용량이 필요하다.

투시 때 관전압조정은 연속 가변될 수 있도록 연동변압기(슬라이닥스)가 사용된다. **그림 5-12**는 검사용과는 달리 투시용 권선을 감은 것이며, **그림 5-13**은 주 권선의 중간에서 탭을 낸 것이다.

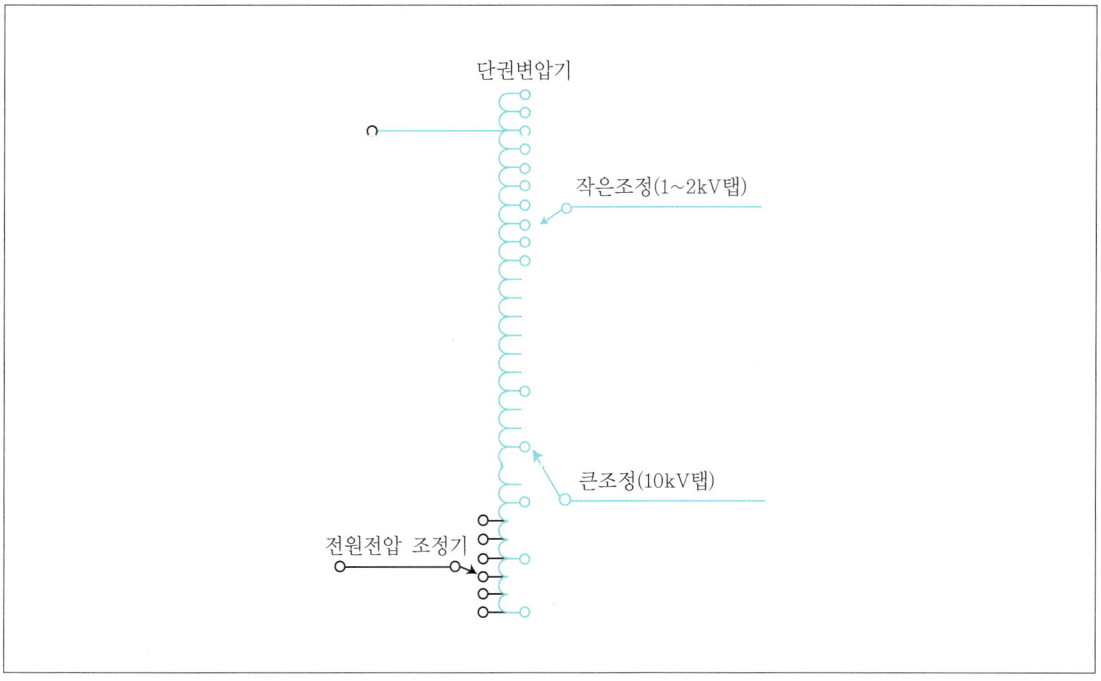

그림 5-11. 관전압조정기

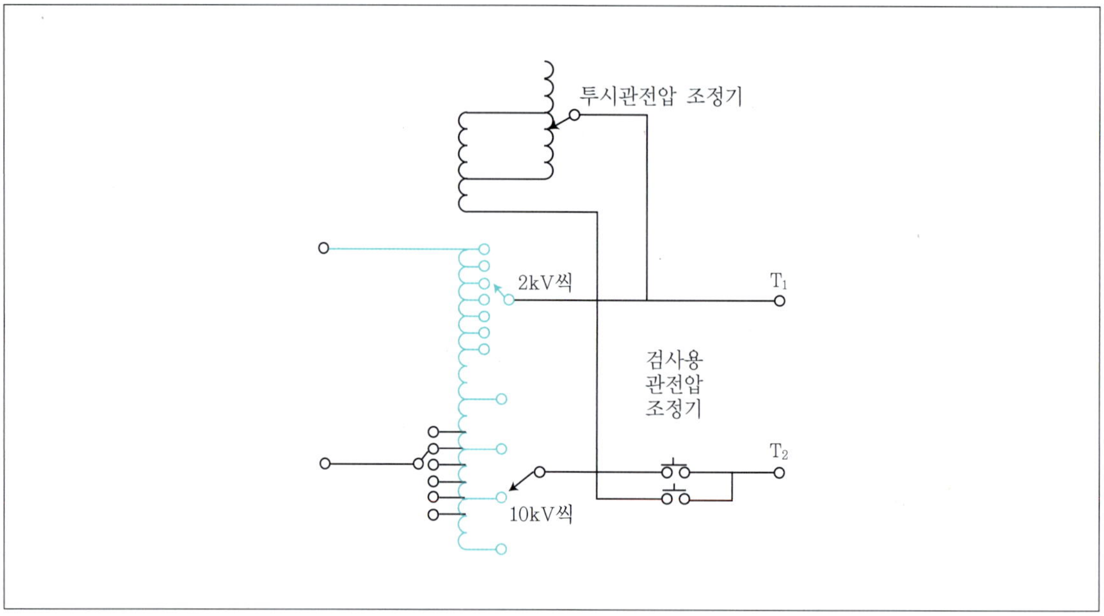

■ 그림 5-12. 관전압조정회로도(탭식)

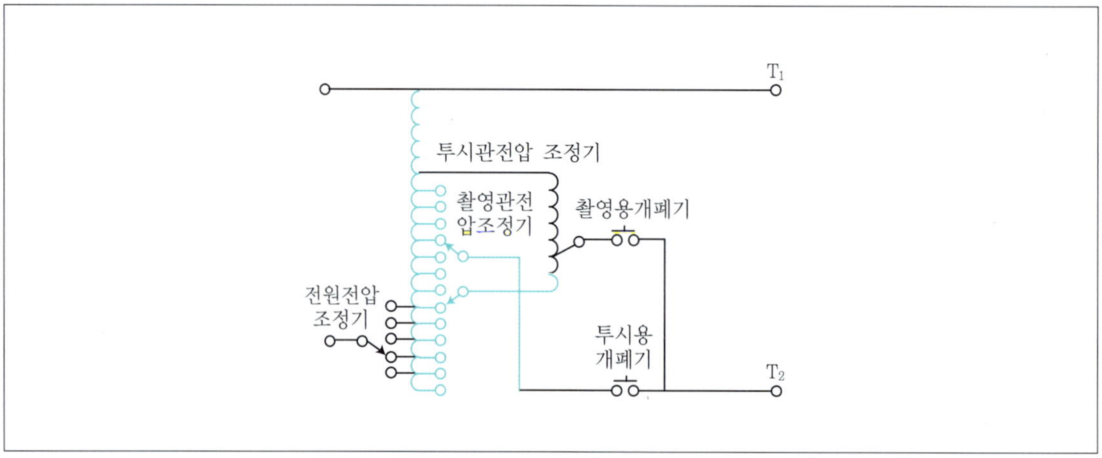

■ 그림 5-13. 관전압조정회로도(연속식)

5. 관전류 조정기(tube current regulator)

그림 5-14와 같이 관전류 조정은 필라멘트 가열변압기의 1차측에 가변저항을 직렬로 접속하고, 가열전압계에 의하여 미리 가열전압과 관전류 관계를 조사해 둠으로써 관전류를 조정할 수 있다. 그러나 장치의 부하가 커짐에 따라 장치 내 전압변동도 커지며, 가열전압도 부하가 걸림과 동시에 저하되지만 엑스선관 필라멘트의 온도는 열 관성이 있기 때문에 늦게

저하한다. 그러하기 때문에 관전류는 과도적으로 변화하게 된다. 또 인가 시에 큰 전류가 흐르기 때문에 관전압은 투입 시에는 낮고 점차 상승하게 되며 엑스선강도는 대개의 경우 투입시에는 약하고 시간이 경과함에 따라 증가한다.

이처럼 부하가 커질수록 엑스선 출력에 대한 영향은 커지므로 필라멘트 안정화를 도모하지 않으면 장치는 안정된 동작을 할 수 없게 된다.

가열전압을 안정시키기 위해서는 일반적으로 철 공진형 안정기인(stabilizer)가 사용된다. **그림 5-15**는 전압안정기를 사용한 경우 가열회로이며, 이것에 의해 전압이 변동되더라도 가열전압은 일정하게 유지시킬 수 있으므로 관전류의 과도적인 변동을 방지할 수 있다.

관전류는 연속가변식 보다는 선택식으로 미리 예측하는 편이 훨씬 편리하다. 또 관전압을 표시하는데도 관전류를 몇 개의 어떤 일정치로 정하지 않으면 표시가 곤란한 경우가 있기 때문에 요즈음 장치는 대부분 관전류는 선택식으로 되어 있다. **그림 5-14**와 같이 가열전압 안정기의 출력측에 반고정 저항을 설치하고 각 관전류에 대하여 각각 조정하여 고정시킨다. 이에 따라 관전류 조정기를 그 관전류에 조합시킴으로써 선택한 관전류를 통전할 수 있다.

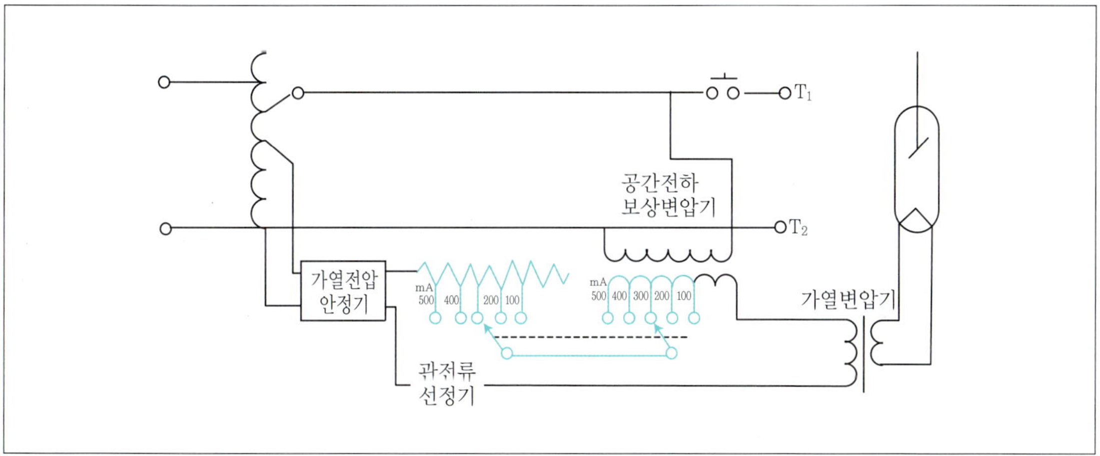

그림 5-14. 관전류선정회로

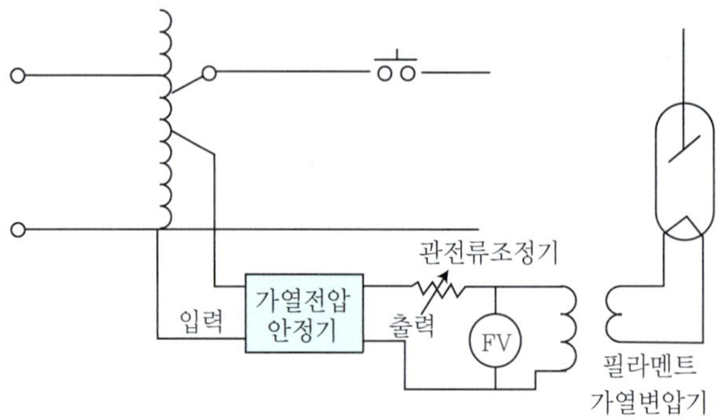

그림 5-15. 가열전압안정기

6. 가열전압 안정기(voltage stabilizer)

그림 5-16과 같이 리액터와 콘덴서를 병렬로 접속하여 전압 V를 가하면 리액터 전류 I_L은 전압위상보다 90° 가 늦은 여자전류가 되고 전압이 차차 높아지면 포화하여 전류가 급격히 증가한다. 한편 콘덴서 전류 Ic는 전압 V위상보다 $\pi/2$가 앞서는 여자전류로 전압에 비례하여 증가한다.

총전류(total current) I_0는 Ic가 I_L보다 클 때는 앞서는 전류, 작을 때는 늦은 전류이다. 전압 $V = V_0$에서 $I_0 = 0$이 된다. 이때 전압 V를 공진전압이라고 하며 V_0로 표시한다.

다음에 **그림 5-17**과 같이 병렬공진회로의 한 끝 C에 불포화 리액터 X_s의 중간 탭을 연결한다. 이 리액터 X_s의 a, c간 리액턴스를 X_1, 또 b, c간의 리액턴스를 X_2, 각각의 권수를 n_1, n_2 그리고 $n_2/n_1 = a$로 한다. 또 X_1과 X_2의 기자력은 합쳐지도록 연결되어 있다.

이해를 쉽게 하기 위하여 저항을 무시하고 무부하를 생각하자. V_1, V_2를 각각 입력 및 출력전압, V를 공진회로 단자전압, I_c, I_L을 콘덴서 및 포화 리액터 전류, I_0를 무부하전류로 하면, V와 I_c, I_L 및 I_0 등과의 관계는 **그림 5-18**과 같이 된다.

리액터 전류 I_L과 콘덴서의 전류 Ic가 같을 경우, 합성전류 I_0는 0가 되고, X_1의 전압강하도 0이 되기 때문에 V, V_1 및 V_2는 서로 같게 된다. $I_0 = 0$에 대한 V가 공진전압이며 V_0로 표시한다.

입력전압 V_1이 V_0보다 낮은 경우 X_1, X_2는 출력전압 V_2를 상승하게 끔 작용한다.

또, 이와는 반대로 입력전압 V_1이 V_0보다 높을 경우 X_1, X_2는 출력전압 V_2를 강하하게끔 작용한다. 따라서 X_1과 X_2의 비 및 공진회로의 특성을 적당히 선택함으로써 입력전압 변동에 관계없이 출력전압을 일정하게 유지할 수 있다.

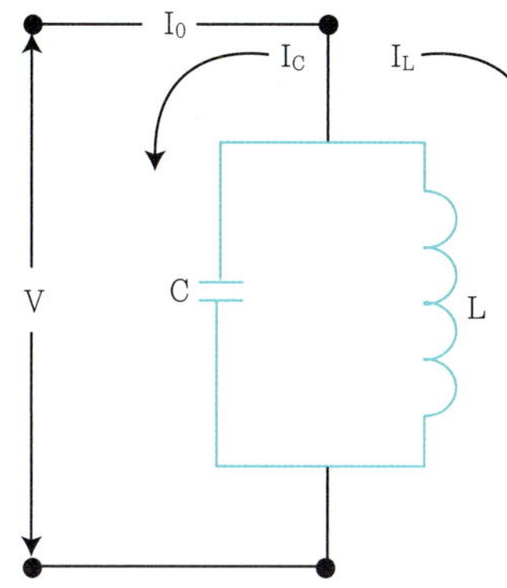

그림 5-16. 리액터와 콘덴서의 병렬 접속

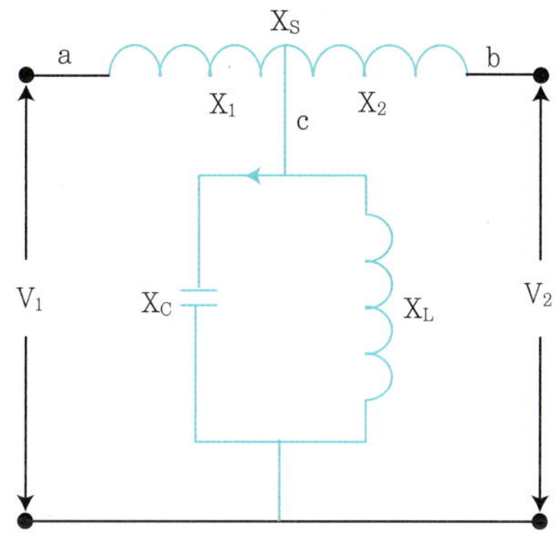

그림 5-17. 불포화 리액터의 접속

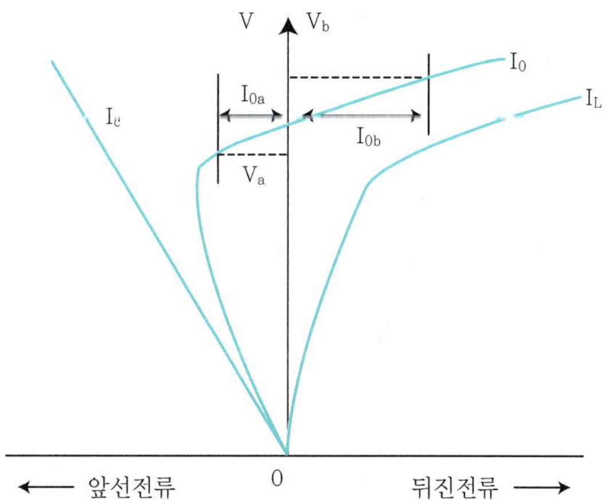

그림 5-18. 입력전압과 공진회로 전류

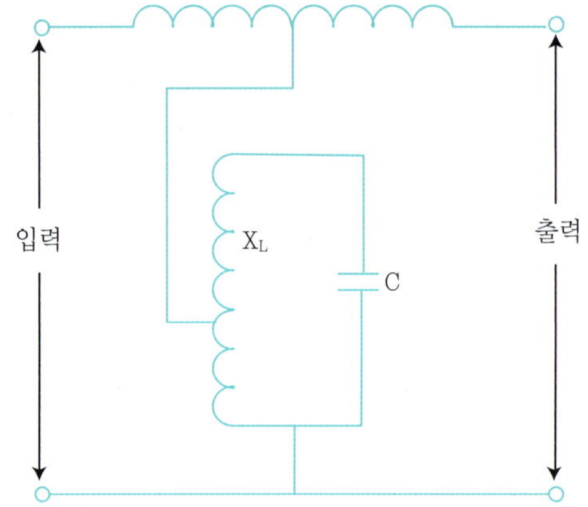

그림 5-19. 리액터를 승압한 실제회로

그림 5-19는 실제 회로를 나타낸 것으로서 포화리액터 X_L은 승압되고 콘덴서 용량은 리액터의 승압비의 자승에 반비례하여 적게 할 수 있다.

이상은 2개의 리액터를 사용한 전압안정기이지만, 한 개의 변압기로 안정화시키는 정전압 변압기도 많이 사용되고 있다.

일반적인 철 공진형 전압안정기의 특징들을 열거해 보면, 다음과 같다.

(1) 응답이 빠르다.

즉, 입력전압 혹은 부하 전력의 급변함에도 불구하고 전원주파수 1주기 정도의 시간으로 정규 출력전압으로 회복된다.

(2) 수명이 길다.

기구가 간단하고 재료는 철과 구리로 되어 있으므로 반도체를 주로 한 정전압장치와 비교하면 반영구적이다.

(3) 전원주파수의 변동에 영향을 받는다.

보통 전원 주파수가 1% 변동하면 출력전압은 2~3% 변동한다. 그러나, 최근 상용주파수의 안정도는 아주 높아서 0.3% 이하이므로 거의 문제가 되지 않는다.

(4) 출력파형이 일그러진다.

포화리액터를 사용하기 때문에 출력파형에 왜곡이 있으며, 사용 기기에 따라서 오차가 생기는 수가 있다. 그러나 엑스선 장치의 가열회로에 사용하는 경우 정현파 보다는 구형파에 가까운 파형이 유리하기 때문에 가열회로의 전압안정기로서는 별 문제가 없다.

7. 공간전하 보상변압기(space charge compensating transformer)

이극 진공관의 전압-전류특성은 공간전하영역과 포화전류영역에서 나타나는데, 엑스선관에서는 분명하지 않다. 그 원인은 집속전극의 집속효과에 의해서 필라멘트 뒤쪽에 생긴 전자는 공간전하로서 잔류하게 되므로 관전압을 높이면 전하가 유출되어 전류가 증가한다. 그래서 관전압이 변화하여도 항상 관전류가 일정하게 되도록 보상해야한다. 여기에는 일반적으로 공간전하 보상변압기를 사용하여 보상한다. **그림 5-20**은 관전류 조정회로와 공간전하 보상변압기를 나타낸 것이다. 이것은 보상변압기를 사용하여 관전압에 비례하는 전압으로서 1차전압을 변압기에 가하고 출력전압과 가열전압의 위상을 반대로 연결하면 보상변압기의 출력 전압분 만큼 가열전압은 저하된다. 즉, 관전압(1차전압) 상승에 따라 가열전압은 저하 되어 관전류에 의한 영향을 보상할 수 있다. 그러나 적은 전류인 경우는 보상은 하지 않아도 되므로 탭을 내고, 관전류에 의해 보상전압을 관전류 선정기로 연동시켜 동작하므로써 관전압에 관계없이 관전류를 거의 일정하게 유지시킬 수 있다.

그림 5-21은 공간전하 보상을 한 경우와 하지 않은 경우를 비교한 것으로서 거의 일정한 관전류로 할 수 있다. 이와 같이 종래 보통형 엑스선관에서는 대부하가 되면 사용 범위가 좁아지기 때문에 직선보상이 가능하였으나, 최근과 같이 대용량 엑스선관을 사용하는 경우에는 사용 범위가 넓어져서 고전압발생 장치의 최대출력에 가까운 대부하를 가할 수 있게 되었으므로 종래의 직선보상으로는 불충분하게 되었다.

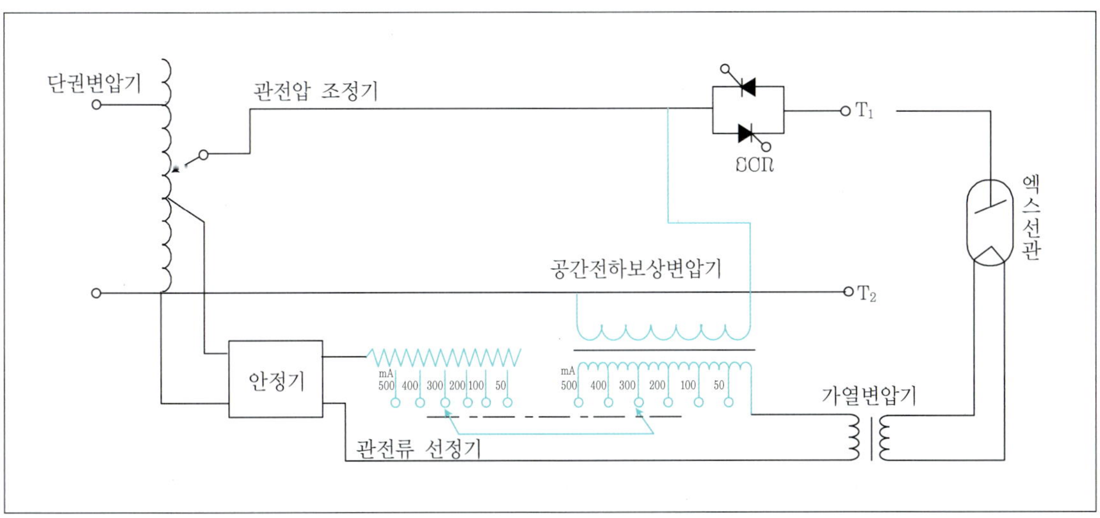

그림 5-20. 관전류 선정회로와 공간전하 보상회로

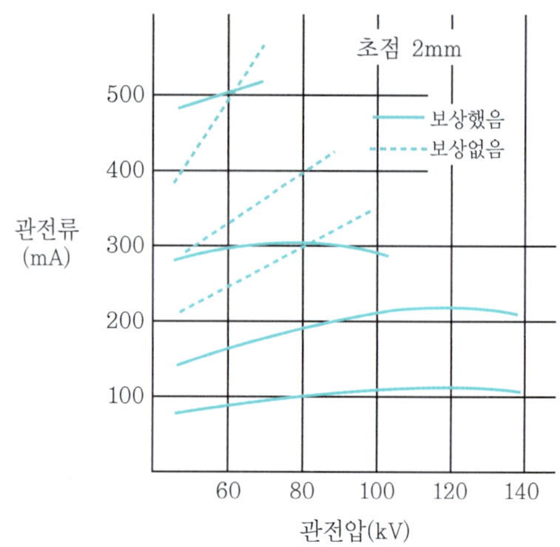

그림 5-21. 엑스선관 공간전하보상 특성

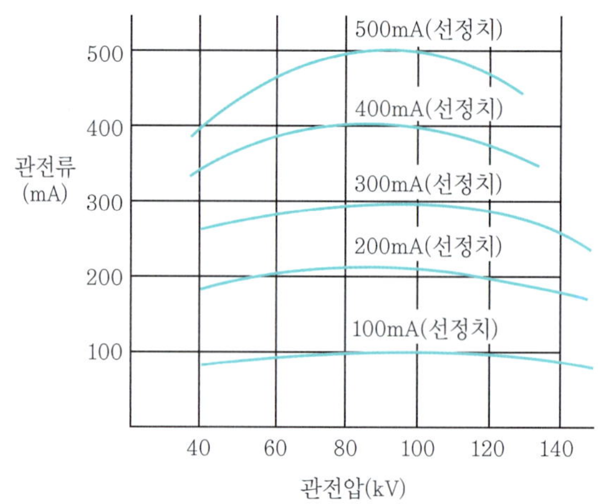

그림 5-22. 대용량 공간전하보상 특성(직선보상)

그림 5-22는 대용량 엑스선관을 종전의 직선보상을 했을 때의 특성으로 관전류 500 mA 에서 약 100 mA 변화가 있었다.

따라서, 이것을 보상하는 데는 비선형보상회로가 필요해진다. 또, 단상장치와 삼상정류장치에 대해 방출(emission)특성을 비교하면 삼상정류장치는 관전압이 거의 일정한 값이므로 저전압에서도 관전류는 흐르기 쉽지만, 단상장치에서는 삼상장치와 동일관전압이 되는 것은 순간뿐이고 다시 관전류 최대치의 1.5배 정도가 되어야 하기 때문에 저전압, 대전류에서는 완전히 공간전하만 되고 관전류는 거의 관전압에 지배받게 된다.

종전의 방식은 보상변압기 2차측에 1차전압을 가하여 보상을 했으나 2차측 임피던스를 변화시켜도 마찬가지로 가열전압을 보상할 수가 있다.

이 보상회로는 후자를 선택한 방식이다.

8. 초점절환 회로(focus exchange circuit)

일반적으로 엑스선관은 이중초점 엑스선관이 사용되는데 이 초점변환은 관전류 선정기와 연동하여 행하여지는 것이 보통이다.

그림 5-23은 가열회로 구성을 나타낸 것으로 대초점, 소초점 변환은 엑스선관의 사용관전류 선정에 의하여 이루어지고 있다. 또, 하나의 고전압 발생 장치를 사용하여 고전압 변환기에 의해 엑스선관을 2~3개 사용하는 경우 각각 엑스선관에 의해 관전류 특성이 같지 않을 수도 있고, 또 고전압케이블의 길이도 다른 경우가 많으므로 가열저항은 엑스선관마다 별개로 설치되어 있다.

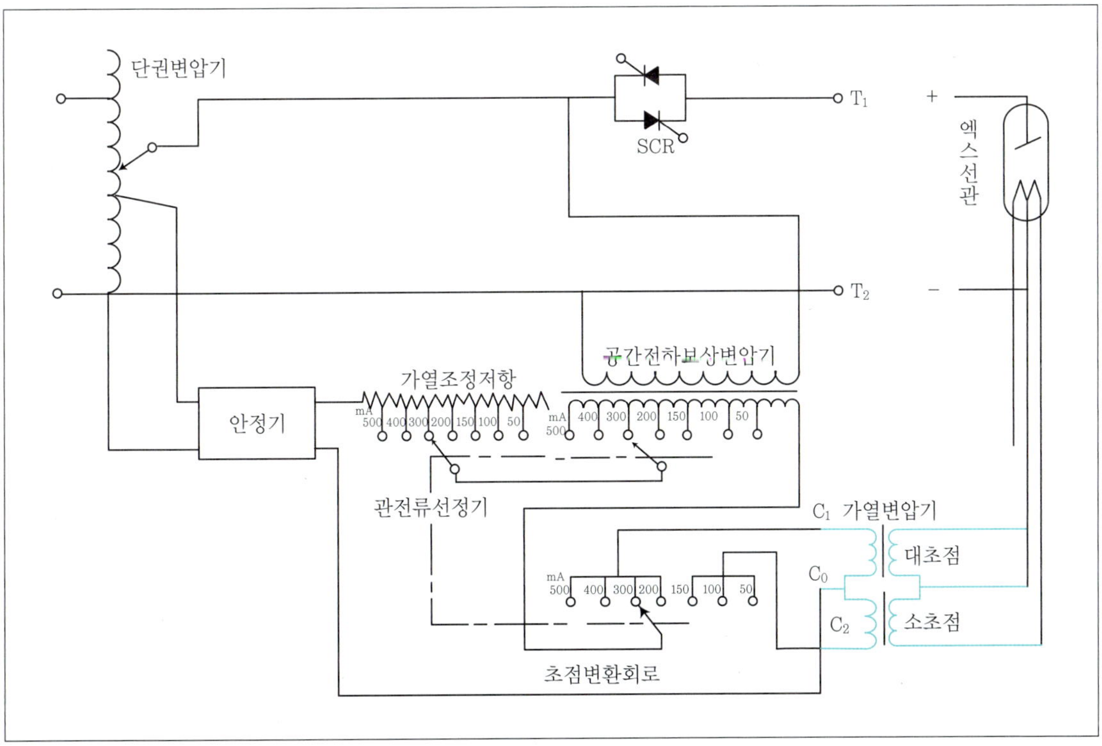

그림 5-23. 엑스선관 필라멘트 가열회로

9. 관전류계, 누설전류 보정회로(mA meter, leakage current corrective circuit)

엑스선 장치에 관전류계(mA meter)가 설치되어 관전류를 읽을 수 있게 된 것은 1905년경부터이다. 당시 장치는 고전압 노출형이기 때문에 **그림 5-24**와 같이 엑스선관에 직렬로 전류계를 접속하여 측정하였다. 그 후 1930년경부터 고전압케이블이 사용되어 감전방지형이 개발되므로서 일반적으로 **그림 5-25**와 같이 고전압변압기의 이차권선 중성점에 가동코일형 직류전류계를 접속하여 측정하고 있다. 그러나 중성점에서 관전류를 측정하는 경우 고압변압기 권선에 분포용량이 있기 때문에 0.5~2 mA 정도의 누설전류가 흘러 엑스선 관전류치와 일치하지 않는다. 따라서 투시와 같이 관전류가 1~2 mA의 소전류인 경우에는 보정할 필요가 있다.

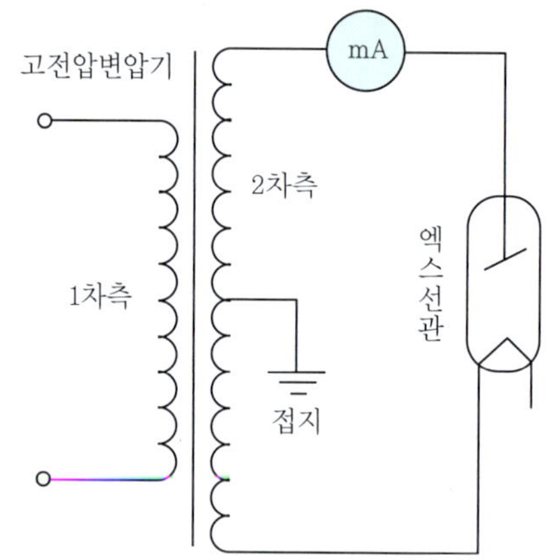

그림 5-24. 고전압측에 접속된 관전류계

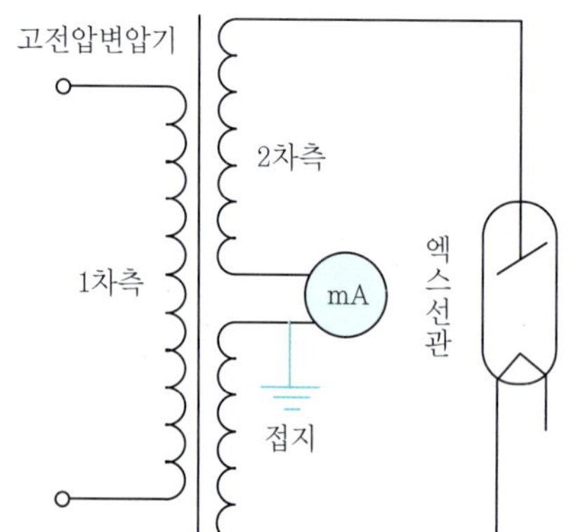

그림 5-25. 중성점에 접속된 관전류계

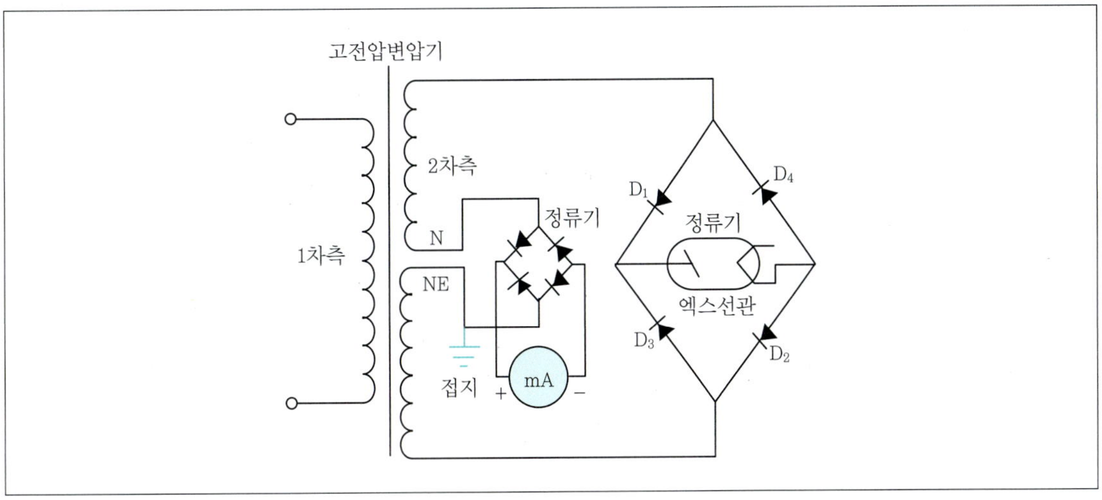

그림 5-26. 단상전파정류형의 관전류계 회로

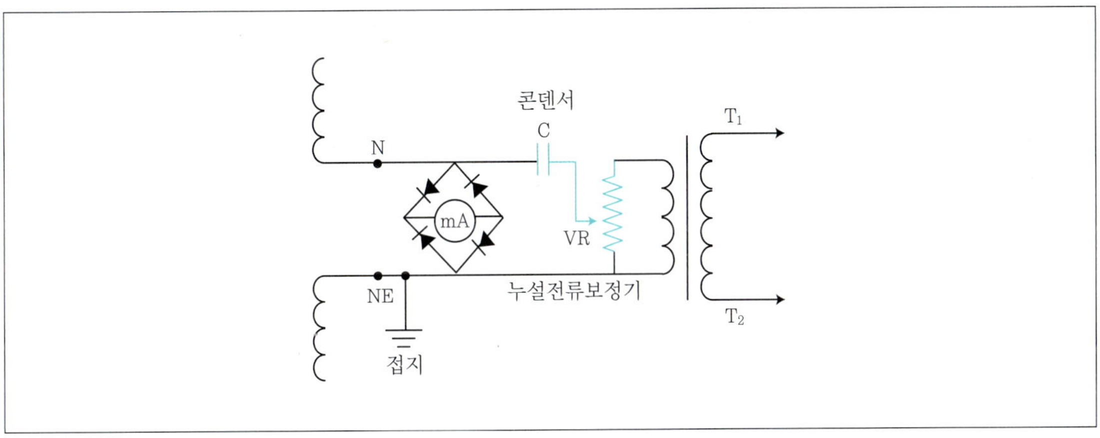

그림 5-27. 누설전류 보정회로

중심점에 직류전류가 흐르는 단상자기정류, 단상반파정류는 관전류계가 직접연결되어 누설전류를 보정할 필요가 없다. 그러나 단상전파정류의 경우, 중성점 전류는 교류이기 때문에 그림 5-26과 같이 정류하지 않으면 안 된다. 또 이 전류에는 누설전류도 포함되어 있으므로 그림 5-27과 같은 회로에 의하여 보정한다.

누설전류는 관전압에 비례하므로 그림과 같이 1차전압에 비례한 전압을 중성점전류와 역위상으로 인가해 줌으로써 보정할 수 있다. 누설전류는 권선을 감는 방법과 절연재료 등에 따라 다르지만 최근 장치에서는 관전압 100 kV에서 대략 0.5~1 mA 정도이다.

이 때문에 1~2 mA의 관전류를 사용하는 투시인 경우에는 영향이 크므로 정확하게 보정할 필요가 있다. 그러나 관전류가 수십 밀리암페어(mA) 이상의 노출인 경우에는 누설전류는 문제가 되지 않는다.

그림 5-28은 3상 6피크 전파정류에 있어서 관전류계 회로로써 중성점에는 단상전파정류와 같이 교류가 흐르므로 전파정류하지 않으면 안 된다.

그러나 3상 이중 6피크 중성점 전류는 직류가 되므로 정류할 필요가 없다.

그림 5-29는 3상 이중 6피크정류회로이다. 또 3상 12피크정류의 경우도 마찬가지이다.

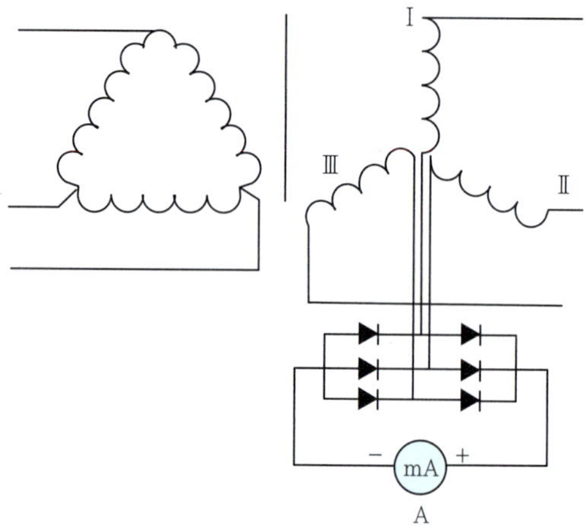

그림 5-28. 3상 6피크 관전류계 회로

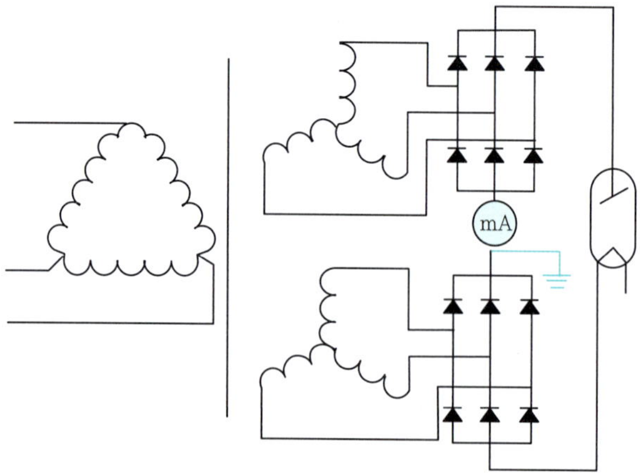

그림 5-29. 3상 2중 6피크 정류 관전류계 회로(12피크 정류 및 2중 12피크 정류도 동일)

이렇게 해서 관전류는 중성점에 관전류계를 접속하여 측정할 수 있으나, 통전시간이 0.5초 이하가 되면 보통 관전류계로는 측정할 수 없기 때문에 짧은 시간 통전인 경우에는 가동 부분을 특히 무겁게 하고, 관성을 크게 하여 흐르는 전류와 통전시간에 비례해서 지침이 움직이는 관전류초계(mAs meter)가 사용된다. 이 계기의 원리는 탄동검류계와 같다.

관전류계와 관전류초계는 한시장치와 연동하여 0.5초 정도에서 전환한다.

10. 관전압계(kV meter)

엑스선 발생장치의 관전압은 고전압이므로 직접 측정하기는 어렵다. 때문에 일반적으로 고압변압기의 1차전압에서 간접적으로 측정하고 있다. 종래는 1차전압과 관전압과의 관계를 표시한 관전압도표에 의해 시험조사를 해서 구하기도 하고 또는 관전압도표에 그 장치의 전원 전압강하를 합한 무부하 1차전압에 대한 관전압도표를 작성하여 관전압을 정하고 있었다. 그러나 이것들은 모두 1차전압에서 표에 의해 관전압을 정하지 않으면 안되며 또 사용상 불편한 점이 있을 뿐만 아니라 그 관전압도 오차가 많아 출력 불균일성의 요인을 이루고 있었다.

이와 같은 이유 때문에 새로운 관전압 표시방식을 개발하게 되었는데 그것이 전시식 관전압방식이다. 이것은 관전류선정기와 연동하여 미리 관전압을 나타내는 것으로서 이에 의해 관전압을 직접 읽을 수 있게 되었다. 이 방식의 장점은 조작이 편리함과 관전압 오차가 감소된다는 점이다.

엑스선 관전압은 실제로 부하를 걸었을 때 관전압과 무부하 1차전압과의 관계를 알면 표시할 수 있다. 이와 같은 방식은 우선 관전류를 선정식으로 하여 관전류치를 미리 결정해 두는 것이 조건이 된다. 표시관전압은 kV계를 사용하며 아날로그 또는 디지털로 표시하는 방식이 있다.

1) 지시계기 보상방법

이 방법은 선정된 관전류와 1차전압에 의해서 관전압을 표시하는 것으로 같은 1차전압이라 할지라도 관전류에 따라서 관전압이 변화하고 있다.

그림 5-30은 무부하 1차전압과 관전압과의 관계를 표시한 것으로서 이 도표에서 우선 무

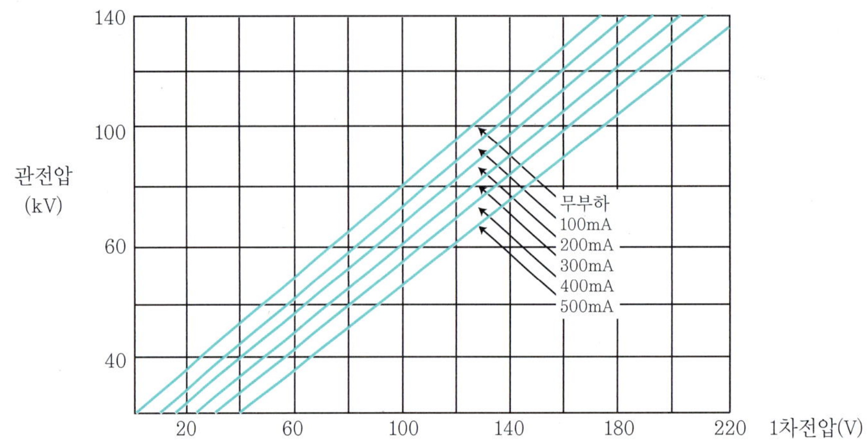

그림 5-30. 무부하 1차전압과 엑스선 관전압과의 관계

부하 관전압 Ux(peak)는

$$Ux(peak) = \sqrt{2}\,n\,V_1 \quad \text{5-6}$$

이다.

여기서 V_1은 1차전압, n은 고전압변압기의 권선비이다.

위 식에서 무부하 관전압은 1차전압계에 1차전압의 $\sqrt{2}\,n$배의 눈금을 나타내어 표시하고 있다. 다음에 관전류가 증가함에 따라 동일한 1차전압에서도 관전압은 저하하기 때문에 kV계의 지시치도 이 관계에 맞추어 저하시키지 않으면 안 된다.

도표의 기울기에 대해서는 비교적 적은 전류의 경우는 무부하 기울기와 같은 평행이동으로도 좋지만 관전류가 증가하면 기울기가 변화하므로 보정을 하지 않으면 안 된다. 또 단권변압기의 입력측 권선수와 출력측 권선수비(이하 n이라 함)가 1보다 크게 되는 경우 관전류 증가에 따라 기울기는 상당히 변화하여 작아진다. 반대로 n이 1보다 적은 경우 도표의 기울기는 전원 임피던스에 의해 변화하게 된다. 일반적으로 n 〉 1이 되든지 n 〈 1이 되어도 관전류 증가에 따라 기울기는 작아지게 된다.

위와 같은 관계를 계기에 지시하기 위해서는 무부하 관전압의 기울기와 같으면서 평행이동만으로 회로와 기울기를 변화시키는 회로를 만들고 이를 합성하면 된다.

그림 5-31은 평행이동만 하는 회로로서 관전류 선정기와 연결하여 관전류 증가에 따라서 관전압계의 지시가 내려가도록 한 것이다. 그림 A는 평행이동을 그림의 B는 경사보정을 하

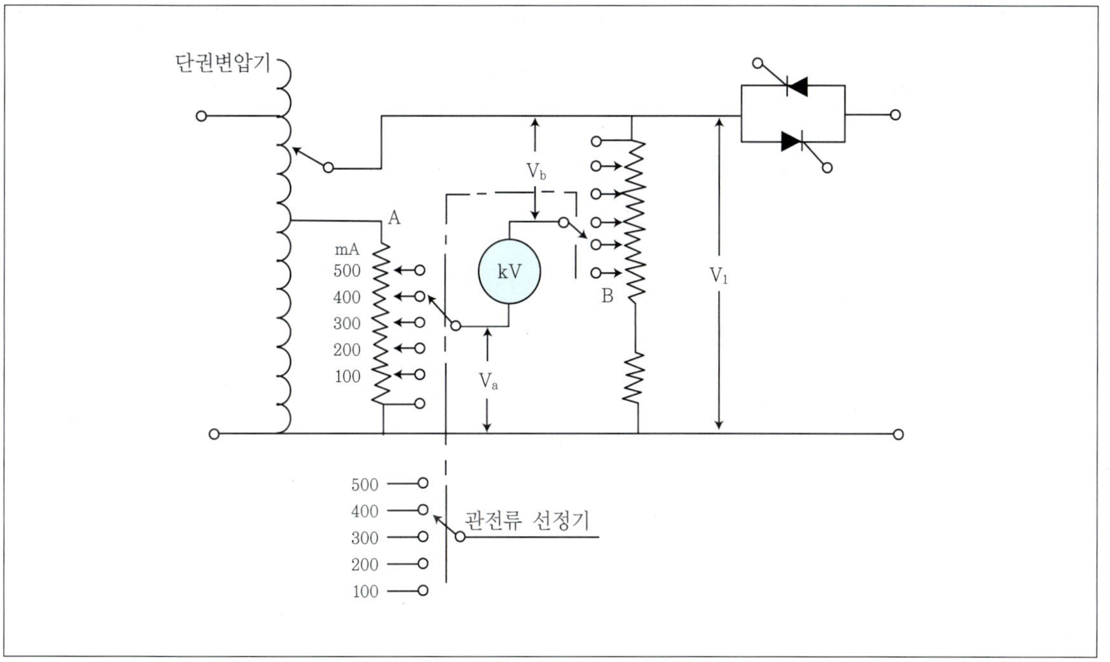

그림 5-31. 전시 관전압회로의 원리도

는 회로이며, 회로의 저항은 관전압계 내부저항에 비해 충분히 작은 것으로 한다. 무부하인 경우에는 V_a와 V_b가 모두 0이며 따라서 관전압계의 지시는 $\sqrt{2}\,n V_1$이 된다.

다음에 임의의 관전류를 선택했을 경우에는 관전압계의 지시만 관전압도표에 맞추어 내리면 된다.

여기서 B회로를 $V_b = 0$의 위치에 고정했다고 가정하면 관전압계의 지시는 $\sqrt{2}\,n(V_1-V_a)$로 되고 $\sqrt{2}\,nV_a$ 만큼 강하하게 된다. V_a는 1차전압과 관계없이 일정하므로 관전류에 대응하여 평행이동만 하게 된다.

다음에 A회로를 $V_a = 0$의 위치에 고정하고 B회로만 관전류 선정기와 연동하여 이동하였다고 하면 kV계의 시시는

$$\sqrt{2}\,n(V_1-V_b)$$

가 되고 기울기는 V_b에 의해 결정된다. 이와 같이 하여 전시관전압계의 지시치는

$$kV_{pre} = \sqrt{2}\,n\{V_1-(V_a+V_b)\} \quad \cdots\cdots 5\text{-}7$$

가 되고, A, B회로의 저항치를 적당히 선택함으로써 관전압 도표에 지시치를 일치시킬 수가 있다. 이것들은 모두 관전류 선정기와 연동하여 행하여진다.

그림 5-32는 실제로 관전압 표시회로를 조정하는 경우의 예를 나타낸 것이다.

그림에서 우선 평행 이동한 만큼의 전압 V_a를 0으로 하여 기울기 보정의 저항을 조정하고 AB와 평행이 되도록 한다. 다음에 평행 이동한 만큼 저항을 조정하면 kV계의 지시치는 AB와 일치시킬 수 있다. 다만, 보정회로의 저항은 kV계의 내부저항에 대해 충분히 작게 해둘 필요가 있다.

그림 5-33은 평행 이동한 만큼 저항 R을 연결하고 R을 적당히 선택함으로써 기울기 보정을 하는 것으로서 선정기의 단수가 1단 적어지므로 해서 회로는 어느 정도 간단해진다.

그림 5-34는 실제의 회로 예이며, 이론적으로는 똑같다. 회로를 A와 B로 나누어서 생각하면 A회로는 평행 이동한 만큼의 양, B회로는 기울기 보정을 한 양만큼이 된다. 이것들은 모두 관전류 선정기와 연결하여 교환된다.

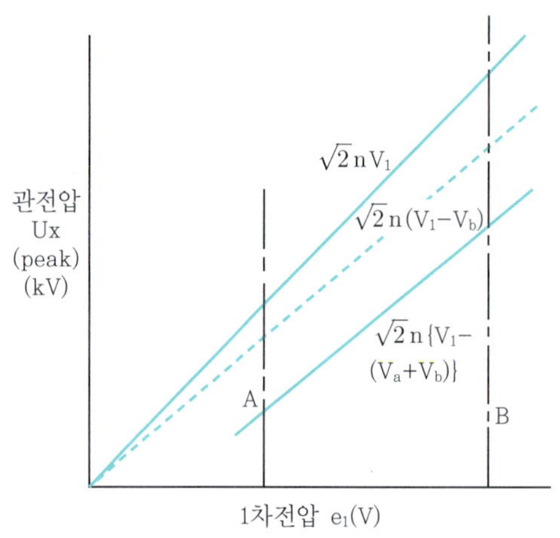

그림 5-32. 전시관전압 조정

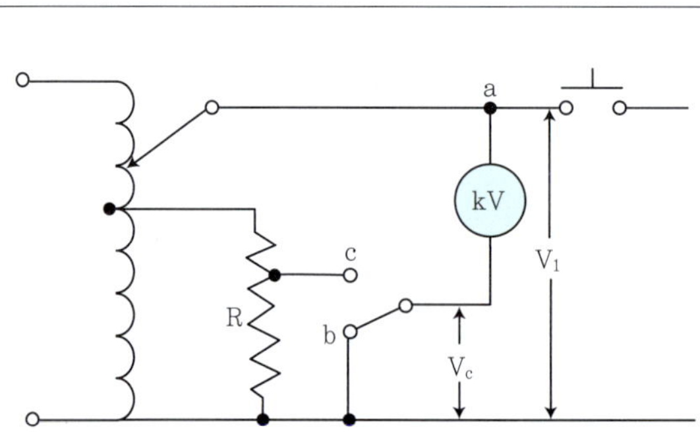

그림 5-33. 전시관전압의 기울기 보정회로

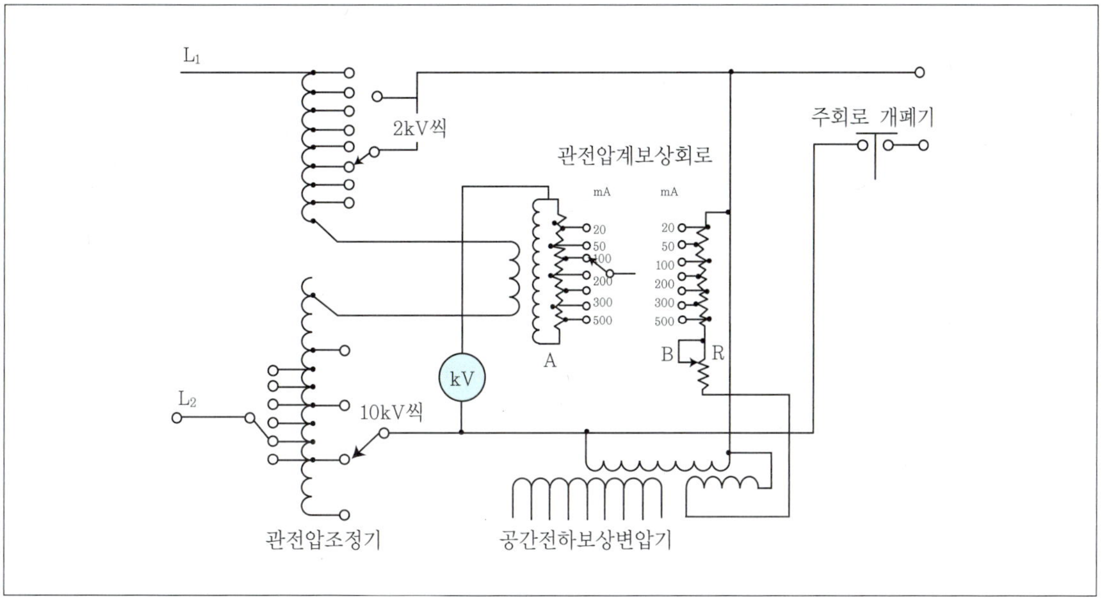

그림 5-34. kV 표시회로

2) 1차전압 보상방식

지금까지 설명해온 kV계에 의하여 관전압을 지시하는 방식에서는 관전류를 바꾸면 관전압도 변화하여 표시관전압 지시치도 변화한다. 따라서 검사조건을 설정할 때는 관전류를 선정하고 나서 관전압을 결정해야 하므로 사용상 불편이 있다. 따라서 1차전압 보상방식은 이와 같은 결점을 해소한 것이다. 이 방식은 관전류를 변화한 경우 그에 의한 관전압의 변화분을 1차전압에서 보상하는 방식이다.

그림 5-35는 관전류 선정기와 연동하는 보상권선에 의해 관전압 변화만큼을 보상할 수 있는 회로이다. 그러나 이 보상법에서는 kV계 표시방식의 평행이동 보상과 같으므로 기울기 보정을 할 수는 없다.

일반적으로 전원임피던스를 아주 작게 하지 않는 한 대전류가 될수록 관전압도표의 기울기는 작아지므로 그 오차는 피할 수 없다. 이 방식은 전시식 장치 초기에 사용되었으나 전원임피던스가 크면(대부하일 때) 관전압도표의 기울기가 상당히 변하므로 표시오차도 커지는 결점이 있다.

그림 5-36은 기울기 보상변압기를 가진 장치로서 이 회로에 의해 기울기 보정을 할 수 있다. 보상변압기의 1차측은 주회로의 1차전압회로에 연결되어 있으므로 2차측은 1차전압에 비례한 전압을 발생하게 된다. 2차측은 주회로와 직렬이 되므로 이 전압만큼 기울기 보상을 하게 된다.

지금까지 설명한 방식은 보상회로에 의해 관전압 도표의 기울기에 맞추고 있었는데 또 다른 방법은 전원 저항 및 단권변압기에 직렬저항을 넣음으로써 관전압 도표를 평행으로 보상하는 방식도 있다.

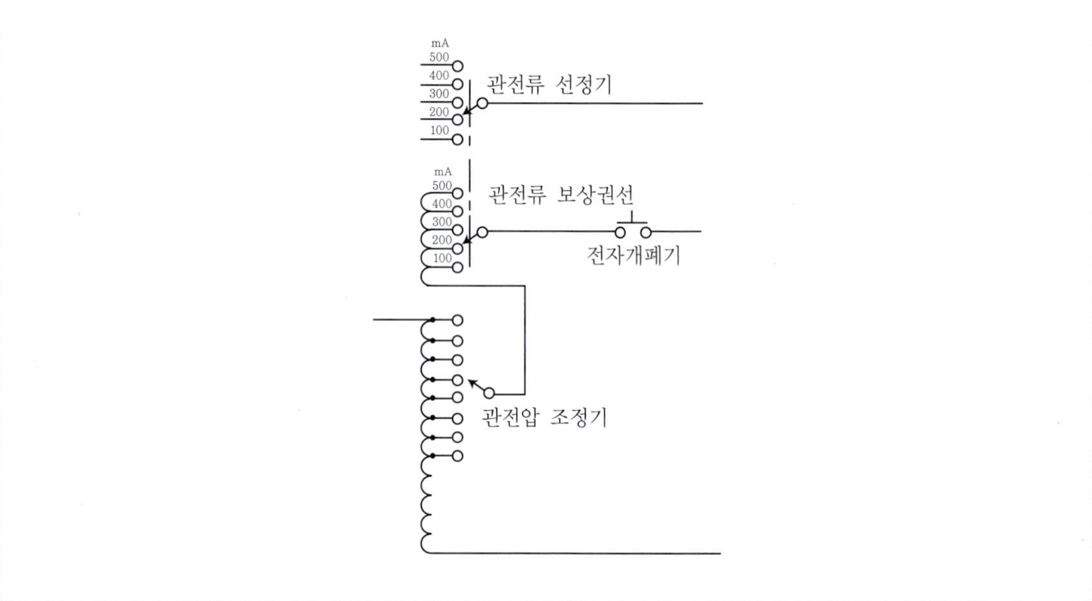

그림 5-35. 1차전압 보상방식

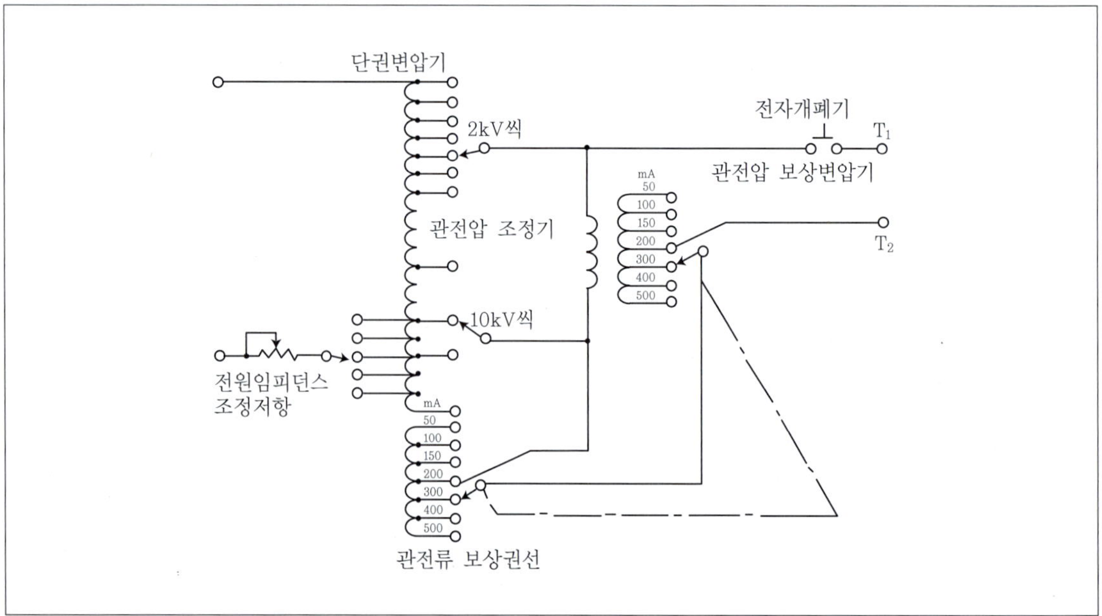

그림 5-36. 주회로

11. 한시장치(timer)

엑스선장치의 조사시간을 제어하는 장치를 한시장치라고 한다. 일반적으로 엑스선 조사시간은 고압변압기의 1차측을 열고 닫음에 의하여 제어하고 있으나 3극 엑스선관이나 4극관을 이용하여 고전압측에서 제어하는 것도 있다. 한시장치는 보통 타이머라고 부르는데 대부분의 경우 타이머는 조사시간 신호회로이며 최종적으로 엑스선개폐를 결정하는 것은 주회로 개폐기이다. 특히 최근의 장치들은 타이머에 동기성을 갖게 한다든지 조사시간이 수 밀리초 이내로 짧아지게 되면 주회로 개폐기의 응답특성도 포함해서 생각하지 않으면 한시장치의 특성을 나타내지 못한다.

타이머의 종류는 시계식, 전동기식, 전자관식 등이 있으나 현재는 대부분 반도체 한시장치 또는 자동노출장치를 사용하고 있다.

1) 시계식 한시장치(clock timer)

휴대용 장치에 부착된 소위 핸드타이머를 말한다. 이 타이머의 원리는 태엽의 탄력을 이용한 것으로서 태엽과 기어를 조합시켜서 레버를 검사하고 싶은 시간 눈금까지 감아 올려 스위치를 누르면 1차회로가 닫히고 태엽이 원래대로 복귀하는 동안 충전하는 구조로 되어 있다. 즉, 태엽의 힘으로 레버는 복귀하기 시작하고 영점에 도달하면 1차회로는 다시 열려져서 엑스선 조사가 정지된다. 감는 각도와 복귀시간은 비례하므로 조사시간을 조정할 수 있다. 사용범위는 0.5~5초 정도이며 정밀도가 낮고 온도나 기온 등에 의하여 영향을 받는 일이 많다.

2) 전동식 한시장치(motor timer)

원리적 측면으로는 시계 태엽식과 같다. 이것은 교류전동기의 하나인 동기전동기(synchronous motor)를 사용하여 일정속도로 원판을 회전시킨다. 다음에 레버를 조사코자 하는 시간 눈금에 맞추어 엑스선 스위치를 닫으면 클러치에 의해 회전원판과 레버가 연결된다. 이에 의해 레버는 영점 방향으로 움직여서 레버가 정해진 속도에 도달하면 스위치가 닫혀지고 전자개폐기가 동작하여 엑스선이 조사된다. 레버가 영점에 도달하는 다른 한쪽의 스위치에 의해 회로가 열리고 전자개폐기는 복귀하여 엑스선 조사는 정지된다. 이것이 동작원리인데 0.05~5초까지 정확하게 기능을 발휘한다. 1955년경까지는 대부분 전동식 한시장치가 사용되고 있었으나 0.1초 이하가 되면 눈금의 폭이 좁아지고 정밀도가 저하될 뿐만 아니라 또 동기투입도 곤란하므로 현재는 거의 사용하지 않는다.

3) 임펄스 한시장치(impulse timer)

이것은 시간적으로 일정한 교류의 주파수에 의하여 한시장치를 동작시키는 것이다. 임펄스 한시장치는 단상과 삼상용인 것이 있다. 위에서 말한 1차회로 접촉 전자개폐기에서는 전자석을 동작 시킬 때에 전류를 통한 다음 시간적으로 오차가 생기고 또 접점의 개폐가 교류의 최고치인 곳에서 이루어지면 개폐시에 스파아크가 일어나서 접점을 파괴할 우려가 있다.

이런 결점에 대하여 임펄스 한시장치에서는 타이머 자체가 개폐기를 겸하여 개폐시에는 교류전압 영점에서 회로를 닫고 영점에서 열게 되어 있다.

4) 전자관 한시장치(electron timer)

앞에서 언급한 전동식 또는 임펄스 한시장치는 전력 사정이 좋지 않을 때는 전압이 떨어지거나 주파수가 불안정하면 제대로 동작하지 않을 염려가 있다. 따라서 동기전동기 대신에 3극방전관을 이용한 전자관 한시장치가 개발되었다. 이것은 비교적 고장이 적고, 진공관도 염가이고 교환하기가 쉽다. 원리는 그림에서 보는 바와 같이 사이라트론 V의 그리드저항 R과 콘덴서 C를 병렬로 연결하여 콘덴서 C에 충전된 전기량을 저항 R을 통하여 방전시킴으로써 격자의 전위가 높아지고 사이라트론은 방전되어 스위치 S_2의 릴레이가 동작하여 전자개폐기가 열리게 하는 장치로 되어 있다. 그 동작순서를 간단하게 서술하면

(1) 스위치 S_1을 닫으면 사이라트론의 필라멘트 XX가 점화된다. 다음 콘덴서 C가 저항 r_1, r_2의 비에 따라 격자측이 양(+)으로 되었을 때만 충전된다. 이때 격자는 필라멘트에 대하여 부(−)전위가 된다.

(2) 엑스선 스위치 X.R.S를 닫으면 전자개폐기의 코일 M.G.C가 동작하여 엑스선이 조사된다(L_{100} → M.G.C → S_2 → X.R.S → L_0).

(3) 동시에 R.C → X.R.C → V 회로가 형성되어 콘덴서 C의 전기량은 저항 R을 통하여 방전된다. 따라서 격자 전위는 상승하여 어느 지점에 이르면 3극방전관 V는 방전하게 된다.

(4) 3극 방전관(사이라트론)의 양극전위가 흐르는 결과 릴레이 MS_2가 작동하여 S_2를 연다.

(5) L_{100} → M.G.C → S_2 → X.R.S → L_0의 회로가 스위치 S_2에서 전기가 차단되어 전자개폐기는 열리고 엑스선조사가 끝난다.

(6) 엑스선조사기간은 콘덴서 C의 방전시간에 의하여 정해지며 이것은 시정수(CR)의 결합으로 결정된다.

보통 조사시간 범위는 1/60초부터 7초까지 정확하게 측정한다.

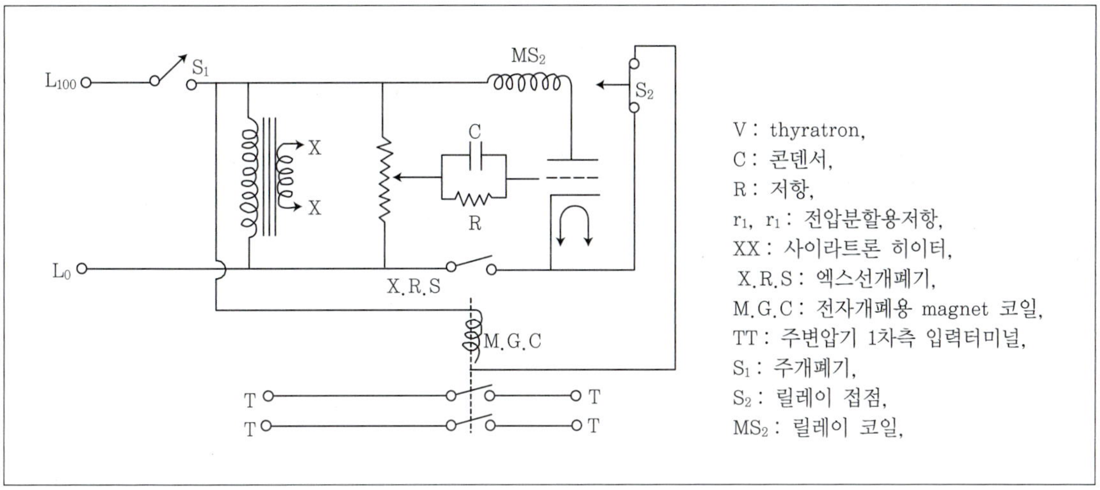

그림 5-37. 전자관 한시장치 회로도

5) 반도체 한시장치(semiconductor timer)

최근의 전자기기들은 거의 반도체화되어 있으며 전자관식은 특수한 목적을 제외하고는 대부분 그 자취를 감추었다. 엑스선장치의 한시장치에 대해서도 종전에는 3극방전관(사이러트론) 또는 4극관을 사용하던 것이 1970년경부터 전자관을 대신하여 반도체에 의한 한시장치가 보급되었다. 또, 주회로의 개폐도 전자접촉기(electromagnetic contactor)대신 반도체 소자(thyristor)를 주회로에 삽입하여 직접 제어하는 방식이 많아졌다.

여기서 반도체화하면 어떤 장점이 있는가를 열거하면 다음과 같다.

(1) 전자관에서처럼 히터가열이 필요치 않기 때문에 전원을 넣으면 즉시 동작한다.

(2) 가열전력이 필요 없으므로 그 만큼 소전력 이용이 가능하다.

(3) 동작전압도 전자관의 100~300 V에 비해 보통 10~20 V 정도로서 소비전력이 절약된다.

(4) 소자 그 자체가 소형이며 회로부품도 작기 때문에 기기전체가 작아지며 복잡한 회로도 쉽게 작게 만들 수가 있다는 등의 장점이 있으나, 반면에 다음과 같은 단점도 있다.

(5) 주위온도, 자기가열 등에 의해 특성이 변하기 쉽다. 이 때문에 온도에 의한 보상을 생각하지 않으면 안 된다.

(6) 동작전압이 낮기 때문에 외부로부터 잡음(noise)에 의해 소자가 파손되기 쉽다. 엑스선 장치와 같이 장치의 동작전압이 200~300V로 장치가 구성되어 있는 경우에는 주의가 필요하다.

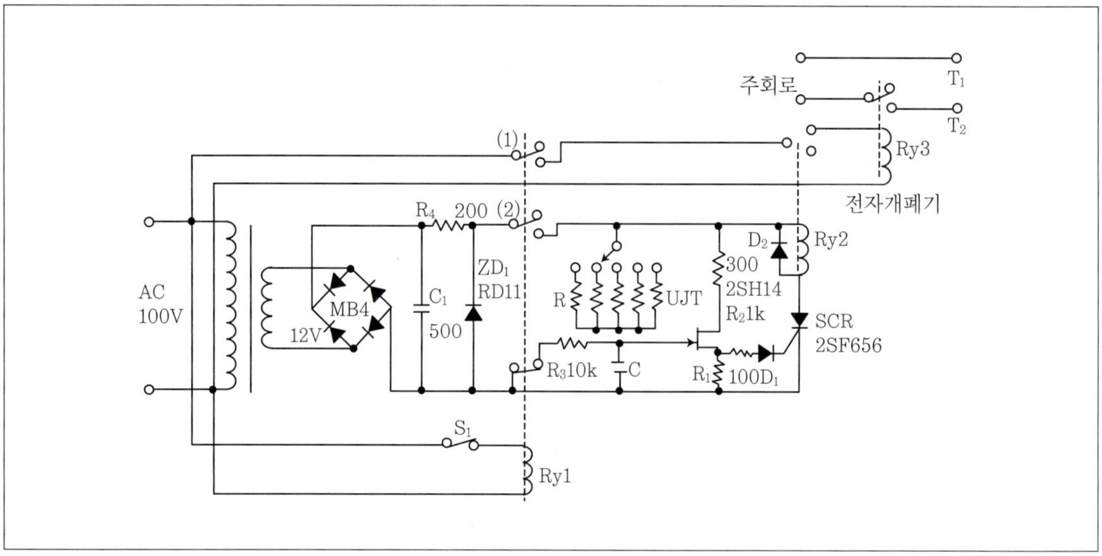

■ **그림 5-38.** 간단한 반도체 타이머

그림 5-38은 UJT(Unijunction Transistor)와 SCR(Silicon Controlled Rectifier)를 사용한 가장 간단한 반도체 한시장치 회로도이다.

엑스선 스위치 S_1을 닫으면 Ry_1~Ry_3이 동작하여 엑스선 조사가 이루어진다. 동시에 UJT, SCR에 전압이 가해지는데 SCR에 트리거(trigger)가 가해지지 않으므로 Ry_2는 동작하지 않는다. 또, 이와 동시에 저항 R을 통해 콘덴서 C가 충전된다.

콘덴서 C의 단자전압, 즉 UJT의 에밋터전압이 피크점 전압 nV_1까지 상승하면 축전기 C는 방전하고 저항 R_1의 양쪽 끝에 전압을 발생시킨다. 이에 의해 저항 R_2와 정류기 D_1을 통해 트리거가 SCR의 게이트(gate)에 흘러서 SCR은 점화하여 Ry_2가 동작한다. 따라서 Ry_3의 회로가 끊어지므로 Ry_3이 복귀하고 조사가 정지된다. 조사시간은 저항 R과 콘덴서 C의 곱으로 결정되므로 저항 R을 적당히 선택함으로써 임의시간을 설정할 수 있다. 정류기 D_1은 외부노이즈에 의한 SCR의 잘못된 점화를 방지하기 위한 것이다. 정류기 D_2는 SCR 점화시에 Ry_2의 양쪽 끝에 발생하는 이상전압을 방지하는 것이다.

이 한시장치는 동기성이 없기 때문에 투입위상이 일정하지 않다. 그 때문에 투입시에 이상전압을 발생하기도 하고 또, 10 ms 정도의 오차도 피할 수 없다. 다만 전자관식에 비하여 상당히 작게 제작할 수 있다는 이점이 있을 뿐이다.

현재 엑스선 장치에 쓰이고 있는 한시장치는 대개가 동기식이며 항상 0위상에서 엑스선 개폐가 이루어진다. 따라서, 투입시 이상전압을 방지할 수가 있고 단상전파정류장치에서는

1/120초(60 Hz), 즉 1펄스의 조사도 정확히 할 수 있다. 또 3상장치에서는 1/720초(60 Hz)까지 조사가 가능하다.

6) 자동노출제어장치(automatic exposure control system, AEC)

엑스선검사에 있어서 자동노출기구가 최초로 고안된 것은 1942년 R.H. Morgan에 의해서이며 간접검사장치에 사용되다가 최근에는 직접검사장치에도 널리 쓰이게 되었다.

자동노출장치는 문자 그대로 자동적으로 검출기 농도를 조절하는 장치이지만 특성을 정확하게 파악하고 있지 못하면 이용하는데 한계가 있다.

인체를 투과한 엑스선은 환자두께와 각 부위의 흡수차에 따라 강도가 달라진다. 그에 따라 일정농도를 내기 위하여서는 투과강도와 조사시간의 곱이 일정하여야 한다. 검출기의 농도를 D라 하고, 엑스선 강도를 I, 조사시간을 T라고 한다면 $D = I \times T$가 항상 일정해야 하고, I와 T가 모두 다른 일반적인 경우를 생각한다면 $I_x \times T_1 = I_y \times T_2$가 성립하여야 할 것이다. 이 경우, 즉 환자의 두께나 피사체의 흡수가 변화되어도 일정한 농도를 낼 수 있을 것이다.

이 원리를 그림으로 나타내면 **그림 5-32**와 같이 된다. 횡축은 노출시간을 나타내고 종축은 투과엑스선 강도를 나타내고 있다. 어느 경우에나 빗금친 부분의 면적이 같으면 농도는 항상 같게 된다.

자동노출제어장치의 종류에는 광전자증배관(PM tube)을 이용한 포토타이머방식과 전리조방법이 있다.

① 최소응답시간(minimum response time)

최소응답시간이란 시스템이 작동할 때까지의 최소시간을 말한다. 즉, 회로 내에서 발광량 또는 선량의 적산치가 일정수준에 이르러 엑스선 조사를 중지시키는 스위치가 작동할 때까지 가장 짧은 시간을 말한다.

현재 엑스선 노출시간 제어방식에는 여러 가지가 있으며 제어방식에 따라 최소 응답시간에도 차이가 크다.

포토타이머는 응답시간에 한계가 있기 때문에 특성을 나타내는 경우 농도와 함께 조사시간과의 관계도 중요한 의미를 갖는다.

전자개폐기 제어인 경우 최소응답시간은 0.03초 정도이고 사이리스터 제어인 경우 0.004~0.005초가 된다. 따라서 이보다 단시간에 차단될 수 있는 조건이 설정된 경우이거나 피사체 두께가 매우 얇게 되면 농도는 급격히 증가하게 된다.

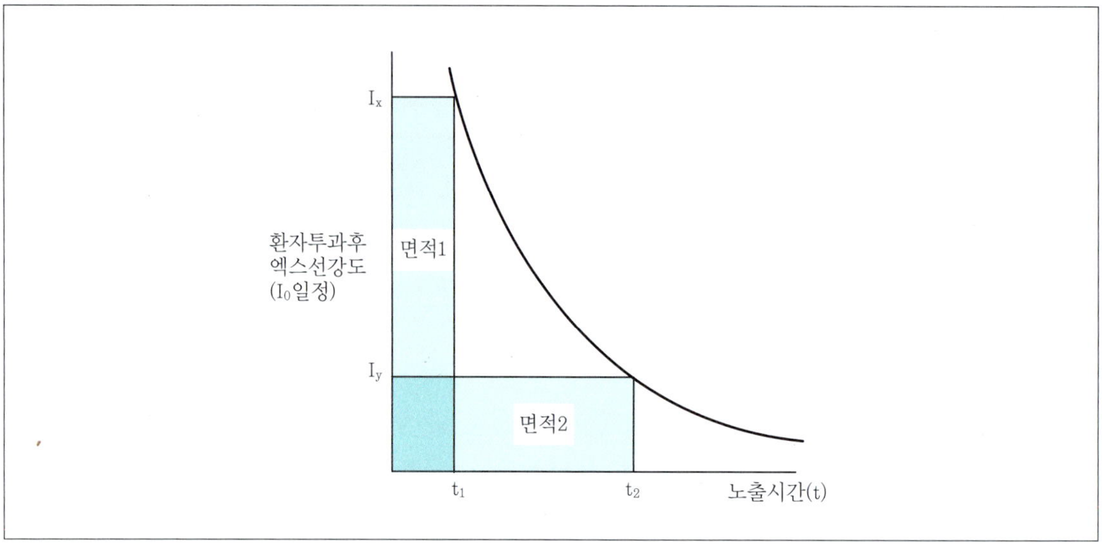

■ 그림 5-39. 동일농도를 내는 노출시간과 엑스선량

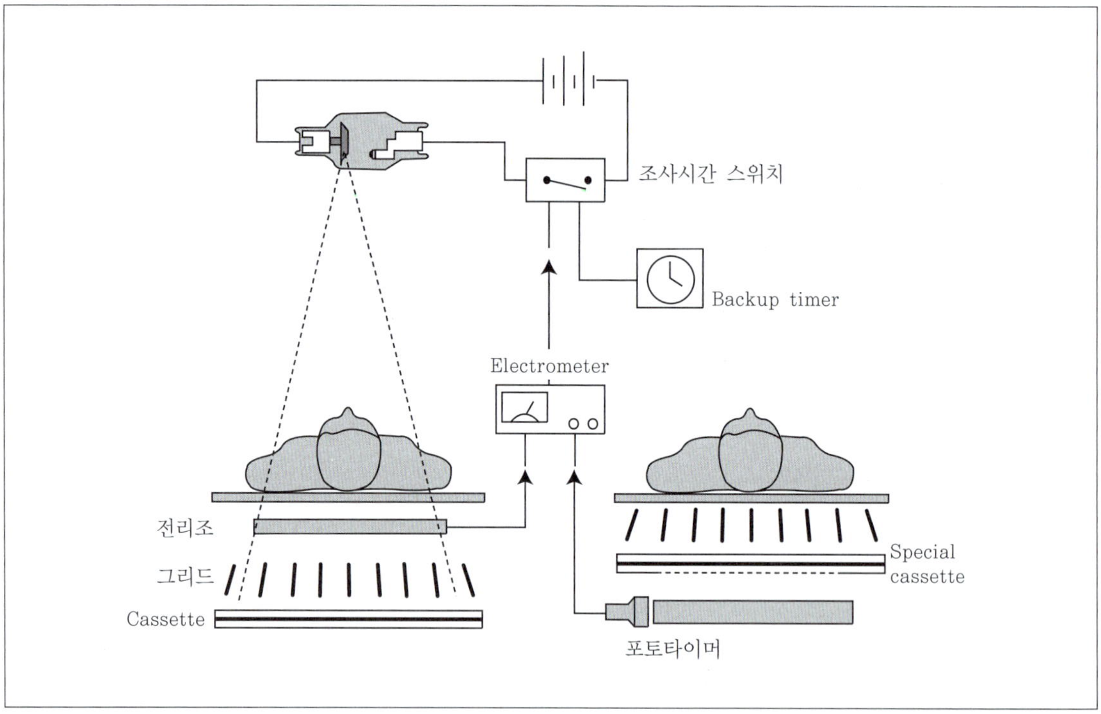

■ 그림 5-40. 자동노출제어장치의 종류(출처 : 의료영상정보학, 2009)

② 최대조사시간(back up time)

최대조사시간이란 엑스선이 조사되어 끝날 때까지 가능한 긴 노출시간이다. 최대조사시간은 별로 신경쓸 필요가 없을 정도로 거의 문제를 일으키지 않는다.

왜냐하면 대개의 노출시간은 프로그램된 back up time보다 길지 않기 때문이다.

③ 채광창(field configuration)

채광창이란 포토타이머일 경우 형광을 받아들이는 부분을 말하고 전리조방식인 경우 전리조(ion chamber)가 위치하는 곳을 말한다. 채광창의 모양은 같거나 다른 모양이 검사목적에 맞게 배치되어 있다.

환자를 검사할 경우에는 환자부위 중에서도 특히 관심을 가져야 할 부분이 있게 되는데 이 부분을 관심영역(dominent zone)라고 한다.

이 관심영역이 채광창에 일치되도록 하는 것이 중요하며 신중을 기하여야 한다. 채광창이 여러 개 있는 경우 관심영역에 따라 채광창을 한 개, 두 개 또는 전부를 선택하여 할 수가 있다.

④ 농도조절장치(density control)

자동노출장치에서는 인위적으로 농도를 조절할 필요는 없지만 특성에 따라 농도를 증가시키거나 감소시킬 수 있는 농도조절장치가 있다.

일반적으로 조절단자를 정상에 맞추어 놓지만 검출기 농도가 높거나 낮으면 이 조절단자를 이용하여 농도를 보정할 수 있게 되어 있다.

농도조절장치는 제조회사에 따라 3단, 5단, 7단, 9단 등으로 조정이 가능하도록 설계되어 있다.

(1) 포토타이머 방식

① 기본원리

포토타이머는 현재 직접검사와 간접검사에 모두 쓰이고 있으며 간접검사에 먼저 실용화되었다.

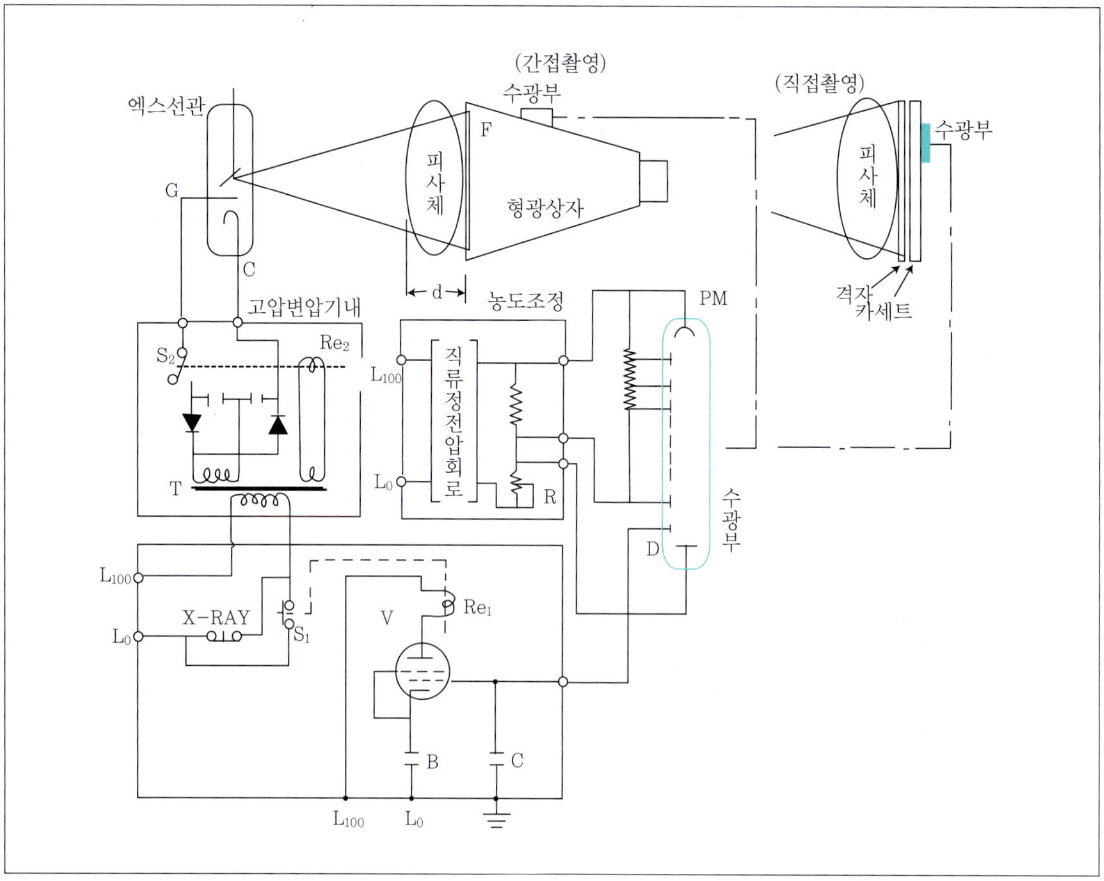

■ **그림 5-41.** 포토타이머의 기본결선도

그림 5-41은 포토타이머의 동작원리를 알기 쉽게 그린 기본 결선도이며 간접검사의 경우를 나타내고 있다. 보통 3극 엑스선관이 사용되며 음극 C와 격자 G 사이에는 −2,000V 정도의 격자전압을 인가함으로써 전자의 흐름을 저지하고 엑스선의 노출은 정지된다. 그림에서 피사체 투과후의 엑스선은 형광판을 발광시키고 발광되는 빛의 양이 일정한 적산치가 되면 격자전압이 인가되고 적산치를 일정하게 하면 영상흑화도는 일정하게 된다.

먼저 엑스선 노출스위치를 누르면 S_2는 개방되고 엑스선이 방사되며 형광판은 발광한다. 형광암상자속에 광전자증배관을 설치하여 광량을 검출한다.

광전자증배관(PM tube)에는 약 1 kV의 전압이 인가되고 있으며 약 10단계의 다이노드에 분할 인가되고 있다.

광전자증배관의 광전음극면에 입사된 빛은 광전자를 방출시키고 각 다이노드에서 증가되어 그 출력은 최종전극 D에서 방출된다. 동작원리는 다음과 같다.

출력전류는 적분콘덴서 C가 충전되어 방사되는 엑스선량이 증가됨에 따라 충전전압도 상승되고 사이라트론의 바이어스 전압이 초과되면 사이라트론 V가 방전되어 릴레이 Re_1가 동작된다. Re_1의 동작은 접점 S_1을 접촉시키고 더욱 Re_2를 접촉시키므로써 3극 엑스선관의 격자 G에 음전하가 인가되어 엑스선 방사는 정지된다.

적분콘덴서 C의 충전전압 V는 V = Q/C에 따라 전기량 Q에 비례된다. Q는 충전전류 i와 시간 t의 곱이며 i는 형광판의 발광강도에 비례되므로 결국 콘덴서의 충전전압 V는 형광판의 발광강도와 발광시간의 곱, 즉 발광량의 적산치에 비례한다.

따라서 피사체 두께나 흡수가 달라져도 발광량의 적산치가 같으면 영상흑화도는 같아진다.

② 종류

A. 영상검출기(IP 또는 FP) 전면검출법

그림 5-42는 IP 전면 검출방식에서 검출부를 나타낸 것이다. IP 앞쪽에 형광지를 놓고 그 전후면에 있는 반사판에 의하여 발생된 형광은 전반사에 의하여 아크릴판 끝에 부착된 광전자증배관까지 인도된다. 여기에서 형광은 전기적 에너지로 변환되고 증폭된다.

전면검출의 경우 일반적인 특성으로서 검출부 자체 흡수가 크면 피사체의 흡수 정도에 따라 특성이 변하게 된다. 예를 들면 검출용 형광지의 흡수에 비해서 피사체의 흡수가 충분히 큰 경우는 검출용 형광지의 형광량과 카세트 내의 증감지 형광량의 비(比)는 거의 일정하게 유지되지만, 피사체 흡수가 적어지면 검출부의 자체흡수가 영향을 받아서 형광지의 형광량에 대해 카세트 내의 증감지 형광량은 저하된다. 따라서 검출형광량이 규정치에 도달해도 IP 내의 형광량은 적어지므로 사진농도는 떨어지게 된다. 이 영향은 피사체의 흡수가 적고 관전압이 낮을수록 커진다.

두 번째로 생각해야 하는 특성으로는 검출용 형광지의 에너지 의존성이 다른데서 오는 특성이다. 형광체는 그 형광물실의 종류에 따라 형광특성이 달리진다. 따라서 카세트 내의 증감지와 검출용 형광지의 형광체가 달라지면 특성도 변화한다.

S_1은 황화아연계의 형광체로 종전에는 감도를 좋게 한다는 것과 자체흡수를 적게 한다는 점에서 황화아연계의 형광체가 사용되었다.

그림 5-43은 황화아연계의 형광지와 텅스텐산 칼슘의 증감지(FS)의 형광량의 비를 나타낸 것으로서 50 kV를 1로 하면 120 kV에서는 약 1.5배가 된다. 즉, 검출용 형광지의 형광량을 일정하게 해도 관전압이 높아질수록 사진 농도는 높아지게 된다. 또 희토류 증감지(G8)를 사용한 경우에는 이 영향은 더욱 현저해져서 120 kV에서는 형광량은 약 2배가 된다. 따

라서 검출용 형광지는 IP에 사용되고 있는 증감지와 동일 형광지를 사용해야 한다.

포토타이머는 선량제어이며 관전류를 일정하게 하고 조사시간만을 변화시키는 경우에는 피사체 두께에 따라서 조사시간은 대폭적으로 변화된다.

피사체 두께변화에 따른 특성은 조사시간 특성에 의해 좌우되며 일반적으로 두께가 얇을수록 농도가 증가한다.

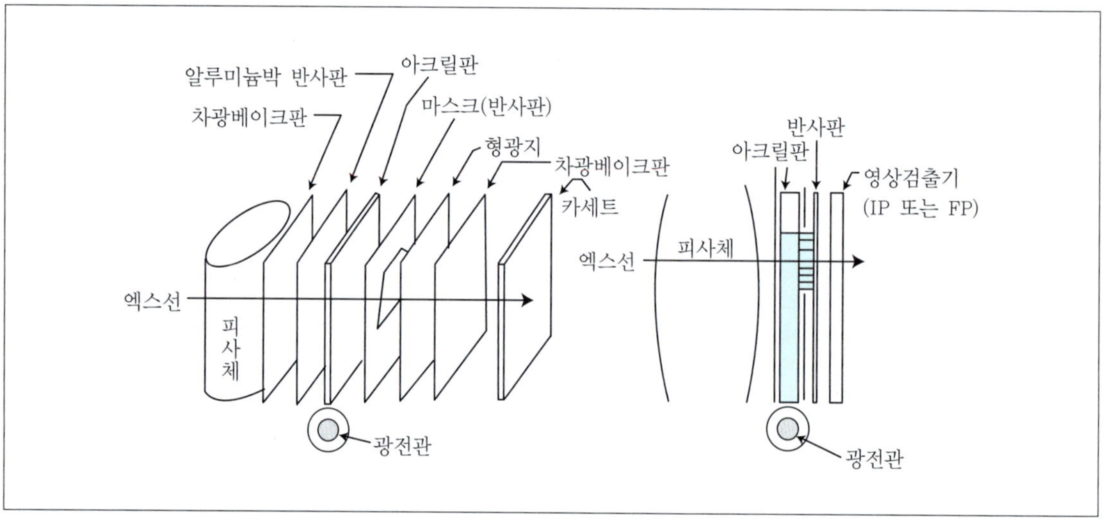

그림 5-42. IP 전면검출법

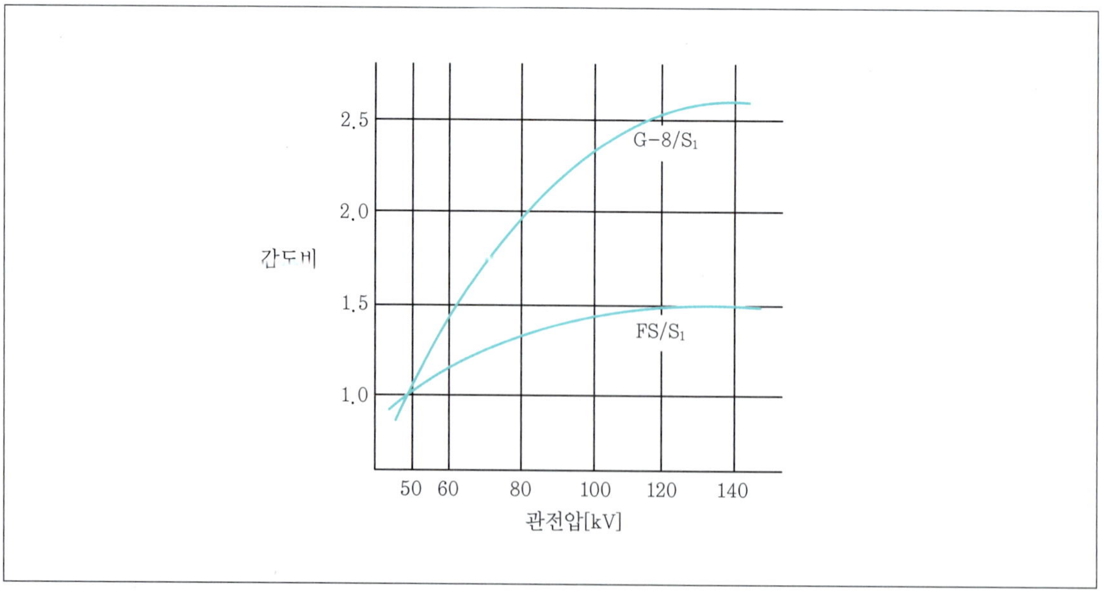

그림 5-43. 형광지 S_1과 증감지와의 감도비(50kV를 1로 한 경우)

관전압 80 kV인 경우 팬텀의 두께 10 cm에서는 조사시간은 0.02초이지만 20 cm에서는 약 0.2초로 10배 길어진다. 또 관전압을 120 kV로 하면 20 cm의 두께라도 조사시간은 0.05초가 되지만, 15 cm 이하가 되면 조사시간이 이 장치의 응답시간이 넘기 때문에 농도가 급격히 증가된다. 이때 관전압을 70 kV로 하면 조사시간이 0.5초가 되어 피사체 운동에 의한 흐림이 염려된다. 일단 피사체 두께 특성은 두께가 얇아지면 관전압에 따라 농도가 증가하기 때문에 피사체 흡수에 따라 적정한 관전압, 관전류를 설정하여야 한다.

B. 영상검출기(IP 또는 FP) 후면검출법

최근 일반촬영용 포토타이머로는 IP 전면검출법이 많이 사용되고 있으며, 후면검출은 cassette-less changer에 사용하거나 주로 소화기계 촬영에 쓰이는 I.I의 출력으로 제어하는 포토타이머가 있다.

카세트 후면검출법의 원리는 **그림 5-44**에 표시하였으며, 카세트 후면을 통과한 엑스선량에 의하여 검출형광지가 발광하고 이 빛을 광전관에서 받도록 되어 있기 때문에 카세트 후면 흡수가 문제가 되고 I.I 포토타이머인 경우 영상자동이송기구의 증감지 압착판 흡수를 적게 하지 않으면 특성이 크게 저하된다.

피사체의 흡수가 어느 정도 충분하고 관전압이 비교적 높은 경우에는 영상에 노출되는 형광량과 검출용 형광지의 형광량의 비는 거의 일정해지지만, 피사체의 흡수가 적고 관전압이 낮아지면 후면증감지 및 카세트 후면 흡수가 커지기 때문에 검출용 형광량은 저하한다.

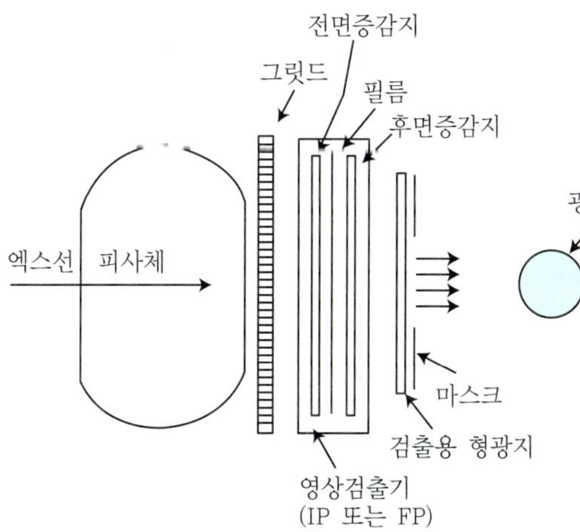

그림 5-44. IP 후면검출법 원리도

③ 기술적 고안

일반촬영장치의 경우 자동노출장치를 이용할 때에 증감지와 형광물질이 같은 경우가 이상적이지만 감도가 다른 경우 감도 차이에 의한 특성변화를 인식하고 있어야 한다.

레귤러(Regular) 증감지에서 고감도 희토류 증감지와 바꾸는 과정에서 자동노출장치는 재조정하여야 하고 광전자증배관과 사용하는 증감지와도 일치되어야 한다.

감도가 높은 IP, 증감지를 사용할 때에 촬영시간이 단축되는 것은 좋지만 너무 짧아져서 장치의 최소응답시간 이하가 되면 농도는 급격히 증가하게 된다.

이때는 mA를 낮춰 노출시간이 길어지도록 하여야 한다. 자동노출장치의 센서가 IP 후면에 위치하여 엑스선량에 비례하는 형광을 얻는 장치에서는 IP 후면 흡수가 적은 포토타이머 IP를 사용하여야 한다. IP 후면에 산란선을 막기 위한 납판이 부착되어 있으나 부분적으로 재질이 다른 IP를 사용할 경우에는 소기의 목적을 달성할 수가 없다.

포토타이머 IP라 하더라도 제조회사마다 흡수특성이 다르므로 엑스선장치 회사에서 권고하는 IP를 사용하는 것이 좋다.

다음은 산란선 문제도 고려하여야 한다. 격자는 산란선을 제거하기 위해 사용하는데 그리드의 격자비가 달라지는 경우 영상농도는 같더라 할지라도 화질이 급격히 저하되는 경우가 생긴다.

격자의 중심선속을 잘 맞추지 못할 경우에는 cut off가 되어 평균농도를 맞추어도 전체농도가 증가하거나 저하하게 된다. 이와 비슷한 경우로 조사야 면적이 크게 되어 관심부위 밖의 부분이 필름에 노광되는 경우에 농도저하의 원인이 된다. 예를 들어, 요추측면 촬영시 척추 밖의 부분은 조사야 면적을 정확히 하거나 납판으로 가려주어야 한다.

납판으로 관심부위 바깥쪽을 가릴 때는 채광창을 가리지 않도록 주의해야 한다.

자동노출장치를 사용하여 여러 가지 일반촬영을 할 경우 가장 흔하게 범하는 실수는 채광창을 잘못 선택하는 것이다. 세 개의 채광창을 선택해야 할 경우 한 개의 채광창을 선택한다거나 관심부위 밖의 채광창을 선정한 경우에는 농도를 맞출 수가 없다. 또 다음과 같은 경우에 농도가 높거나 낮아지게 된다.

i) 허리뼈 검사시 채광창 부위에 장내 가스가 우연히 일치될 때
ii) 병변으로 인하여 흡수차의 이상이 있는 부분이 채광창 위치에 일치될 때
iii) 조영검사시 조영제가 채광창 부위에 일치되지 않을 때
iv) 병리학적 소견에 의한 투과도의 변화

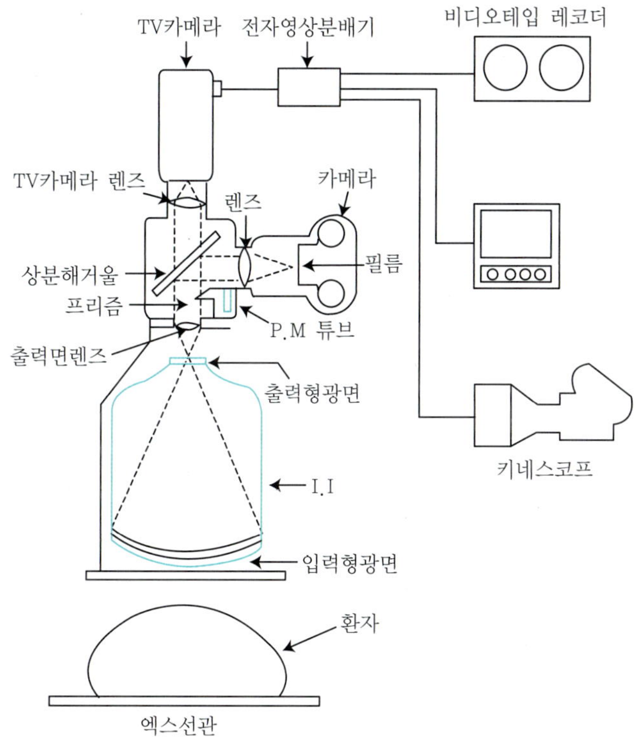

그림 5-45. 투시장치에서의 자동노출제어장치

Atrophy, osteoporosis, emphema 등의 질환은 관전압을 줄여주어야 할 대표적인 질환이며 반대로 edema, osteoblastic disease, pleural effusion은 관전압을 높여 주어야 한다.

투시장치의 자동노출기구는 일반검사에서 사용되는 자동노출기구와는 원리와 구조가 달라 특성에 차이가 있다.

그림 5-45는 투시장치의 개략도이다.

위의 그림에서 보면 영상증배관의 출력형광면 뒤에 프리즘이 있고 프리즘에 의하여 빛을 샘플링하고 이 빛을 광전자증배관으로 인도되는 과정을 나타내고 있다.

프리즘은 출력형광면에서 발생하는 빛의 진로에 방해를 주지 않으면서 출력형광면 전 부분에서 발생한 빛을 샘플링 한다. 이 시스템은 주로 소화기계에 사용되며 소화기계 검사에는 falling load 시스템을 사용하고 있으며, 고려해야 할 사항은 다음 몇 가지가 있다.

먼저 조사면적을 가능한 한 줄일 필요가 있다. 조사면적이 넓어 조영제가 포함되지 않은 부분이 많은 경우, 관심영역 밖에서 입사되는 광량이 많아 노출시간은 단축되고 노출부족 영상이 된다.

Falling load 시스템은 관전류를 가장 높은 값에서부터 저하시키기 때문에 피사체 두께가 얇은 경우 과농도 영상이 될 수 있고 관전류가 커질수록 실효초점이 커지기 때문에 화질의 저하를 관전압을 낮추어 노출시간을 늘려 줄 수가 있다. 이때는 대조도가 너무 강해질 수 있는데 아울러 관전류도 독립적으로 선택할 수가 있다.

다른 문제로 영상증배관의 면적을 조정하여 전자적으로 확대촬영 할 경우가 있는데(예를 들어, 23 cm 크기 대신 10 cm 크기를 사용할 때) 이때에는 노출시간이 4배 정도 길어지므로, 필름 이동속도가 빠를 경우에는 적합하지 않다. 반대로 축소를 할 경우 노출시간이 최소응답시간보다 짧아져 과대노출이 되는 수가 있다. 이때에는 관전류를 줄여 노출시간을 늘려야 한다.

끝으로 자동노출장치는 한 가지 IP감도에 맞게 조정되어 있으므로 IP의 감도가 달라지면 재조정되어야 한다.

필름감도가 빨라졌을 때 양자반점이 생길 수 있으며 이때는 입사선량을 늘려 주든가 필름의 감도를 다시 낮추는 수 밖에 없다.

(2) 전리조방식

기체전리를 이용하여 자동노출제어장치에 응용한 것이 전리조방식 자동노출제어장치이다. 전형적인 전리조타이머는 세 개의 채광창을 가지고 있으며, 이 전리조는 방사선이 잘 투과되는 절연성물질로 봉해져 있다. 그 바깥쪽에는 역시 방사성투과성(radiolucent)인 전극이 전리조 양쪽에 있어 엑스선 조사에 의해 발생된 전류를 증폭기를 통하여 적분콘덴서에

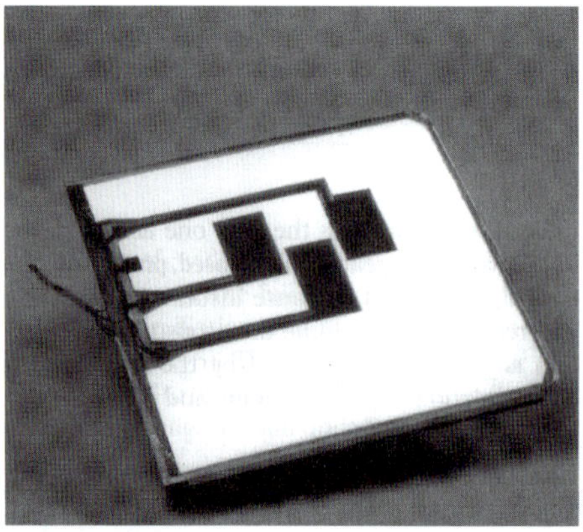

그림 5-46. 전리조방식 자동노출제어장치 내부(출처 : 방사선영상과학, 2010)

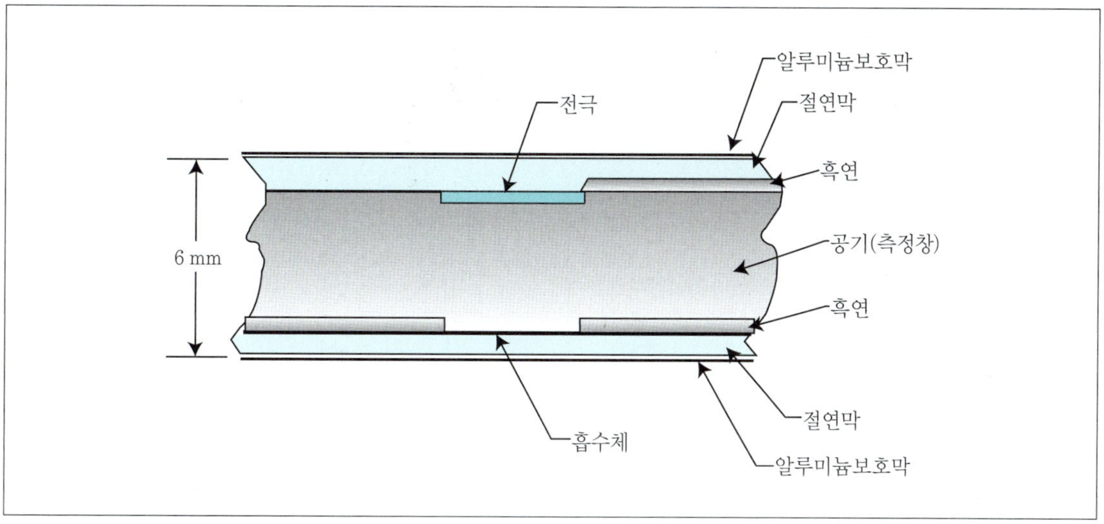

그림 5-47. 전리조방식 자동노출제어장치 구조(출처 : 방사선영상과학, 2010)

보낸다. 적분콘덴서 전압이 미리 설정된 값에 도달하면 엑스선 조사가 끝나게 되어 있다. 그림 5-46, 5-47은 전형적인 전리조방식 자동노출제어장치를 보여주고 있다. 직사각형 형태의 3개의 채광창을 가진다. 현재는 직접검사에 많이 이용되고 있으며, 특히 유방검사장치에는 이용이 많은 장치가 전리조 방식 자동노출제어장치를 사용하고 있다.

12. 주회로 개폐기(main circuit switch)

종래 주회로 개폐는 전자접촉기(electromagnetic contactor)에 의하여 기계적으로 동작되어 왔으나 최근에는 반도체 정류기를 사용한 SCR에 의해 전자적으로 동작하는 것이 많아졌다. 엑스선장치에 사용되어 왔던 전자접촉기는 그림 5-48과 같은 것으로서 플런저(plunger)형이라고 불리워 지고 있다. 일반적으로 교류여자형이 사용되어 있으나 직류여자형도 있다.

엑스선장치에 사용되는 접촉기의 특성은 응답시간이 빠르고 도약현상이 없을 뿐만 아니라 반복성이 좋을 것 등이 요구된다. 일반적으로 교류여자형이 직류여자형보다 응답이 빠르다. 이것은 흡인 전에는 간격이 넓고 코일의 리액턴스가 적기 때문에 교류인 경우에 전압인가시에 큰 전류가 흐르고 흡인력이 강하기 때문이다. 흡인 후에는 리액턴스가 커지기 때문에 전류는 적어진다. 예를 들면 RF-500-150형 장치에 쓰이고 있는 전자접촉기의 응답시간은

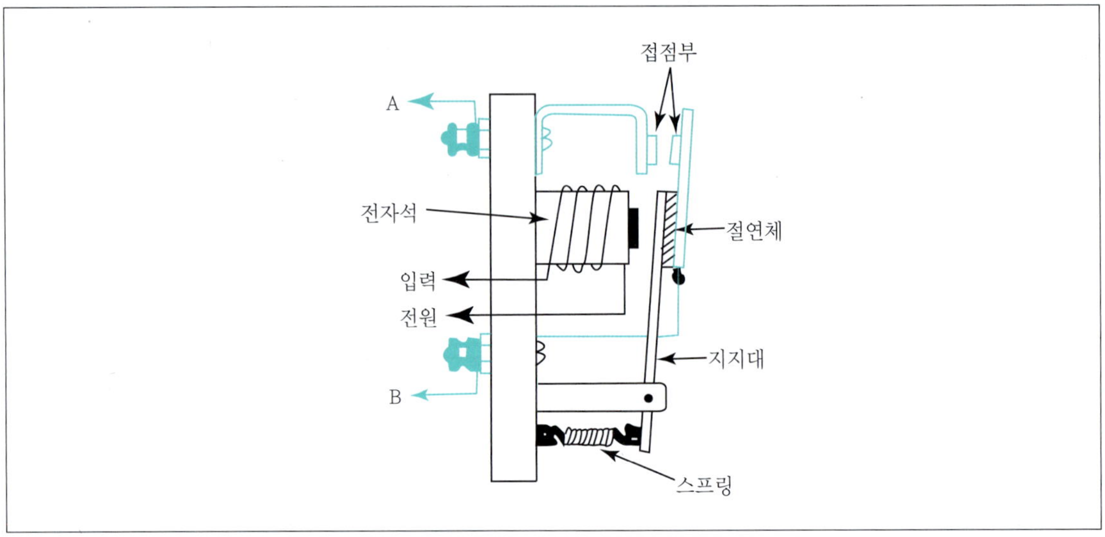

그림 5-48. 전자접촉기

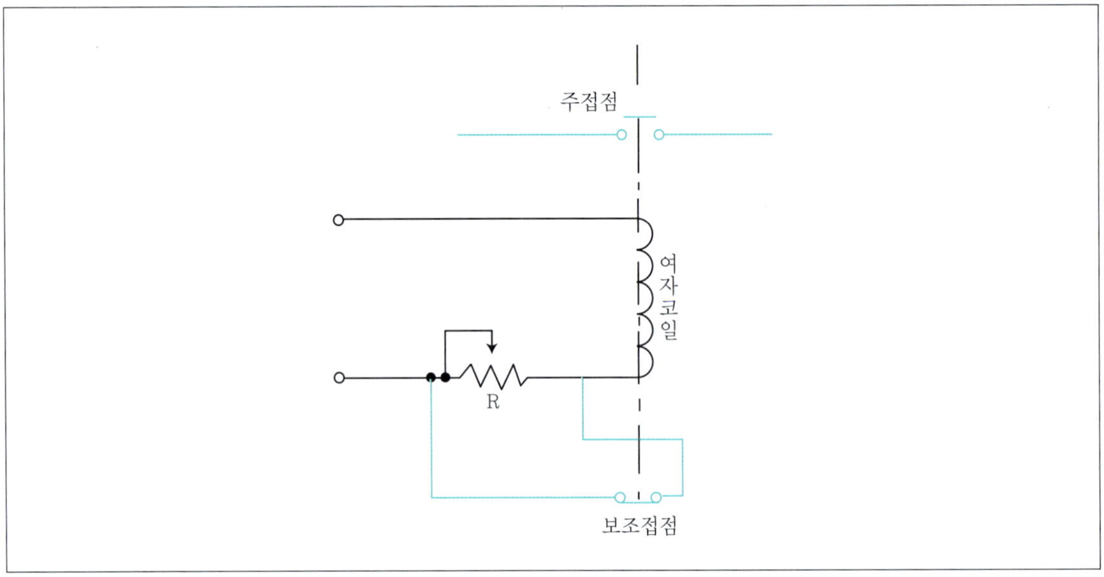

그림 5-49. 주접점 투입위상 조정

12~15 ms 정도이다. 한편 직류여자형의 경우 전류는 코일의 저항에 의해 결정되며 전압 인가시에는 코일의 리액턴스 때문에 전류 상승이 늦어져서 전압을 가하고 나서 흡인이 시작될 때까지 시간적 지연을 일으킨다. 이 때문에 직류여자형은 인가 초기에는 평상시 전압의 2~3배의 전압을 가하고 급속 흡인 후 보조접점에 의하여 직렬저항 R을 넣어 유지전압을 내리는 방법이 사용되고 있다. 이렇게 하면 응답시간은 10 ms 정도로 된다.

전기 위상이 영위상에서 여자하여도 주접점은 영위상에서 닫힌다고 볼 수 없다. 교류여자인 경우 여자위상을 변화하여도 주접점은 거의 일정 위상에서 닫히고 여자위상이 $\pi/2$ 부근이 되면 모두 불안정하게 된다. 따라서 교류 여자형인 경우는 여자위상을 변화시켜 주접점의 투입위상을 제어할 수 없다. 때문에 **그림 5-49**와 같이 여자코일에 직렬로 저항 R을 넣고 여자개시 때 전류를 변화시킴으로써 주접점의 투입위상을 제어할 수 있다.

그림 5-50의 (a)는 SCR을 역병렬로 접속하여 주회로를 개폐하는 회로를 나타낸 것으로써 한시장치로부터의 트리거 신호에 의해 SCR에 전기가 흐르도록 꾸민 회로이다. 그림 (b)는 다이오드를 브릿지형으로 접속한 것으로서 SCR은 한 개로 충분하다. 또 그림 (c)는 3극관 교류스위치(TRIAC)를 사용한 것도 있다.

이들은 모두 점차적으로 제어하기 때문에 전자접촉기와 같은 응답시간 지연이 없으므로 정밀도가 높게 제어가 가능하다.

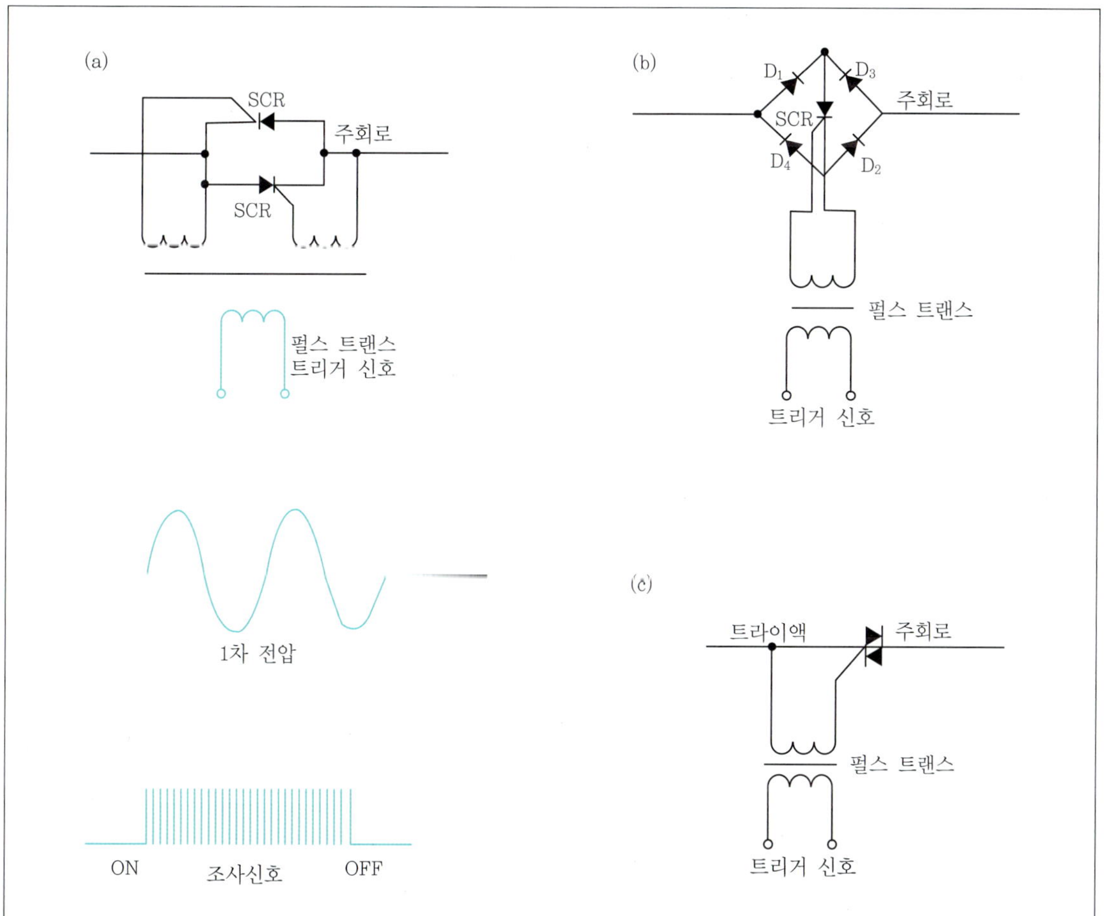

그림 5-50. 사이리스터에 의한 주회로의 제어

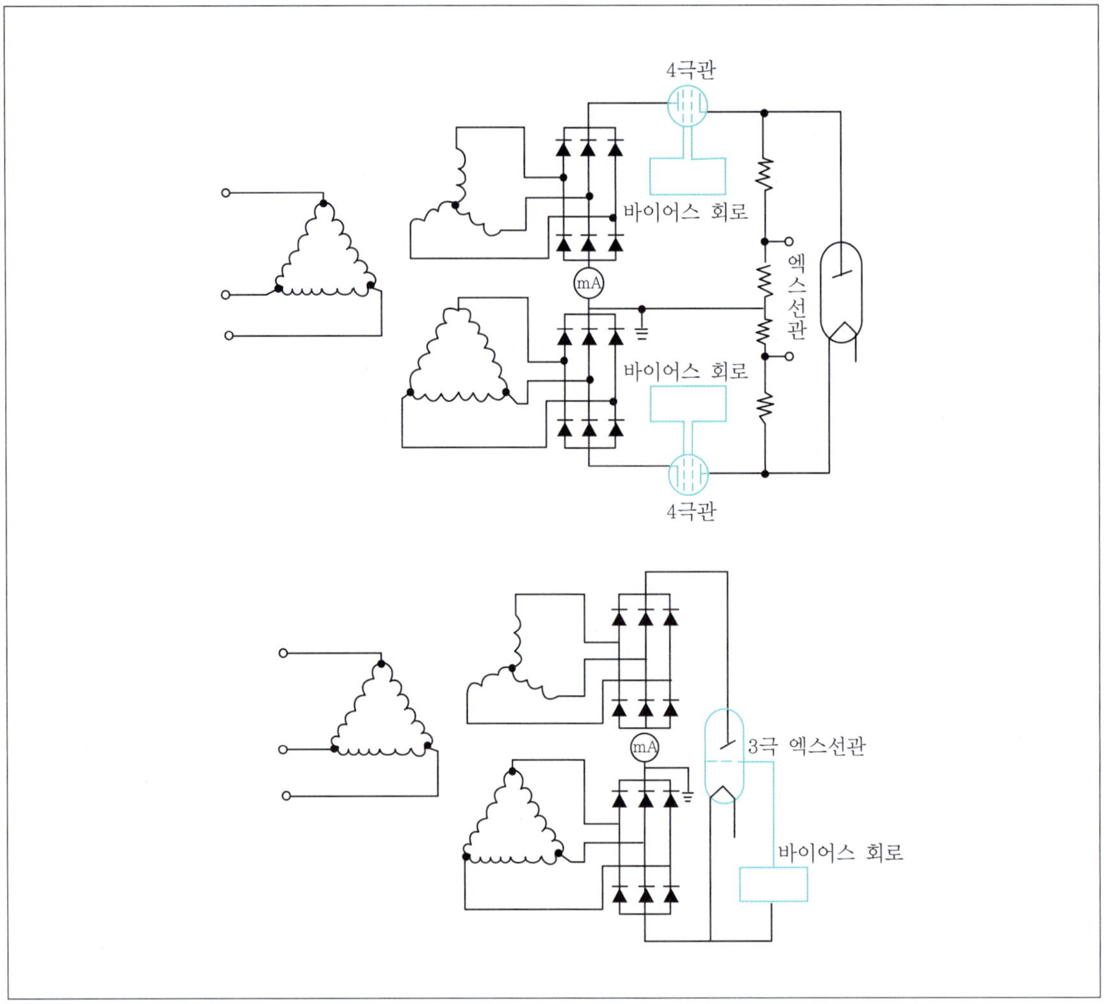

그림 5-51. 고전압측 엑스선 개폐

주회로 개폐의 또 다른 방법은 **그림 5-51**과 같이 고전압 발생회로측에서 행하는 일이 있다. 이것은 2개의 4극관(tetrode)을 엑스선관과 직렬로 접속한 것으로서 한시장치로부터 엑스선 조사신호에 의해 양(+), 음(-) 4극관이 동시에 양극전류가 흘러 엑스선관에 고압이 가해진다. 최근에는 엑스선 개폐 뿐 아니라 4극관의 내부 저항을 변화시켜 관전압을 제어하는 장치도 개발되었다. 또 3극 엑스선관을 사용하여 격자전압을 변화시켜서 엑스선을 개폐하는 방법도 있다.

이것들은 모두 고전압 발생기측에서 전자적으로 제어하기 때문에 1차측 제어보다 훨씬 정밀도가 높은 단시간 조사가 가능하다. 따라서 고속 엑스선 영화촬영장치에 응용되고 있다.

13. 관전류초 제어(mAs controller)

1) 관전류초 제어방식의 특징

관전류초 제어방식이란, 관전류를 적분하여, 그 적분치가 미리 설정한 값에 도달하면 엑스선조사가 정지하는 것이다. 관전류초 제어방식의 특징은 관전류를 적분하는 방식이므로 관전류가 변화해도 조사시간이 보충되는 결과가 되어 항상 일정한 관전류초가 얻어진다. 따라서 일정한 엑스선출력이 얻어진다. 또 관전류초를 미리 설정해 두면 어느 관전류를 설정하더라도 사진효과는 변하지 않으므로 엑스선관 허용부하 범위에서 최대관전류를 선택함으로써 최단시간 조사가 가능하다. 한편 보통 타이머 제어방식에서는 관전류가 변동한 경우, 그 변동이 그대로 관전류초 변동이 되어 엑스선출력이 변한 것으로 된다. 또 관전류와 타이머의 조합이 항상 일정하게 된다고만 할 수 없지만 관전류초 제어방식의 경우는 관전류초를 미리 설정하므로 선택한 관전류에 의해 조사시간이 자동적으로 결정되게 된다.

이와 같이 관전류초 제어방식은 합리적인 검사를 할 수 있다는 특징이 있으나 조금 더 고찰을 해 보면 이 방식에는 여러 가지 문제도 있음을 알 수 있다.

먼저 관전류가 변화해도 관전류초는 일정하게 유지되나, 관전류 변화는 관전압에 영향을 미치기 때문에 엑스선출력은 일정치 않다. 즉 장치 또는 전원 임피던스(impedance) 때문에 관전류 100 mA당 7~10 kV 정도 관전압 강하가 있다. 여기서 관전압 60 kV, 밀리암페어초 50 mAs, 관전류 500 mA에 설정했을 때, 관전류가 10% 많은 550 mA를 흘렸다고 하면 관전류초값에 대해서는 변함이 없지만, 관전압은 56 kV 정도로 강하하므로 그만큼 엑스선 출력은 감소하게 된다. 이에 대해서 보통 타이머제어에서 같은 관전류의 오차가 있은 경우, 관전압은 56 kV로 강하되는데 관전류초는 10% 증가하므로 엑스선 출력으로는 어느 정도 상쇄하게 된다.

이와 같이 관전류초 제어방식의 경우는 보통 타이머제어의 경우보다도 오히려 관전류에 의한 엑스선 출력의 영향은 크며, 관전류초가 같다고 해서 엑스선출력이 변하지 않는 것은 아니다. 따라서 관전류초 설정치를 일정하게 해두면 임의의 관전류를 선택해도 항상 일정한 엑스선출력이 얻어진다는 것과 각각 선택한 관전류에 대해, 관전압 관전류가 올바로 조정되고 있는 경우라고 할 수 있는 일이다. 또 관전류초 제어회로 그 자체는 상당히 작은 폭 조정이 가능하지만 단상전파정류장치에서는 1펄스(60 Hz에서는 8.3 ms)마다 제어가 되므로, 조사시간이 짧아질수록 설정 관전류초와 엑스선 출력과의 오차는 커진다. 또 종래 관전류초 제어방식 장치는 주회로 제어를 전자개폐기로 하고 있었으므로, 이의 동작지연이 있어 그 응답시간은 3

펄스가 한계였다. 이런 까닭에 현재 관전류초 제어방식의 장치는 만들어져 있지 않지만, 검사조건 설정을 kV, mAs로 하고, 엑스선관 허용부하 범위에서 최대관전류를 선택한다는 것은 장치의 허용범위에서 항상 최단시간 조사를 하게 되어 합리적인 검사를 할 수 있다.

2) 관전류초 제어회로의 원리

그림 5-52는 mAs 제어의 기본회로를 나타낸 것이다. 엑스선 스위치 S_1을 닫으면 V_1의 양극에 전압이 가해지는데 V_1의 격자는 음의 리플 전압이 가해지고 있으므로 V_1은 격자 전압이 영전위가 되었을 때만 점화한다. V_1의 격자 전압이 영전위가 되면 점화하고 이에 의해 Ry_2가 항상 영위상에서 여자되어 약 12 ms 늦게 Ry_2의 접점이 닫힌다. 또 주전자개폐기 KP_1이 동작하여 T_1–T_2가 닫히고 2차측에는 고압이 발생한다. 관전류는 중성점 N–NE를 흐르지만 그 사이에 R_1~R_8의 어느 것인가의 저항이 직렬에 들어오므로 저항의 양쪽 끝에는 관전류에 비례한 전압이 발생한다. R_1~R_8의 저항은 각각 관전류에 역비례한 값이 되어 있으므로 어느 관전류를 선택하더라도 양쪽 끝 전압은 300V 일정하다. 이 전압에 의해 R_9~R_{16}의 어느 하나를 통해 적분콘덴서 C_1, C_2 혹은 C_3에 충전전류가 흘러 콘덴서 단자전압은 지수함수적으로 상승한다. 시정수 저항(R_9~R_{16})을 각 관전류에 대해 절환함으로써 충전시정수를 바꿀 수가 있다. 이것은 관전류의 대소에 관계없이 입력전압(300V)을 일정하게 하고 있으므로 R_9~R_{16}의 저항을 관전류에

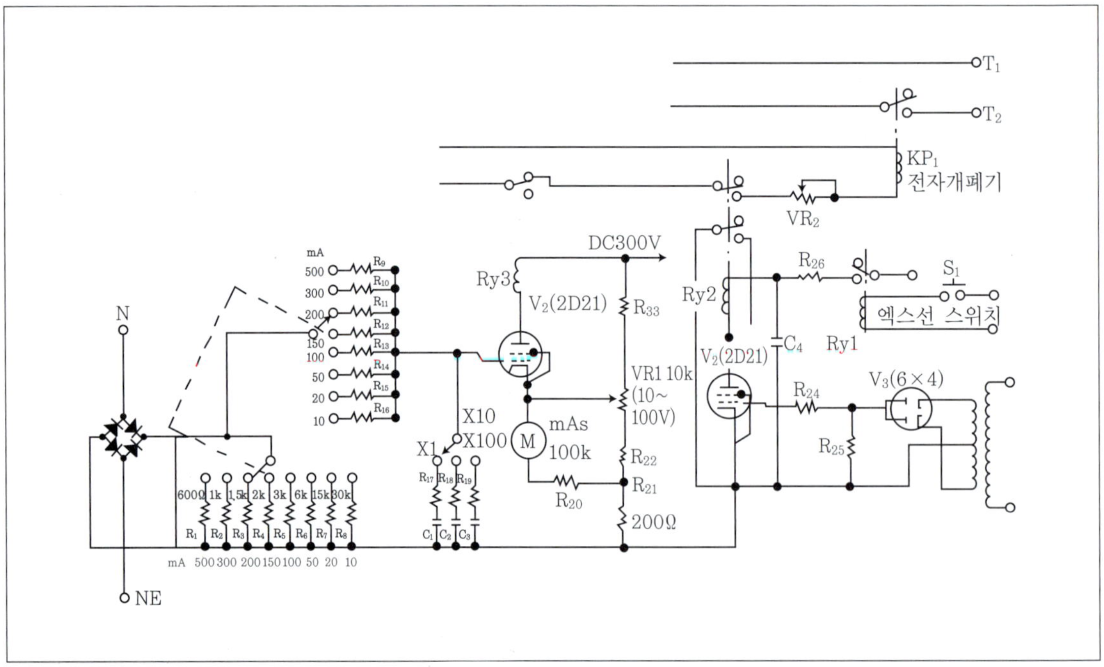

■ 그림 5-52. mAs 제어기본회로

비례한 전류가 흐르도록 바꾸면 콘덴서 단자전압은 관전류에 비례하게 된다. 또 mAs = Q라고 한다면 Q = CV에서 콘덴서 단자전압은 mAs를 나타내게 된다.

적분콘덴서에 직렬로 연결되어 있는 저항(R_{17}~ R_{19})은 주전자개폐기의 응답지연을 보상하는 것으로서 이 저항의 출력단자는 V_2의 격자에 연결되어 있다. 또 V_2의 음극은 mAs 조정기 VR_1에 연결되어 음극전압을 낮추어 두면 바이어스가 얕아지므로 적은 mAs로 점화되고 이 전압을 100V 가까이까지 높여 놓으면 적분콘덴서 단자전압이 이 전압 가까이까지 충전될 때까지 점화되지 않으므로 mAs는 커진다. 또 이 VR_1을 변화시킴으로써 표시한 mAs계에 흐르는 전류도 비례해서 변하므로 mAs를 표시할 수 있다. V_2가 점화하면 Ry3이 동작하고 이에 의해 KP1의 회로는 열려 엑스선조사는 정지한다.

3) 관전류초 제어장치의 단시간 특성과 형광효과

표 5-1은 설정 mAs치를 일정하게 관전류를 변화시킨 경우 사진효과와의 관계를 나타낸 것으로서 조사시간이 0.1초 이상이면 형광량은 거의 일정하나 관전류가 많아지고 조사시간이 짧아지면 오차가 커진다.

그림 5-53은 mAs를 관전류에 의해 변화시킨 경우로서 관전압, 관전류가 바르게 조정되어 있으면 관전류와 형광량은 거의 직선적인 관계가 있음을 알 수 있다.

하지만 전자개폐기의 특성 때문에 mAs를 일례로 4.4 mAs, 4.8 mAs, 5.0 mAs, 5.2 mAs까지 변화시켜도 조사시간은 모두 0.5초로서 형광량은 변하지 않음을 알 수 있다. 하지만 5.4 mAs가 되면 여자전압이 최대치를 넘으므로 주접점은 1펄스 많아지고 이 점에서 조사시간은 0.06초가 된다.

이와 같이 설정 mAs를 연속적으로 변화시켜도 주전자개폐기는 1펄스마다 단계적으로 응답할 수 있게 되어 형광량도 당연히 단계적으로 변화한다. 그러므로 여자전압이 최대치 부근에서 차단되는 mAs를 선정하면 재현성이 급격히 저하된다. 이와 같이 형광량은 단계적으로 변화하지만 조사시간이 0.1초 이상인 경우는 오차의 폭도 10% 이하가 되므로 임상적으로 문제는 없다. 그러나 조사시간이 짧아질수록 일계단당 변화의 비율은 커져서, 0.05초에서는 20%, 0.03초에서는 30% 이상 변화가 되므로 mAs 제어의 특징인 mAs의 연속변화는 무리라고 할 수 있다.

최근에는 사이리스터를 사용한 고속차단(강제소거형) 장치가 만들어져 있으며 어떠한 위상에서 차단도 가능하게 되었다.

■ 표 5-1. 관전류와 사진효과의 관계(mAs 일정)

(1) 관전압 60 kV 설정 mAs 30 mAs

관전류 [mA]	형광량 [임의단위]	조사시간 [초]
50	22.0	0.6
100	22.5	0.3
200	22.5	0.15
300	22.2	0.1

(2) 관전압 80 kV 설정 mAs 20 mAs

관전류[mA]	형광량[임의단위]	조사시간[초]
50	60.5	0.4
100	62.0	0.2
200	61.0	0.1
300	62.5	0.066

(3) 관전압 80 kV 설정 mAs 10 mAs

관전류[mA]	형광량[임의단위]	조사시간[초]
50	31	0.2
100	32	0.1
200	32	0.05
300	27	0.033

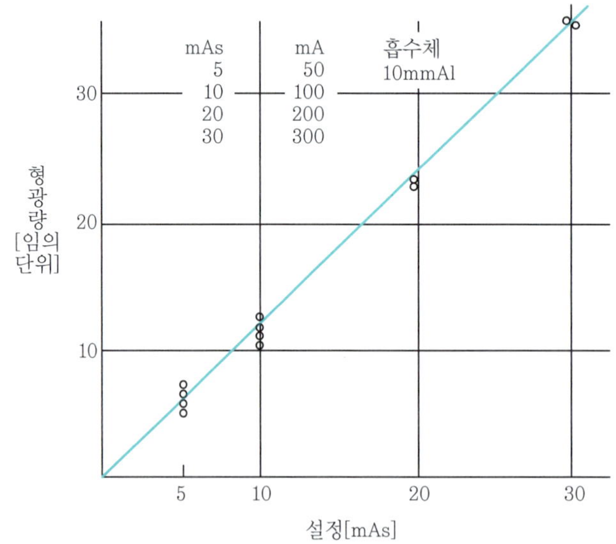

■ 그림 5-53. mAs와 형광량(관전류 변화)(조사시간 0.1초 일정)

14. 엑스선관 부하율계(X-ray tube load factor)

14절은 기기학전공교수 및 방사선의공학을 전공하는 연구생들에게 참고가 되도록 한 내용이다.

1) 엑스선관 단시간허용부하

이미 설명한 바와 같이 엑스선관의 순간허용부하는 주로 초점온도로 규제된다.

그림 5-54는 W-Mo target(140 kHU), 초점 2 mm의 엑스선관 최대허용정격이다. 이 그림에서 명백하듯이 일정한 조사시간에 있어서의 입력 즉, 관전압×관전류는 일정하다. 이를 테면, 조사시간 0.5초에 있어서 관전압 60 kV의 최대허용관전류는 550 mA이다. 이것을 2배의 관전압 120 kV에서 관전류는 1/2의 275 mA로 제한된다. 이 관계는 조사시간의 장단에 관계없이 성립한다. 다음으로 조사시간과의 관계인데 이것은 열전도, 열방출이 있기 때문에 시간이 2배가 되었다고 해서 초점온도가 2배가 되는 것은 아니다. 여기서 정격표의 0.01초와 0.02초에 대해서는 허용부하는 전혀 변함이 없다. 이것은 양극회전수가 매분 3,000회인 경우 양극이 1회전하는데 필요한 시간은 0.02초이다. 따라서 이 이하의 조사시간인 경우는 냉각된 타깃면을 전자들이 한 번 밖에 충돌 하고 있지 않으므로 변함은 없다. 그러나 이것보다 긴 시간, 이를 테면 단상전파에서 0.03초가 되면 먼저 전자충돌을 받아 어느 정도 온도가

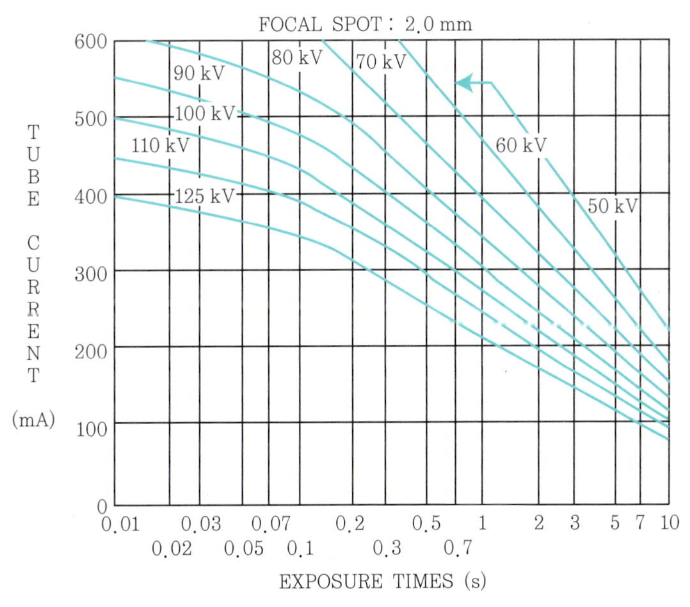

그림 5-54. 엑스선관최대사용정격 (초점 2 mm, 단상전파 140 kHU)

올라간 채로 되어 있는 데에 2회 째의 충돌을 받게 되므로 허용부하는 약간 제한받게 된다. 조사시간이 길어짐에 따라 초점온도는 상승해 가기 때문에 허용부하는 차츰 감소하게 되는데, 시간이 10배가 되고 입력은 약 70%로 억제되는 정도이다. 즉, 조사시간을 1/2로 했다고 해서 관전류를 2배로는 할 수 없다는 말이다. 늘릴 수 있는 것은 10% 정도밖에 안 된다.

종전에는 엑스선 검사를 하는 경우 각각 엑스선관 초점에 대한 최대정격표가 필요했으며, 이 정격표의 80~90% 정도의 부하로 사용하고 있었으나 이는 그 때마다 정격표를 보지 않으면 안 된다는 불편함이 있었다. 이것은 전시식(미리 제시하는 방법) 이전 장치가 촬영할 때마다 관전압 도표에 의해 관전압을 설정하고 있었다. 엑스선장치가 전시식이 되기 시작한 것은 1955년경부터인데, 이 전시회로에 의해 엑스선관 허용부하를 표시하는 부하율계도 차츰 설치하게 되었다. 이에 의해 관전압 표시와 함께 그 엑스선관 허용부하도 직접계기로 지시되게끔 되어 종전의 정격표를 보면서 검사조건을 설정하고 있던 번거로움에서 벗어났다.

2) 부하율계의 원리

부하율계는 엑스선장치가 전시식이 되어 표시가 가능해진 것으로서 **그림 5-55**는 이 원리를 회로도로 나타낸 것이다.

부하율계는 최대허용부하를 100으로 하고 임의의 설정조건에 있어서의 부하를 100분율로 표시하는 것이다. 이것은 관전압 × 관전류 × 조사시간의 회로를 만들면 된다.

관전압 회로는 전시관전압회로의 출력전압을 사용한다. 이 전압은 이미 설명한 바와 같이 1차전압을 보정한 것으로서 어느 관전류에 대해서도 대응한 전압이 나오고 있다. 즉, 전시관전압(kV_{pre})= $\frac{1}{a}$ kV이다. a는 관전압과 전시관전압과의 전압비로서 일정하다. 따라서 **그림 5-55**의 Tr_1입력, 즉 a점의 전압은 관전압에 비례하여 변화하게 된다.

다음으로 관전압과 관전류 곱의 회로는 전시관전압의 출력전압을 저항으로 분압하고 그 저항치를 각각 관전류에 비례하도록 하면, 그림 a점의 전압은 관전압과 관전류의 곱에 비례한다.

가령 관전류를 일정하게 하고 관전압을 2배로 하면 a점의 전압은 2배가 된다. 다음에 관전류를 2배로 하면 a점의 전압은 다시 2배가 되어 본래의 전압의 4배가 된다. 이와 같이 a점의 전압은 관전압과 관전류의 곱에 비례하게 된다.

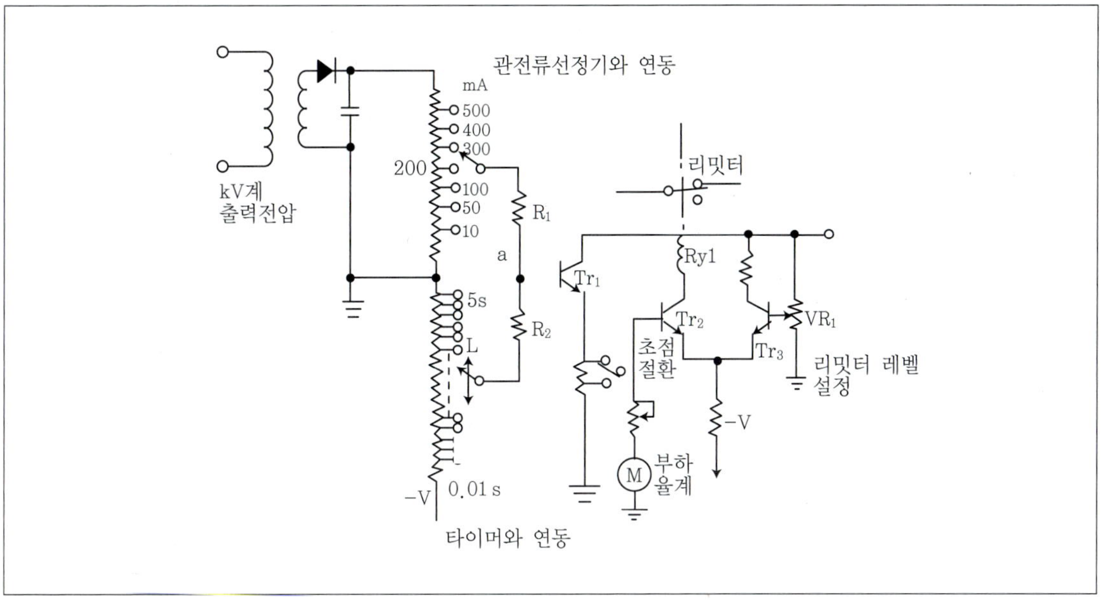

그림 5-55. 부하율계 원리의 회로도

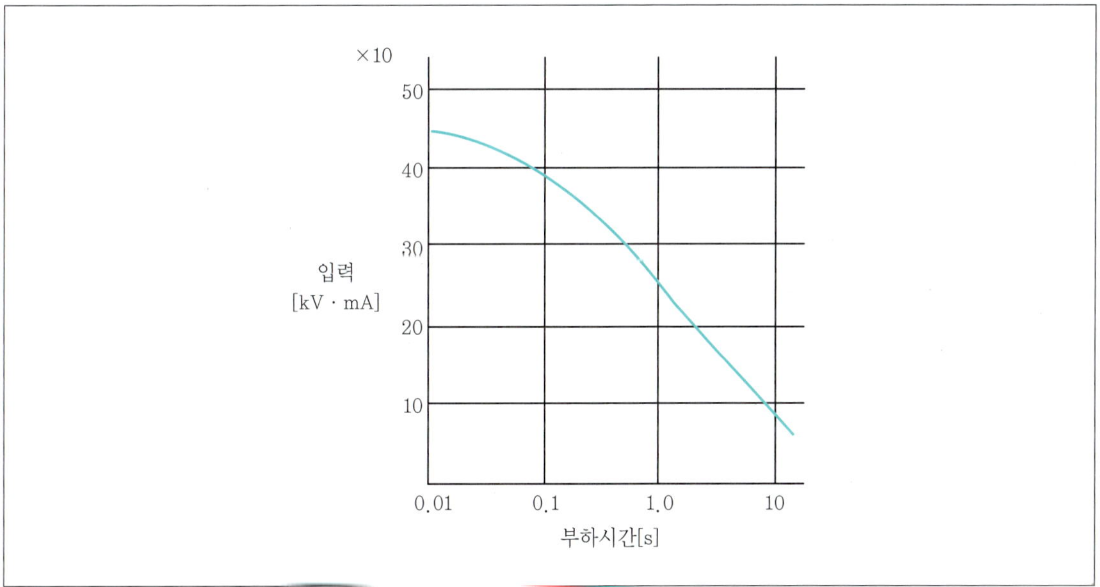

그림 5-56. 부하시간과 최대허용입력의 관계(초점의 크기, 2 mm)

시간회로는 부하시간이 길어짐에 따라서 a점 전압을 상승시키면 된다. **그림 5-56**은 가로축에 부하시간, 세로축에 최대허용입력(kV × mA)을 잡고 부하시간과의 관계를 나타낸 것으로서 부하시간이 10배로 약 70%로 제한된다. 즉, 부하시간이 10배가 되면 부하는 약 1.4배 증가하게 된다.

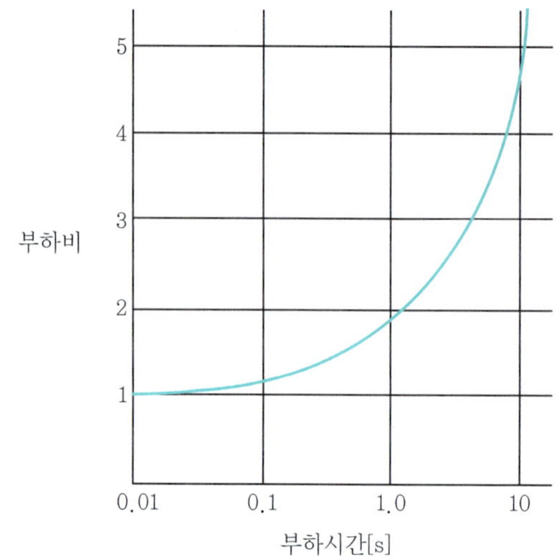

그림 5-57. 부하시간과 부하비의 관계 (초점의 크기, 2 mm)

그림 5-57은 이 관계를 나타낸 것으로서 세로축은 0.01초의 부하시간을 1로 했을 때의 부하비로서 시간이 길어짐에 따라서 a점의 전압이 그림과 같이 변화하도록 저항군을 선정하고 타이머와 연동시키면 된다(**그림 5-45**). 이에 의해 a점은 관전압 × 관전류 × 조사시간의 전압이 얻어지게 된다. a점의 출력전압을 Tr_1에 가하고, 그 에밋터의 출력에 부하율계를 연결시키면 M은 부하율을 지시하게 된다. 대초점, 소초점에 의해 허용부하는 변하지만, 이것은 에밋터저항을 절환함으로써 각각 초점의 허용부하에 맞출 수가 있다.

설정 촬영조건이 최대허용부하를 넘었을 때 회로를 열고 엑스선이 조사되지 않도록 하는 리밋터는 Tr_2, Tr_3의 자동증폭기에 의해 동작시킬 수가 있다. 즉, 부하율계가 100%를 넘었을 때 Ry1이 동작하게끔 VR_1을 설정해 두면 이 Ry1에 의해 조사회로를 열고 다시 벨소리 등으로 과부하의 신호를 내게 할 수가 있다.

3) 부하율계의 정밀도

관전압(V)×관전류(I)×조사시간(T^{α})에 있어서 관전압은 표시관전압을 사용하고 있으므로 표시관전압 오차는 그대로 부하율계의 오차가 된다. 관전류에 대해서도 선정한 관전류에 비례한 전압이므로 실제로 흐른 관전류가 선정치와 다른 경우는 같은 오차가 된다. 특히 공간전하 보상이 불충분한 경우 상당히 큰 오차가 되는 것도 있다. 조사시간은 타이머와 연동되어 허용부하 곡선에 맞춰 이것도 설정치와 다르면 오차가 되나 이 영향은 작다. 또 허용부하곡선의 경사는 초점의 크기에 의해 다르므로 시간회로의 저항군은 각 초점의 곡선에 맞추어 여러 종류를 만들어 사용하며 초점의 크기에 의해 교환할 수 있으나 고급 장치에서는 세 종류 정도이고 일반적으로는 1회로로 거의 같게 표시된 것이 많다.

일반적으로 최대허용입력이 작은 소초점 엑스선관일수록 곡선의 모양은 완만해진다. 따라서 소초점 엑스선관일수록 부하시간에 의한 제한은 작다. 시간회로의 저항군이 한 종류인 경우는 보통 대초점 엑스선관의 곡선에 맞추게 되므로 소초점 엑스선관으로서 부하시간이 긴 경우는 적정한 허용부하보다 크게 제한된다.

부하율계의 지시는 각 회사가 모두 전시회로 등으로 오차가 있기 때문에 최대정격 90%를 100%로 조정해 두는 경우가 많다. 어떤 경우에는 80% 이하로 조정되어 있는 것도 있다. 이와 같은 장치의 부하율계는 단순히 리밋터로서 밖에 사용되지 않게 되며 이런 경우는 이 지시치의 100% 이하에서 사용하고 있으면 과부하가 되지 않는다는 정도의 의미밖에 없다. 이 때문에 부하율계를 갖지 않고 리밋터만 있는 장치도 있다. 그러나 리밋터만이라도 그 회로는 거의 변함이 없으며 부하율계만 없는 것에 지나지 않는다.

또 리밋터만으로는 항상 사용하고 있는 조건이 최대정격의 몇 퍼센트인가를 알 수가 없고 엑스선관을 합리적으로 사용하는 의미에서 말할 때 불충분하다는 것은 명백하다. 이것을 보충하는 의미에서 표시램프가 2단으로 되어 있는 것도 있으나 이것은 리밋터만의 것으로 대략적인 부하 정도를 알 수 있다.

부하율계는 관전압, 관전류, 조사시간과 같이 직접 엑스선출력을 좌우하는 인자를 표시하는 것이 아니므로 자칫하면 등한시되기 쉽지만 장치를 보다 합리적으로 사용하기 위해 최초에 필요한 엑스선관부하의 한계를 나타내는데 아주 중요한 것이다. 따라서 그 지시치도 관전압, 관전류 등과 마찬가지로 가능하면 정확한 것이어야 한다. 또 부하율계도 최대허용부하를 나타내는 것이라면 그 지시치도 100%를 지시하도록 꼭 해야 한다. 그리고 리밋터만 있는 순간부하인 경우는 90% 정도, 혼합부하인 경우는 70% 등 각각의 부하조건에 의해 동작하도록 해 두면 사용하는 조건이 최대허용부하의 몇 %로 사용하고 있는가 하는 인식을 항상 가질 수가 있고 보다 적정한 부하를 선택할 수가 있게 된다.

핵심정리

1. 단권변압기

특징 – 승강압변압기, 저압절연, 자체유도작용

역할 – 장치전체에 전원공급, 전원전압 보상, 관전압 조절

2. 전원전압조정기

단권변압기 입력측에 위치. 전원전압변동에 상관없이 장치에 일정한 전압을 공급

3. 관전압조정기

단권변압기 출력측에 위치. 고압변압기 입력전압을 변동시켜 관전압을 조정

4. 관전류조정기

단권변압기 출력측과 가열변압기 입력측에 위치. 가변저항을 조절하여 관전류를 조절

5. 가열전압안정기

가열변압기 입력측에 위치함, 전원전압의 변동에 상관없이 가열변압기에 일정한 전원을 공급.

- 철공진형안정기 : 빠른 응답특성, 긴 수명, 간단한 구조, 주파수변동에 영향을 받음(← 주파수보상기 사용)

6. 공간전하보상변압기

관전압이 변화해도 관전류를 일정하게 해주는 것.

7. 과부하자동차단기

이상하게 관전류가 많이 흐를 때 회로를 열어 엑스선 발생을 중지시킴

8. 관전압 지시계

전시식 관전압계, 최고값 지시, 가동철편형(직·교류겸용), 고압변압기 1차측에 병렬접속

9. 관전류 측정회로

평균값 지시, 가동코일형(직류형계기), 고압변압기 2차측 중성점(또는 고압정류회로 중성점)에 직렬접속

10. 고압누설전류보정회로

고전압의 크기에 비례해 누설전류가 0.5~1.0mA가 발생하는데 촬영보다는 투시 등의 소전류 사용시 반드시 필요

11. 한시장치

- 전자관 타이머 : T = CR의 시정수를 이용하여 저항값변화에 따라 조사시간 조정
  (T : 조사시간 C : 콘덴서용량 R : 저항값)
- 반도체 타이머 : 단점 : 온도변화에 약함, 외부노이즈변화에 약함
- 자동노출제어장치 : 전리조식타이머 - 전리조 이용, 유방촬영, 일반촬영에 많이 사용
  Photo timer(광전한시장치) - 광전자 증배관이용, 간접촬영에 많이 사용, 형광지의 관전압 의존성에 주의

12. 주회로 개폐기

1차측 제어방식 - 전자개폐기 → SCR(실리콘 정류소자)

2차측 제어방식 - tetrode관 - 4극진공관, 1/1000 sec까지 제어가능, 3상장치에 사용

3극 엑스선관 - 격자제어방식, 콘덴서장치에 많이 사용

Chapter 6

엑스선 영상장치

Image Equipment

1. 개요(outline)

엑스선 영상장치는 엑스선상을 검출 또는 관찰하는 장치이며, 그 종류를 열거하면 ① 영상증배관, ② 간접검사용카메라, ③ 텔레비전장치, ④ 엑스선 평면검출기로 나눌 수 있다.

직접 검사에는 엑스선상을 수상면에서 직접 기록하는 검사 방식이다.

영상 장치의 종류에는 아날로그 시스템인 증감지/필름 시스템(S/F)과 디지털 시스템인 CR장치 및 DR(FPD)장치 등이 있다. 직접 검사용 영상 장치에 대해서는 디지털 영상 장치에서 설명한다.

간접 검사에는 엑스선상을 형광판, 엑스선이미지 인텐시파이어(I.I. : image intensifier) 등을 이용해 가시영상으로 변환한 후, 가시영상을 축소 또는 확대하고 나서 수상기에 기록하는 검사 방식이며, 집단검진 등 많은 사람을 효율적이고 경제적으로 검사할 경우에 이용된다.

밀러 카메라 간접 검사 장치는 주로 흉부 집단검진으로 사용된다. 초기의 흉부 엑스선 간접 검사 장치는 형광판의 가시상을 렌즈로 축소해 필름에 기록하고 있었다(렌즈 카메라 방식). 이 때문에 현재는 상이 밝은 수렴 · 결상 광학계를 실현할 수 있으므로 반사경을 이용한 밀러 카메라 방식이 주류가 되고 있다.

형광판(400 mm×400 mm)에는 종래의 황화물계 형광체 ZnCdS : Ag로부터 희토류 형광체 Gd_2O_2S : Tb가 이용되어 감도가 높아졌다. 또, 형광체층을 얇게 할 수 있는 것으로부터 선예도도 향상했다.

필름은 오소타입의 초미립자 유제이며 필름의 폭은 100 mm, 길이 23~35 m의 롤 필름이 일반적이다. 밀러 카메라의 형상에는 직선후드형과 곡선후드형이 있다.

곡선후드형은 형광판으로부터의 광속을 평면 반사경을 이용해 90° 굴곡시킨 것으로 깊이가 짧기 때문에 검진 차량 등 면적이 한정되는 장소에 설치가 용이하다.

이메지인텐시파이어 간접 검사 장치는 엑스선 텔레비전과 일체가 된 장치이며, 이메지인텐시파이어의 출력상을 렌즈로 확대해 필름에 기록하는 방식이다. 주로 투시와 촬영을 병용하는 위장 집단검진으로 사용된다. 사용하는 필름은 폭 100 mm의 롤 필름이 일반적이다.

최초의 투시검사는 엑스선상을 형광판을 이용해서 가시영상으로 변환시켜서 직접 육안으로 관찰하고 있었다. 그러나, 상이 어둡고 피폭 선량이 많기 때문에 현재는 거의 행해지지 않는다. 이것들을 해결하기 위해서 개발되었던 것이 엑스선 텔레비전에 의한 투시이다.

엑스선 텔레비전 장치의 구성을 설명하면 영상증배관의 출력상을 텔레비전 카메라 촬상관이나 CCD(charge coupled device ; 전하결합소자) 카메라를 이용하여 아날로그 영상 신호(전기신호)로 변환해서 텔레비전 모니터(CRT 디스플레이나 액정 디스플레이)에 표시해 관찰한다.

1980년대부터 아날로그 영상 신호를 디지털화해서 영상으로 처리하는 장치로, 진단에 적절한 영상으로 처리한 후 리얼타임으로 텔레비전 모니터에 영상을 표시하는 DF(digital fluoloscopy)가 보급되어 있다. 또한, 최근 동영상 대응의 FPD가 개발되어 I.I.-텔레비전 시스템으로부터 FPD로 치환되었다.

FPD에 대해서는 다음에 설명하기로 하고 본장에서는 영상증배관-텔레비전 시스템에 대해 해설한다.

2. 영상증배관(image intensifier)

1) 원리(principle)

영상증배관은 **그림 6-1**과 같이 엑스선 TV장치의 일부분으로 형광상의 밝기를 증강시키는 증폭기로서 여러 가지 종류가 있으나 여기서 취급하는 것은 엑스선상의 휘도를 증강시키는 영상증배관(image intensifier)에 대해서 설명하기로 한다(이하 I.I.로 한다).

엑스선 I.I.는 J. W. Coltman과 M.C. Teves에 의하여 거의 동시에 발표된 것이지만 오늘날에도 그 원형은 거의 변하지 않고 있다. 그러나 그 성능에 있어서는 많은 개선이 이루어졌다.

엑스선영상증배관은 대형 진공관으로서 동작원리는 다음과 같다.

엑스선관에서 발생한 엑스선은 피사체를 투과한 후 엑스선 영상증배관의 입력형광면에 입사하여 형광상을 만든 다음 입력 형광면 후면에 설치한 광전음극면에 형광이 닿으면 광전자가 방출되어 전자 밀도의 영상으로 변환한다.

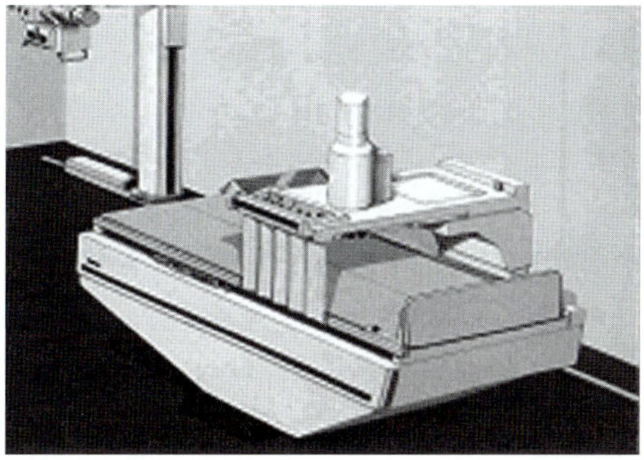

그림 6-1. 투시 · 촬영 겸용 엑스선 장치

광전음극면에서 방출한 광전자는 정전 집속렌즈에 의하여 가속, 집속되어 출력 형광면에 닿아 축소된 형광영상을 만든다. 여기서 광전자는 보통 25~30 keV(25~30 kV로 가속)의 높은 에너지를 가지고 있기 때문에 출력형광면에 충돌하여 휘도가 높은 형광상을 만든다. 이때 입력형광면의 영상에 비하여 출력형광면에서는 10^3~10^4배의 휘도증배가 얻어진다. 이것은 영상축소에 의한 전자밀도의 증가와 가속전압(20~30 kV)으로부터 주입된 전자에너지의 증가에 의한 것이다.

2) 구조(structure)

엑스선 영상증배관의 구조와 외형은 그림 6-2와 같이 엑스선 입력측으로부터 나열하면 입력형광면과 광전음극, 정전집속렌즈, 가속양극 및 출력형광면으로 구성되었다.

(1) 입력형광면과 광전음극(input phosphor and photo cathode)

입력형광면은 알미늄 등의 기판 위에 아이오딘세슘 CsI을 100~200 μm의 두께로 증착한 것이다. 예전에는 입력형광면의 형광체를 ZnCdS : Ag를 사용하였으나 요즘은 모두 CsI를 사용한다. 그 이유는 CsI 결정체를 수직으로 배열할 수 있어 빛의 전달 효율을 높일 수 있고 또한 농축밀도를 기존 형광체보다 3배 정도 높일 수 있으며, 형광체의 원자번호가 투시관전압(80~120 kV)에 적합하다는데 있다.

CsI의 증착층은 수십 마이크로미터의 섬유소 구조로 되어 있어서 엑스선 자극에 의하여 이 섬유소의 한 점이 형광을 발휘했을 경우 빛은 섬유소 속을 진행하고 섬유소의 측면으로부터 밖으로 나오는 광량은 적어진다. 또한 기화침전이 가능하여 농축밀도를 3배 정도 높일 수 있어 기존 형광체보다 결정체의 두께를 1/3 정도 줄일 수 있다. 이 때문에 입력형광면의 해상도 및 대조도는 보통 엑스선용 형광판보다 훨씬 좋다.

일반적인 투시관전압이 80~120 kV 정도에서 광전흡수를 최대로 하려면 엑스선속의 평균 에너지와 입력형광체의 K흡수단이 비슷해야 한다. 이때 평균 실효에너지는 30~40 keV에 해당하므로 CsI는 ZnCdS : Ag의 구성물질보다 K흡수단이 36.0 KeV과 33.2 KeV로 훨씬 유리하다(**표 6-1** 참조).

그림 6-3과 같이 입력형광면과 광전음극은 전달과정에서 발생하는 해상능의 손실을 최소화하기 위해 밀착되어야 하지만 광전음극의 화학반응으로부터 형광면을 보호해야 하므로 얇은 층에 의해 분리되어 있다.

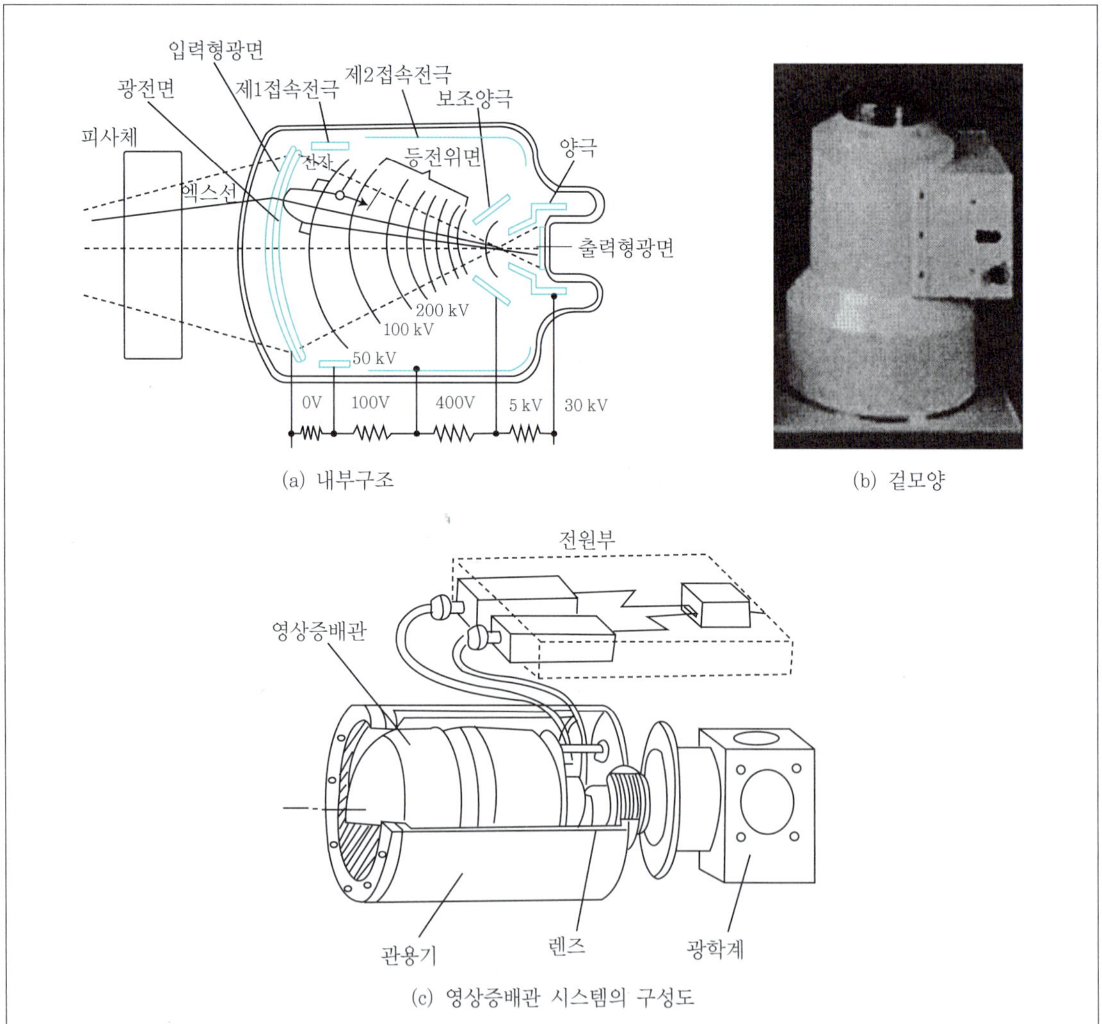

(a) 내부구조

(b) 겉모양

(c) 영상증배관 시스템의 구성도

그림 6-2. 영상증배관의 구조와 외형

표 6-1. 형광체 원자번호의 K흡수단

원 소	원자번호	K흡수단(keV)
S	16	2.5
Zn	30	9.7
Cd	48	26.7
Cs	55	36.0
I	53	33.2

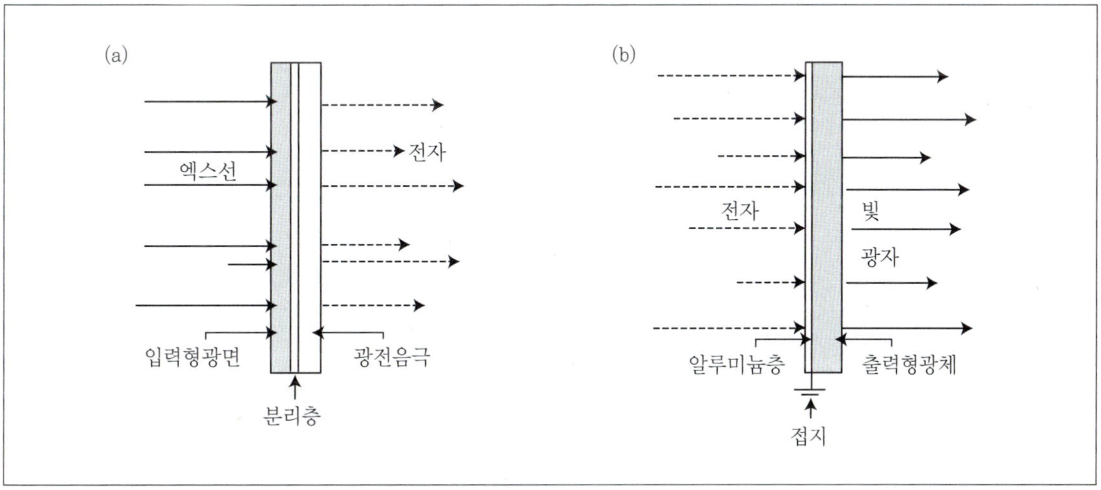

그림 6-3. 영상증배관의 입력형광면과 광전음극의 상호작용

광전음극면은 광전자 방출금속인 안티몬(Sb)과 세슘(Cs)의 복합체이다. 광전음극면이 입력형광면으로부터 빛을 받아 광전자를 방출하게 되는데 그 방출량은 형광량에 비례한다. 광전음극면은 광전자 방출 외에 증배관에서 음극 역할도 담당하기 때문에 항상 높은 전압이 주어지므로 접지되어 있다.

(2) 정전집속렌즈(electrostatic focusing lens)

정전집속렌즈는 유리관 내측에 여러 개가 나란히 배열되어 있는 양전위의 전극이다. 이것은 정전집속렌즈 전극에 적당한 직류 전압을 가함으로써 I.I. 내의 공간에 정전계를 발생시켜 전자를 집속하여 전자영상을 맺도록 하는 것이다.

그림 6-4에 전자 렌즈의 전위분포와 전자궤도의 경로를 표시했다.

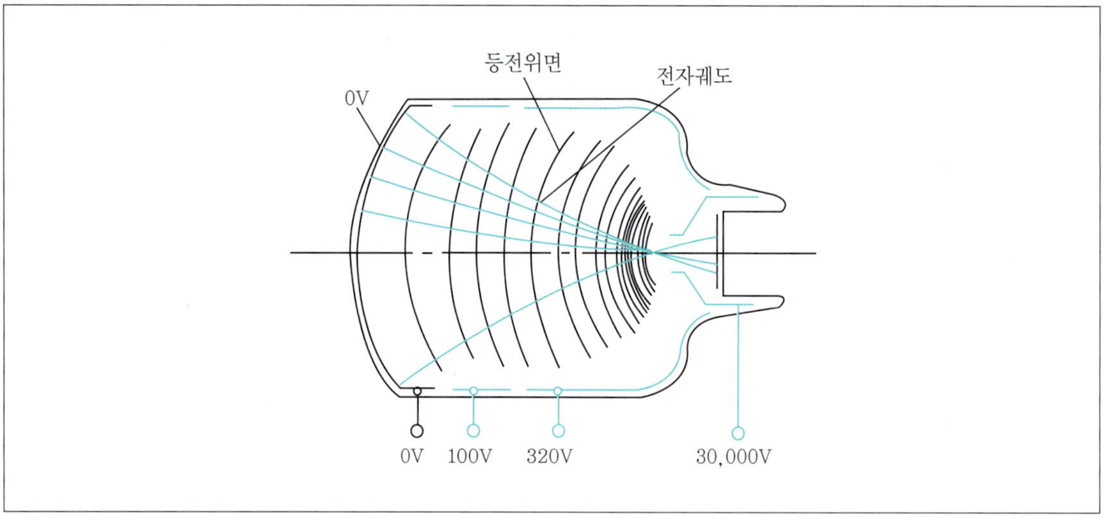

■ **그림 6-4.** 전자렌즈

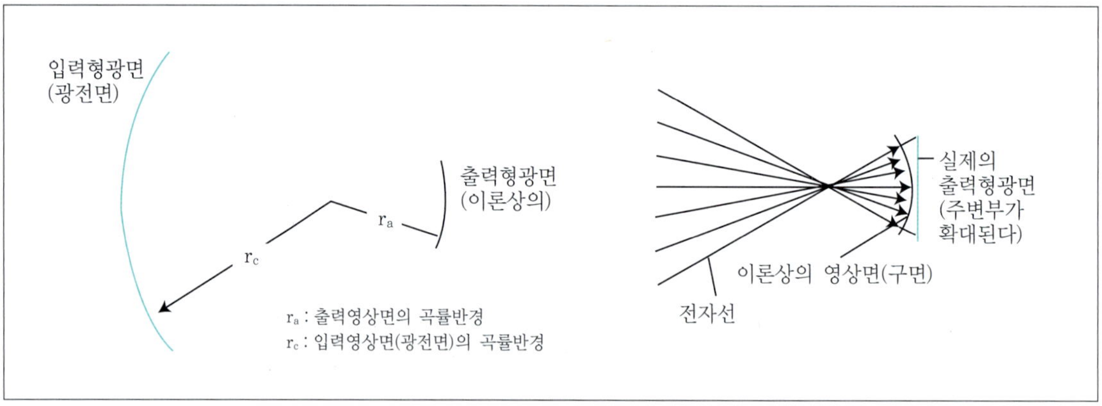

■ **그림 6-5.** 이론적 전자 렌즈와 영상면

여기서 입력형광면과 광전음극면이 구부러져 있는 것은 이 정전 렌즈의 왜곡을 보정하기 위한 것이다. 만일 평면이 되도록 입력면을 만들어 사용하면 극단적인 왜곡이 발생한다.

이론적으로는 입력형광면을 구부러지게 하고 반대편 양극(+)도 구부러지게 하면 전자영상의 화면도 **그림 6-5**와 같이 된다. 실제로는 이것을 적당히 변형한 정전 렌즈를 사용하므로서 출력형광면은 평면으로 만들어진다.

출력형광면으로 이동하는 전자선속을 집속하는 전극으로 렌즈라고 말하는 것은 집속한다는 점에서 렌즈라고 부르고 있다.

전자들은 집속되면서 그 영상은 뒤바뀌므로 출력형광면 영상과 교차되어 나타난다. 즉, 전자영상의 좌측점은 우측에 우측점은 좌측에 나타난다.

(3) 가속양극(acceleration anode)

가속양극은 영상증배관의 목 부위에 위치하며 이것은 광전음극면에서 방출된 광전자를 가속하는 작용을 한다.

양극은 25~30 kV의 양극 전위가 주어져서 가속전자는 더욱 큰 운동에너지로 출력형광면을 향해 이동하게 된다.

(4) 출력형광면(out put phosphor)

출력형광면은 수μm의 분말형광체를 얇은 유리 기판 위에 균등하게 도포한 것이다. 형광체는 찰상관 또는 인간의 시야에 적합한(최대파장이 530~550 nm인 ZnCdS : Ag) 것을 사용한다. 출력형광면의 포그는 매우 적으며 이것은 영상의 축소율에 상당하고 입력형광면보다 현저하게 작다. 이 때문에 미세한 입자의 형광체를 사용하고 또 입자가 균일하게 분산되어야 하며, 두께도 균등하게 도포되어 있어야 한다. 도포방법에는 전기영동법이나 원심력 침강법 등이 이용되고 있다. 전자(electron)는 비교적 얇은 곳에서 최고의 발광휘도가 얻어지므로 출력형광면의 두께는 두껍지 않아도 된다.

형광체 직경의 약 1.3배 정도가 최적 두께이지만 구조잡음이 나타나기 쉽기 때문에 좀 더 두껍게 도포하지 않을 수 없다. 반면 두께가 두꺼울수록 MTF는 필연적으로 떨어지게 된다.

출력형광면 내측은 얇은 알루미늄판을 부착하여 역행하는 빛이 없도록 한다.

이 때 알루미늄 두께는 얇게 하여 고에너지 광전자가 쉽게 통과하여 출력형광면에 도달할 수 있도록 하였으며 증배관 내 잔여 전자가 없도록 하는 접지 역할도 담당하고 있다. 출력형광면의 외측은 납 유리를 부착하여 증배관을 통과한 방사선을 흡수하도록 한다.

3) 휘도증가계수(brightness gain)

영상증배관의 휘도증가계수를 평가하는 방법은 세 가지 종류가 있다. 즉, 휘도증가배율, 변환계수와 축소인자, 유량증가인자가 있다.

(1) 휘도증가비(brightness ratio)

이 방법은 동질의 방사선을 노출한 다음 재래 투시용 형광지와 영상증배관의 출력형광면의 빛의 밝기를 비교하는 방법이다. 즉, 영상증배관의 밝기를 투시형광판의 밝기로 나눈 몫이다. 이 결과 영상증배관의 휘도가 1,000배이면 휘도증가계수는 1,000이 된다. 그러나 투시형광판이 급속도로 발전 변형된 관계로 비교상대 선택에 따라 영상증배관의 휘도계수도 달라질 수 있다. 이 뜻은 투시형광판의 밝기와 비교한 영상증배관의 휘도계수는 정확한 값을 제공할 수 없다는 의미와 같다.

$$\text{휘도증가비} = \frac{\text{영상증배관의 밝기}}{\text{투시형광지의 밝기}}$$

(2) 변환계수(conversion factor)

이 방법은 ICRU에서 권고하는 것으로서 영상증배관에 입사하는 입력엑스선량이 출력형광면에서 얼마만큼이 빛으로 변환되는가 하는 그 비율을 측정한 값이다.

즉, 출력빛의 밝기를 입력엑스선 노출량에 대한 몫으로 결정한다. 그 단위는 $[\frac{Cd/m^2}{\mu Gy/s}]$이다. 간단한 측정법은 우선 엑스선 노출량을 측정하기 위해 총여과 2 mmAl 상태에서 반가층이 7 mmAl ± 0.2 mm인 관전압을 이용한다. 즉, 엑스선관 가까이에 20 ± 0.5 mmAl을 놓은 다음 100 cm 거리에 선량계를 장치하여 1 ± 0.1 mR/sec이 되도록 관전류를 조정한다. 관전압은 75 kV를 사용한다. 이상과 같이 노출조건이 끝나면 선량계 위치에 영상증배관을 놓은 다음 엑스선 조사시 출력형광면의 밝기를 휘도계로 측정한다. 위와 같은 방법의 변환계수는 입사방사선의 질과 출력형광면의 휘도측정값이 정확하다는 장점이 있다.

$$\text{변환계수} = \frac{\text{출력 빛의 밝기}}{\text{입력 엑스선 노출량}}$$

(3) 축소인자, 유량인자(minification factor and flux gain)

축소인자는 입력형광면의 면적과 출력형광면의 면적의 상대적 비율을 나타낸다.

즉, 입력형광면의 크기의 제곱을 출력형광면의 크기의 제곱으로 나눈 몫이다.

대부분 영상증배관의 입력형광면은 5인치 내지 9인치 정도이고 출력형광면은 약 1인치 정도이다. 이론적으로 휘도는 축소인자가 클수록 증가한다. 그러나 축소인자가 커진다고 해서 투시영상의 통계학적 질이 좋아지는 것은 아니다. 이것은 영상의 크기만이 작아진 것이지 영상증배관에서 영상을 형성하는데 필요한 광자의 수는 항상 같기 때문이다.

(4) 유량증배율(flux gain)

입력형광면에서 발생한 광자는 출력형광면에 도달하면 약 50개 정도의 광자를 방출한다.

따라서 유량증가 인자는 광전음극면에서 방출된 광전자가 가속되면서 출력형광면에 도달하여 50개 정도의 광자를 방출할 수 있는 충분한 에너지를 얻는 것이다. 이와 같이 입력형광면에서 광자발생량이 출력형광면에서 50배 증가하기 때문에 이때의 유량증가인자는 50이 된다. 따라서 영상증배관의 총 휘도증가계수는 축소인자와 유량증가인자를 곱한 값이라 할 수 있다.

$$\text{축소인자} = \left(\frac{\text{입력형광면의 크기}}{\text{출력형광면의 크기}}\right)^2$$

$$\text{총 휘도증가계수} = \text{축소인자} \times \text{유량증가 인자}$$

4) 영상증배관의 변조전달함수(I.I. modulation transfer function, MTF)

4)부터 9) 영상증배관의 규격까지의 내용은 기기학 전공교수 및 의용공학 전공자들에게 참고가 되는 내용이라고 생각한다.

지금껏 설명했던 바와 같이 I.I.에는 입력형광면과 광전음극, 정전집속렌즈 및 출력형광면이 주된 요소이지만 입출력 형광면 외측의 창도 간접적으로 영상의 질에 영향을 주고 있다.

주된 구성요소 단독의 MTF 및 I.I.로서의 종합 MTF는 **그림 6-6**과 같다. 이 그림의 공간주파수는 모두 입력형광면상의 값으로 환산한 것이다.

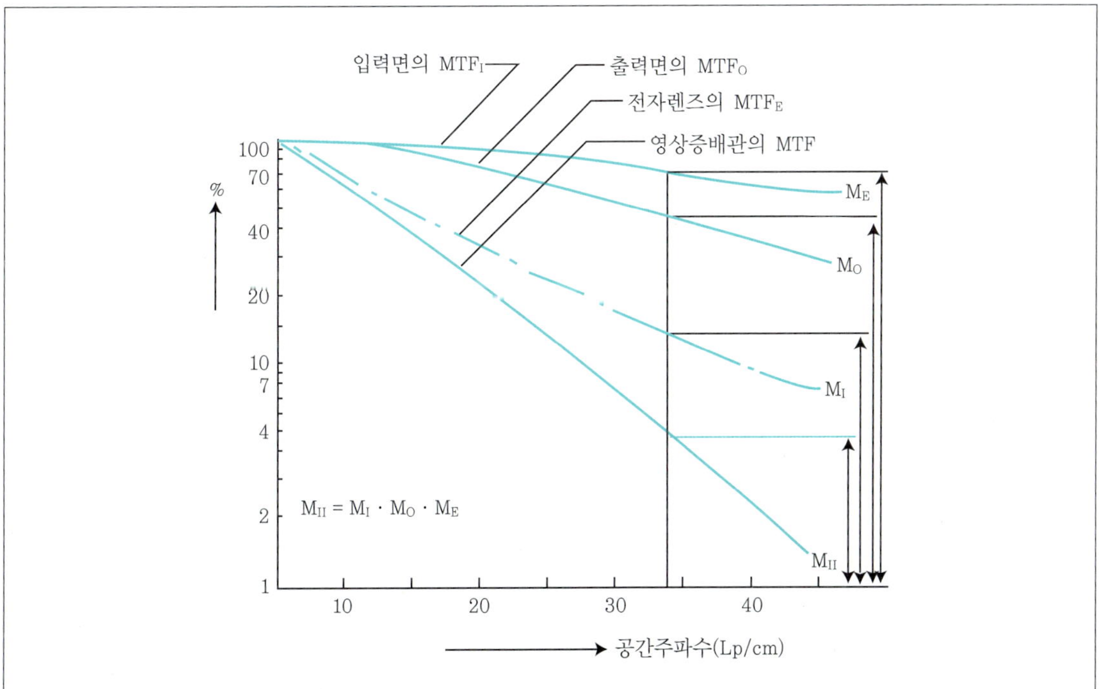

그림 6-6. 영상증배관의 3요소 구성 및 종합 MTF

즉, 실제의 전자렌즈 및 형광면의 MTF는 그림 6-6의 횡축 눈금에 I.I.의 영상 축소율을 곱한 것으로서 생각할 필요가 있다. 말할 나위도 없이 이 3요소의 MTF를 곱한 것이 I.I.의 종합 MTF로 되어 있다. 이와 같이 I.I.의 포그는 비교적 크기 때문에 소초점 엑스선관을 사용하여 확대법을 도입하면 고화질의 엑스선상이 얻어진다. 이것은 I.I.에서 휘도가 증강되도록 되어 있어서 저선량으로도 영상이 만들어지므로 엑스선부하가 작아도 된다. 따라서 초점이 작아도 되므로 해상도를 향상시키는 데 적합하다. 일반적으로 I.I.에 의한 투시나 간접검진에 사용되는 엑스선관은 초점이 작은 것이 선택된다. 그러나 I.I.에 의한 투시상이나 I.I. 간접검진 영상의 MTF는 아직 직접검사의 MTF에는 미치지 못한다.

I.I. 중에는 출력영상의 크기를 일정하게 유지하면서 유효입력면의 크기를 조절할 수 있는 것도 있다. 즉, 전자렌즈 전극의 직류전압을 변화시킴으로써 정전렌즈를 조절하여 상의 축소율을 변화시키고 있다. 이와 같은 I.I.를 가변시야형 I.I.라고 한다. 이 경우 출력형광면의 MTF는 전자렌즈의 축소율에 의하여 변화하고 축소율이 작을수록 높은 MTF를 나타낸다. 결과적으로 I.I.의 종합 MTF는 입력시야가 작을수록 높은 값을 나타낸다.

5) 영상증배관의 잡음(noise)

I.I. 잡음은 엑스선 양자잡음 · 입출력면의 구조잡음 · 광전음극면의 열잡음 등이 있다.

구조잡음은 입출력면의 구조를 균일하게 하는 방법 이외에는 다른 개선 방법이 없다.

또 열잡음도 광전음극면 재료를 적절한 것으로 선택하는 방법 이외에는 없다.

이 경우 I.I.의 냉각은 사실상 불가능하기 때문에 온도를 낮추어 열잡음을 저하시키는 것도 불가능하다.

엑스선 양자잡음이 나타나는 정도는 I.I.의 감도, MTF, 시간응답에 따라 변한다. 그림 6-7은 MTF특성이 다른 두 종류 I.I.의 잡음을 컴퓨터로 시뮬레이션 한 결과이다. (a)가 선상강도분포의 확대가 큰 것이고, (b)가 확대가 적은 것이다. 그림에서 알 수 있듯이 해상도가 높은 I.I.가 잡음이 더 크다. 시뮬레이션의 방법은 1차원의 위치에 대해 무작위(random)로 방사선 양자를 일정 수 입사시키고, 그 각각에 대하여 하나의 선상강도분포를 부여하고 모든 선상강도분포를 가산하는 방법이다. 따라서 이 잡음은 시간을 정지시켜 공간의 위치와 함께 신호가 변동할 때의 변동량을 잡음으로 취하고 있다.

I.I.의 시간응답과 양자잡음 사이에도 동일한 관계가 성립하고, 시간응답이 늦은 I.I.일수록 잡음은 적어진다.

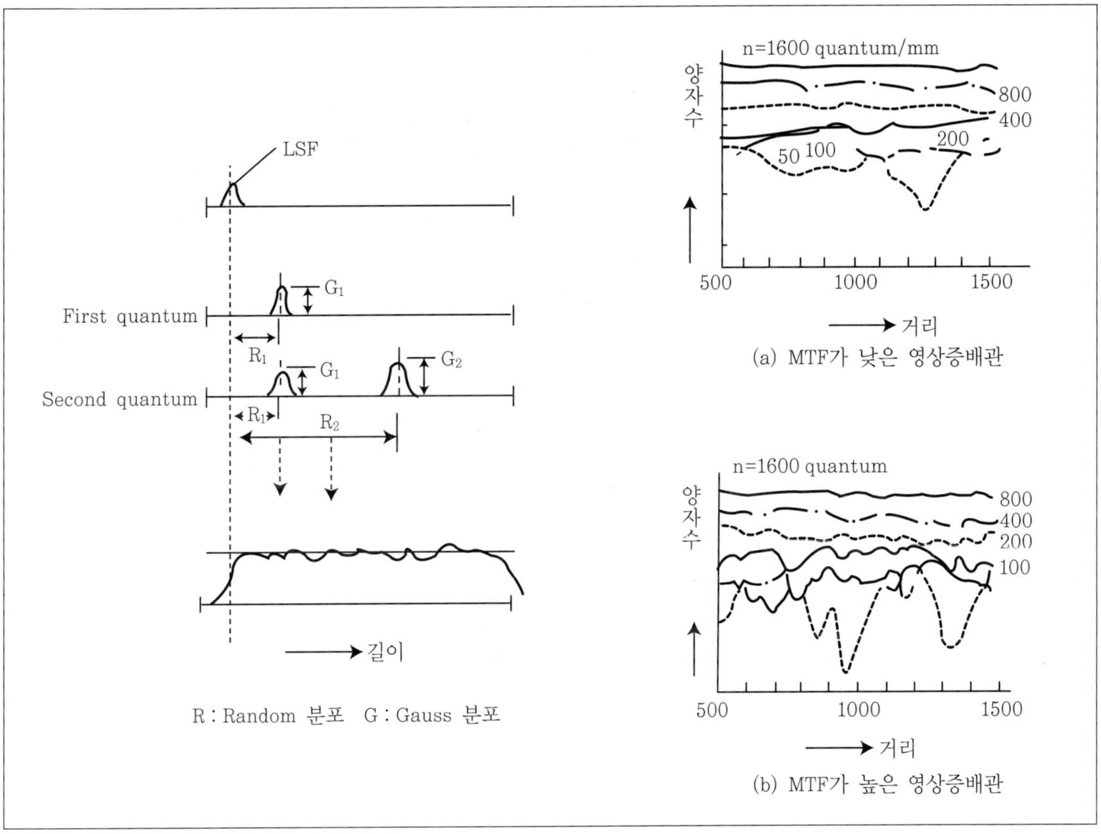

그림 6-7. 영상증배관(I.I.)의 잡음의 시뮬레이션

이 경우는 시간응답곡선의 확대가 공간적인 선상강도분포에 대응하고 있으며 공간적 잡음의 경우와는 달리 공간적으로 일정 점만을 생각하고 시간적 경과에 따라 신호강도가 변동할 때의 신호변동량을 잡음으로 간주한다. 또 감도가 높은 I.I.일수록 양자잡음이 크다. 그러나 입력형광면의 양자변환효율이 높을수록 잡음은 적어진다.

I.I.관 내에는 극히 근소하지만 약간의 가스분자가 잔류하고 있다. 전자의 밀도가 집중되는 양극부근에서는 잔류가스분자가 전자에 의하여 전리된다. 이 전리된 이온은 정전렌즈의 전계에 의해서 가속되어 광전음극면 중심부근과 충돌하여 다수의 2차전자가 방출되고 이 2차전자가 다시 정전렌즈의 작용으로 출력 형광면의 중심부근에 휘점을 만든다.

6) 대조도, 왜곡, 균일성(contrast, distortion, uniformity)의 저하

(1) 대조도(contrast) 저하 요인

엑스선 영상증배관에서는 다음과 같은 인자에 의하여 대조도가 저하 된다고 예상한다. 그 원인을 열거하면 첫째, 입력형광면의 빛이 관 내에서 반사되고 다시 광전음극면으로부터 전자를 방출시켜 출력형광면에 포그를 일으키므로 대조도를 감소시킨다.

둘째, I.I.관의 내벽이나 전극으로부터 산란전자가 방출되고 이것이 출력형광면에 포그를 일으킨다.

셋째, I.I.의 출력측 유리창, 광학계 등의 광산란, 반사, 굴절 등에 의한 대조도 저하가 있으므로 이와 같은 현상을 극소화시키기 위하여는 반사방지처리를 실시하고 얼룩이 생기지 않도록 주의할 필요가 있다.

넷째, 입력창으로부터 발생하는 산란엑스선에 의한 대조도 저하가 있다. 따라서 대조도를 개선하기 위하여 입력창의 재료를 엑스선 산란이 적은 티타늄판으로 대치시키고 있다.

다섯째, 일반적으로 산란엑스선에 의한 대조도의 저하가 있다. 이것은 산란 엑스선 제거용 격자나 그레델 효과 등을 이용하여 그 영향을 제거하는 노력이 필요하다.

(2) 왜곡도(distortion) 발생 요인

영상증배관에서 왜곡이 발생하는 원인에는 다음과 같다.

첫째, 입력형광면이 구면이기 때문에 입력면에서 주변부가 중앙부에 비하여 상이 확대된다. 입력면이 구면인 까닭은 전자렌즈의 왜곡을 적게 하기 위하여 만들어졌다.

둘째, 영상증배관에서 전자영상의 영상면도 역시 구면이다. 그러나 출력형광면은 평면으로 만들어져 있기 때문에 상의 주변부가 확대되어 왜곡이 생긴다.

셋째, 광학렌즈에서 발생하는 왜곡이 있다. 이와 같이 왜곡을 제거하기 위하여 광학섬유소 렌즈를 설치한 영상증배관을 개발하고 있다.

(3) 균일성(uniformity) 저하

영상증배관의 출력휘도는 균등한 것이 바람직하다. 그러나 영상 중심부에 비하여 주변부가 어두워지는 경향이 있다. 그 원인으로는 다음과 같다.

첫째, 영상증배관의 입력면이 구면이므로 영상 주변부에 도달하는 엑스선은 강도가 약화된다.

둘째, 전자집속렌즈에 의하여 만들어지는 전자영상도 구면이므로 이것을 평면영상의 출력형광면으로 받을 때 주변부 영상 확대율이 크기 때문에 전자밀도가 낮아진 결과 휘도가 저하한다.

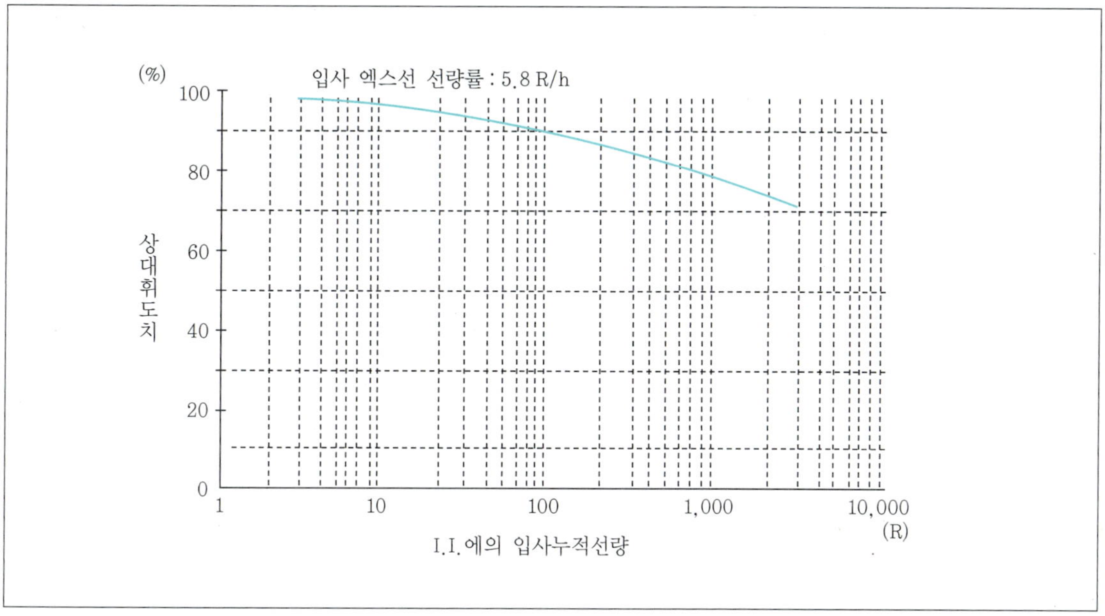

그림 6-8. 휘도의 열화곡선

셋째, 엑스선이 피사체를 통과할 때 영상 주변부에서는 피사체를 비스듬히 통과하기 때문에 중심부보다 흡수가 많아진다.

넷째, 엑스선관으로부터 방사되는 엑스선 자체가 영상 주변부에서는 강도가 낮다. 이와 같은 불균등 휘도를 해결하기 위하여 입력형광면 형광체층의 두께를 계산하여 중심부에 비해 주변부를 두껍게 하는 방법이 채용되고 있다.

(4) 기타

그림 6-8은 영상증배관에 입사되는 누적 선량에 따라 휘도가 열화되는 현상을 나타낸 곡선이다.

이렇게 되면 상대적으로 더 많은 양의 엑스선이 필요하게 되는데 이 때는 영상증배관과 광학계 사이의 렌즈 조리개를 열어 주는 방법이 있다.

7) 장점(advantage)

재래투시방법은 투시영상의 질이 낮고, 밝기가 좋지 않아 많은 문제점이 있었다. 예전부터 투시자들은 이러한 점을 파악하고는 있었지만 적당한 대책을 세우지 못하였으나, 엑스선 발견 이래 무려 50여 년이 지난 1952년 웨스팅하우스사와 필립스회사에서 엑스선영상증배관을 개발함으로써 기술적인 돌파구를 열게 되었다.

영상증배관의 출현은 혁명적인 쾌보로서 영화촬영, 텔레비전 또는 저격촬영용카메라 등의 결합사용이 가능해졌다.

또한 영상증배관을 이용한 간접검진은 환자의 피폭선량을 직접검사의 1/10, 간접검진은 1/50로 감소시킬 수 있으며 검사시간 단축으로 인하여 검사자의 능률도 상승하였고 엑스선관 부하량도 감소하는 결과를 가져왔다.

8) 부속품

영상증배관의 부속품으로서 반드시 필요한 것은 관용기, 전원부, 광학계가 있다.

관용기는 영상증배관을 보호하고, 영상증배관에 가해지는 고전압을 차폐하는 역할을 하는 동시에, 영상증배관에 외부 자계가 작용하는 것을 방지하는 역할도 가지고 있다. 영상증배관은 정전계 속으로 전자를 주행시키고 있기 때문에 자계가 작용하면 전자 궤도가 왜곡되어 그 결과, 영상증배관 출력상이 왜곡되는 수가 있기 때문에 자계에 대한 차폐도 중요한 역할을 한다.

그림 6-9는 영상증배관의 용기를 나타내며, 전원부는 영상증배관 내 정전 렌즈 전극에 직류전압을 가하여 정전계를 형성하고, 전자를 가속하여, 결상시키기 위한 직류 전원이다. 양극 전압은 보통 20~30 kV를 공급한다.

잔류 가스를 흡착하는 getter나 ion pump의 전원부를 포함하는 것도 있다. 또 회로 방식은 상업용 전원으로부터 변압기로 승압, 정류하여 직류 고전압을 얻는 것과, 고주파 발진기를 사용하여 고주파를 발생시키고, 이 출력을 승압, 정류하여 고압을 얻는 것이 있다. 후자는 소형으로 만들어져 있고 고전압을 안정화 시키기가 쉽기 때문에 많이 이용되고 있다.

전원부의 출력전압 안정도는, 영상증배관 출력영상의 결상성(따라서 MTF의) 안정도에 관계가 있다.

전원부 출력전압은 전자 렌즈 전극에 가해져서, 정전 렌즈를 형성하고 있으므로 전원부의 출력전압이 안정되어 있지 않으면 정전 렌즈의 결상성이 변동하게 되어, 양호한 출력상이 얻어지지 않는 것은 말할 나위도 없다. 출력전압 변동률은 각 전극 전압 모두 1% 이하로 할 필요가 있다.

광학계는 출력영상을 각종 카메라에 보내기 위한 것이며, 렌즈와 반사경 또는 프리즘으로 구성되어 있다. 광학계의 기본은 그림 6-10과 같은 탄뎀렌즈계이다.

탄뎀렌즈계는 2개의 렌즈를 직렬로 놓은 것으로, 제 1렌즈(대물렌즈)의 초점 위치에 출력상을 놓을 때 제 2렌즈(camera lens)의 초점 위치에 영상이 얻어진다. 탄뎀렌즈계에서는 양쪽 렌즈의 초점 거리와 영상의 치수 및 카메라 영상의 치수 사이에 다음과 같은 관계가 있다.

$$D_1/D_2 = F_1/F_2$$

여기서 D_1 : 영상증배관 출력영상의 직경 D_2 : camera 영상의 직경

F_1 : 대물 렌즈의 초점거리 F_2 : camera 렌즈의 초점거리

탄뎀렌즈계를 사용할 때, 카메라 렌즈에 알맞은 적당한 초점거리를 선택하면, 카메라에 사용하는 필름 치수나 촬영관 치수에 적합한 크기의 영상이 얻어진다.

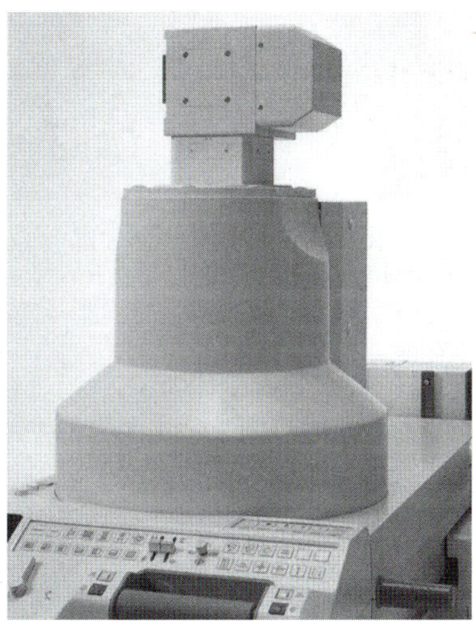

그림 6-9. 영상증배관의 용기

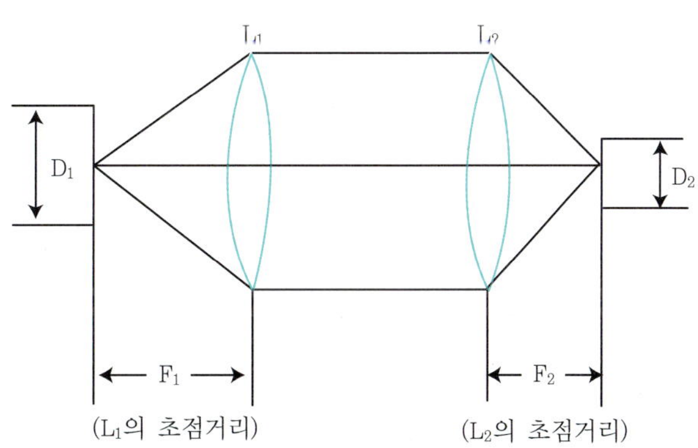

그림 6-10. 탄뎀렌즈 시스템

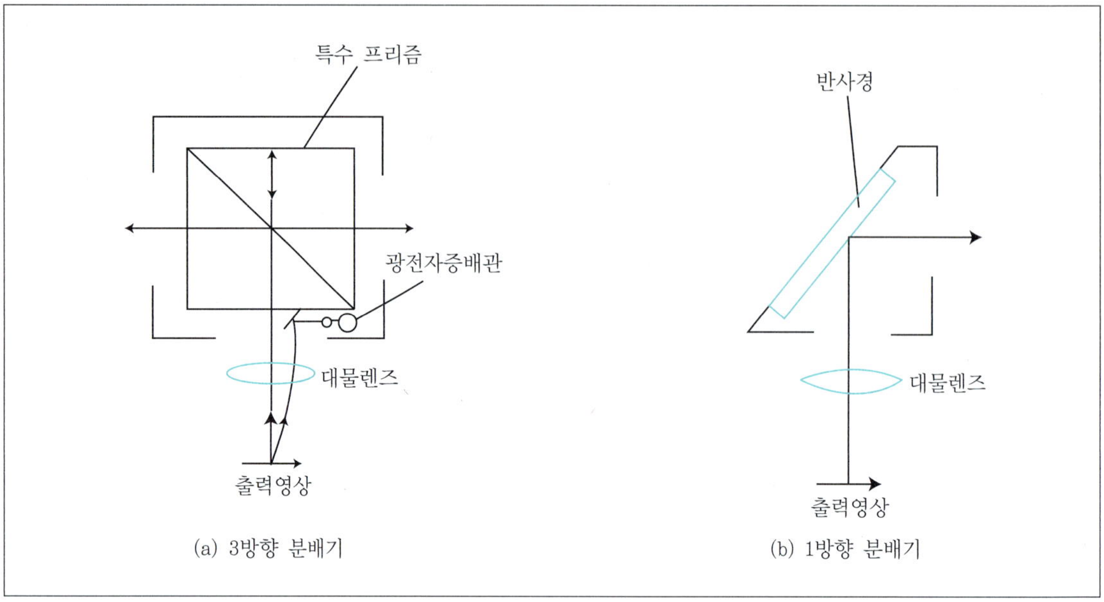

그림 6-11. 영상증배관 광학계의 광로

영상증배관과 광학계를 직렬로 배치하면, 길이가 너무 커지므로 반사경으로 광로를 굴곡시켜 장치 전체의 길이를 짧게 하고 있다. 또 몇 종류의 카메라를 광학계에 부착시켜 순차 혹은 동시에 영상증배관의 출력상을 촬영하는 수도 있다. 그림 6-11은 이와 같은 광학계의 광로와 겉모양이다.

영상증배관에 결합되는 카메라의 종류에 따라 여러 가지 엑스선 검사기법이 있다. TV 카메라를 부착하여 엑스선 TV 투시, 영상증배관 간접촬영 카메라를 부착하여 영상증배관 간접촬영, 영화 카메라를 부착하여 엑스선 영화 촬영을 할 수 있다.

9) 영상증배관에 관한 규격

영상증배관에 관한 KS규정은 KS A 4609-1996에 나타나 있으며 중요한 특성을 측정하는 항목 및 방법은 다음과 같다.

(1) 입사면 시야크기 측정 – 일반적으로 영상증배관의 크기를 지칭

$$d_1 = d_2 \times \frac{k}{k+s}$$

d_1 : 입사면의 시야크기(mm)
d_2 : 입력면의 크기(mm)
k : 선원에서 입사면 까지 거리(mm)
s : 입사면에서 입력면 위치까지의 거리

(2) 밝기의 측정

출력형광면에서의 빛의 밝은 정도를 측정하는 것으로 단위는 [cd/m²]을 사용한다.

① 엑스선관 장치의 기준축이 영상증배관의 입사면에 수직이고 동시에 선원(초점)이 영상증배관의 중심축 위에 있도록 엑스선관 장치를 배치한다(**그림 6-12**).

② 선원(초점)과 입사면의 거리는 1000 ± 10 mm로 한다.

③ 엑스선 빔의 총여과는 **표 6-2**에 나타낸 것으로 한다. 부가된 여과판이 필요한 경우에는 선원(초점)에서 300 mm 이내에 두는 것으로 한다.

④ 입사면 중심에서 입사 엑스선은 제 1반가층 7 ± 0.2 mmAl의 선질로 한다. 이 선질은 **표 6-2**에 나타낸 총여과와 관전압의 조합에 의해 얻어진다. 다만 여기에 나타낸 관전압은 개략의 값이다.
관전압의 리플 백분율은 10% 이하로 한다.

⑤ 관전류는 입사면에서 조사 선량률이 0.025~0.25μC(kg · s){dir 0.1~1.0mR/s}의 값이 되도록 조절한다.

⑥ 밝기의 변화를 cd/m²으로 측정한다.

(3) 변환계수의 측정

그림 6-12와 같이 밝기의 측정과 동일한 실험 방법에서 입력선량과 출력 밝기를 측정하여 $[\frac{cd/m^2}{mR/sec}]$를 계산한다.

(4) 해상도의 측정

① 엑스선의 선속은 9) (2) ①~④과 동일하게 한다.

② 엑스선 빔의 퍼짐은 선원(초점)으로부터 1,000 mm의 거리에 두고 입사면 시야 크기와 같아지도록 엑스선 조리개를 엑스선관 장치에 부착한다.

③ 엑스선관의 초점 호칭은 0.3 이하로 한다.

표 6-2. 입사 엑스선의 선질을 얻는 조건

제 1반가층	선원과 입사면간의 총 여과	관전압
7 ± 0.2 mmAl	22 ± 0.5 mmAl	75 kV

④ 측정에 이용하는 관전압은 40~50 kV로 하고 엑스선관과 영상증배관의 사이에는 부가 여과판이 없는 것으로 한다.

또한 가변시야형 영상증배관에서 확대 시야의 경우에는 출력면 밝기가 같은 정도가 되도록 조사 선량률을 조정한다.

⑤ 시험편은 입사면에 평행하게 놓고, 입사면까지의 거리는 10 mm 이하로 한다.

⑥ 영상증배관의 출력면에서의 해상력 차트의 상을 광학적으로 확대해 봄으로써 측정한다. 이 때 해상하고 있다고 판정하는 패턴이 방향에 따라 값이 다른 경우에는 낮은 쪽의 값으로 한다.

⑦ 해상도를 표시하는 단위는 (Lp/mm)로 표시한다.

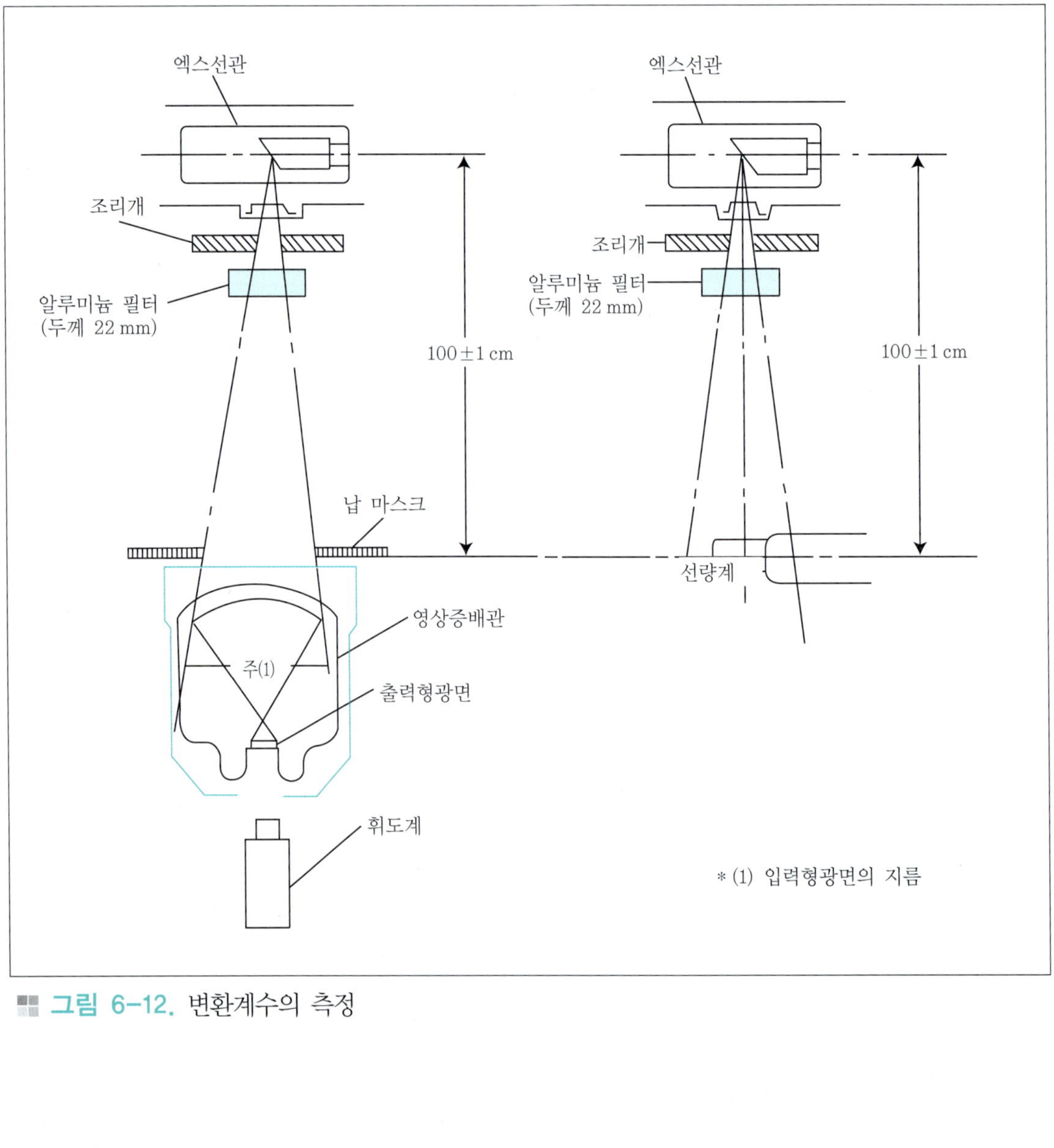

그림 6-12. 변환계수의 측정

3. 엑스선 텔레비전 시스템(X-Ray Television System)

3절의 내용은 방사선기기학 전공교수 및 의공학연구자들에 제시하는 것으로 단지 비월주사, 순차주사의 부분만 방사선사 국시에 필요한 내용일 수 있다.

1) 엑스선 텔레비전의 원리(X-Rays television principle)

진단용 엑스선 텔레비전 장치는 일반 텔레비전 방송과 같이 전파에 의하여 영상 신호를 전송하는 것이 아니라 전선을 이용하여 영상 신호를 보내는 폐쇄 회로 구성을 이용한 것이다.

엑스선 텔레비전 장치는 엑스선장치, 영상증배관, 광학계, 촬상관, 수상관, 녹화 장치로 구성된다. 엑스선장치는 투시촬영대를 포함한 장치로서 검사용 테이블 아래 엑스선관을 설치한 방식과 테이블 위에 설치한 방식이 있으며, 그림 6-13은 검사용 테이블 아래 엑스선관을 설치한 방식의 투시촬영대를 포함한 엑스선 TV 장치이다.

제 6장에서 설명한 영상증배관의 출력 형광 면에 발생한 영상을 렌즈를 통해 TV카메라에 이송된 다음 연속적인 전기 펄스로 변환된 신호는 전선을 통해 카메라 조절 장치로 전달되어 증폭 과정을 거친 후 또 다른 전선을 통해 TV수상기로 보내져 다시 원래의 영상과 같은 광학상을 재생시키는 방법이다.

영상증배관의 출력 형광 면에서 발생한 영상을 연속적인 전기 펄스로 변환(이것을 비디오 영상이라 한다)되는 과정을 설명하기로 하자.

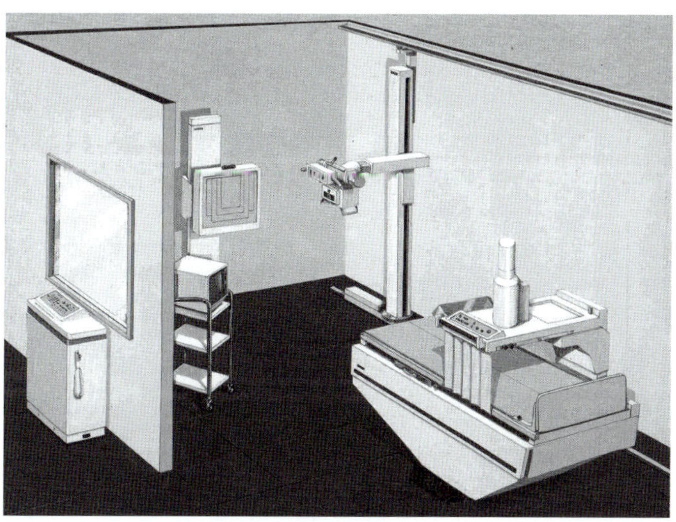

그림 6-13. 엑스선 TV 장치의 구성

영상을 전사하는 인쇄 기술의 하나인 오목판 인쇄에서는 영상을 **그림 6-14**와 같이 일정한 간격으로 나열된 소구획으로 구성하고 각 소구획의 어두워지는 량을 가감하여 농도를 표현하고 있다. 엑스선 TV에서도 이와 같이 소구획으로 구성되는 명암 무늬로 영상을 재현하고자 하는 것이다. 따라서 이 소구획을 우리는 화소(pixel)라고 부른다.

그런데 각 화소의 밝기를 나타내는 신호를 동시에 먼 곳까지 전송하는 데는 수십 만 개나 되는 화소수에 대응한 전송로가 필요하므로 실제로는 불가능하다. 그래서 엑스선 TV에서는 **그림 6-15**와 같이 위로부터 순차적으로 수평 방향으로 화소를 찾아서 각 화소의 명암신호를 전송하게 한다.

명암 신호는 전자 빔(beam)에 의하여 전달되고, 이 전자빔으로 각 화소를 찾는 것을 주사(scan)라 한다. 명암 신호는 시간적으로 변화하는 전기 신호가 된다. 이와 같은 전기 신호를 재생하여 영상으로 만들 때 주사 속도가 느리면 전체가 균등한 영상으로 보이지 않는다든지 번뜩임을 느끼기도 하기 때문에 실제에서는 매초 수십 회(보통 30회 이상)를 주사하여 눈의 잔상성에 의하여 균등한 영상으로 보이도록 하고 있다.

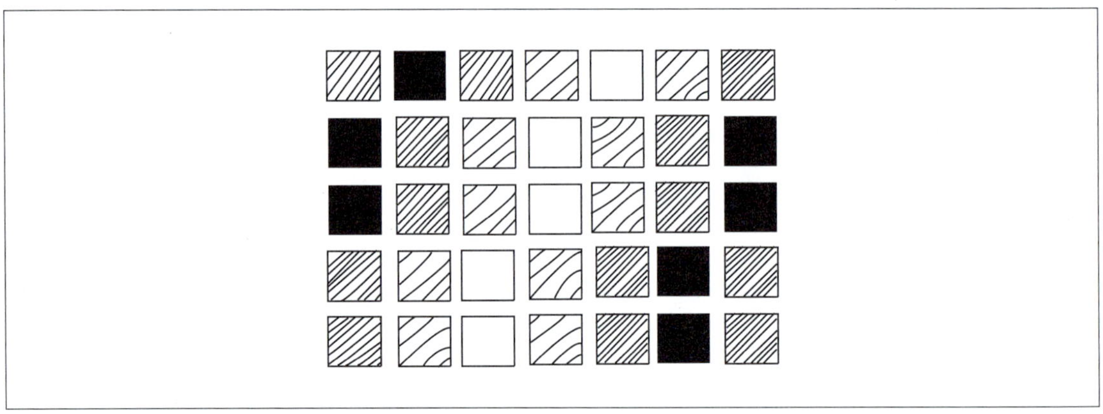

그림 6-14. 오목판 인쇄의 구성

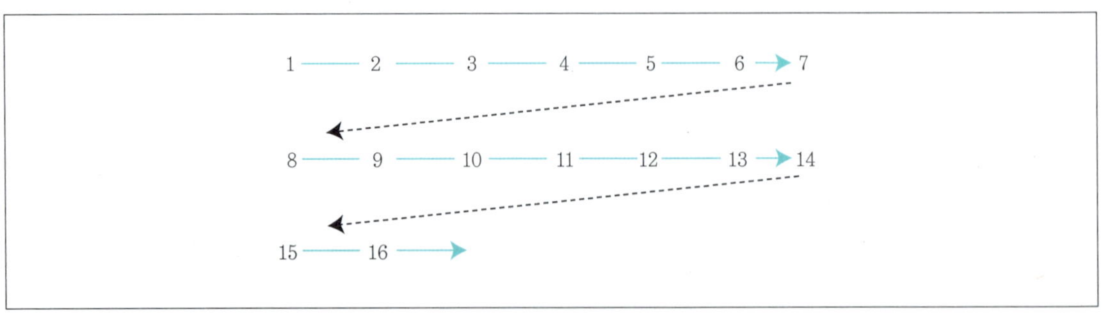

그림 6-15. TV의 주사

2) 텔레비전 구성과 주사(TV composition and scan)

(1) 구성 및 기능(function)

TV의 구성을 모형으로 나타내면 **그림 6-16**과 같이 촬상부와 수상부로 구분한다. 촬상부위에는 TV카메라라고 불려지는 촬상관이 있고 이것에 의하여 상변환이 이루어진다. 즉, 영상증배관의 출력 형광상을 광학적 탄뎀렌즈를 사용하여 그 수상면에 피사체의 형광상을 투영한 후 촬상관의 타깃면을 전자선속에 의하여 525선이 1초당 30회로 주사한다. 그 출력 전류는 형광상의 밝기에 대응하여 변화하기 때문에 이것을 증폭하여 영상 신호로서 수상부에 보내진다.

수상부의 주요부는 수상관(cathode ray tube ; CRT)이며, 수상관의 전자빔의 강도를 영상신호에 대응하여 변화시키면 주사빔 충격으로 발광하는 수상관 형광면에는 피사체 영상이 재생된다.

이상에서 설명한 바와 같이 촬상관과 수상관 주사빔의 주사점은 정확히 대응하고 있어야 한다. 다시 말하면 주사는 동기 되어 있어야 한다. 이를 위해 촬상관 및 수상관의 전자빔을 편향시켜 주사를 하기 위한 편향 코일에 톱니파 전류를 동일한 위상으로 흐르게 하는 것인데 이 톱니파를 발생시키는 전기신호를 동기신호라 하며 이 동기신호가 영상신호에 실어 보낸다. 이와 같은 신호를 복합영상신호라 한다.

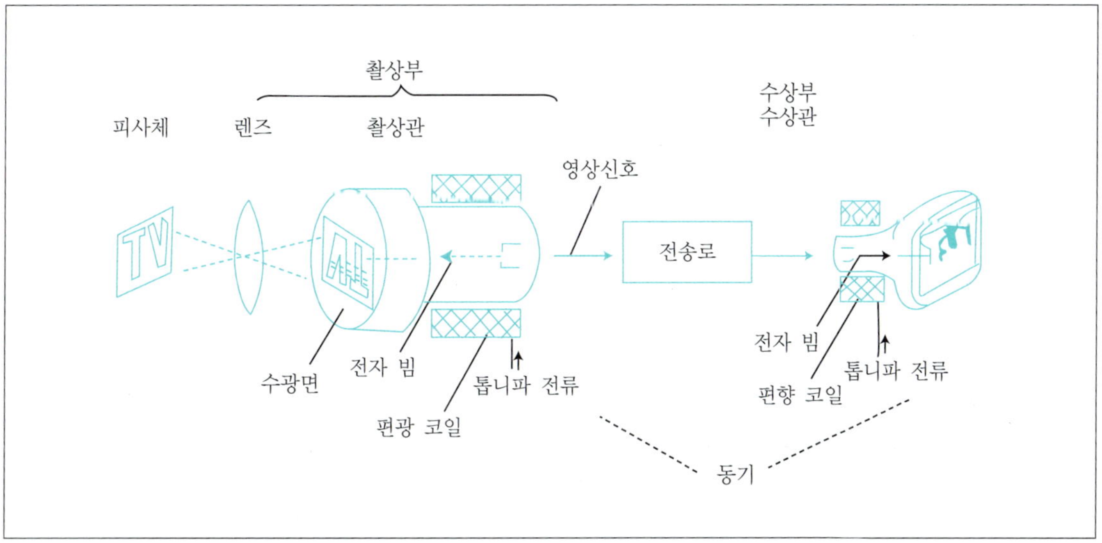

■ **그림 6-16.** TV의 구성

(2) 주사(scan)

① 브라운관 디스플레이

촬상관 저지극의 전자적 영상을 완전히 주사하여 하나의 완성된 영상을 만들기 위해서 우선 하나씩 건너뛴 주사선으로 그려진 화면을 field라 하고, 완전히 주사(2 field)하여 하나의 완성된 완전한 영상을 frame이라고 한다. 저지극을 주사하여 한 화면을 만드는 것은 마치 우리가 빠른 속도로 왼쪽 위에서부터 총 525줄 또는 625줄로 쓰인 한 쪽의 책을 읽는 것과 같다. TV주사는 마지막 줄까지 도달하면 다시 맨 윗줄로 되돌아간다. 이와 같이 읽고 지우는 작용을 반복한다. TV수상기에 표시되는 영상은 1초당 30화면이어서 눈으로 화면이 바뀌는 것을 알 수 있게 된다. 이것을 피하기 위해서 1회의 수직주사(525개선 또는 625개선의 주사를 일괄적으로 위에서부터 차례로 주사)로 전면을 주사하지 않고 우선 하나씩 건너 뛰어 수평주사를 하고 난 다음에 주사하지 않는 부분을 주사하는 비월주사(interlaced horizontal scanning)법을 이용하며, 전자적 속임수에 의하여 화질을 손상하지 않고 영상을 처리할 수 있도록 하고 있다.

이때 하나씩 건너뛴 주사선으로 그려진 화면을 영상면(field)이라 하며, 두 개의 영상면(two field)으로 하나의 완성된 영상을 화면(frame)이라고 한다.

이 방식에서는 화면(frame)주파수는 1/2로 되지만 영상면(field)주파수는 매초 60이므로 빛의 깜박임(flicker)은 나타나지 않는다. 그러나 이 경우 주파수 대역폭은 1/2로 된다. 여기서 주파수 대역폭(bandpass, band width)이란 영상신호 전달 가능한 주파수범위를 말한다.

촬상관에서 전자선속이 수평으로 이동하면서 주사를 하면 영상신호가 발생하게 되고 이 신호는 카메라 조절장치를 거쳐 텔레비전 수상기에 전시된다.

한편 주사특성을 기술해 보면,

a. 완성된 화면을 주사하는 수평주사선 수가 많을수록 수직 방향의 해상도가 높아진다.

b. 한 개의 주사선 위에서는 출력신호 전송시스템의 주파수 대역폭이 넓을수록 수평방향의 해상도가 높아진다.

c. 1초마다 주사 반복수, 즉 수직주파수는 화면의 깜박임을 느끼지 않을 정도로 커야 한다.

d. 한 개의 수평주사선의 주파수, 즉 수평주파수는 수평주사선 수와 수직 주파수가 결정되면 자동적으로 결정된다.

e. 수평주사를 우측 끝으로부터 좌측 끝으로 되돌아가는 시간과 수직주사가 끝나고 다시 위 쪽으로 되돌아가는 시간은 주사전자 빔이 “0”이 되도록 해야 한다.

이를 위한 신호를 귀선소거신호라고 한다.

현재 수직주파수는 60 Hz로 선택되고 있다. 또 수평주파수는 수평, 수직 양방향의 해상도가 같은 것이 요구된다. 해상도를 증가시키기 위해서는 수평주사수를 많게 하여 전송계의 주파수 대역폭은 넓게 할 필요가 있으나 주파수 대역을 너무 넓게 하면 전기적 잡음이 증가하여 신호대 잡음비가 저하할 뿐만 아니라 주사전자빔의 굵기도 유한하기 때문에 발생하는 해상도의 한계도 있으므로 어느 일정치 이상의 대역폭을 증가시키는 것은 의미가 없다.

② 액정 디스플레이

브라운관 디스플레이는 100년 이상의 역사가 있어 기술적 완성도는 높기는 하지만 원리적으로 중량, 체적, 소비전력이 크다고 하는 결점이 있다. 근년, 이러한 결점을 해소할 수 있는 플랫 패널 디스플레이의 기술이 발전함으로써 의료 현장에서는 플랫 패널 디스플레이의 대표적인 액정 디스플레이 보급이 진행되고 있다.

액정 디스플레이에는 다양한 방식이 있지만 현재는 TFT(thin film transister ; 박막 트랜지스터) 액정 디스플레이가 주를 이루고 있다.

액정 디스플레이는 비발광형의 표시 디바이스이기 때문에 광원이 필요하므로 액정 파널 배면에 랭음극 형광관이 복수 배치되고 있다(백 라이트 시스템). 패널 배면에의 입사 빛은 무편광이지만 배면 편광판에 의해 직선 편광이 된나(직교하는 편광 성분은 통과할 수 없다). 액정층에는 굵기 1 nm, 길이 10 nm 정도의 홀쭉한 막대 모양 또는 반장의 분자 구조도 액정을 배열하고 있다.

액정층을 끼우는 배향막은 액정 분자를 일정 방향으로 늘어놓기 위한 것이며, 전압이 인가되어 있지 않은 경우는 액정 분자의 타원에 있어 가장 긴 직경이 액정층의 전면과 후면에서 90° 어긋나도록 배열하고 있다. 액정층에 입사 한 빛의 편광은 분자의 뒤틀림에 따라 회전하고 액정층을 통과 후 편광 방향은 90° 회전한다. 전면 편광판은 배면 편광반과 직교하는 배치가 되고 있어 편광방향이 90° 회전한 빛만이 통과한다.

투명 전극에 전압을 인가하기 때문에 화소마다 TFT가 형성되고 있다.

3) 촬상관(television camera)

엑스선 TV에 사용하는 카메라에는 여러 종류가 있으나 여기서는 비디콘 카메라와 오디콘 카메라에 대하여 기술하고자 한다.

(1) 비디콘 카메라(vidicon camera)

비디콘 카메라의 크기는 대략 직경이 12 cm 길이 15 cm 정도이며, 비디콘관의 크기는 직경이 약 2.5 cm 정도이고 그 구조는 **그림 6-17**과 같다. 이 관의 주위는 전자집속코일(electromagnetic focusing coil)과 정전편향코일(electrostatic deflecting coil) 및 정렬코일(alignment coil)로 둘러싸여 있다. 촬상관 내부에는 저지극부와 주사부 및 전자총부로 나눈다. 비디콘의 원리는 다음과 같다.

영상증배관의 출력 형광면에서 형성된 형광상은 광학계를 거쳐 저지극에 집속된다. 저지극부는 전면에 광학 평면 유리판(glass face plate)이 있고, 그 내측에 흑연으로 된 얇은 투명판으로서 약 10~60V(보통 25V) 전압이 주어지며 전기전도작용과 영상신호를 전달하는 기능을 지닌 투명 전도막(신호판)이 있고, 그 위에 저지극으로서 광전도막이 있다.

비디콘 저지극은 운모석 내에 작은 과립상의 Sb_2S_3를 부유시킨 것으로서 직경은 약 1/1,000인치 정도이며 각각의 과립은 운모석으로 절연되어 있고(신호판) 투명 전도막과도 절연을 유지하고 있다. Sb_2S_3의 기능은 매우 복잡하지만 작은 콘덴서와 같다고 생각하면 된다.

Sb_2S_3의 과립은 영상증배관 출력형광면의 빛을 받으면 광전자를 방출하고 이 방출된 전자는 즉시 양극에 흡수당하여 제거된다. 전자를 잃은 Sb_2S_3은 양전하가 되고 주위를 둘러싸인 절연체 운모에 의해 양전하로 충전된 축전기와 같아진다. 이 때 저지극에 입사하는 빛의 량이 많을수록 Sb_2S_3는 많은 광전자를 방출하기 때문에 표면에 양전하의 전위가 나타난다. 이 결과 양전하 과립의 모자이크(mosaic)는 저지극에 입사한 형광상을 정확히 묘사한 전기적 영상을 형성하게 된다.

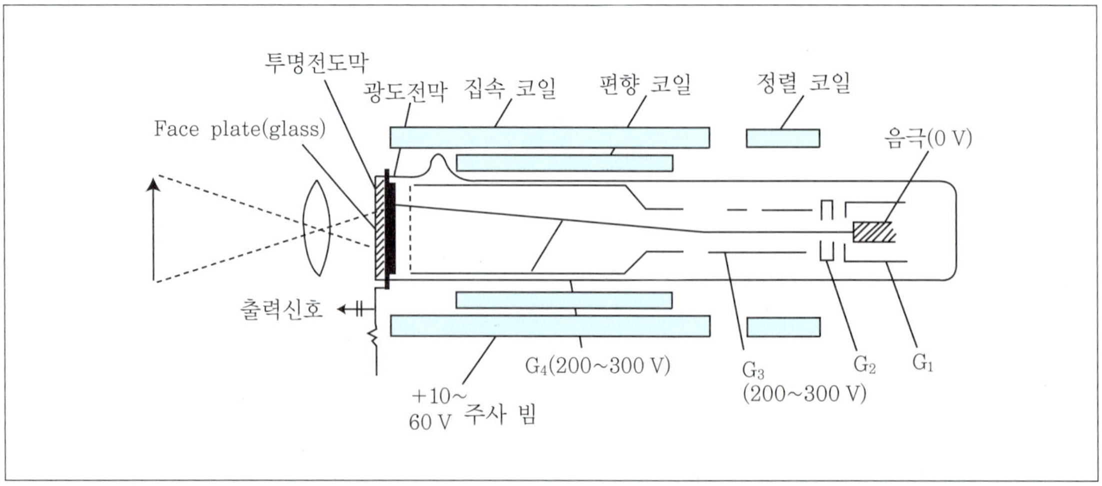

그림 6-17. 비디콘 촬상관의 구조

이와 같이 저지극에 형성된 전기적 영상을 촬상관 음극측에서 출발한 전자속이 광전자를 방출한 과립 Sb_2S_3의 빈자리에 주사할 때 전자선속의 전자가 들어가면서 과립은 방전한다. 이 때 충전전류가 방전하여 유도 신호판으로 흐르는 결과 영상신호로 되는 것이다.

비디콘 촬상관의 주사부(scanning section)는 주사 전자선속을 가느다란 빔으로 만들기 위한 전자집속코일과 코일의 교류전류에 의해 집속 전자선속을 수직 상하 이동과 수평 좌우 이동하면서 저지극을 주사할 수 있도록 한 정전편향코일 및 양전위를 띠고 있으면서 전자총에서 발사된 전자를 저지극까지 가속시키기 위한 가속원통(acceleration cylinder)이 있다.

촬상관의 전자총부는 저지극 반대편에 위치하여 마주보고 있으며 내부전기 코일에 의해 간접적으로 가열되는 열음극(heated cathode)이 있다. 열음극을 가열하면 열전자가 발생하여 전자구름을 형성한다. 이들 전자들은 조절격자(control grid)에 의해 선속화되어 저지극을 향해 가속된다. 양극(anode)은 음극에 대해 약 200~500V의 정전장을 형성하고 있어 전자선속을 고속으로 가속할 수 있도록 미세선망형으로 저지극 가까이 길게 펴져있다. 양극 미세선망과 신호판 사이에는 저지극에 대하여 균등한 감속장이 형성되어 있다. 신호판의 전위는 10~60V 정도로서 미세선망의 전위 보다 200~300V가 낮기 때문에 신호판의 전자가 미세선망측으로 이동한다. 음극에서 고속으로 이동하여 온 전자가 감속전장으로 인하여 마지막 고비에서 감속되면서 저지극에 대하여 수직방향으로 입사한다.

비디콘 카메라는 다음에 논의할 오디콘 카메라에 비교하여 취급이 용이하고 신호대 잡음비가 높고, 소형이며, 가격이 저렴할 뿐만 아니라 수명이 긴 것 등의 장점이 있으나 감도가 낮고, 해상도가 떨어지며 잔상현상이 있는 등 단점도 있다.

(2) 오디콘 카메라(image orthicon camera)

이미지 오디콘 카메라의 구조는 **그림 6-18**과 같이 영상부, 주사부, 이차전자 증배부의 세개의 부분으로 구분할 수 있다. 영상부에는 관 안쪽에 알카리족 화합물(Sb, Cs)의 반투명 막인 광전음극이 있다.

광전음극에는 입사된 빛의 양에 비례하여 광전자를 방출시킨다. 저지극은 두께가 $2{\sim}5\times10^{-4}$ cm 정도의 얇은 유리판으로서 이곳에 광전자가 충돌하여 이차 전자를 방출시킨 결과 양(+)전위가 된다. 저지극과 광전음극사이에 양전위의 가느다란 구리 망사(mesh)를 설치하여 저지극에서 발생한 이차전자를 수집하여 제거시키는 역할을 한다. 가속기(accelerator)는 광전음극(photo cathode)에서 발생한 광전자를 저지극까지 가속시키는 일을 한다.

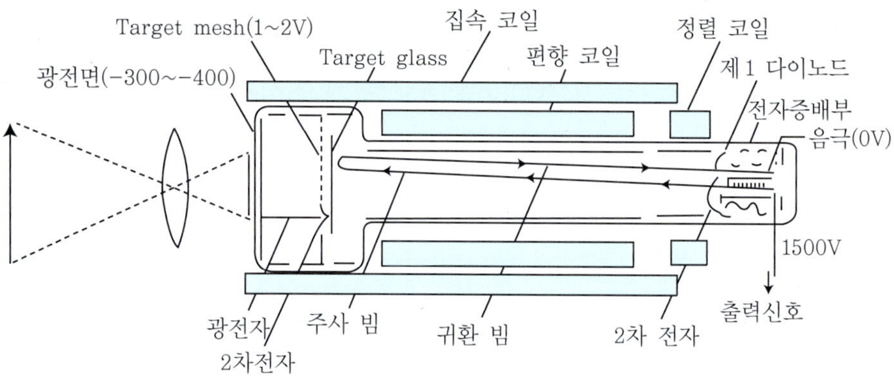

그림 6-18. Image 오디콘의 구조

주사부에는 전자집속코일, 정전 편향코일, 정렬코일, 가속기, 전자총이 있으며 이들의 작용은 비디콘 촬상관과 같다. 단 비디콘과 다른 것은 전자총에서 발사한 전자선속이 저지극에 도달될 때 속도가 급속히 감소하여 충돌한 결과 저지극의 양전위와 중화되고 남은 전자가 되돌아와서 이차 전자 증배관으로 들어온다.

이차전자 증배부(multiplier section)는 보통 금과 마그네슘 화합물(Au+Mg)로 되어 있으며 이차전자 방출 효율을 더욱 증대시키기 위하여 불순물인 BaO_3 또는 CrO_2로 표면처리한 물질을 사용한다. 이차전자 증배부는 여러 단으로 구성되어 있으며, 1단마다 32장씩 30° 경사지게 제작하여 계속적으로 이차전자를 증배한다. 보통 첫 번째 단계에서 약 200 V의 전위를 인가하고 단계마다 200V씩 증가시키므로써 전자를 증배시키고 있다. 통상 5단계 정도로 되어 있으며, 맨 나중에 영상출력판에 의하여 10^3배의 증가를 얻어내고 있다.

오디콘 카메라는 비디콘 카메라에 비교하여 감도가 높고 해상도가 좋지만 회로가 복잡하여 취급하기 어렵고, 부피도 크기 때문에 현재는 거의 사용되지 않고 있다.

(3) 플럼비콘 카메라(plumbicon cameras)

플럼비콘 카메라는 비디콘 카메라와 거의 비슷하지만 저지극 물질을 PbO(lead monoxide)광전도 물질로 구성되어 있고 비디콘보다 약간 크다. 비디콘 카메라에 비교하여 대조도가 좋고 움직임에 의한 영상의 끌림(lag)을 방지할 수 있으나 반점(mottle)의 발생률이 높고 수명이 짧다.

4) CCD camera(전하결합소자)

CCD(charge coupled device)는, 1970년에 미국에서 발명되었다. CCD이미지 센서는 복사기, FAX, 전자칠판 등에 사용되고 있는 1차원 타입의 선형 이미지 센서(linear image sensor)와 텔레비전 카메라나 비디오 카메라 등에 사용되는 2차원 타입의 에리어 이미지 센서(area image sensor)가 있다. 본 장에서는 에리어 이미지 센서위주로 내용을 설명하고자 한다.

(1) CCD의 구성과 동작원리

CCD는 **그림 6-19(a)**에서와 같이 MOS(metal oxide semiconductor) 구조의 캐피시터가 연속해서 나열된 구조로 되어 있다. 이는 실리콘 기판위에 산화막(절연막)을 형성하고 그 위

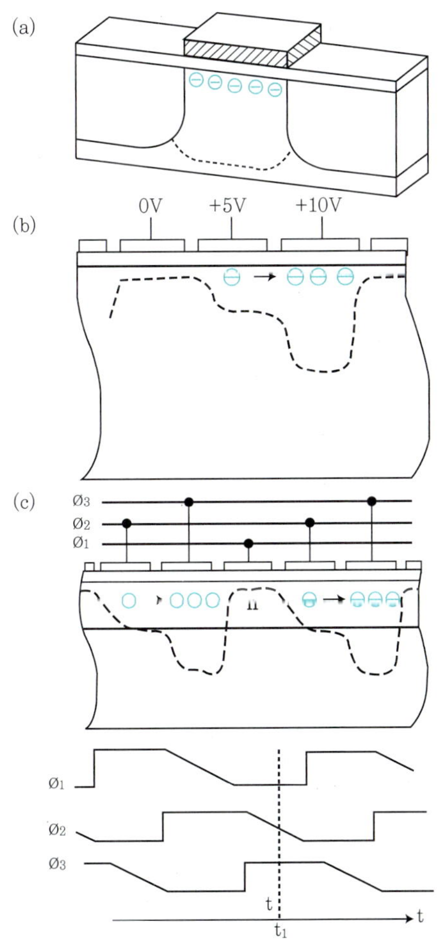

그림 6-19. CCD의 동작 원리도

에 금속전극을 붙인 구조로 되어있으며 전극하부 양쪽에는 전위장벽을 만들어 신호전하를 가두는 역할을 하는 channel stopper가 있다.

그림 6-19(b)와 같이 전극 Φ_1, Φ_2, Φ_3에 주기적으로 0V, 5V, 10V의 전압펄스를 인가하면 전극의 아래쪽에 공핍층이 형성된다. 이를 테면, Φ_1을 제외한 나머지 Φ_2와 Φ_3 밑에만 공핍층이 형성된다. 이 공핍층은 광입사에 의해 발생한 신호전하(캐리어)를 축적할 수 있다. 다음은 **그림 6-19(c)**에 나타난 바와 같이 Φ_1을 0V, Φ_2에 5V, Φ_3에 10V의 전압에 의한 전압장벽의 전위변화로 인해 캐리어가 인접 전위장벽에 전송된다. 이와 같이 전극에 가하는 전압을 어떤 주기로 변화시켜줌으로서 캐리어를 축적하고 인접의 전위장벽에 순차적으로 전송하는 동작이 일어나 광신호를 외부회로에 꺼낼 수 있다.

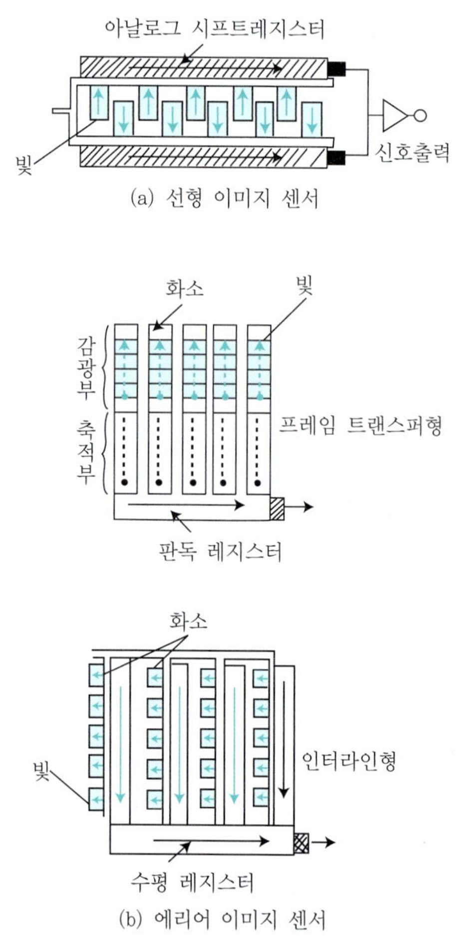

그림 6-20. CCD 이미지 센서의 종류

CCD 이미지 센서에서 **그림 6-20**과 같이 선형 이미지 센서는 광 센서가 되는 포토다이오드를 중앙에 설치하고 이 양측에 광실드된 CCD 레지스터부를 형성하고 있다. 에리어 이미지 센서에는 **그림 6-21(b)**에 나타난 프레임 전송형(FT)과 인터라인 전송형(IL)이 있다. 프레임전송형 센서에서는 감광부가 축적부 및 판독 레지스터부로 분리되어 있다. 때문에 독립된 메모리부가 필요하며 스미어(smear)현상을 제거하기 곤란하고 수직방향의 해상도가 나쁘다는 결점이 있어 인터라인 전송형 센서의 개발이 활발히 진행되고 있다.

(2) 전하결합소자(CCD) 방식 및 특징

① 인터라인 전송형(IT – inter line transfer)

이 방식은 **그림 6-21(a)**에서와 같이 수광부와 신호를 꺼내기 위한 축적부를 분리한 것으로 수광부와 같은 수의 축적부가 있다. 광전변환소자는 PN 접합다이오드를 사용한다. 동작은 수광부의 전하를 인접하고 있는 수직 CCD에서 판독하고 그 후 1라인마다 수평 CCD로 출력된다. 특징은 프레임 전송형과 반대로 별도의 축적부가 필요 없기 때문에 칩 사이즈를 작게 할 수 있고 수광부와 전송부를 분리하고 있기 때문에 신호의 혼입이 거의 없다는 장점이 있다. 결점으로는 수신부에 인접하여 전송부를 만들기 위한 미세 가공기술이 필요하며 빛의 이용률이 낮다. 그러나 미세 가공 기술이 발전된 지금은 인터라인 전송형이 널리 이용되고 있다.

현재 홈 비디오용으로 널리 사용되고 있으며 가격이 저렴하다.

② 프레임 전송형(FT – frame transfer)

그림 6-20(b)에서와 같이 수광부와 수직 CCD가 겸하고 있으며 광전변환소자는 MOS 다이오드를 사용한다.

동작은 수광부에 발생한 전하를 수직귀선 기간에 축적부로 한 번에 전송하고 그 후 1라인마다 수평 CCD로 출력한다. 특징은 수직 CCD가 전송부와 수광부를 겸하고 있기 때문에 구성이 간단하고 수광부의 면적을 크게 할 수 있는 이점이 있다. 수광부의 면적을 크게 할 수 있다는 것은 빛의 이용률이 좋다는 뜻이며 수평방향의 수광부의 수가 많아지는 경우에 유효하다.

그러나 수광부와 축적부가 분리되어 있기 때문에 칩 사이즈가 커진다. 또 수직 CCD의 전극을 통하여 빛을 입사하고 있으므로 수광부에서 축적부로 전하를 전송할 때에 전송 속도를 높여 단시간에 전송하여도 수직 CCD에 약간의 빛이 입사하여 전하를 혼입하는 일이 발생하는 결점이 있다.

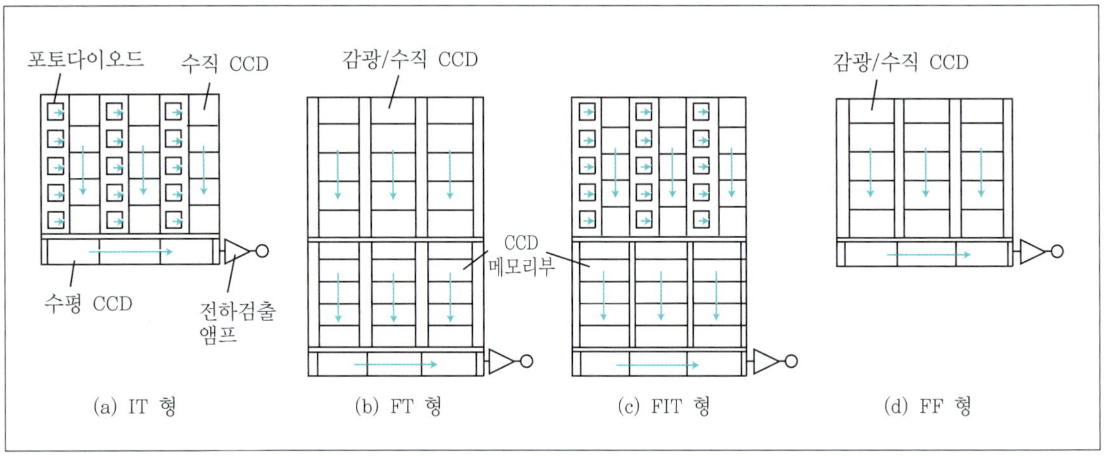

그림 6-21. CCD의 방식

③ 프레임 인터라인 전송형(FIT – frame inter line transfer)

프레임 전송형과 인터라인 전송형의 조합시킨 방식으로 광전변환소자는 PN접합 다이오드를 사용한다.

포토다이오드에서 수직 CCD로 전하를 이동시키는 방식은 인터라인 전송형과 동일하고 그 이외에는 프레임 전송형과 동일하다. 특징은 스미어(smear)현상이 가장 우수하기 때문에 방송용 카메라에 많이 사용되고 있으며 칩 사이즈가 크고 가격이 비싸다.

④ 풀 프레임형(FF – full frame)

프레임전송형에서 메모리부를 없앤 방식이다. 메모리부가 없기 때문에 신호를 수직 CCD에서 수평 CCD로 수평 주사마다 1단씩 천천히 전송해야 한다. 따라서 수직 CCD 동작 중에는 노광을 할 수가 없으므로 TV영상과 같은 연속노광은 할 수 없고 엑스선 장치와 같은 간헐적 노광에 사용된다. 또한 구조가 간단하기 때문에 큰 화소의 센서를 만들 수 있다.

(3) CCD의 특성 및 의료 영상기기에서 주의점

① 감도

일반적인 감도의 특성은 반도체 기판 실리콘의 특성(광전변환효율)에 의해 좌우된다.

또한 엑스선 장치에 이용하는 경우, 형광판 등에 의한 약한 엑스선 변환 영상을 직접 촬상하는 것은 감도의 점에서 무리이기 때문에, 영상증배관(image intensifier)과 결합하여 촬영하고 있다. 이 때문에, CCD의 입력광의 파장은, 영상증배관의 형광체에서 결정되는 경우가 대부분이다.

따라서, 전하결합소자(CCD)의 선택에 있어서는 그 파장에서 절대감도가 높은 것이 필요하다.

② 해상도 특성

해상도는 화소수에 의해 결정되며 보통 40만 화소이며 일반카메라에서는 100~325만 화소도 있다. 또한 화소의 실질적인 개구형상 및 전송효율로 결정된다.

의료용에서 사용할 때는 사용하는 엑스선 장치의 해상도, 영상증배관의 해상도에 적당한 촬상소자를 선택해야 한다. 그러나, 일부의 특수한 CCD을 제외하고는 해상도에 있어서는 충분하지 않다는 것이 현실이다. 또한, 움직이고 있을 때도 해상도가 필요한 용도에서는, 고속동작(프레임/sec)의 가능성도 선택의 기준이 된다. 일반적으로, 고속동작이 가능한 촬상소자는 화소수가 적고, 화소수가 많은 것은 프레임수가 적은 경향이 있다.

③ 신호대 잡음비(S/N 비)

최대신호출력과 어두울 때의 잡음비를 소자의 다이나믹 레인지(Dynamic range)라고 하며 60~80 dB 정도이다. 또한 소자의 표준동작 신호레벨과 어두울 때의 잡음 레벨의 비를 촬상기기의 신호잡음비로 정의한다.

표 6-2. 각종 CCD의 제원 및 특성

촬상소자	A	B	C	D	E
방식(인치수)	IT(1/3)	FIT(2/3)	FIT(2/3)	FT(1/2)	FF(특수)
촬상면크기[mm^2]	4.9×3.7	9.1×6.7	9.6×5.4	6.4×4.8	13.8×13.8
화소크기(H×V)[μm]	6.4×7.5	7.8×13.6	7.6×5.2	9.2×16.8	13.5×13.5
화소수(H×V)	768×494	1160×492	1258×1035	699×576	1024×1024
수평주파수[MHz]	14.3	21.5	48.6	4.46	20.0
감도[mV/lx]	–	80	39	–	–
해상도H[TV line]	560	850	700	520	750
V[TV line]	370	370	760	420	750
포화출력[mV]	750	700	450	400	320
다이나믹 레인지[dB]	–	60	60	70	63
수직스미어[dB]	−75	−120	−100	−68	–
음출력[mV]	0.2	0.8	–	6	–
기타		방송용	하이비전용		사진용

일반적으로 CCD의 잡음에는 신호원의 shot 잡음, 소자의 신호검출 앰프잡음(열잡음), 신호 검출시 reset 잡음, 제조상의 편차에 의한 잡음 및 주변회로에서 기인하는 고정패턴잡음 등이 있다.

의료기기에서는 촬영 mode시에는 엑스선의 선량이 많기 때문에, 카메라가 발생하는 잡음은 별로 문제가 되지 않지만, 투시 mode에서는 선량이 적기 때문에, 카메라의 잡음이 문제가 되는 경우가 많다. 이때, 영상증배관 등에서 발생하는 잡음(양자잡음)도 많기 때문에, 이것을 고려해서 카메라의 잡음 한도치를 결정할 필요가 있다. 양자잡음이 많은 경우, 촬상소자의 잔상특성을 이용해서, 잡음을 저감시키는 방법을 사용하는 경우도 있으며, 잔상 때문에 움직임에 의한 해상력은 떨어진다.

④ 수직 스미어(smear)

고휘도의 피사체를 촬영할 때 입사된 빛이 결상위치 이외로 누설되어 수직 전송부에 전하가 넘쳐 수직으로 길게 선잡음이 생기는 현상을 말한다. 일반적으로 스미어의 최대값은 0.04%로 억제하고 있다.

⑤ 모아레 현상(moire)

각종 불필요한 신호의 간섭으로 인하여 줄무늬 같은 것이 생기는 현상으로 등고선 현상이라고도 한다.

⑥ 블루밍(Blooming)

고휘도의 피사체를 촬영할 때 주변부로 전하가 넘치는 현상으로 VOD(vertical overflow drain)으로 방지한다.

⑦ 암전류(dark current)

표준동작전류가 낮기 때문에 암전류에 의한 영향이 크다. 일반적으로 온도가 높으면 암전류가 증가하며, 그 예로 8~10℃에 암전류가 2배로 증가되므로 장기간의 촬영으로 더워지면 냉각 후 촬영한다.

⑧ 엘리어싱(Aliasing)

미세 영상부분이 라스터의 유효해상도를 초과할 때 생기는 현상으로 계단현상이라고도 한다.

(4) 촬상관과 CCD의 비교

촬상관과 비교한 CCD의 특징은 다음과 같다.

장 점	단 점
소형으로 가볍고 전력소모가 적다. 사용에 따른 수명단축 및 특성변화가 없다. 외부의 강한 빛 및 온도변화에 영향이 적다. Blurring 현상이 적다. 중심과 가장자리의 해상도 차가 적다. 화면 centering 조정이 필요 없다.	엘리어싱으로 미소부분이 부자연스럽다. 게인을 높일 경우 노이즈가 크다. 수차보정이 어렵다. 밝은 피사체에서 수직 스미어 현상이 있다. 동적화면의 왜곡이 일어난다(bowing 효과) 대각선상의 stepping 효과가 있다.

5) 수상관(cathode ray tube, TV monitor)

수상관은 영상신호를 가시광으로 변환시키는 영상관이며 수상관의 공학적인 이름은 냉음극관(cathode ray tube)이라 하며, 약칭은 CRT라고 한다. CRT의 구조는 그림 6-22와 같이 금속을 가열하여 열전자를 방출하고 이것을 전자 빔상태로 발생하는 진공관의 목 부분에 위치한 전자총 부와 전자빔의 위치를 상하 좌우로 변동케 하는 편향코일로 된 요크(yoke) 및 전자선속이 닿으면 영상으로 변환시키는 인광막(phosphor coated screen)으로 되어 있다.

TV용 CRT가 오실로스코프(oscilloscope)와 다른 점은 측정용 오실로스코프가 정전계를 이용한 도체면의 전기를 변화시켜 초점의 위치를 변화시키는 데 반하여 TV에서는 전자계에 의한 편향방식을 사용하고 있다는 점이다.

수상기의 동작 원리는 다음과 같다.

전자총부의 음극 필라멘트에서 발생한 열전자가 만들어낸 전자선속은 편향코일의 전류량에 따라서 상하 좌우로 움직이면서 진행한다. 전자선속을 이렇게 하면서 최종 스크린에 닿으면 빛을 발휘하게 되는데, 이때 빛의 밝기는 전자선속의 세기에 의존하게 된다. 한편 관면에 도착한 전자들은 최후적으로 관 내부에 도포된 흑연도포면에 의하여 집속 제거된다. 이 흑연도포면은 일종의 양극 역할을 한다. 또한 편향코일의 전류가 톱니파를 만드는 경사진 모양일 경우 전자선속은 수평과 수직으로 주사한다. 전자선속이 냉음극관면에 충돌하는 위치는 촬상관과 같게 해야 하므로 TV신호에 첨가하여 동기신호(synchronizing signal)도 합해 보내지고 있다.

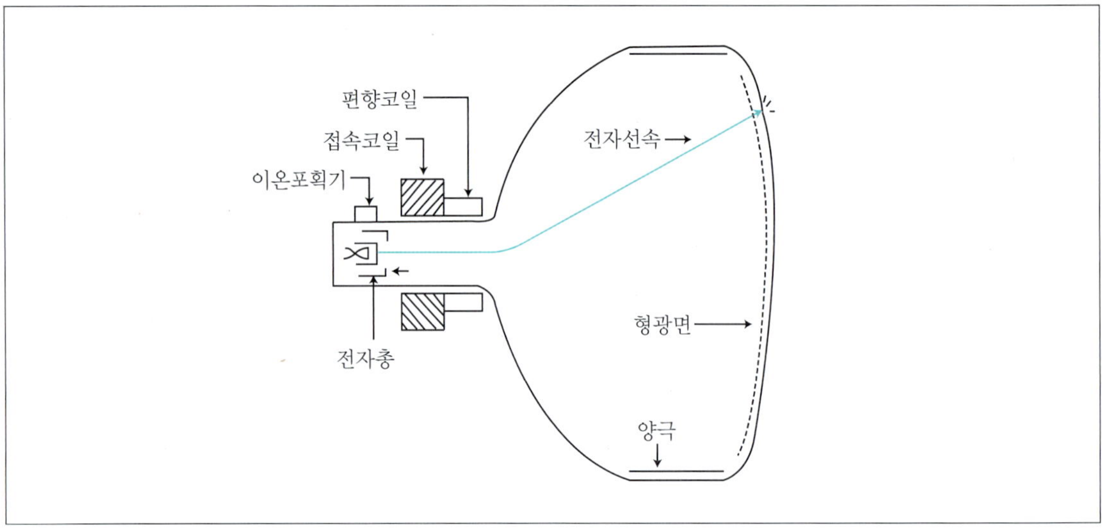

■ 그림 6-22. TV수상기

수상관은 커다란 진공관으로서 완전히 배기를 할 수 없기 때문에 항상 잔여 가스가 존재하고 있다. 따라서 수상관에 가스분자를 제거할 수 있는 장치를 추가하여야 한다. 이들 가스분자는 결국 이온화되면서 수상기 끝에 있는 이온 포획기에 의해 제거된다.

6) 엑스선 간접촬영용카메라

(1) 렌즈카메라(lens camera)

렌즈 간접촬영용카메라는 초점(F)이 1 : 1.2 정도로 밝은 렌즈가 사용되며 필름의 크기는 초기에 35 mm였으나 그 후 60×60 mm가 되고 최근에는 70×70 mm과 100×100 mm가 사용되고 있다. 그러나 간접촬영은 형광판의 형광을 렌즈카메라로 촬영하므로 직접 촬영에 비해 거의 5배의 엑스-선량을 필요로 한다. 간접촬영법의 개발 단계에서는 일반용 카메라가 간접카메라로 사용되었지만, 현재는 전용 카메라가 제조되어 사용되고 있다.

이것은 밝은 렌즈를 사용하여 형광면에 핀트를 맞춘 경우, 최고 성능을 발휘하도록 설계되어 있으며 셔터는 존재하지 않는다. 필름 바로 앞에 금속 차광판이 달려 있어서 사용하지 않을 때는 이것을 닫게 되어 있다. 촬영 시에는 이것을 열고, 노광은 셔터의 개폐에 의하지 않고 엑스선 조사에 의해 조절된다.

간접촬영용카메라 필름 장전부가 간접 후드(hood)에 간접카메라를 장착한 채로 간단히 탈착할 수 있게 된 것도 있다. 이렇게 함으로써 필름 교환 시간을 단축할 수 있다. 또 롤 필름(roll film)과 컷 필름(cut film)을 교환할 수 있는 형식의 것도 있는데 이 방법은 여러 명을 수시로 간접 촬영할 수 있는 장점이 있다. 간접 촬영용 카메라의 구비 조건은 다음과 같다.

① 렌즈가 밝을 것.
② 렌즈의 분해능이 좋을 것.
③ 상의 일그러짐이 적을 것.
④ 촬영된 영상이 필름을 충만시킬 것.
⑤ 빛이 새어 나오지 않을 것.
⑥ 긴 필름 사용이 가능할 것.
⑦ 필름 교환이 쉬울 것 등이다.

(2) 미러카메라(mirror camera)

밝은 광학계가 요구되는 간접촬영용 카메라로서, 오목거울(凹面鏡)을 쓰는 간접촬영용 카메라가 개발되어 사용되고 있다. 이것이 미러카메라(mirror camera)이다. 미러카메라는 렌즈 카메라에 비해 밝고, 수차가 적은 광각의 광학계를 쉽게 만들 수 있으므로 당초에는 천문학 영역에서 사용되고 있었다. 이것은 오목거울과 수차를 보정하기 위한 슈미트(Schmidt) 보정판을 조합하였다 하여 슈미트 카메라(Schmidt camera)라고 불렀다. 이것과 같은 원리의 카메라가 간접 촬영용으로 개발되어 이용되고 있다. 그림 6-23은 미러카메라의 광학계를 도시한 것이다.

미러카메라는 렌즈 카메라에 비해 광학계가 밝고 소량의 엑스선으로 촬영이 가능하며 화질도 양호하다. 이 때문에 집단검진뿐만 아니라 일반적인 촬영에도 이용되고 있다. 특히 위장 집단검진에 쓰이는 간접촬영용 카메라에는 미러카메라를 많이 사용한다.

미러카메라는 영상이 어둠상자 내부에서 결상되므로 필름은 어둠상자의 중간에 유지되는 기구로 되어 있다. 이에는 전체가 직통으로 된 것과 중간에 반사경을 넣어 90° 굴곡된 모양의 것이 있다. 미러카메라계에서는 형광판이 미러를 향해 볼록한 둥근면으로 되어 있으며 또 필름도 평면상이 아닌 둥근면상으로 유지되어 있다. 구면 수차를 제거하도록 되어 있다. 미러카메라는 렌즈카메라와 마찬가지로 60 mm, 70 mm, 100 mm의 필름을 쓰는 것이 있다. 그림 6-24는 미러카메라의 구조도이다.

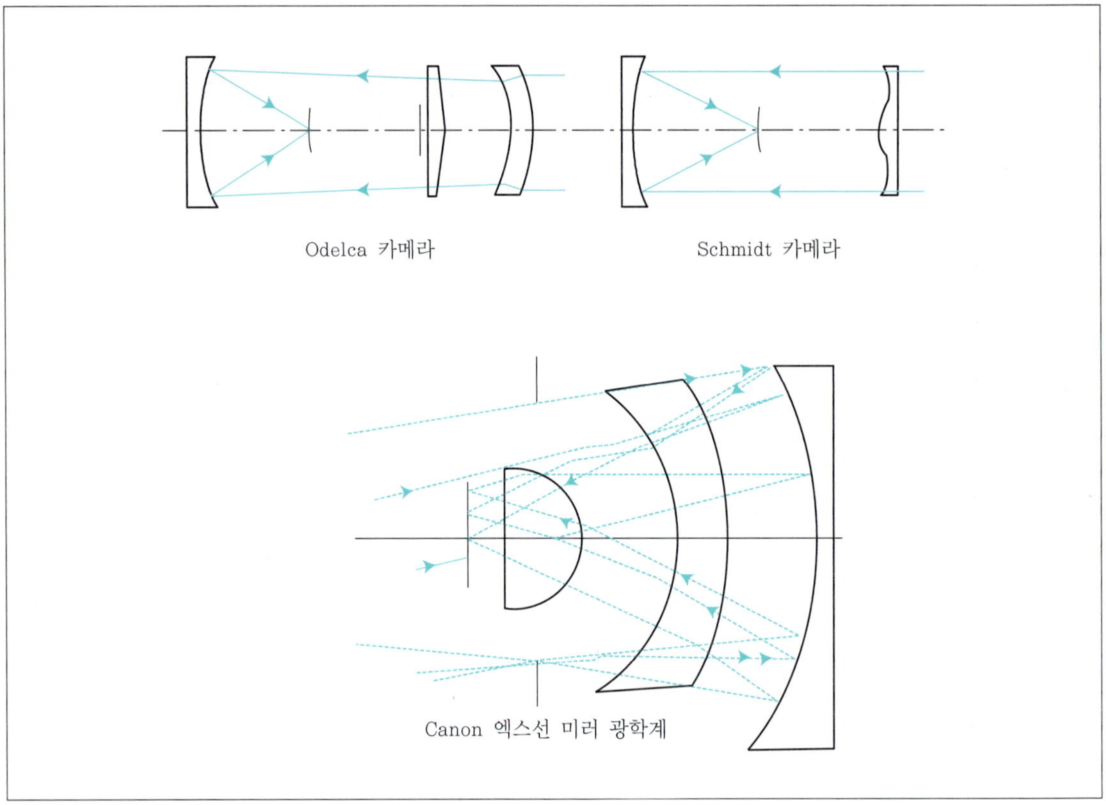

그림 6-23. 미러카메라 광학계

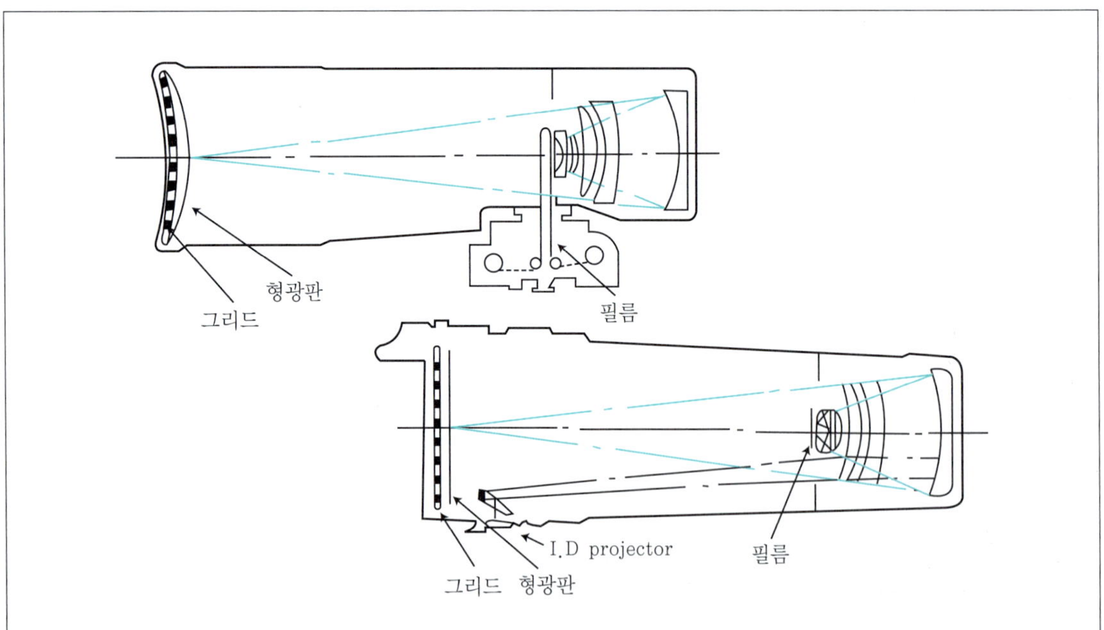

그림 6-24. 미러카메라의 구조

(3) 영상증배관과 간접촬영용 카메라

이것도 사용하는 필름의 크기에 따라서 70 mm, 100 mm, 105 mm의 3종류가 있다. 이 중에서 100 mm와 105 mm 필름은 실제의 영상의 크기는 같다.

영상증배관 간접촬영상의 해상도는 영상증배관의 출력영상의 해상도와 거의 같고 엑스선 영화영상보다 약간 우수하다. 특히 소초점 엑스선관을 이용하여 적당한 확대율로 촬영하면 직접촬영에 가까운 화질을 얻을 수 있다.

영상증배관 간접촬영에 필요한 엑스선량은 직접촬영의 몇 분의 일밖에 되지 않으므로 피폭선량을 경감시킬 수 있다. 그러나 양자 잡음이 발생되기 쉬우므로 카메라 렌즈의 개구를 작게 한다거나 감도가 낮은 필름을 사용하여 잡음을 억제하는 대책이 필요하다. 이 카메라는 엑스선 제어기의 엑스선조사 스위치와 연동하여 촬영이 종료된 필름을 자동적으로 교환하게 되어 있다. 이 카메라에는 셔터가 없고 엑스선 방사에 의하여 필름이 노출된다.

이 때문에 엑스선 노출 자동 제어 기구를 영상증배관과 결합하여 이것에 의하여 엑스선 조사량을 제어하는 경우가 많다.

이 외에도 형광판 간접촬영용 카메라와 엑스선 TV수상기 간접촬영용 카메라가 있다.

7) 기타 엑스선 영상장치(the others X-ray image equipment)

(1) 엑스선 영화 촬영용 카메라(cine camera)

촬영하고자 하는 피사체의 움직임이 빠른 경우에는 엑스선 영화를 촬영해야 한다. 이 동작을 직접적으로 묘사하려면 대량의 엑스선 피폭량을 피할 수 없고 엑스선관 허용 부하가 부족할 뿐만 아니라 장치 전체가 과부하가 되기 때문에 영상증배관 영화 촬영용 카메라를 사용한다. 영화 촬영용 필름의 크기는 8 mm, 16 mm, 35 mm의 3종류가 있다. 그러나 보통 35 mm 필름을 사용하고 있다.

이 영화 촬영용 카메라에는 회전 셔터가 부착되어 있고 필름을 한 장 이동하는 동안 셔터가 닫히게 되어 있다. 셔터가 닫혀져 있는 동안은 엑스선 조사가 없으므로 피검자가 받는 엑스선량은 적어진다. 카메라에는 당연히 전동기를 연결하여 전기적으로 움직인다. 피검체의 운동 속도에 대응하여 1초마다 1장이 변동되는 것이 좋다. 여기에 사용하는 렌즈는 충분히 밝은 것을 사용할 필요가 있고, 초점거리는 필름 가득히 채워지도록 선택할 필요가 있다.

엑스선 영화는 심장의 관상동맥 조영 진단에 필수 불가결한 기법으로서 종래에 사용되었으며, 엑스선 영화 촬영 영상의 해상도는 엑스선 TV 영상보다 우수하다.

(2) 엑스선 텔레비전 녹화기기(X-ray TV recorder)

엑스선 TV의 영상신호를 직접 기록하여 재생할 수 있는 장치들은 다음과 같다.

① 비디오 테이프 녹화기(video tape recorder)

약 1~1.5 cm 폭의 자기(磁氣) 테이프에 영상 신호를 연속적으로 기록하고 재생할 수 있는 장치로서 느린 속도 또는 정지된 화면을 볼 수 있다.

이 장치의 단점은 연속 녹화되어 있기 때문에 테이프를 되감은 후에 재생하여야 하므로 영상을 재생하는 시간이 지연될 뿐만 아니라 필요한 화면을 탐색하기가 번거로운 점이다. 그러나 영화 촬영에 비하면 동태영상을 훨씬 손쉽게 기록, 재생할 수 있기 때문에 대단히 편리하다. 더욱이 테이프는 여러 번 기록, 재생, 소거의 조작을 반복하여 사용할 수가 있다.

비디오 테이프 녹화기뿐만 아니라, 이 종류의 TV녹화 장치의 신호기록 밀도는 TV의 화소수에 비하여 작기 때문에 재생 시의 해상도는 본래의 화면보다 훨씬 떨어진다. 특수 장치로서 기록밀도를 높게 한 것도 있으나 가격이 대단히 고가이다.

② 비디오 디스크 녹화기(video sheet recorder)

자기 테이프 대신에 원판모양의 자기 얇은 판을 사용하여 판 위의 하나의 원에 하나의 영상을 기록할 수 있는 것이다. 이것의 결점은 율동적인 영상을 관찰할 수 없다는 것이다. 다만 정지된 영상만을 관찰하게 한다.

사용 방법은 엑스선 투시를 수행하다가 수검자에게 필요한 화면이 보였을 때 비디오 녹화기video sheet recorder의 기록용 버튼을 누르면 그 순간 영상이 녹화됨과 동시에 그 화면이 수상기 화면에 재생된다.

이것도 녹화, 재생, 소거를 반복 수행할 수 있기 때문에 일정 시간 간격(매초 1회 내지 수회)을 두고 기록 · 재생 · 소거를 반복함으로써 운동 상태를 시간적으로 분리하여 관찰할 수 있다. 그러나 재생 시 해상도는 video tape recorder와 같이 본래의 영상보다 떨어진다.

③ 반도체 기억장치(semiconductor memory system)

매트릭스(matrix)에 배열한 반도체 메모리를 여러 겹 중첩하여 기억 소자로 하고(matrix의 소자 수는 TV의 화소수에 대응하고 있다) 영상 신호를 디지털화 하면서 이 소자에 기억시켜 한 화면의 영상을 기록하는 것이다. 이 장치도 비디오 디스크 기록장치와 같이 정지된 영상만을 녹화하게 된다. 취급 방법도 비디오 디스크 기록장치와 대동소이하나 기계적 운동

부분이 없이 모두 전자적(electronic)으로 동작하기 때문에 신뢰성이 높은 이점이 있다.

재생영상은 기록된 디지털 신호를 다시 아날로그 신호로 바꾸어 수상관에 공급하기 때문에 디지털 영상 특유의 잡음이 생긴다. 해상도 또한 본래의 영상과는 차이가 있다.

(3) 필름 교환장치(film changer)

종래 엑스선 촬영은 카세트에 필름을 한 장씩 장진하여 촬영을 하였으나 처리되는 필름 수가 많아지면 많은 카세트가 필요하다는 것과 운반에도 문제가 있기 때문에 새롭게 고안한 것이 필름 교환장치이다.

보통 50~100장의 필름을 필름 저장장치(magazine)에 미리 장진해 두고서 촬영에 따라 필름은 한 장씩 꺼내져서 증감지 사이에 위치하게 된다. 촬영이 끝나면 필름은 다른 저장 장치로 이송된다. 필름 기기는 두 종류를 선택할 수 있게 제작된 것이 대부분이다.

투시를 행할 경우 일전에는 카세트를 다수 장진하고 이것을 자동적으로 이송시키는 기구로 되어 있었으나 현재는 거의 카세트가 없는 방식이 채택되고 있다.

필름 교환 장치는 혈관 조영 촬영 등과 같이 빠르게 변화하는 대상을 고속 필름 교환 장치와 소화기의 스팟 촬영이나 흉부 촬영 등 시간 간격이 긴 촬영 등에 사용하는 저속필름 교환 장치가 있다.

고속 필름 교환 장치는 주로 순환기 계통의 신난에 사용되는 것으로서 1초마다 6~8장까지 필름을 이송하여 촬영할 수 있다. **그림 6-25**는 대표적인 고속 필름 교환 장치의 단면 구조를 나타낸 것이다. 이것은 필름 저장고에 필름을 장진하고 미리 설정된 이송 시간 및 촬영 후에 따라 순서적으로 필름을 이송하게 하는 장치이다. 연속 촬영이 시작되면 필름 저장고의 필름이 우측으로 이동하고 지정된 시간 간격으로 필름 이송용 집게로 집어 올려져 이송 장치에 의해 촬영 위치까지 보내어진다. 필름은 이 위치에서 증감지에 압착되고 촬영이 진행된다. 촬영이 종료되면 필름은 다시 이송되어 카세트에 보내어진다. 증감지는 일반적으로 고감도 증감지가 사용된다. 고속 필름 교환 장치는 피사체의 운동 흐림 이외에 필름측 진동이나 필름과 증감지 밀착 불완전에 기인하는 흐림(fog)이 발생하는 수가 있다. 이 때문에 필름 교환 장치를 사용한 엑스선 영상의 MTF는 카세트를 사용한 보통 엑스선 영상의 MTF보다 떨어진다.

필름 교환 장치는 구성 기기에 있어서 여러 가지가 있으나 원리적으로는 고속 필름 교환 장치와 같다. 최근에는 흉부촬영 전용 스텐드에 설치되는 것과 투시 촬영대의 스팟 촬영 기구에 결합되는 것 등 응용되는 형식이 증가하는 경향이다. 또 자동현상장치와 자동 이송장치를 조합하여 촬영에서부터 현상까지를 일괄 처리하는 자동화된 것도 있다.

저속 필름 교환 장치를 스팟 촬영 기구에 결합하는 경우에는 필름의 크기도 여러 종류 사용될 수 있는 것이 바람직하기 때문에 기구도 복잡하게 된다. 또 피검자의 번호, 날짜 등도 필름에 촬영되는 기능을 가지고 있다. 저속 필름 교환 장치도 엑스선 발생 장치와 연동은 고속 필름 교환 장치와 같다. 단, 저속은 고속의 경우와 같이 프로그래밍에 의하여 자동적으로 반복 촬영을 하는 것은 없고, 촬영할 때마다 엑스선 고전압 발생 장치의 제어기로 엑스선 조사를 한다.

이상에서 기술한 필름 교환장치는 모두 일정한 크기로 절단된 필름을 사용하는 경우이다. 그 밖에 롤 필름을 사용하는 것은 1초 사이에 8장 연속 30장 정도 촬영할 수 있다. 1초 사이에 촬영 필름 수가 많아질수록 1회 조사시간은 짧게 제한되므로 거의 삼상전파 정류장치가 사용된다. 이외에 카세트 교환 장치도 있으나 별로 많이 사용되고 있지는 않다.

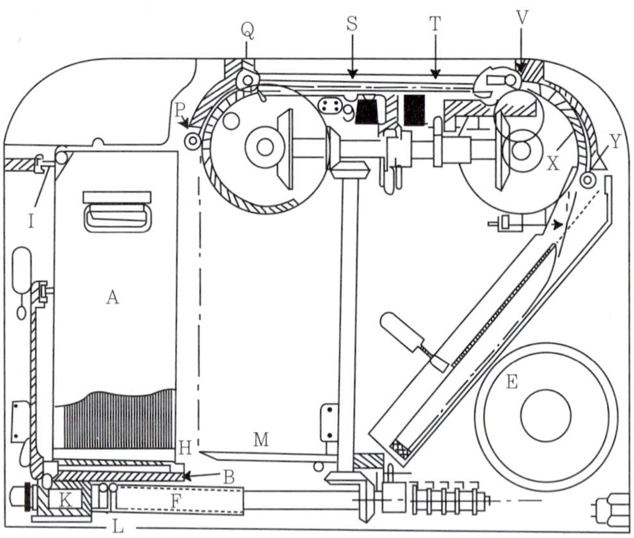

A. 미촬영 필름 매거진
B. 미촬영 필름 운반대
H. 미촬영 필름 매거진 각공
I. 미촬영 필름 매거진 뚜껑열개고리
K, L. 미촬영 필름 매거진 이동제어용 스위치
M. 필름 밀어올리기 레버

P, Q, V, Y. 로버
O, X. 휠
T. 브레이크용 스프링
S. 증감지

■ 그림 6-25. 고속 필름 교환 장치

핵심정리

1. 영상증배관 구조

1) 입력형광면 : 엑스선을 가시광(빛)으로 변환, CsI를 사용
CsI장점 : 압착율이 높다, 광전면으로 빛전달효율이 높다, 구성물질의 K흡수단이 투시관전압에 적합
2) 광전면(광전음극) : 가시광을 광전자로 변환, Cs+Sb로 구성, 접지시킴
3) 집속전극(정전집속렌즈) : 광전자를 가속양극으로 집속
4) 가속양극 : 광전면에 비해 20 ~ 30kV의 고전압을 가해 광전자를 가속해서 출력형광면에 충돌시킴
5) 출력형광면 : 광전자를 가시광으로 변환, ZnCdS : Ag를 사용

2. 휘도증가계수

1) $\text{휘도증가 계수법} = \dfrac{\text{영상증배관의 밝기}}{\text{투시형광지의 밝기}}$

2) $\text{변환계수법} = \dfrac{\text{출력 빛의 밝기}}{\text{입력 } X\text{선 노출량}}\left[\dfrac{cd/m^2}{mR/s}\right]$

3) $\text{축소인자} = \left(\dfrac{\text{입력형광면의 크기}}{\text{출력형광면의 크기}}\right)^2$

4) 유량증가인자 - 광전자가 만든 광자(빛)의 증가인자
5) 총휘도증가계수 = 축소인자 × 유량증가인자

3. 영상증배관의 성능시험

1) $\text{검출효율} = \dfrac{\text{입력형광면 흡수량}}{\text{입력엑스선 노출량}}$

2) $\text{공간해상능} = \dfrac{\text{매트릭스의 크기}}{2 \times \text{입력형광면 크기}}[lp/mm]$

3) $\text{변환계수} = \dfrac{\text{출력형광면 밝기}[cd/m^2]}{\text{입력엑스선 노출량}[mR/s]}$

4) $\text{대조도}(10\%\ \text{대조도}) = \dfrac{\text{납 원판부분 출력휘도(최소치)}}{\text{납 원판없는 부분출력휘도(최대치)}}$

4. 엑스선 TV system 개요

엑스선관 - 환자, 투시대 - 영상증배관 - 촬상관 - 수상관 - 저장장치

5. 주사(scan)

- 주사선수 : 525, 625, 1,000 lines

- 주사방법 : 순차주사 – 1번부터 끝번까지 주사선을 순차적으로 주사
  비월주사 – 영상신호 주파수를 높이지 않고 주사선을 하나씩 건너뛰어 화면수를 2배로 늘림
  → flicker현상 감소

6. 촬상관(television camera, pick-up tube)

1) 비디콘 – 광도전효과이용
   - 장점 : S/N비가 높다, 긴 수명, 취급용이
   - 단점 : 낮은 감도, 낮은 해상력, 잔상현상
2) 이미지 오시콘 – 회귀전자신호를 증폭하여 사용
   - 장점 : 높은 감도, 해상도
   - 단점 : 회로가 복잡, 부피가 큼, 가격이 비쌈
3) CCD 고체촬상소자(charge coupled device, 전하결합소자)

7. 수상관(TV monitor, Cathode ray tube, picture tube, 음극선관)

Chapter 7

엑스선 검사장치

제7장은 방사선사 국가시험에 해당되지 않은 내용으로써 장차 엑스선 검사에 사용하는 방사선장치연구에 도움이 되고자 수록하였다.

1. 일반검사용 엑스선장치

일반적인 엑스선검사장치는 인체의 여러 부위를 일정한 방향에서 상수용기에 대해 1장씩 직접 검사하도록 되어 있는데, 이를 위해서는 엑스선 발생용 전원, 제어장치, 엑스선관 및 그 지지장치와 상수용기 유지장치, 환자 유지장치, 산란선 제거장치 등으로 된 검사대가 필요하다. 주로 팔다리 등 사지검사, 머리, 배 등의 일반적인 검사장치로서 고전압장치는 최근에는 인버터장치가 주로 보급되고 있다.

정격은 100[mA] 100[kV]에서 300[mA] [125kV], 500[mA] 125[kV], 150[kV], 600[mA], 800[mA], 1000[mA] 등은 각각 150[kV]으로 조합된다.

검사대는 가동그리드가 부착되지 않은 고정검사대와 가동그리드가 부착된 포-터 버키 검사대가 있으며, 선자세 검사대 또한 가동그리드가 부착되지 않은 고정검사대와 가동그리드가 부착된 검사대 두 가지 형식이 있다.

또한 검사대의 방향으로 엑스선을 조사하기 위해서는 엑스선관과 그 용기를 지지하고, 목적한 부위에 일정한 방향으로 유지하기 위한 장치가 필요하게 된다. 일반적으로 사용되고 있는 것은 바닥 또는 천장, 경우에 설치하여 가동성을 갖게 한 지지기구 이다.

그림 7-1은 가동그리드가 부착된 일반검사용 엑스선장치이다.

엑스선관 지지장치는 대표적으로 천정식(ceiling type)과 바닥식(stand type)이 있다. 천정식은 검사반경이 넓어 검사가 용이하나 시설비 및 추락의 위험이 있다.

그림 7-2는 일반검사용엑스선장치에서 바닥형 엑스선관지지장치의 대표적인 예 이며, 그

림 7-3은 천정형 엑스선관지지장치의 한 예이다. 가장 널리 쓰이고 있는 것은 바닥설치식의 엑스선관 지지장치인데, 이것은 보통 4각 또는 원형의 속이 빈 기둥에 상하로 이동하는 이동자가 접동하도록 되어 있다. 이 경우 중량의 균형을 잡기 위해 기둥 상단에 도르래가 달려 있어, 이 이동자와 기둥 내부에 들어 있는 중량 평형을 위한 무거운 추가 철사줄에 매어져 있다. 또 이동자에는 앞뒤로 이동하는 막대 모양의 부분이 달려 있고, 그 선단에 엑스선관용기가 달려있다. 기둥은 기반부에서 넓은 판형태의 기판에 고정되어 있고, 이 기판이 바닥에 설치된 2개의 철로에 의해 좌우로 이동하도록 되어 있다. 또 바닥 레일이 1개이고, 천

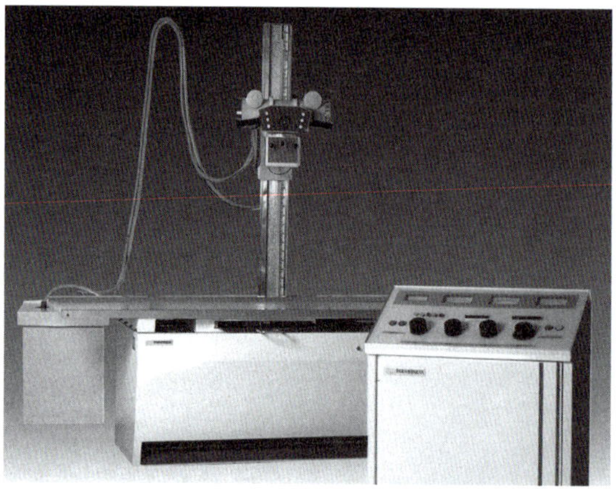

그림 7-1. 일반촬영용엑스선장치

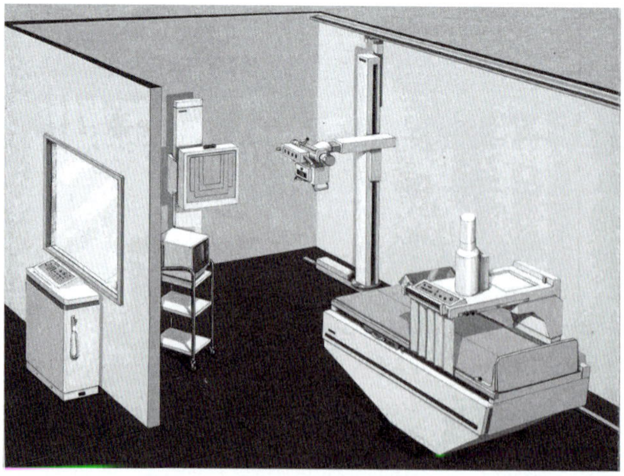

그림 7-2. 바닥형 엑스선관지지장치

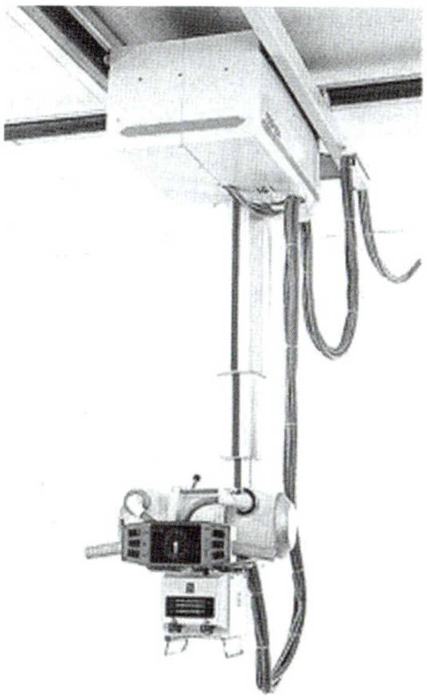

그림 7-3. 천정형 엑스선관 지지장치

장쪽에 또 하나의 레일이 있어, 이것으로 기둥의 상하운동을 지지하고, 좌우로 이동할 수 있게 한 것도 있다.

엑스선관용기는 이 상하, 전후, 좌우의 3가지 가동요소의 작용에 의해 실내의 어떠한 방향과 위치로도 이동할 수 있다. 즉, 이 방법은 X축, Y축, Z축의 3직교좌표계를 구성하게 된다.

또 엑스선관은 지지하는 막대 모양의 부분의 선단에서 상하 방향의 목 흔들림 운동이 어느 정도 가능하며, 막대 모양의 부분의 축 둘레로 회전할 수 있는 것도 있다.

한편, 천장설치식은 벽 또는 천장벽에 가까운 부분에 설치된 2개의 레일에 걸치도록 엑스선관의 지지대틀이 마련되어 레일에 따라 전체가 이동하도록 되어있다.

이 틀 위를 레일과 직각 방향으로 엑스선관 지지대가 이동한다. 엑스선관은 또 지지대로부터 수직 방향으로 뻗은 기둥 모양의지지 부분의 하단에 설치되어 있어 상하 방향으로 이동한다. 또 이 기둥을 축으로 하여 회전도 할 수 있다.

상하 이동은 일반적으로 사진기의 3각과 마찬가지로 다단 조절방식으로 되어 있다. 단수가 많을수록 이동 범위가 커지지만, 한편 각 단의 이음매 부분에 옆 방향으로 약간의 틈이나 있으므로 단수가 클수록 최대로 뻗쳤을 경우에 옆 방향의 흔들림이 커지는 경향이 있다. 최근 일반용 검사장치에서는 1개의 엑스선 발생장치에 복수의 엑스선관을 조합하여 스위치로 절환하여 사용하게 된 것이 많다.

이 경우, 1개의 엑스선관을 바닥설치형 지지장치에 부착하고, 다른 것을 천장에 마련한 지지장치에 부착하여, 두 방향으로부터의 검사가 신속히 이루어지도록 할 수도 있으며, 1개의 엑스선관을 단순 검사용으로 이용하고, 다른 것을 단층검사 투시대 등의 특수 용도에 사용하도록 조합할 수도 있다.

2. 투시검사용 엑스선장치(Fluorography X-ray system)

1) 투시검사대

소화관진단용 투시검사장치는 진단 대상이 되는 장기에 관하여 황산 바륨계의 조영제 등을 이용하여 검사한다. 이 조영제의 흐름을 따르면서 환자의 위치결정을 하기 때문에 피검자를 태워서 위로-아래로(up-down) 및 위치결정 등의 동작을 할 수 있는 기구로 되어있다.

투시검사대 중 하나의 구성요소로 피검자를 태우는 곳을 테이블이라 부르고 있다. 이 테이블부에 선자세(erect)시에서 피검자를 유지하는 발판, 피검자의 손을 잡게 하는 손잡이, 역경사 때에 피검자의 어깨를 지지하는 어깨걸이 등을 설치, 환자의 안전을 확보한다. 진단 시 엑스선이 이 테이블을 투과하지 않으면 안 되므로 피검자의 피폭을 저감하는 목적으로 테이블의 재질은 엑스선 투과율이 좋은 것을 사용하고 있다.

모양은 평면인 것과 곡면인 것이 있으며 임상목적에 따라서 각각 사용되고 있지만 최근은 평면인 것을 사용하는 장치가 많다.

저격 검사장치는 TV 모니터에서 투시상을 보면서 검사해야 할 부위나 체위를 선택한 순간에 엑스선 상수용기를 검사위치에 빠르게 반송하여 엑스선을 조사, 검사를 하기 위한 장치이다.

엑스선 가동조리개나 상수용기를 앞에 배치된 분할 가리개를 사용하여 엑스선조사야를 제한하여 분할검사도 가능하며 검사부위가 작을 때 등에 상수용기를 유효하게 활용할 수 있다. 예를 들어, 4분할 검사라 하면 1장의 상수용기를 4구분하여 각각 구분된 곳에 다른 엑스선사진을 영상화할 수 있다. 이 때 상수용기를 구분된 부분의 중심을 검사중심에 맞추도록 상수용기의 위치를 바꾸는 기구를 가지고 있다.

또 상수용기의 앞에는 산란선을 제거하는 목적으로 격자가 설치되어 있다. 또한 영상에

이 격자의 줄무늬가 찍히는 것을 방지하기 위해서 검사 시에 격자를 요동시킬 수 있는 장치, 검사 및 투시에 있어서 최적의 격자를 각각 가지고 있으며 검사 및 투시마다 바꿀 수 있는 장치도 있다. 저격 검사장치에는 카세트 방식과 카세트없는 방식이 있다.

엑스선을 가시광선으로 변환하는 영상증배관, TV카메라, TV 모니터 등의 시스템을 영상 시스템이라 부르고 있다. I.I. 또한 TV카메라를 저격 검사장치에 설치하여 장기의 움직임 등을 엑스선투시상으로서 연속하여 관찰할 수 있다.

I.I.는 엑스선의 입력수상면의 구경에 따라서 구분되고 있다. 소화관의 진단에서는 종래, 9″ I.I.가 주류였지만, 최근은 12″, 14″ 등의 큰 구경의 I.I.를 탑재한 장치가 증가하고 있다. 또 I.I.에는 하나, 둘, 셋 등의 종류도 있다. 9″ I.I.의 경우는 하나면 9″의 수상면의 투시상을 선택할 수 있고 확대된 투시상도 볼 수 있다.

또 가시광선을 100 mm 영상을 얻을 수 있는 간접검사 카메라 등도 설치할 수 있다. 이 간접검사카메라를 이용한 시스템은 피검자의 피폭이 적고 진단효율도 높기 때문에 집단진단 등에서 많이 사용되고 있다.

2) 투시검사장치의 분류

그림 7-4와 같이 근접조작식 투시검사장치는 조작부가 저격 검사장치 및 엑스선투시검사대에 붙어있어 조작자가 피검자의 근처에서 조작하는 장치이다. 이 장치에서는 조작자가 피

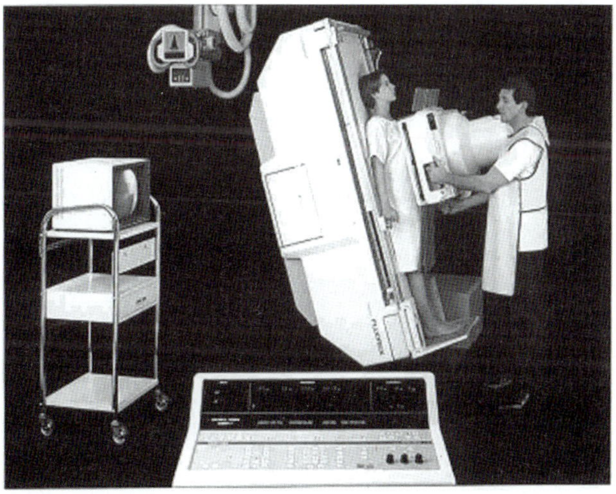

그림 7-4. 근접조작식 투시검사장치

검자의 근처에 위치하고 있기 때문에 피검자에게 지시를 주기 쉽고 피검자에게 주는 불안감도 적다. 또 검사해야 할 부위에 위치결정이나 압박을 하기 쉬운 등의 특징이 있다.

다만 조작자에게 피폭의 위험성이 있기 때문에 조작자는 방어 앞치마나 방어장갑 등을 착용하지 않으면 안 된다. 저격 검사장치에 붙어있는 조작 손잡이를 잡고 수동으로 저격 검사장치 상하이동, 좌우이동, 전후이동을 할 필요가 있기 때문에 저격 검사장치 상하이동 및 전후이동 방향은 반대쪽에 균형잡이 물체를 설치하여 균형을 잡고 있다. 또 최근의 영상시스템의 대형화와 더불어 수동만으로는 저격 검사장치 상하이동 및 전후이동 방향을 모터에 의해 입력 전력을 돕게 하는 기능을 가진 장치도 많다.

미국에서는 피검자와의 의사소통을 중요시하기 때문에 근접조작식 투시검사장치가 주류를 이루고 있다.

그림 7-5와 같은 원격조작식 투시검사장치는 투시검사대를 배치하고 있는 방 밖에서 납유리창을 통하여 피검자를 관찰하고, 또 TV 모니터로 투시상을 보면서 원격조작에 의해 테이블을 원격조작하는 장치이다. 장치의 동작은 모두 전동으로 구동되고 있다.

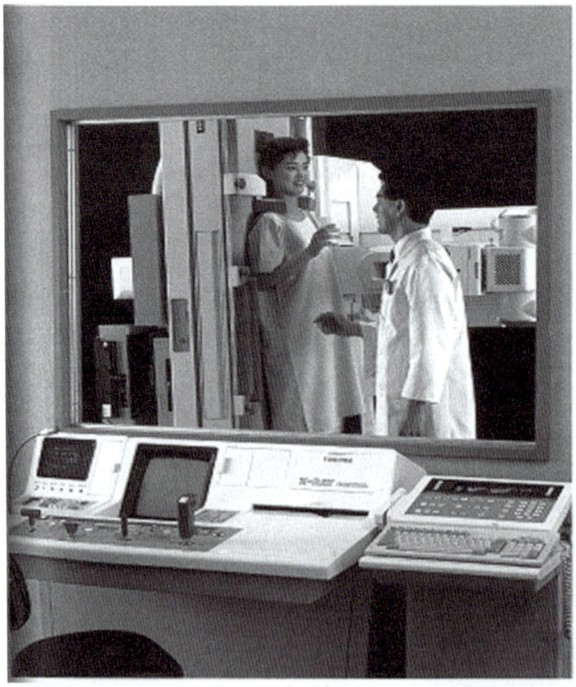

그림 7-5. 원격조작식 투시검사장치

테이블의 동작뿐만 아니라 엑스선의 투시 및 검사, 조사야의 설정, 챠-트(chart)에 기재된 피검자의 이름이나 진단일 등 진단의 거의 모든 조작을 원격으로 할 수 있다. 이 장치에서는 피검자와의 대화는 마이크로폰을 통하여 한다. 피검자로부터의 대화는 항상 들을 수 있지만 조작자로부터의 지시는 송화용 발로 조작하는 스위치를 눌렀을 때에만 전달할 수 있다. 조작자에게 있어서는 엑스선을 차단한 별실에서 조작할 수 있기 때문에 엑스선 피폭은 거의 완전히 방어할 수 있기 때문에 방어 앞치마 등을 착용할 필요가 없다는 이점이 있다. 또 진단방식의 다양화를 위해 테이블 옆에 근접조작기를 배치하여 원격이든지 근접이든지 조작할 수 있게 되어 있는 장치도 있다.

3. 유방검사장치(Mammography system)

유방 엑스선검사에는 유방의 조직간 및 병변부와 그 주변의 엑스선흡수차를 엑스선 수상기에 기록하는데 보통 낮은 엑스선 에너지가 이용된다. 또 조기유방암의 발견을 위해 영상진단으로서 미소석회화 및 미세 병변부의 방사상음영 등을 나타내는 것이 매우 중요하며, 병변부와 그 주변의 엑스선흡수차가 매우 작으므로 높은 해상력과 대조도가 요구된다.

진단정보를 많이 포함한 양호한 유방영상을 만들어 내려면 검사기기의 기능 및 검사기술력을 종합적으로 충분히 발휘할 수 있고, 양호한 상태를 항상 유지하는 품질관리가 중요하다.

일반적인 유방검사 엑스선장치의 화질은 엑스선원부터 피사체투과 후의 엑스선을 기록하기까지의 과정에서 큰 영향을 주며, 엑스선장치 이외의 수상기와 영상처리 장치, 엑스선 수상기의 성능도 큰 영향을 받는다.

그림 7-6은 일반적인 유방용검사대의 겉모습을 나타낸 것이다. 그 구조는 엑스선관지지부와 수상기 지지부를 대향하여 배치하며 그 상태를 유지하면서 회선 및 상하의 위치결정조작을 할 수 있다.

초점과 수상기의 거리(source image distance ; SID)는 엑스선출력, 수상기 성능, 확대검사시의 위치잡이 검사대의 조작성 등 종합적으로 결정할 필요가 있으며 현재는 SID가 65[cm] 전후의 것이 많다.

초점과 수상기 사이에 개재하는 물질은 엑스선흡수가 적고 물질밀도가 균일하며 또한 영상으로서 묘출되는 이물질 혼입이 없는 것이 요구된다.

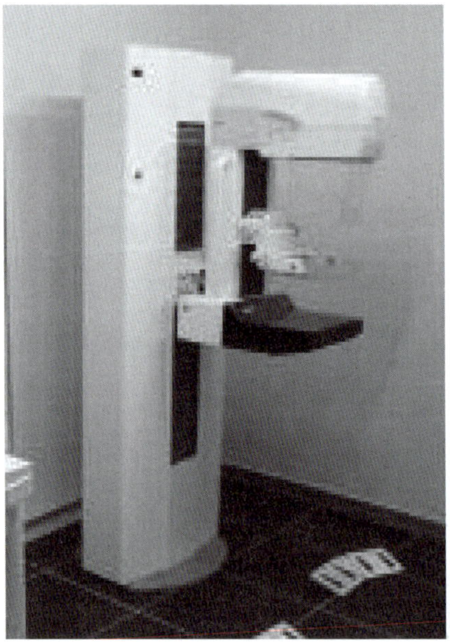

그림 7-6. 유방검사장치

엑스선관의 방사창과 유방 압박판을 제외하고 유방검사에서는 탄소섬유(carbon fiber) 사용이 일반적이다. 또 부가 여과판 및 빛 조사용 반사거울도 물질밀도의 균일성과 이물질의 혼입이 없는 것이 요구된다. 불균일한 밀도인 경우 농도 얼룩이 발생하며, 이물질의 혼입 또는 불순물 부착은 유사 석회영상을 띄는 경우도 있다.

엑스선관의 초점은 엑스선입사량의 결손을 적게 하기 위해 엑스선관의 초점과 유방의 흉벽 부분을 일치시켜 초점을 카세트 걸이 흉벽단의 바로 위에 위치하게 한다.

조리개장치는 수상기의 크기에 엑스선조사야를 조절하는 기능과 엑스선조사야 영역을 직시할 수 있는 빛 조사야율 전극을 구비한다.

유방 압박판은 엑스선흡수가 적고 파손이 일어나지 않는 성질과 유방압박에 적합한 것으로 착탈 교환이 용이한 것을 이용해야 된다. 압박부는 폴리카보네이트 재질 사용이 많으며, 최대 압박력에 견디는 구조이다. IEC규격 등에는 최대압박력 200[N]으로 규정하고 있다.

이동 격자는 피사체로부터 발생하는 산란엑스선을 제거하고 영상대조도를 개선하지만 격자를 사용하지 않는 경우에 비하여 엑스선조사선량이 약 2배가 되어 피폭선량이 증가한다.

최근에 와서 관전압파형의 맥동률이 작은(관전압 범위에서 맥동율은 5% 이하) 인버터식 엑스선고전압장치가 주류이다. 인버터식은 종래의 3상 6 피크식에 비하여 같은 검사조건(kV, mAs) 및 반가층의 값에서의 조사선량이 20~50% 많고 장치허용범위내의 순간 전원변동에 대한 엑스선출력의 안정성이 좋기 때문에 조사선량의 저감 및 조사선량의 안정성에 유효하다.

최근 장치는 사용 관전압범위를 25~35[kV]를 1[kV] 이하의 단계로 조정할 수 있는 특징과 AEC(automatic exposure control ; 자동노출제어) 기능이 가능하다.

자동노출제어기(AEC) 기능은 유방의 크기와 밀도에 따라서 수동 또는 자동으로 적절한 선질(관전압 설정 등)을 선택한 후에 엑스선조사를 하며 피사체 투과후의 엑스선을 평균치로서 검출하여 적정한 농도가 얻어지는 시점에서 엑스선을 정지시킨다. 즉, mAs 또는 검사시간을 자동적으로 제어하는 것이다.

4. 외과용 엑스선장치(C-arm X-ray system)

외과용 엑스선장치는 수술실에서의 사용을 목적으로 하는 투시 및 검사 가능한 수술지원을 위한 엑스선 시스템이다. 외과용 엑스선장치는 일반적으로 C-arm이라 불리는 반원형의 arm의 한쪽에 엑스선관장치가 있고 반대쪽에 I.I. 빛 TV 카메라가 설치되어 있으며 이들의 중량 균형이 취해져 자유로운 움직임으로 위치결정을 할 수 있는 것으로 이동식 C-arm장치와 거치형 천정식 C-arm이 있다. 이동식의 외과용 엑스선장치의 장치구분으로서는 의료용 엑스선장치 기준에서 "외과용 I.I.가 붙어있는 투시검사장치"이며, 의료법시행규칙에서는 "이동형 엑스선장치"에 해당하며 한국산업규격에서는 "C-arm형엑스선장치"에 해당한다.

외과용 엑스선장치는 정형외과영역에서 사용되는 일이 가장 많지만 이동형으로 투시검사를 할 수 있는 편리성에서 여러 영역에서 사용되고 있다.

대표적인 용도는 정형외과 영역에서 골절 치료, 이물 탐색, 정형외과 이외의 영역에서 신공팥, 쓸개수술, 비뇨기 수술, 뇌신경외과수술, CT 혈관조영검사 등과 연계로 사용된다.

외과용 엑스선장치의 대표적인 구성은 그림 7-7과 같이 이동형 본체, 엑스선발생기, 엑스선제어장치, 엑스선조리개, I.I., TV카메라, TV모니터, 모니터 운반기, 카세트 걸이, 투시용 foot switch, 직접검사용 hand switch가 있으며, 2 monitor system의 경우 second monitor, 2모니터용 car, 비디오 메모리 장치(영상의 기억)가 추가 된다. 또한 모니터영상

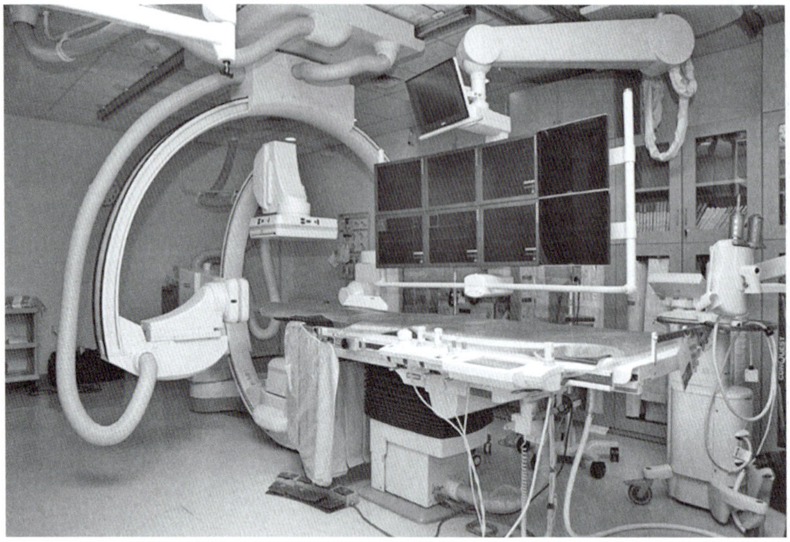

그림 7-7. C-ram형 엑스선장치

의 일시적인 기억 및 보존을 위해, 비디오 메모리 장치, imager, printer 등으로 구성된다.

외과용 엑스선발생장치가 개발된 초기에는 자기정류회로방식이었으나, 근래에 와서는 단상전파정류방식이었고, 현재는 거의가 인버터식이 사용되고 있다.

엑스선발생장치부는 외과용엑스선 장치가 이동형이며, 수술대와의 조합이나 장치의 테이블과의 조합 때문에 보다 소형화가 요구되기 때문에 금속제 유침식 용기 속에 엑스선관, 주변압기 필라멘트 가열 변압기, 기름순환장치 기구를 봉입한 방전격 · 방엑스선형의 monotank 방식을 채용하고 있다.

또 엑스선발생기의 엑스선방사구에는 collimator를 갖추고 일체구조로 하고 있다.

엑스선출력은 단시간 정격에서 관전압은 40~110[kV], 관전류는 20~60[mA], mAs는 1~100[mAs] 정도이며, 장시간정격에서는 관전압이 40~110[kV], 관전류는 0.1~3[mA] 정도이다.

엑스선관의 초점사이즈는 투시용이 0.5~0.6[mm], 촬영용은 1.2~1.6[mm] 정도이다. 물론 제조사에 따라 다소 차이는 있다.

외과용 엑스선장치의 엑스선조리개는 투시mode시와 촬영 mode시의 시야를 전환하는 mask부와 각 mode에서의 엑스선조사의 조름을 하는 날개부로부터 구성되어 있다.

mask는 투시 및 촬영시 I.I.와 film에서 조사야의 형상과 사이즈가 다르기 때문에 투시 mode와 촬영 mode가 자동적으로 전환된다.

투시시는 I.I.의 입력 사이즈에 따른 원형 조사야이며, 촬영시는 film 사이즈에 따른 장방형조사야이다. 통상 4절 사이즈와 6절 사이즈의 2종류의 사이즈를 cassette사이즈에 따라서 자동적으로 전환하도록 되어 있다. cassette를 검출함으로써 촬영 mode로 되고 투시는 inter lock되어 있다.

날개부는 피사체와 외과용 엑스선장치의 위치관계로부터 모니터상의 화면의 방향을 보고 싶은 위치로 약 90° 회전할 수 있게 되어 있다. 또 피사체 특히 사지의 투시 · 촬영시의 직접엑스선과 피사체의 경계에는 직접엑스선에 의한 halation이 발생하기 때문에 날개를 조절함으로써 halation을 방지하고 있다. 날개부는 2쌍의 정형형상의 날개로 구성되어 2방향으로부터 조절이 가능하다.

관전압 제어는 정격출력범위를 예를 들어 투시 mode에서는 1[kV] step 또는 2[kV] step의 간격으로 촬영시는 5[kV] 또는 10[kV] step의 간격으로 설정할 수 있도록 하고 있다.

관전류 제어는 촬영시 정격이 일정(예를 들어, 20 mA 일정)한 경우는 각 관전압에서 관전류는 일정하다. 전력을 거의 같게 하기 때문에 각 관전압에 따라서 관전류를 바꾸는 것도 있다. 예를 들어 40[kV]에서는 50[mA], 50[kV]에서는 40[mA], 60[kV], 70[kV]에서는 30[mA], 80~100[kV]에서는 20[mA]로 일정한 경우도 있다.

두시 시에는 투시소선을 술자가 설정하는 manual mode시는 0.1[mA]부터 장치정격의 투시시의 최대관전류(3 mA)까지 0.1[mA] step으로 설정할 수 있도록 하고 있다. 또 pulse투시(interval투시)에서는 최대 6[mA]까지 가변 할 수 있다.

촬영시간 및 mAs 제어는 제품의 사양에 따라서 mAs설정 switch로 설정하는 것과 관전류와 촬영시간의 양쪽을 설정하여 mA×sec로 mAs를 설정하는 것이 있다. 1~100[mAs]까지 1mAs step또는 임의의 step으로 설정할 수 있다.

그 외 ABC(auto brightness control) 제어는 통상(manual)의 투시에서는 투시하는 피사체의 두께에 따라서 모니터상의 영상의 밝기가 변하여 버리지만 그 모니터상에 찍혀 나온 영상의 밝기를 보기 편한 밝기로 자동적으로 제어하는 것을 ABC 제어라고 한다.

외과용 엑스선장치에서도 대표적 TV장치로 I.I., TV camera, monitor 등이 있는데, 이 중 I.I.의 일반적인 사이즈는 정형외과 등에 사용되는 외과용 엑스선장치는 6~7인치이며, 뇌신경외과 영역에서 혈관조영을 하는 DAS기능을 가진 장치나 천정현수 C-arm 장치에서는 9인치 이상의 것도 있다.

TV카메라는 종래에는 비디콘관이나 촬니콘관의 촬상관을 조합시킨 것이었으나 최근에는 단일 lens와 촬상소자로서 CCD(전하결합소자)를 이용한 CCD카메라가 주류를 이루고 있다.

CCD카메라는 전체가 compact하기 때문에 I.I. 카메라부가 짧으며 over tube의 경우에도 I.I., 카메라부가 바닥에 닿는 문제가 없다. 술자가 수술 중에 모니터의 영상을 보았을 때에 정상을 얻을 수 있도록 영상의 상하반전, 회전이 필요하다. 이들의 동작은 카메라로 행하고 있는 경우와 TV모니터로 행하고 있는 경우 2가지가 있다.

비디오 메모리 장치는 모니터의 영상을 일시적으로 기억 · 재생하는 것이며 환자의 피폭선량저감의 기능을 갖춘다. IC메모리 장치와 disk 메모리 장치가 있다. IC메모리 장치는 장치의 전원 off로 메모리 영상은 지워지지만, disk 메모리 영상은 전원을 off하여도 기록되어 있다.

이제까지 뇌신경외과 영역에서는 수술 전에 순환기실에서 수술부위를 특정하여 수술실에서 수술 후 다시 순환기실에서 확인을 하는 등 환자나 의사에게 있어서는 부담이 많았다. 외과용 엑스선장치에 DSA기능이 추가되어 수술실 내에서의 수술 중, 수술 후의 혈관조영에 의한 혈류확인을 할 수 있으므로 수술에 동반하는 위험을 보다 작게 할 수 있어 환자나 의사의 부담이 경감된다.

5. 이동형 엑스선검사장치

이동형 엑스선검사장치는 주로 방어시설이 갖추어진 검사실에서 사용하는 일반 적인 엑스선장치에 비해 회진용 엑스선 장치로서 병실이나 수술실, 응급실 등 엑스선 검사실로 이동이 불가능한 경우나 의료기관이 아닌 외부에 출장 검진 등에 이용된다. 이처럼 부득이한 경우에는 엑스선검사장치를 검사할 장소로 이동해야 한다. 이 목적에 부합되게 만들어진 것이 이동형 엑스선검사장치이다.

이동형 엑스선검사장치는 되도록 소형이고 경량이어야 하며 특별히 큰 전원 설비를 필요로 하지 않는다. 검사만 가능한 장치로서 수동이동식과 motor drive에 의한 전동식 이동형이 있으며 피폭 및 cassette와 film 교환 문제로 인한 검사건수제한이 있다.

장치의 전원 방식은 콘덴서식이며 3극엑스선관을 이용한 엑스선의 개폐를 한다.

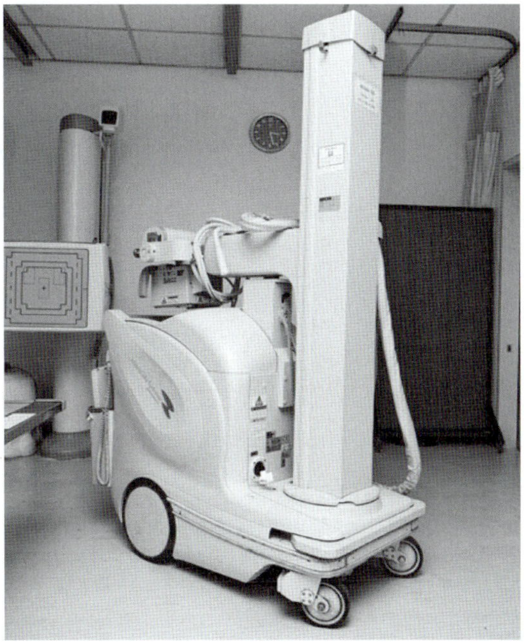

그림 7-8. 이동식 엑스선장치

또한 이것은 이동식 장치라고 하는데, 일반적으로 최고 사용 전압도 낮고, 최대 관전류도 작으며, 타이머에도 휴대용 기계적 한시장치를 사용하는 것이었다. 운반에는 엑스선관, 변압기가 일체로 된 본체를 휴대용 손잡이 또는 어깨걸이용 벨트를 사용하고, 따로 촬영할 때 엑스선관을 지지하는 부분이 금속제의 막대를 조합하여 만들어져 있으며, 운반할 때는 분해하고, 사용할 때는 조립하게 되어 있는 것도 있다.

콘덴서식 장치가 이동형 장치의 목적에 가장 적합하며, 현재는 이동용 장치에는 주로 이것을 사용하고 있다. 콘덴서식 장치는 이미 엑스선 고압발생기의 항에서 기술한 바와 같이, 전원의 주변압기는 콘덴서의 충전에 필요한 전류를 공급할 뿐이고 일반적인 변압기식 엑스선장치처럼 촬영 순간에만 아주 큰 부하가 걸리지 않으므로 변압기의 출력전원은 작아도 된다. 이 때문에 변압기는 소형, 경량이 되고, 또 이를 위한 전원설비도 작은 용량의 보통의 가정용 전원으로도 충분하다. 이와 같이 이동식 장치로서 필요한 성질을 완전히 충족시키고 있기 때문에 현재 널리 사용되고 있는 이동용 장치는 거의 이 형식의 것으로 되어 있다.

이 장치의 고전압방식은 콘덴서식으로 엑스선량의 제어를 위해 3극 엑스선관을 써서 고압을 가한 채로 엑스선을 넣거나 끊으며, 이에 의해 재충전 시간도 단축할 수 있게 된 것이 대부분이다. 그림 7-8은 이동형 엑스선장치를 소개한 것으로 의료기관에서는 회진용엑스선장치라 불리기도 한다.

이동형 엑스선 검사장치에는 이 밖에 자동차에 실어 밖으로 이동하여 검진 등을 할 때에 사용할 목적으로 만들어진 것이 있다. 이 경우, 엑스선 검사장치가 대형 자동차의 내부에 설치되어 있는 것과, 자동차는 장치의 운반에만 이용하고 검사는 적당한 장소에서 장치를 조립하여 설치해서 행하는 것의 2종류가 있다.

자동차 내에서 그대로 검사할 수 있는 방식의 것을 검진차라고 하는데, 이 경우 장치의 특수성은 자동차 내의 한정된 공간에서 검사를 할 수 있도록 소형으로 되어 있는 것과, 이용 가능한 전원의 용량이 작은 것이 많아 이에 대응할 수 있도록 되어 있는 점이다. 따라서 이 경우도 콘덴서 장치가 쓰이는 것이 보통이다.

6. 단층검사기기

단층검사는 목적하는 인체 내부의 특정한 깊이의 층만을 명료한 영상으로 포착하는 촬영법이다. 이를 위해 촬영 중에 엑스선관, 피사체, 상수용체의 세 가지 중 두 종류를 특정한 상호관계를 유지하면서 이동시킨다. 그 이동방법 및 어느 두 종류를 이동시키느냐에 대해서는 많은 방법이 있지만, 현재 널리 쓰이고 있는 것은 엑스선관과 검출기가 이동하는 방식이다.

이동방식으로 가장 널리 사용되고 있는 것은, 한 직선상의 지지대 양 끝에 엑스선관과 상수용체를 부착하고, 중간의 1점을 축으로 하여 원호궤도를 그리며 서로 반대 방향으로 이동하는 것이다. 이 경우 피검자를 눕히는 촬영대가 이 중간에 위치하며, 엑스선 필름에 명료하게 촬영되는 단면은 회전중심이 되는 면이다. 필름은 이동 중 언제나 촬영대의 면과 평행이 되도록 유지된다(그림 7-9).

이러한 단층검사의 경우에는 목적한 단면 내의 피사체영상은 언제나 필름 위의 동일점에 상을 만드는데 대해, 그 밖의 면의 피사체의 상은 검사 중 필름 위에 투영되는 점이 변하기 때문에 영상이 흐려지는 것을 이용하고 있다. 따라서 검사 중 엑스선량이 크게 변동하거나, 지점의 어느 부분에서 덜거덕거려 엑스선관이 상하로 움직이거나, 이동속도가 변화하면 좋은 단층상을 얻을 수 없다.

이 때문에 단층검사용 장치는 기계적으로 충분히 높은 정밀도를 유지하도록 만들어져 있으며, 빈번히 사용해도 이 정밀도가 유지되고 만일 사용에 의해 마모되었을 경우에는 간단히 그 부분을 교환할 수 있도록 되어 있어야 한다. 또 엑스선관, 필름 등 상대위치가 소정의 위치로부터 멀어져 있을 경우, 이의 조정을 위해 필요한 값만큼 정확히 이동할 수 있도록 되어 있어야 한다.

가장 일반적인 단층검사장치는 피검자가 검사대 모양의 검사대 위에 수평으로 누운 자세를 취하고, 엑스선관이 검사대 위를, 상수용체 지지부분이 검사대 밑을 함께 원호모양으로 이동하는 방식이다.

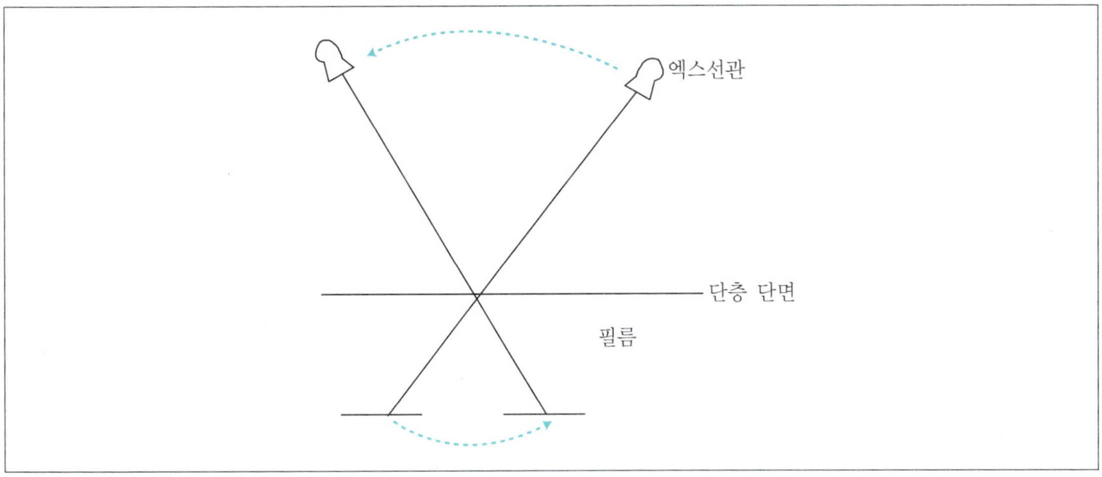

그림 7-9. 보편적으로 사용되는 단층검사장치의 엑스선관과 필름 이동방식

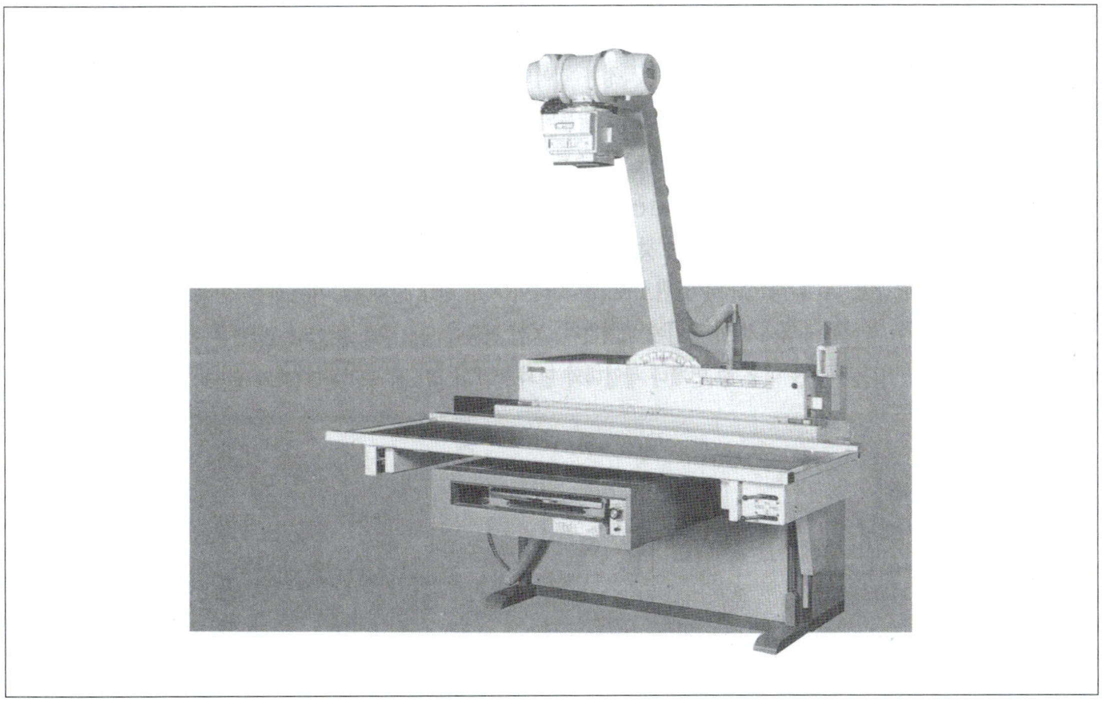

그림 7-10. 일반적인 단층검사장치

일반적으로 흉부 단순검사는 서 있는 자세로 행해지므로, 단순검사도 서 있는 자세로 행하는 것이 단순검사영상과 단층검사영상을 위해서 유리하다. 이 때문에 단층 검사장치에도 피검자가 서 있는 자세로 검사할 수 있게 된 것이 있다. 이것은 앞서 말한 누운 자세에서 검사되는 장치를 그대로 서 있는 형으로 한 것이다.

또 장치 전체가 다른 지지대에 설치되어 있어 검사부위 전체가 회전하여 임의의 위치에서 검사되도록 된 것도 있다.

단층검사장치로 검사된 단층상으로 선명히 알아볼 수 있는 것은 진정한 단면이 아니며 일정한 두께를 가진 층이다. 즉, 단면이 가장 선명도가 크고 이것으로부터 멀어질수록 흐려지는 양이 커지며 마침내는 영상의 윤곽을 알아볼 수 없게 된다.

따라서 단층상 위에 나타나는 영상의 층 두께는 검사 중의 엑스선관과 검출기의 이동거리가 클수록 얇아진다. 즉, 원호궤도방식인 경우에는 엑스선관의 진각이 클수록 선명한 영상을 얻을 수 있는 층의 두께가 얇아진다.

따라서 두꺼운 층을 취하고 싶을 때는 진각을 작게 하면 된다. 대개 2~3° 로 검사할 경우에는 협각검사라고 한다.

이러한 진각의 조정용에는 엑스선관을 부착한 지지봉 부분에 각도 표시계가 부착되어 있으며, 이 부분의 스위치를 이동시켜 각도 눈금에 맞추도록 되어 있다. 이 스위치에 의해 엑스선의 노출과 멈춤이 행하여지며, 이 각도 범위만큼 엑스선 조사가 이루어진다.

보통 원호방식의 단층검사장치는 가느다란 피사체가 엑스선관의 이동하는 방향과 평행으로 목적한 단면에만 존재하고 있는 경우, 이의 음영이 단면영상에도 나타난다. 이와 같은 장해음영을 가져오는 원인은 척추 등 진한 음영을 일으키는 가느다란 것이 있다. 이러한 경우에는 엑스선관을 이동시키는 궤도를 보통 선상방향이 아닌 그 이외의 모양으로 하면 된다. 이 방식으로서 가장 보통인 것은 엑스선관이 검사되는 단면과 평행한 평면 내를 원궤도를 그리며 이동하고, 상수용체가 이에 대향하여 동일한 원궤도를 그리며 이동하는 것이다. 이 경우 엑스선이 원의 전체 둘레에 걸쳐 조사될 뿐만 아니라, 원주 위에 설치한 스위치를 이동시켜 엑스선관이 원주상의 특정한 범위 안에 있을 동안만 엑스선이 조사될 수 있게 할 수도 있다.

원궤도 이동방식 단층검사장치는 회전중심과 엑스선관이 이동하는 원주 사이의 입체각을 변경할 수 있게 되어 있다. 입체각이 작아질수록 엑스선관의 이동 거리가 짧아지므로 단층면의 두께가 두꺼워 진다.

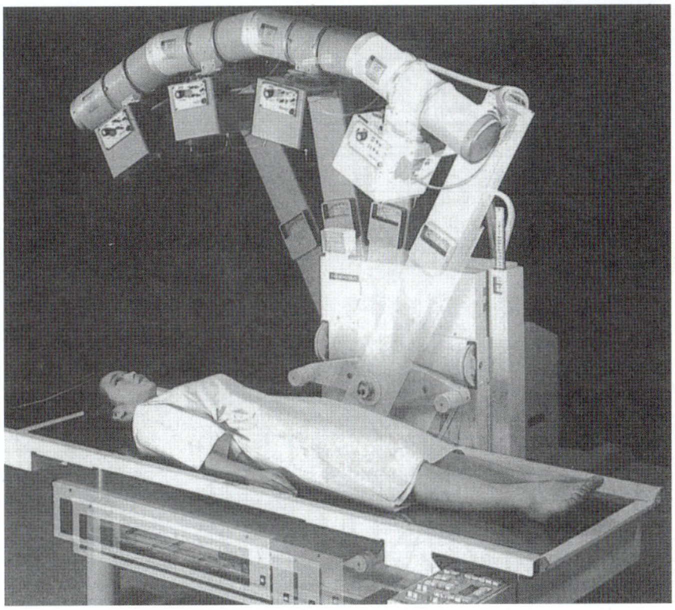

■ 그림 7-11. 검사시간 조건설정이 쉬운 전자동 분할 단층검사장치

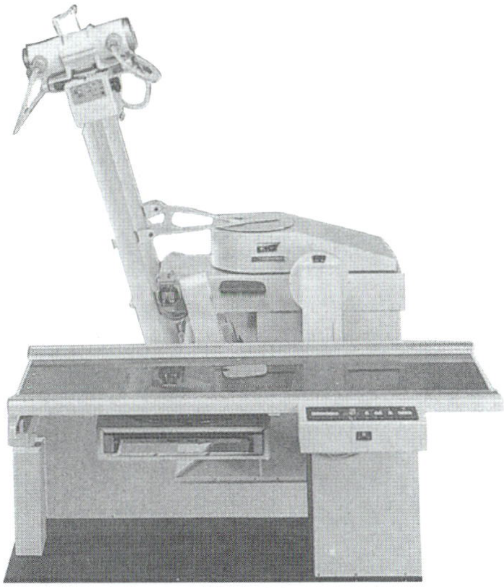

■ 그림 7-12. 다궤도 단층검사장치

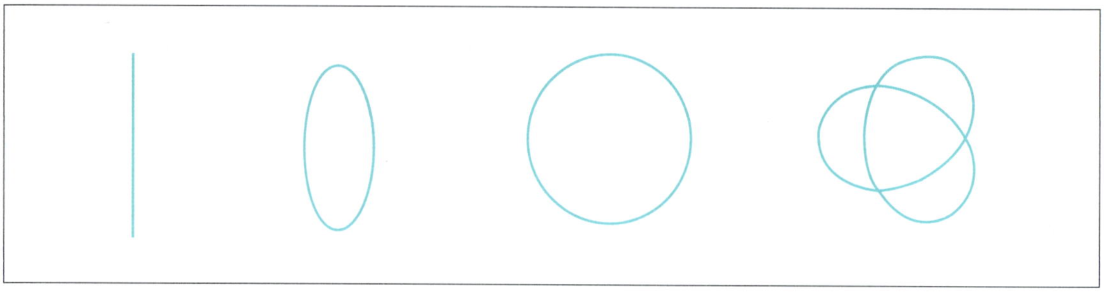

그림 7-13. 단층검사의 여러 가지 궤도

일반적으로 단층검사장치에서 엑스선관의 운동방식은 보통 직선궤도 원형단층검사에서의 원궤도 등 일정하다. 그렇지만 1개의 엑스선 장치로 여러 방식의 엑스선관 운동을 하게 할 수 있다면 사용에 편리하다. 이를 위해 개발된 것이 다궤도방식의 단층검사장치이다.

다궤도 단층장치로서 가장 유명한 것은 polytom이다. 이에는 몇 종류의 장치가 있는데, polytom U형에서는 검사대는 선 자세, 누운 자세, 그 중간의 어떤 위치도 모두 취할 수 있으며, 엑스선관의 운동도 직선, 원, 타원, 나선운동, 클로버모양 운동을 할 수 있다.

지금까지 말한 단층검사장치에서는 시상면 또는 전액면에서의 단층검사를 할 수는 있으나, 인체의 횡단면은 검사할 수 없다(머리, 사지의 횡단면은 검사할 수 있다).

회전횡단면 검사에는 회전횡단 검사장치가 사용된다. 이에는 선 자세로 검사하는 것과 누운 자세로 검사하는 것이 있으며, 각각 기구가 다르다. 선 자세 검사용인 것은 엑스선관이 고정되어 있으며, 피검자와 검출기가 회전한다. 이에 대해 누운 자세 검사용인 것에서는 피검자가 고정되어 있으며, 엑스선관과 상수용체가 이동하도록 되어 있다.

원리적으로는 360° 회전시키는 것이 영상의 일그러짐을 없애는 데는 좋지만, 기구상 360° 회전시키기는 어려우므로 200° 정도로 회전시킨다.

회전횡단 검사는 치료의 경우에 종양의 위치를 정하는 데 사용되는 수가 많으나, 이 경우에는 치료가 누운 자세로 행하여지므로 그것에 알맞은 장치가 사용되어야 한다.

회전횡단 검사에는 피검자와 상수용체의 거리가 커지므로 확대율이 커져 대형 상수용체의 사용이 필요하다. 이 때문에 간접검사법을 조합한 것이 고려되고 있으나 현재로서는 실용화되어 있지 않다.

치료용 시뮬레이터에는 회전횡단검사가 가능한 기구를 장치한 것도 있다.

치열 전면 검사용 엑스선 장치는 주로 치과영역에서 사용되는 것으로, 단층영상이 아니라 구부러진 치열을 전개하여 한 장의 가로로 긴 평면상을 검사하는 것이다. 이 방법을 파노라마 검사법이라고 한다.

엑스선관 앞에 세로로 긴 가는 틈을 마련하고 상수용체의 바로 앞에도 이에 대향해서 가는 틈을 마련한다. 피검자는 앉은 자세로 체축을 중심으로 하여 회전시키며 상수용체도 마찬가지로 이와 역방향으로 회전시킨다. 상수용체 위에는 차례로 치열이 다른 부분이 검사되게 된다(그림 7-15).

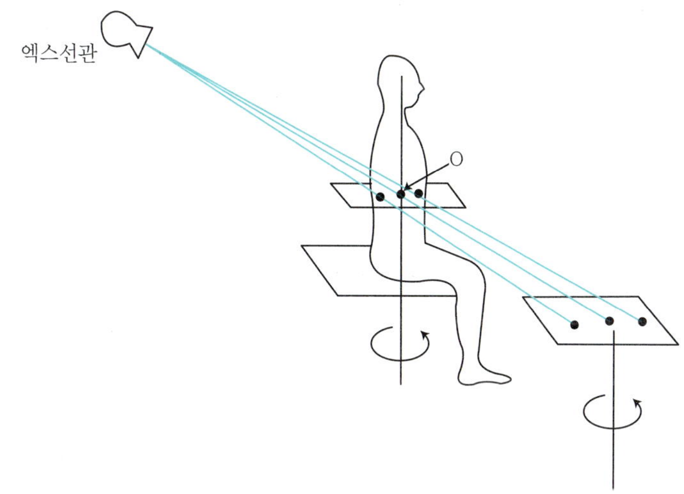

똑바로 앉은 자세의 장치에서는 이와 같이 엑스선속이 비스듬한 방향으로 들어가 피검자와 필름이 같은 각속도로 회전한다. 엑스선 중심선속이 피검자와 필름과의 회전 중심을 지난다. 피검자의 체내에서 회전축을 엑스선 중심선속이 지나는 점 0을 포함하고, 필름에 평행한 면의 상만이 필름 위에 선명히 투영되며, 이것으로부터 상하 방향으로 떨어진 면 위의 점은 원형으로 흐리게 투영된다.

그림 7-14. 회전횡단검사법의 원리

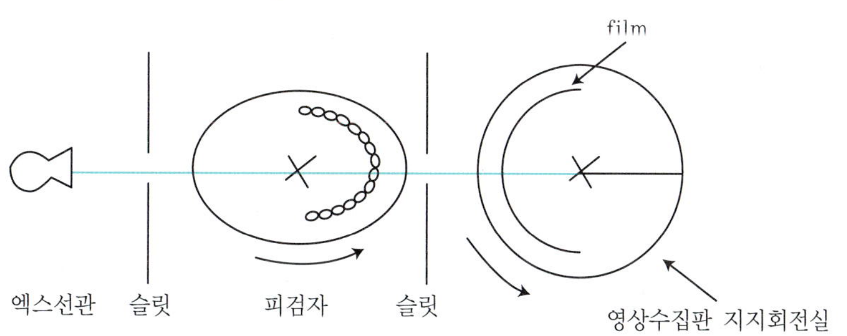

그림 7-15. 파노라마그라피의 원리도

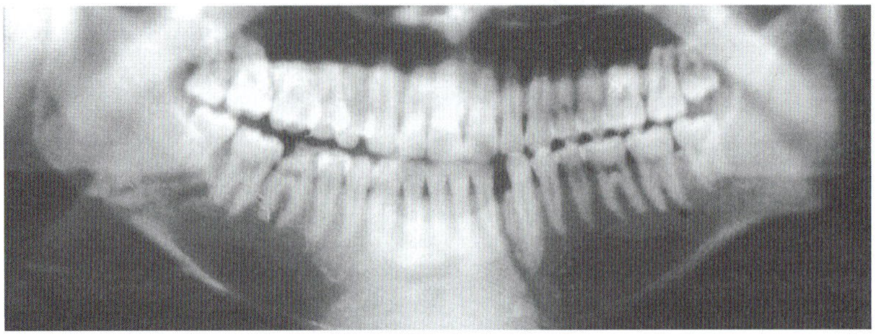

그림 7-16. 치아 단층 영상

7. 간접검사장치

보통 엑스선 검사에서 엑스선은 상수용체에 직접 영상을 만든다. 그런데 집단검진의 경우에는 수고와 경비를 절약하기 위해 상수용체를 놓는 장소에 형광판을 놓고, 이것을 보통 카메라를 써서 검사하는 방법이 쓰인다. 이러한 검사법을 간접검사법이라 하며, 이에 대해 일반적으로 쓰이고 있는 검사법을 직접검사법이라고 한다.

따라서 검사법에는 직접 엑스선 검사용의 장치에 곁들여, 영상을 생기게 하는 형광판과 이것을 검사할 카메라가 필요하다. 이 경우, 형광판상은 주위에서 실내의 빛이 닿으면 이에 방해되어 검사할 수 없으므로 어둠상자를 만들어 검사한다. 이 어둠상자를 엑스선 간접검사 임상자라 한다. 암상자는 형광판면과 엑스선 간접검사 카메라 사이에 외부로부터 빛이 들어오는 것을 막는 동시에, 간접카메라를 형광판에 대해 정확히 유지하여 형광판과 상수용체 사이의 거리를 정확히 유지하는 역할을 한다.

간접용 암상자에는 엑스선을 방어하기 위해, 형광판에 접하여 간접카메라 쪽에 엑스선 방어용 납유리가 장착되어 있다. 이것은 간접카메라 내에 장착된 간접검사용 카메라 엑스선에 의한 미노광 부분의 감광을 일으키지 않고 또 불필요한 엑스선 피폭을 막기 위해서이다. 간접 암상자의 크기는 목적하는 촬영부위에 따라 다르지만, 형광판의 유효치수가 400×400 mm의 것으로부터 200×200 mm의 것까지 있다.

간접 암상자에 필요한 성능으로는 빛이 새지 않을 것(사용상태에서 직사일광에 닿아도 상수용체 비노출 부분에 감광을 일으키지 않을 것), 내부에서 빛의 반사가 일어나지 않도록 되어 있을 것(보통 검은색의 광택이 없는 도장이 되어 있음), 형광판의 엑스선 관측은 형광판에 유해한 그림자가 생기지 않는 구조일 것, 길이가 규정대로일 것, 형광판과 좌판의 부착면이 평판이며, 그 중심이 동일 수직선상에 있을 것 등이 KAS에 규정되어 있다.

이 간접 암상자에 규정된 크기의 좌판을 사이에 두고 간접카메라가 설치된다.

간접카메라는 35 mm의 구멍이 없는 것에서부터 100 mm의 것까지 있는데, 오래된 것에는 구멍이 있는 35 mm 필름을 사용하는 것도 있다. 광학시스템에는 두 가지가 있는데 그 하나가 렌즈카메라법이다. 렌즈 간접카메라에 요구되는 성질은 검사 대상이 되는 형광판 영상의 밝기가 어두우므로 렌즈계가 밝을 것, 또 렌즈의 분해능이 좋을 것, 영상의 일그러짐 등이 적을 것, 촬영된 영상이 필름 가득히 촬영되고, 삐어져 나오지 않을 것, 많은 사람을 촬영하는 일이 있으므로 길이가 긴 필름의 사용이 가능할 것, 필름 교환이 쉬울 것 등이다.

간접촬영법 개발 단계에서는 일반용 카메라가 간접카메라로 사용되었지만, 현재는 전용카메라가 사용되고 있다. 이것은 렌즈도 특히 초점 f ; 1.4 이상의 밝은 것으로 비교적 근거리에 있는 형광판면에 핀트를 맞춘 경우, 최고의 성능을 발휘하도록 설계되어 있다. 일반적으로 셔터는 존재하지 않고, 필름 바로 앞에 금속판제품의 차광판이 달려 있어 사용하지 않을 때는 이것을 닫게 되어 있다. 촬영 시에는 이것을 열고, 노광은 셔터의 개폐에 의하지 않고 엑스선 조사에 의해 조절된다. 즉, 보통 카메라에서의 open flash 촬영과 동일한 방법으로 촬영된다. 과거 필름을 사용했을 당시에는 1회마다 필름을 감아 올리고 번호를 변경하는 것은 능률이 떨어지고 또 잘못될 위험도 있으므로, 엑스선 촬영을 하면 자동적으로 모터에 의해 필름이 1장만 감아 올려지고 번호가 변경되도록 된 것도 있다.

또 간접카메라의 필름 장진부가 간접 암상자에 간접카메라를 장착한 채로 간단히 꺼낼 수 있게 된 것도 있다. 이 방법은 필름 교환시간을 단축할 수 있다. 또 긴 필름과 1장씩 낱개로 된 필름을 교환할 수 있는 형식도 있는데, 이 방법은 1명 또는 여러 명을 수시로 간접촬영할 수 있는 장점이 있다.

지금까지 설명한 것은 광학계에 렌즈를 쓴 간접카메라를 사용하는 간접 검사장치에 관한 것이다. 그런데 광학계에 오목한 거울을 쓰는 카메라가 간접 검사용으로 개발되어 사용되고 있다. 이것은 미러카메라(mirror camera)이다. 미러카메라는 렌즈카메라에 비해 밝고 수차가 적은 넓은 각의 광학계를 쉽게 만들 수 있으므로 당초에는 천문학 영역에서 사용되고 있었다. 이것은 오목한 거울과 수차를 보정하기 위한 슈미트(Schmidt) 보정판을 조합한 것으로 슈미트카메라라고 불렀다. 이것과 같은 원리의 카메라가 간접검사용으로 개발되어 이용되고 있다(그림 7-17, 7-18).

미러카메라는 렌즈 카메라에 비해 광학계가 밝고, 소량의 엑스선으로 검사할 수 있으며, 검사된 영상의 질도 양호하다. 이 때문에 단순히 집단검진용으로 쓰일 뿐만 아니라, 일반적인 촬영에도 이용되고 있다. 특히 위 집단검진에 쓰이는 간접촬영 카메라에는 미러카메라를 쓴 것이 많은데, 이것은 복부가 흉부에 비해 엑스선 투과성이 나쁘고 대량의 엑스선을 필요로 하기 때문이다. 미러카메라에는 영상이 어둠상자 내부에 결상하므로 필름은 어둠상자의 중간에 유지되는 기구로 되어 있으며, 형광판, 거울, 어둠상자가 일체화 된 구조로 되어 있다(그림 7-18).

이에는 전체가 직통으로 된 것과 중간에 반사경을 넣어 90° 굴곡된 모양의 것이 있다. 미러카메라계에서는 형광판이 거울을 향해 볼록한 구면으로 되어 있으며, 또 필름도 평면상이 아닌 구면상으로 유지되어 구면수차를 제거하도록 되어 있다.

미러카메라에는 초당 6장까지 연속검사할 수 있는 기구를 가진 것도 있는데, 이것은 식도의 연하운동 중 촬영 또는 심혈관 조영 등의 경우에 이용되고 있다.

미러카메라는 렌즈카메라와 마찬가지로 60 mm, 70 mm 필름을 쓰는 것과 이보다 큰 100 mm의 필름을 쓰는 것이 있다.

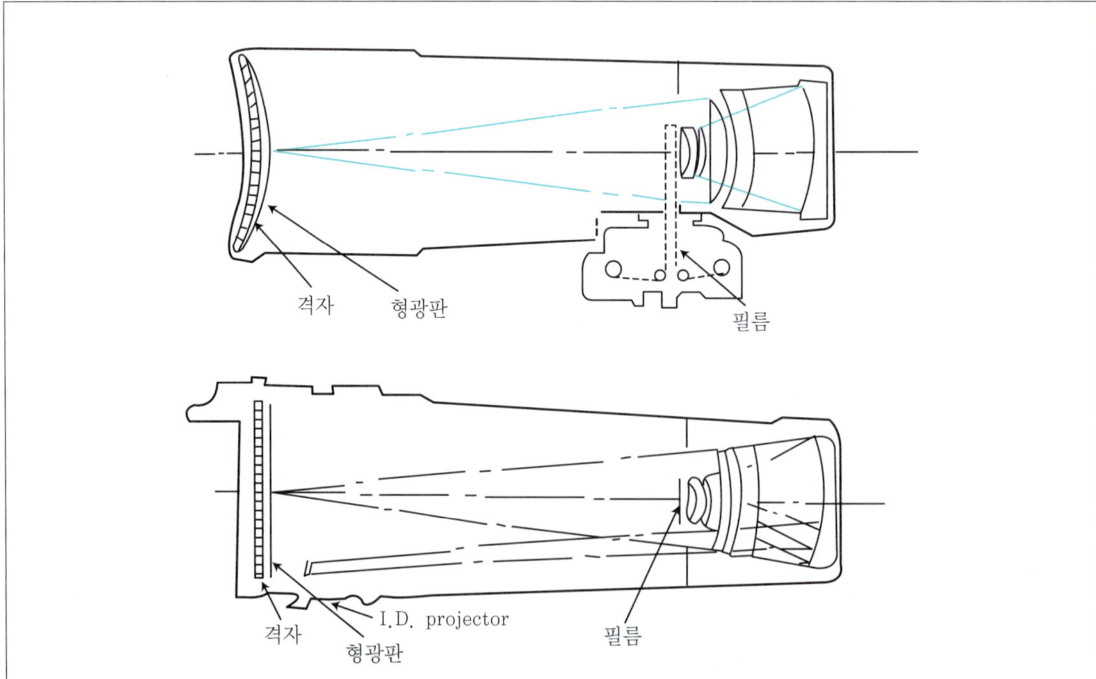

그림 7-17. 미러카메라 구조도

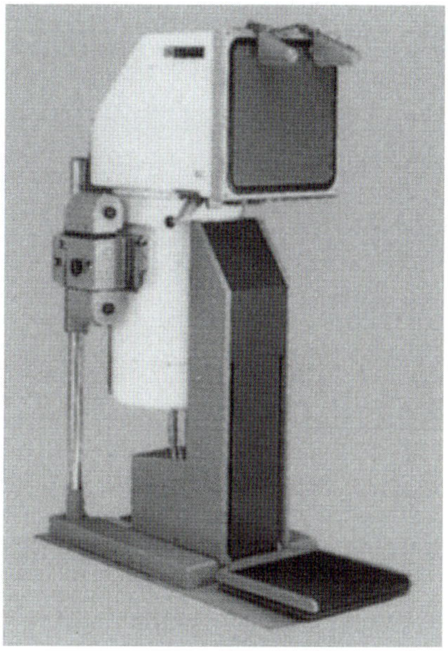

그림 7-18. 간접검사용 미러카메라(canon사)

표 7-1. 형광물질 종류의 감도와 선예도

종 류	감 도	선예도	관전압
PT*	40%	190%	80 kVp
UP-2	60	139	
UP-3**	100	105	
P-3	100	100	
P-4	115	90	
CINE***	160	85	

P-3을 100으로 하여 표현
* 초고선예도
** 흉부전용 감도 보상형
*** cine 촬영용 고휘도형

간접검사용 형광판은 목적에 따라 여러 가지 감도, 선명도를 가진 것이 준비되어 있다. 발광특성은 5,000 Å 부근에 피크가 있으며, 간접촬영용 필름의 감광 특성에 맞는 것이 사용된다. 형광판 물질은 ZnCdS : Ag가 쓰이고 있다. 한편 미러카메라용은 곡면으로 되어 있다.

흉부 엑스선 간접촬영용 방어상자는 엑스선 간접촬영의 경우 피조사체로부터 발생하는 산란선이 사방으로 흩어지지 않도록 피조사체 주위에 상자 모양의 차폐물을 마련하도록 규정되어 있다. 이것은 간접 암상자와 엑스선관을 연결하는 모양으로 되어 있는데, 그 높이는

175 cm 이상이며, 방사선 누출은 규정된 검사방법으로 측정하여, 피검자가 출입하는 내담이 문이 닫힌 위치가 아니면 엑스선이 조사되지 않는 안전기구가 마련된 것이어야 한다.

간접검사용 엑스선발생장치는 직접검사에 비해 큰 선량을 필요로 하며, 또한 단시간 내에 자주 반복 조사되므로 장치나 엑스선관은 모두 대용량의 것으로 엑스선관에는 양호한 냉각장치가 부착되어 있을 것이 요망된다. 또한 간접검사용으로 파미절단식 콘덴서 장치가 이용되는 일이 많다.

간접검사는 많은 사람을 단시간에 검사하므로 각 사람의 가슴두께, 복부 두께를 측정하여 이에 의해 검사조건을 수동으로 변경하기는 곤란하다. 또 착오를 일으킬 가능성도 크므로 광전한시장치를 사용하는 것이 좋다. 이것은 요컨대 간접검사용 형광판의 특정부분의 밝기를 광전자증배관 등에 의해 측정하고 일정한 광량이 얻어졌을 때에 자동적으로 엑스선을 차단하는 것이다.

광전자증배관에는 형광판의 휘도에 비례한 전류가 흐르고, 이것이 콘덴서를 충전하며 이 전위가 시간이 지남에 따라 상승한다. 일정한 전위에 이르면 이에 접속되어 있는 3극방전관의 격자 전압이 보통전압이 되고 엑스선회로가 열려 조사가 끝나는 시스템으로 되어 있다. 3극관 장치와 조합할 경우에는 엑스선관의 격자전위의 제어를 광전한시장치로 하게 되어 있다.

8. 심장 혈관 검사장치

심장 혈관계는 조영제 없이는 엑스선 영상이 만들어지지 않는 기관이다.

대상이 되는 곳은 심장, 대혈관, 각 장기의 혈관(머리, 배), 사지의 혈관 등이나 이 외에 심장의 혈관이긴 하지만 심장에 영양분을 공급하는 관상동맥은 별도로 취급한다.

심장 운동이나 혈류속도는 상당히 빠르기 때문에 엑스선 검사시간은 극단적으로 짧게 해야 하며 단시간에 여러 장을 검사해야 한다. 통상 1초간에 2~6장의 연속검사를 하여 조영제가 심장 혹은 혈관 내를 진행해 가는 상태를 차례로 관찰하여 진단을 한다. 또 혈관의 주행상태로부터 장기의 종양도 진단한다. 따라서 엑스선 고전압 발생장치 및 엑스선관은 정격이 큰 대용량이라야 한다.

혈관 조영검사는 서혜부 동맥을 천자하여 카테터(catheter)를 집어넣어(이와 같은 검사기법을 Seldinger법이라 한다) 목적으로 하는 장기까지 카테터의 끝을 진행시켜 조영제를 한꺼번에 주입(조영제 자동주입기에 의함)하면서 고속 연속검사를 한다. 이때 조영제 주입장치, 엑스선 고전압 발생장치, 고속 상수용체 교환장치는 서로 연계하여 동작할 필요가 있다.

심장은 카테터를 대동맥을 통하여 좌심실까지 집어넣어 좌심실 조영촬영을 하고 우심방 우심실에 대해서는 정맥으로부터 카테터를 집어넣어 우심방, 우심실 그리고 폐동맥에까지 진행시켜 조영검사를 한다.

머리(뇌)는 Seldinger법 또는 목동맥을 직접 천자하여 조영제를 주입하여 검사한다.

혈관조영 엑스선 진단시스템은 가장 뛰어난 기술과 실력이 필요한 엑스선 진단시스템이다.

일반적으로 혈관조영 진단에서는 카테터의 진행 방향을 계속 관찰해야 하므로 투시가 반드시 필요하다. 카테터 선단의 위치를 확인하기 위해서는 소량의 조영제를 시험 주입하여 혈관영상을 관찰한다. 이때 video tape recorder로 녹화를 하여 영화 필름이 현상될 때까지 재생상으로 진단을 한다.

투시검사대는 수평으로 유지되는 것이 보통이며, 테이블은 수평면 내에서 상하운동이 가능하게 만들어져 있다. 원래 조영제의 엑스선 흡수는 그리 많지 않다(조영제는 독성이 있기 때문에 농도를 너무 높게 할 수도, 양을 무제한으로 증가할 수도 없다). 때문에 엑스선 관전압을 높게 하면 엑스선 영상의 대조도가 떨어지게 된다. 따라서 엑스선관전압은 100 kV 이하가 바람직하다. 이 때문에 투시촬영대는 엑스선 흡수를 적게 하는 것이 특히 중요하다.

혈관조영 차단 시스템에서는 투시와 촬영에서 사용하는 기기가 서로 다르기 때문에 검사 도중에 기기의 이동(또는 피검자의 이동)이 필요하게 된다. 이 이동이 용이하게 이루어질 수 있는 시스템이 요망된다. 일반적으로는 피검자를 이동시킬 때 카테터의 선단위치가 움직일 수가 있으므로 기기의 이동이 바람직하다.

혈관조영 검사장치는 엑스선 출력이 큰 것이 요구되기 때문에 엑스선관 초점을 크게 하지 않을 수 없다. 그러므로 테이블과 상수용체 교환장치 사이의 거리가 될 수 있는 대로 짧게 하여 초점에 의한 영상의 흐림을 될 수 있는 한 작게 할 필요가 있다. 한편 투시검사대는 한 쪽만 지지되어 있고 다른쪽은 길게 뻗어 나와 있으며 그 밑에 상수용체 교환장치가 놓이는 형태이기 때문에 피검자의 무게에 의하여 테이블이 어느 정도 휘어진다. 그래도 상수용체 교환장치는 쉽게 이동할 수 있어야 하므로 테이블과 상수용체 교환장치 사이에는 어느 정도 거리를 두어야 한다.

엑스선 고전압 발생장치에는 3상식의 1,000 mA의 것이 많이 사용되고 있다. 엑스선관도 대형이면서 고속회전형이 장착된 것이 많다. 영화검사용 엑스선관은 투시와 공용하게 되는데, 장시간 부하에 견딜 필요가 있고, 축적열용량이 큰 엑스선관이라야 하며 초점 치수가 작은 것이 요구된다(0.5 mm 전후).

상수용체 교환장치는 머리 및 복부에서 초당 2장, 심장에서 초당 6장 정도 연속검사가 가능한 것이 선택된다. 비교적 격자(grid)비가 낮은 산란 엑스선 제거용 격자(grid)가 설치되어 있다.

생체신호 기록장치나 심장감시 소생장치는 검사 중에 갑자기 심장에 변화가 발생했을 때 그것을 경고하고 기록한다. 또 만약 부조화가 일어나면 이것을 제거하기 위한 장치이다.

마취장치는 주로 소아검사 때에 피검자를 전신 마취시켜 잠을 자게 하기 위한 것이다.

관상동맥 조영진단은 통상 영화검사영상에 의하여 행하여진다.

관상동맥에는 좌우 2계통이 있고, 각각 심장을 두 지역으로 나누어서 복잡하게 달리고 있다. 관상동맥의 조영검사법은 Seldinger법에 의하거나 팔의 주관절 내측의 동맥으로부터 카테터를 집어넣는 손즈법에 의한다. 카테터 선단을 대동맥판막의 바로 외측에 있는 관상동맥의 기시부까지 진행시켜 조영제를 주입하면서 엑스선 영화검사를 한다.

좌우 2계통의 관상동맥을 검사하기 위하여, 또는 관상동맥의 주행을 입체적으로 파악하기 위해서는 엑스선 beam을 피검자의 체축 주위를 회전시켜야 한다. 또 체축에 수직되는 면 내의 회전뿐만 아니라 체축에 대하여 경사한 면 내에서의 회전도 요구된다(**그림 7-19** 참조). 이와 같은 운동을 만족시킬 수 있는 엑스선관 장치 및 I.I. support의 일례가 **그림 7-20**이다. 이상의 엑스선 빔의 회전은 용이하게, 그리고 자연스럽게 이루어져야 한다. **그림 7-19**는 관상동맥 조영진단 시스템의 구성도이다.

엑스선 영화와 투시만을 하는 것이기 때문에 장치 시스템이 비교적 간단하나, 시스템의 기술적인 내용은 정밀하다. 심장을 대상으로 하기 때문에 생체신호 기록장치나 심장감시 소생장치 등을 모두 갖추고 있어야 한다. 또 한쪽 방향뿐만 아니라, 동시에 2방향으로부터 엑스선 영화를 검사함으로써 1회의 조영제 주입으로 정보를 2배 얻을 수 있는 시스템도 있다. 영상으로부터 계측을 하는 경우에도 동시 2방향 영화 검사가 유리하다.

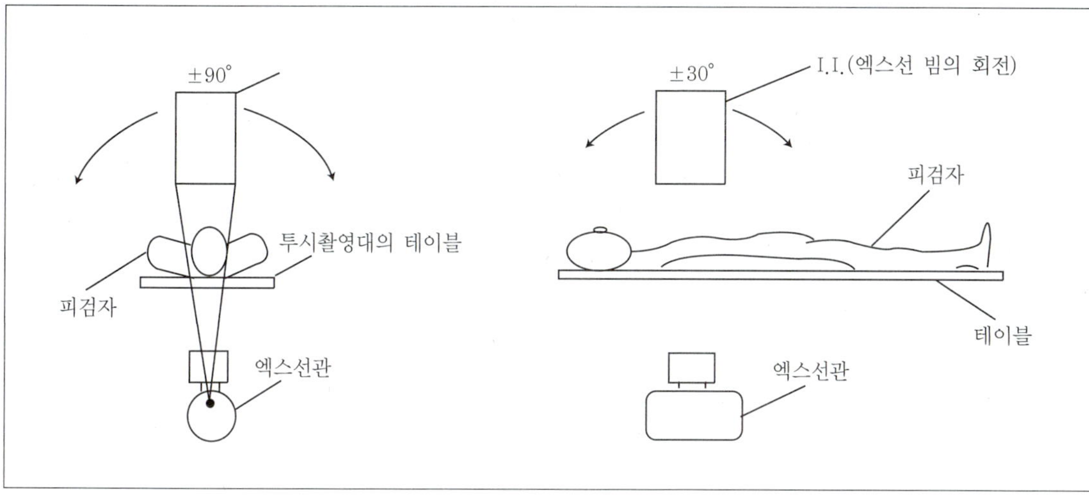

그림 7-19. 엑스선관 이동형 검사시스템

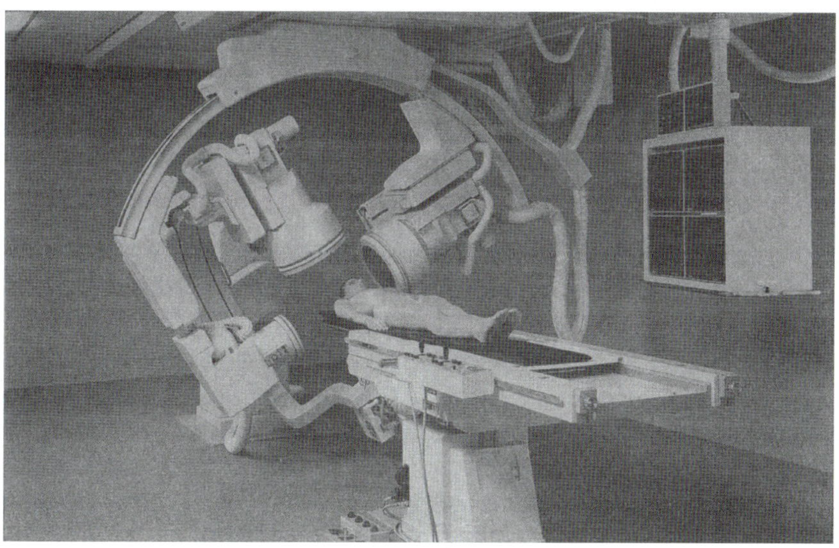

그림 7-20. 혈관조영 검사장치

9. 엑스선 연속검사장치

엑스선 연속검사에서는 초당 10장까지의 촬영이 가능하며, 이를 관찰하는 데는 엑스선 사진을 1장씩 고정정지상으로 관찰하므로 운동이 그대로 관찰할 때 보이는 것이 아니다.

투시에서는 운동하는 모습을 관찰하는 것은 가능하나, 기록하여 되풀이 관찰할 수는 없다.

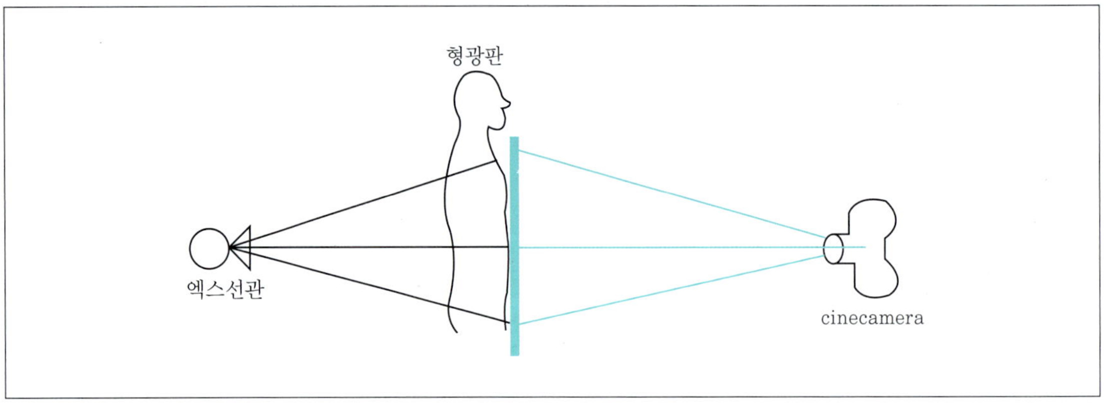

그림 7-21. 형광판식 연속검사법

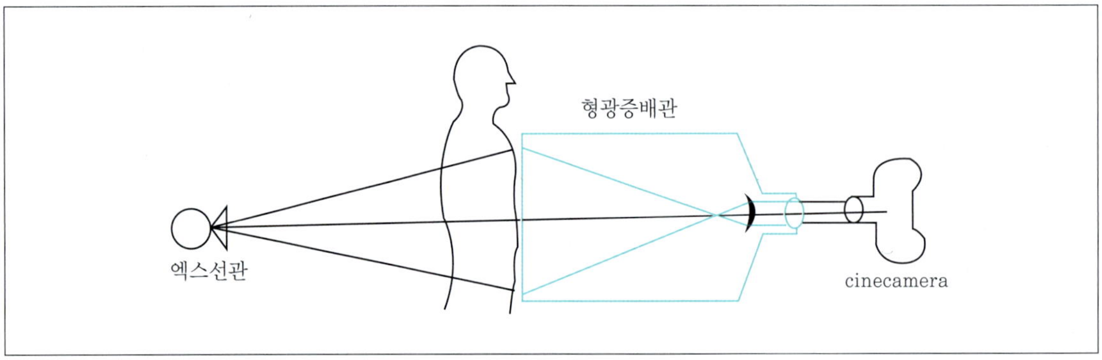

그림 7-22. 형광상증배관식 영화검사법

최근에는 엑스선 TV에 의해 포착된 상을 비디오 테이프 기록기로 기록하여 되풀이해서 관찰할 수 있게 되었다. 한편, 텔레비전 도입 이전부터 사용되고 있는 방법으로 엑스선 영화가 있다. 이것은 개발 당시 형광판영상을 영화검사하는 식으로 검사하였다(그림 7-21). 간접검사가 1장 검사인데 대해, 이것은 연속적으로 간접검사를 초당 16화면 이상을 검사하는 것으로 생각하면 된다.

엑스선 영화법에서 가장 널리 사용되고 있는 것은 16 mm 필름을 사용하는 것이고, 영화검사용 카메라로는 보통 16 mm 카메라가 사용된다. 최근에는 고속 검사가 특히 심혈관 영화 검사에 쓰이게 되어 초당 200화면 이상 검사를 하게 되었다.

이와 같이 검사 장수가 증가하면 형광판법에서 검사에 필요한 영상의 밝기가 부족하기 때문에 형광증배관을 써서, 그 출력형광면의 영상을 시네카메라(Cine Camera)로 검사하게 되었다(그림 7-22). 현재는 엑스선 영화는 형광증배관상을 촬영하는 것이 보통으로 되어 있다.

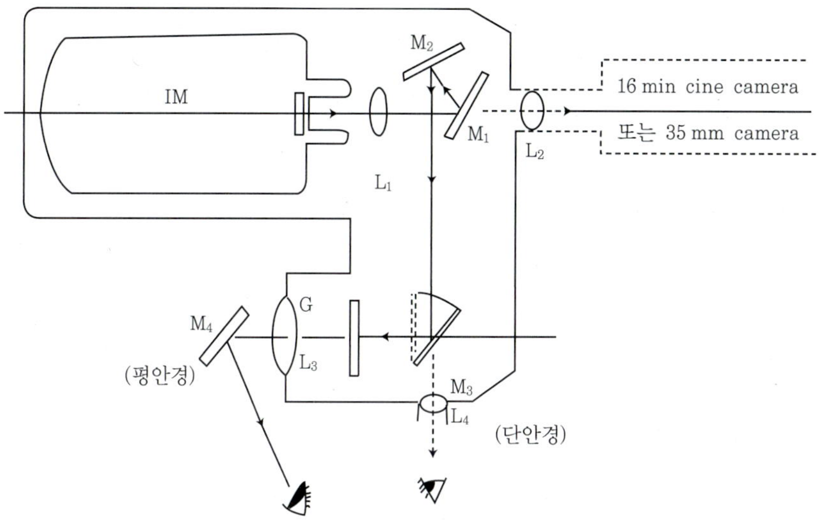

L_1, L_2, L_3, L_4 : lens
M_1 : mirror. 연직방향으로 이동함으로써 반사율을 100%와 20%(80% 투과)로 바꿀 수 있다.
M_2, M_4 : mirror
M_3 : mirror. 현 위치에서 화살표 방향으로 회전시켜 L_4를 통해서 볼 수 있다.
G : pint glass
IM : 엑스선 형광증배관

그림 7-23. 형광증배관에 부착된 영상분배장치

따라서 시네 검사장치는 형광증배관에 시네카메라가 적당한 광학계에 의해 결합 되어 있다.

이 경우, 일반적으로는 형광증배관의 출력상을 엑스선 TV를 통해, 또는 직접 눈으로 관찰하면서 검사하지 않으면 어떠한 영상이 기록되고 있는지 알 수 없으므로 검사 중에 출력형광면으로부터 빛의 일부를 시네카메라에, 일부를 관찰용으로 분배하는 영상 분배장치가 필요하다(**그림 7-23**). 이것은 일반적으로 반투명한 거울과 프리즘(prism), 반사경 등의 조합으로 이루어져 있다. 또 직접 눈으로 보는 경우와 TV 카메라를 설치하여 TV영상을 보는 경우도 있다.

엑스선 영화용으로 쓰이는 형광증배관은 보통 것 이외에 cinelix 방식이라고 하는 것이 있다. 이것은 영화를 검사할 때 시야가 큰 것이 특징이다. 즉, 이 경우에는 우선형광판을 써서 가시광선의 영상을 만들고, 이것을 형광증배관을 써서 밝기를 증폭하여 그 출력 형광면상을 시네카메라로 검사하는 것이다(**그림 7-24**).

또 엑스선 텔레비전의 모니터 영상을 영화로 검사하는 방법도 있다. 이것은 시네카메라이

라고 하는 방법이다(그림 7-25). 이 경우에는 텔레비전의 1초 동안 영상의 수가 정해져 있으므로 cine 영상 수도 자유로이 선택할 수는 없으며, 텔레비전의 영상수가 동일하고, 또한 텔레비전의 영상과 같게 검사할 필요가 있다. 또 영상의 질도 형광증배관의 출력형광면을 검사하는 데 비하면 뒤떨어진다. 다만, 검사에 필요한 선량이 적어도 되고, 또 비디오 테이프 기록기에 녹화할 것으로부터도 필요한 부분만큼 검사할 수 있는 이점이 있다.

영화용 카메라에는 앞서 말한 16 mm의 것 외에 35 mm의 필름을 쓰는 것도 사용되고 있다. 필름이 커지면 영상의 질이 양호해지는데, 16 mm에 비해 35 mm에서는 필름 1화면의 면적이 2배 이상이 되기 때문에 필름의 사용량이 증가하여 비용이 많이 들게 되고, 또 텔레비전이 대형으로 되어 기구도 더 복잡해지는 결점이 있다. 최근에는 70 mm의 텔레비전도 시험적으로 사용되고 있으나, 아직 일반적인 것은 아니다.

영화검사용 엑스선 발생장치는 보통 엑스선 발생장치에서 연속적으로 엑스선이 발생하는 것 외에 필름을 보내고 있는 동안은 엑스선이 발생하지 않도록 필름 보내기와 같게 하여 엑스선 발생을 조절 할 것도 쓰인다. 이것은 피검자의 피폭 감소에 유효하다.

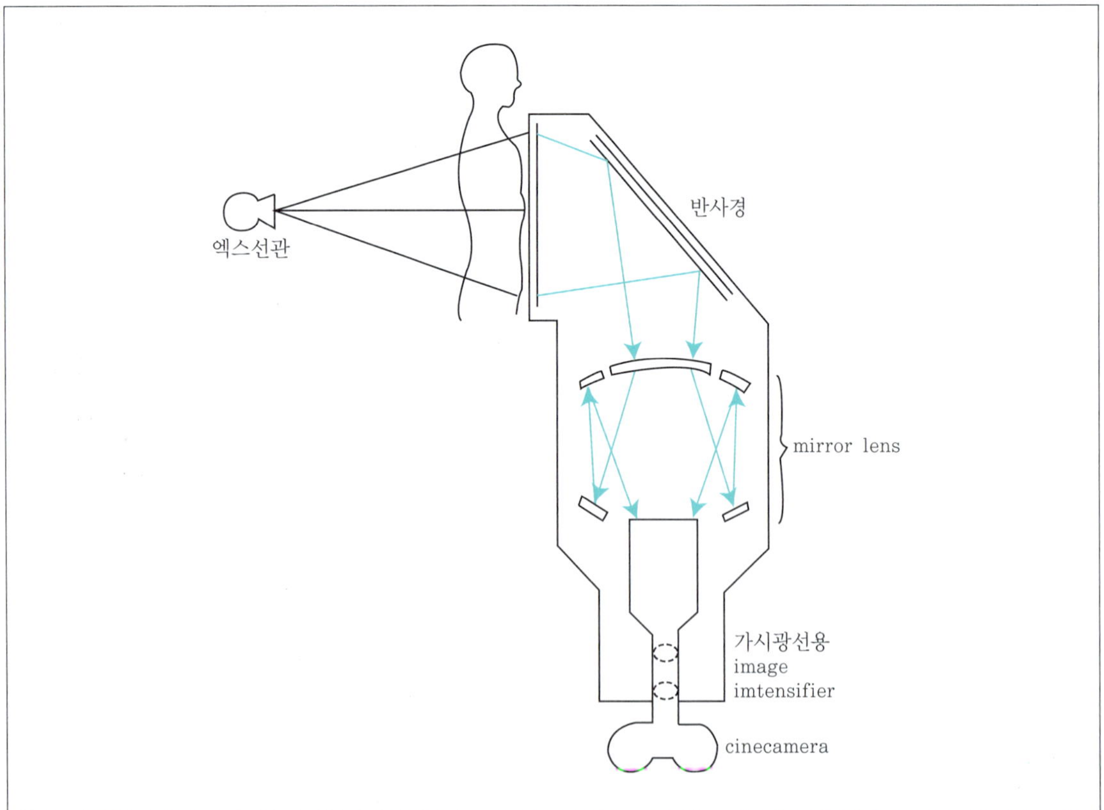

그림 7-24. Cinelix 방식 엑스선영화검사법

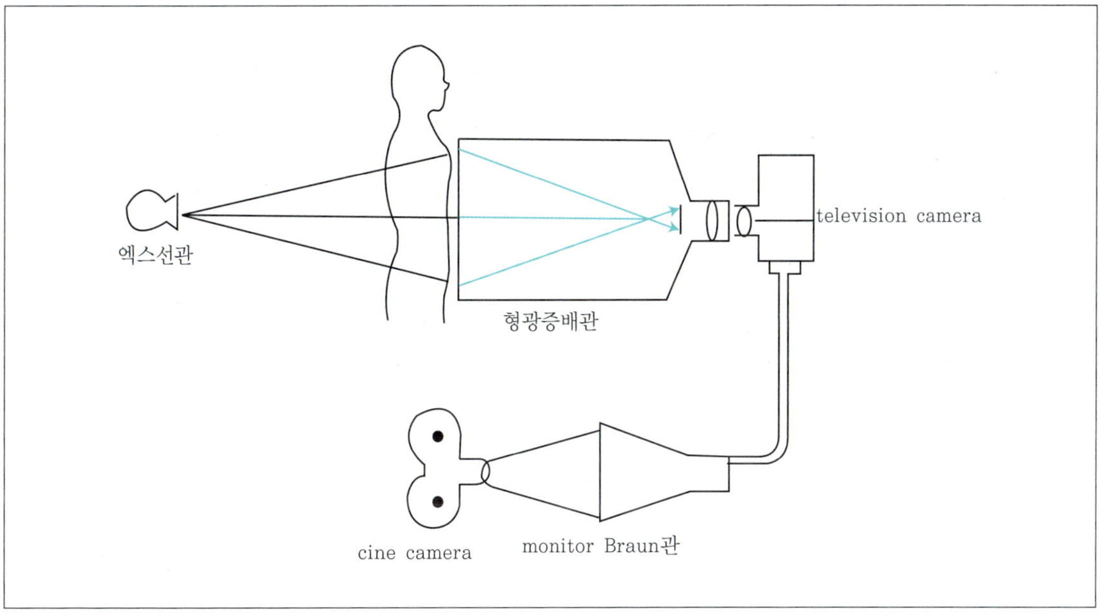

그림 7-25. Cine recording법

이를 위해서는 보통 3극 엑스선관이 쓰이며, 이 격자에 film 보내는 것과 속도를 같게 하여 발생시킨 펄스를 가해, 필름 정지시에만 엑스선이 발생하도록 한 것이 일반적으로 사용되고 있다. 이를 위해서는 특별한 펄스 발생장치가 필요하다.

한편, 3극관을 쓰지 않고, 보통 엑스선관을 써서 펄스가 상승할 때 엑스선을 발생시키는 것도 고안되어 있다. 이것은 엑스선 고압변압기의 1차측에 펄스 발생장치를 넣은 것이며, 발생 가능한 2차 전류가 적어 직접 검사에는 사용하기 어려우나 형광증배관과 조합한 영화 검사에는 충분한 엑스선량을 얻을 수 있다.

제 3의 방법으로는 엑스선관과 직렬로 3극의 스위치용 진공관을 넣는 방법이 있다. 이 경우 격자에 가해지는 전압의 제어로써 엑스선관 회로의 on, off가 가능해진다.

Chapter 8

엑스선 기기 관련용품

제8장은 의료영상정보학에서도 서술된 내용이지만 엑스선장치의 구성요소임으로 엑스선 기기 관련용품들을 설명하고 있다.

1. 카세트

CR시스템이 개발되기 전에 사용되었으나 최근에는 사용하지 않는 도구이다.

카세트는 필름을 가시광에 의한 노광으로부터 보호하는 동시에 기계적 손상이 없도록 보호하고 필름과 증감지를 밀착시키는 구실을 한다.

형태는 **그림 8-1**과 같으며 카세트 내측 전면에는 전면 증감지, 뒷면 내측에는 후면증감지가 있으며 뚜껑 후면 쪽에 산란선을 억제하는 필름 받침이 마련되어 있다.

엑스선 필름을 카세트에 한 장 넣어 뚜껑을 닫으면, 압착 작용으로 증감지가 필름에 충분히 밀착되도록 만들어졌다. 이 효과를 높이기 위하여 뒤 뚜껑에는 적당한 쿠션이 첨부되어 있고, 그 위에 증감지가 부착되어 있다. 카세트 전면은 엑스선을 충분히 투과하는 물질로 만들어져 있다. 카세트 내부에는 적당한 차광 장치가 만들어져 있어서 가시광이 외부로부터 들어가 필름을 감광시키지 않도록 해 두고 있다. 카세트는 될 수 있는 한 가볍게 운반할 수 있도록 알루미늄이나 베이크라이트 물질을 일반적으로 사용하고 있다.

증감지를 사용하지 않을 경우는 필름을 압박할 필요가 없으므로 두꺼운 마분지(card-board holder)가 사용된다. 이 경우도 후면에 납으로 된 필름 받침이 마련되어 있으므로 전후면을 혼동해서는 안 된다.

카세트에는 KSA에 규정된 것 이외에도 예를 들면, 하지 전체를 한 장의 필름으로 촬영할 수 있는 긴 치수의 것도 있다. 또 카세트 표면을 곡면으로 만들어 특정 부위 촬영에 편리하도록 만들어진 것과 유연성이 있는 재료로 제작된 것 등 여러 가지가 있다. 카세트의 종류는 **표 8-1**과 같다.

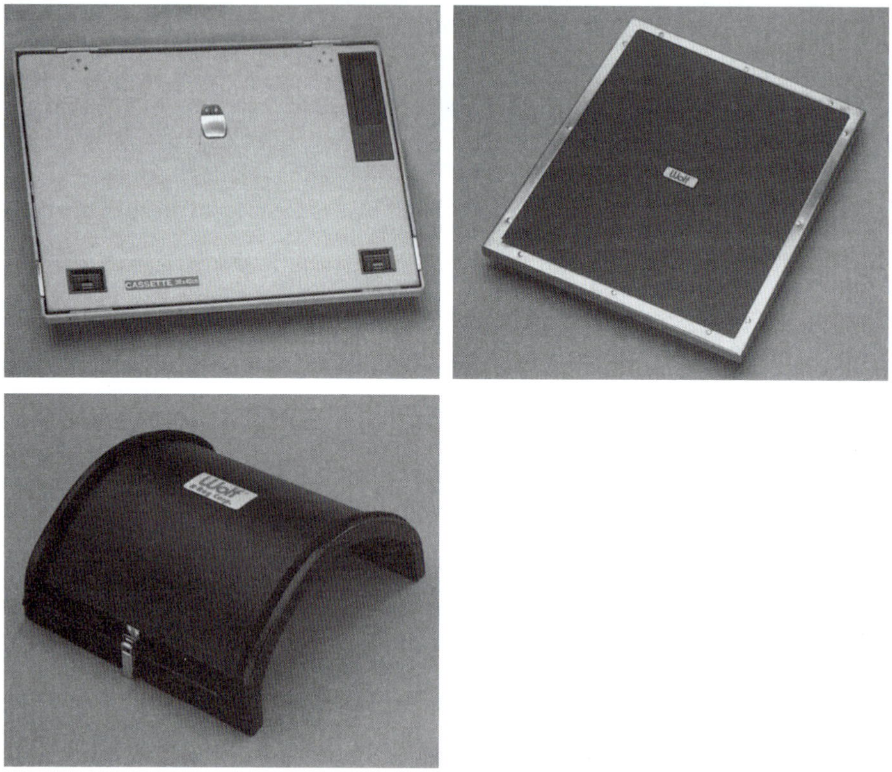

그림 8-1. 카세트의 외부 모양과 구조

표 8-1. 카세트의 크기와 무게

Inch	Cm	Size	Weight (g)
5×7	13×18	8×10″	960
5×12	18×24	10×12″	1,200
6×12	18×43	11×14″	1,660
7×12	24×24	12×15″	1,900
8×10	24×30	14×14″ (35×35 cm)	2,020
9.5×9.5	30×30	14×17″ (35×43 cm)	2,440
10×12	30×35	5×7″	540
11×14	30×40	5×17″	1,360
12×15	35×35	18×24 cm	840
14×14	35×43	24×30 cm	1,240
14×17	30×120	30×40 cm	1,940
14×36	30×90		
14×51	30×60		

2. 산란엑스선 제거용 그리드(X-ray grid)

그리드는 산란 엑스선을 가능한 한 제거하고 직접 엑스선은 잘 투과시켜 엑스선 영상의 화질을 개선하고자 하는 용품이다.

그리드 단면은 평평한 판 모양이고, 얇은 납줄로 꾸며진 납줄(strip)과 알루미늄, 플라스틱, 목재 등 엑스선 흡수가 적은 물질로 만든 기판에 납스트립이 교대로 배열된 것이다. 또한 그리드 표면은 흡수가 적은 얇은 판으로 보호되어 있다.

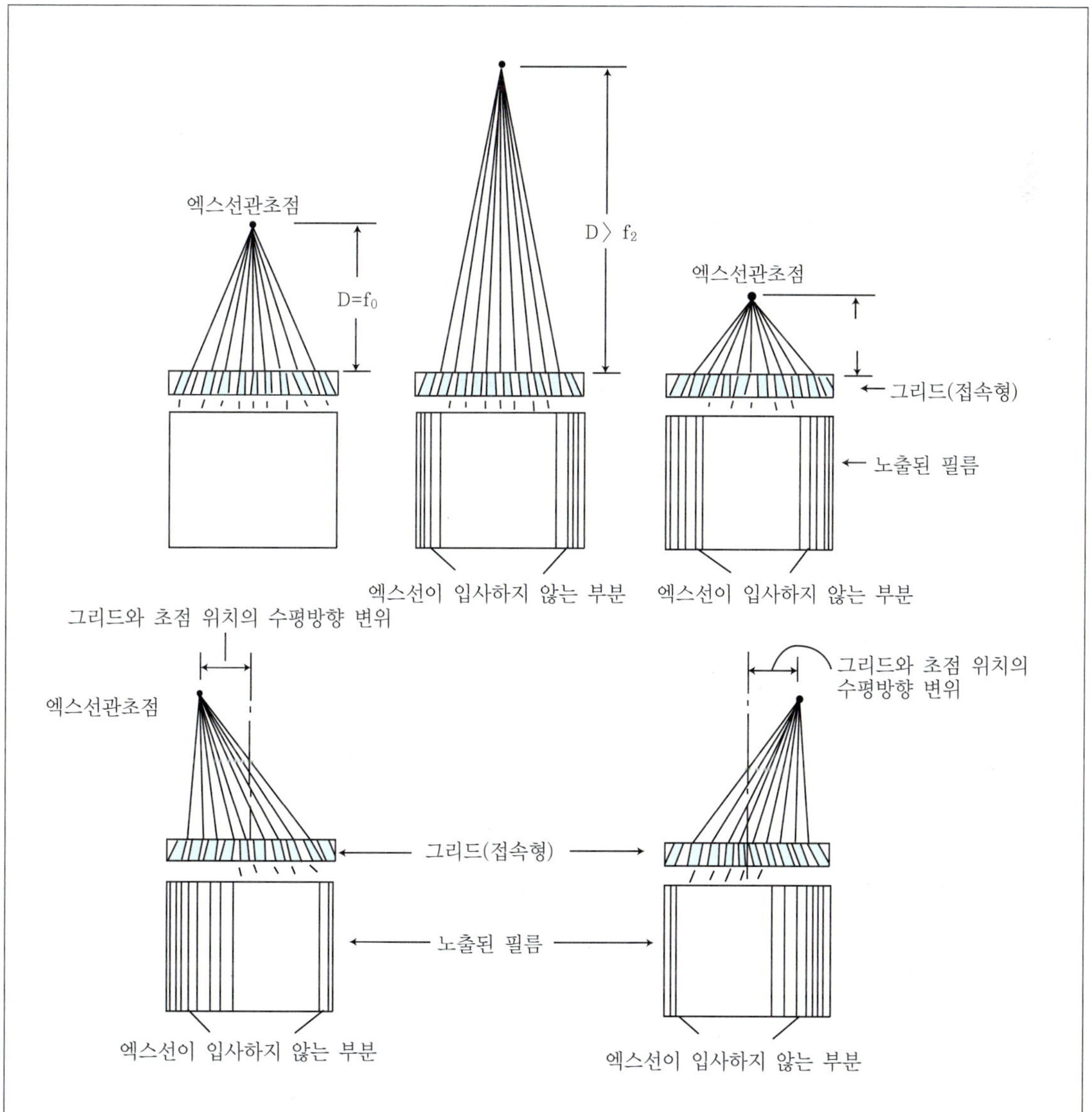

그림 8-2. 그리드와 엑스선관 초점의 관계

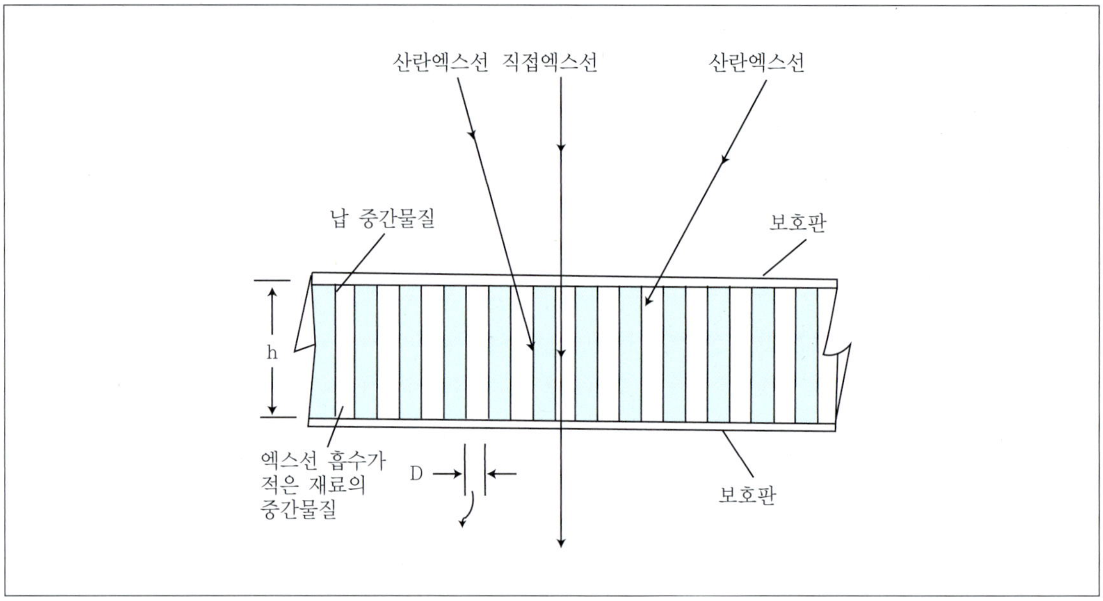

그림 8-3. 평행 엑스선 그리드의 단면도

피검체에 조사된 엑스선 중 산란되지 않고 직진하는 직접 엑스선은 피검체를 통과하여 그리드에 입사된다. 직접 엑스선 중 그리드의 납줄(strip)에 직접 충돌한 것은 흡수되어 버리지만 엑스선 투과 재료에 입사한 것은 그리드를 통과하여 증감지 필름계 또는 검출기에 도달한다. 이에 반하여 피검체 내에서 산란된 산란 엑스선은 납줄에 차단되어 통과되지 않는다. 이와 같이 하여 그리드를 통과한 엑스선은 산란 엑스선 함유율이 적어진다.

그리드 종류에는 여러 가지가 있으나 대표적인 것은 **그림 8-2**의 평행 그리드와 **그림 8-3**의 집속 그리드가 있다. 집속 그리드는 엑스선관 초점이 집속점에 놓이는 것이 원칙이다. 집속 그리드 표면에는 엑스선 입사측 표시가 있으므로 이 면을 엑스선관 초점 쪽으로 향하도록 하여 사용해야 한다.

통상 집속 그리드에는 그리드 표면으로부터 집속점까지의 집속거리 이외에 엑스선관 초점을 놓는 것이 허용되는 최소거리 및 최대거리가 센티미터(cm) 단위로 표시되어 있다.

반면에 평행 그리드에는 초점거리가 표시되어 있지 않다.

이 밖에 그리드를 고정시킨 상태에서 촬영하는 고정 그리드법과 그리드를 움직여서 그리드의 납줄 무늬가 보이지 않게 하는 이동 그리드법이 있다. 또 고정 그리드에서 두 장의 그리드를 납줄 방향이 서로 직각으로 교차하도록 겹쳐서 사용하는 교차 그리드(cross grid)가 있다.

규격은 대체로 카세트 치수와 같은 치수로 정해져 있다.

3. 증감지와 형광지(intensifying screen and fluoroscent screen)

1) 증감지

엑스선에 대한 필름 감도는 매우 낮기 때문에 형광체를 이용하여 엑스선을 가시선으로 변환시켜 필름을 감광시킴으로써 엑스선에 대한 감도를 수 십~수 백 배로 증대시킬 수 있다. 일반 엑스선 필름은 양면에 감광유도체가 도포되어 있고 그 양측에 형광지를 붙여서 엑스선 이용 효율을 높이고 있다. 이때 사용하는 형광지를 증감지(screen)라 한다. 증감지 역할은 엑스선촬영시에 피폭선량을 감소시키는 것이 중요하며, 고감도 증감지일수록 저선량으로도 필름을 흑화시킬 수 있다. 따라서 또 하나의 주요 역할로 고화질의 엑스선 사진을 제공한다는 면에서 감도와 서로 반대가 되는 관계에 있는 증감지의 개량이나 진보는 감도와 화질에 대한 획기적인 발전이였다. 텅스텐산 칼슘($CaWO_4$) 형광체는 엑스선이 발견(1985)된 직후에 개발되어 현재까지 사용되고 있으나 최근에는 보다 엑스선 발광효율이 높은 희토류 형광체를 사용한 각종 증감지가 계속 개발되어 왔다.

표 8-2에 주요 메이커의 제품과 형광체 성분구성 및 발광색을 나타낸다.

증감지용 형광체에 요구되는 특성은

① 잔광소실 시간이 짧을 것.

② 증감지에서 발광한 빛의 투과성이 높을 것.

③ 발광 스펙트럼이 필름의 분광 감도와 같을 것.

④ 형광물질의 시간 경과에 따른 변화가 적을 것.

⑤ 증감지의 발광 탈출이 용이하도록 굴절률이 낮을 것.

⑥ 진단용 엑스선 사진에 사용되는 필름이 빛에 대한 감도 영역의 흡수율이 높을 것.

⑦ 흡수 엑스선 에너지를 광자로 변환시키는 효율이 높을 것(원자번호가 높은 흡수 물질이 바람직하다).

등을 들 수 있으며, 이에 기준한 각 형광체의 개량과 이용 기술이 개발되고 있다. **표 8-3**에 표시한 각 형광체의 특성을 보면 $CaWO_4$ 이외에도 형광체에 소량의 활성체를 혼합하여 발광효율을 조정하거나 발광 스펙트럼을 변화시킨다. 예를 들면 녹색 발광을 청색으로 변환시켜, 청색 감광 필름을 이용하는 것 등이다. 형광체가 증감지로서 고감도가 되는 조건은

① 원자번호가 큰 형광물질.

② 진단용 엑스선 에너지 영역 내에 K 흡수단이 있을 것.

■ 표 8-2. 주요 증감지의 형광체 조성 및 발광색

메이커	시스템 이름	증감지(스크린)형식	형광체조성	발광색		
				청	록	청록
Kasei Optonics	B series	BF-Ⅲ, BM-Ⅲ, BH-Ⅲ, BX-Ⅲ	$CaWO_4$	○		
	CL series	CL-100B, CL-160B, CL-250B, CL-320B	$CaWO_4$	○		
	AS series	AS-250, AS-330	$CaWO_4$	○		
	Rare Earth	AS-R 500(CL-R 500)	$BaFCl:Eu+CaWO_4$	○		
Fuji	High screen	B2, B3	$CaWO_4$	○		
	GRENEX	G3, G4, G6, G8, G12	$Gd_2O_2S:Tb$		○	
Konishiroku	High ortho series	125, 180, 250, 380, 500, 750	$Gd_2O_2S:Tb$		○	
		100, 160, 200, 250, 320	$CaWO_4$	○		
Toshiba	L series	100, 220, 440	$(Y, Gd)O_2S:Tb$			○
	E series	10, 22, 32, 44	$CaWO_4$	○		
	D series	10, 20, 32	$CaWO_4$	○		
Kodak	Lanex Series	Fine, Medium, Regular, Fast	$Gd_2O_2S:Tb(La_2O_2S:Tb)$		○	
	X-OMATIC series	Fine, Regular, Rapid, Super, Rapid	$BaSrSO_4$	○		
DuPont	Cronex	Quanta-Detail	$YTaO_4:Tm$	○		
		Quanta-Fast Detail	$YTaO_4:Nb$	○		
		Quanta-Ⅱ	$BaFCl:Eu$	○		
		Quanta-Ⅲ	$LaObr:Tb$	○		
		Quanta-Ⅴ	$Gd_2O_2S:Tb+LaOBr:Tb$		○	
		Detail, Par-Speed, Hi-plus, Lightning-plus	$CaWO_4$	○		
Agfa	Curix Ortho	Fine, Medium, Regular	$Gd_2O_2S:Tb$		○	
	MR series	50, 200, 400, 600, 800	$LaOBr:Tb$	○		
		Fine, Universal Special	$CaWO_4$	○		
3M	Trimax series	2, 4, 4/8, 8, 12	$Gd_2O_2S:Tb$		○	
Siemens	Titan-2	HS, U, D	(Rare Earth)			○
		Special, Saphir, Ruby, Ruby-Super	$CaWO_4$	○		
Philips	Azuray	Micro, Universal, Ultra-S	$CaWO_4$	○		
		N3, S2	$CaWO_4$	○		

③ K각 엑스선 에너지 탈출이 적은 형광층 구조와 두께를 가질 것.

등이다.

에너지 의존성(**그림 8-4**)은 $CaWO_4$계와 $YTaO_4$계 증감지가 K 흡수단이 높기 때문에 실용 에너지 영역에서 대체로 평탄한 에너지 의존성을 보여 준다. 이외에 희토류 증감지는 30~60 keV 범위에서 K 흡수단을 가지고, 최고 감광영역을 70~100 keV의 에너지 특성이 되며 특히 저전압영역에서 감도가 떨어진다.

형광체의 엑스선-광자 발광효율은 $CaWO_4$가 가장 낮고 이 밖에 희토류는 6~20%의 값이다. Gd_2O_2S는 $CaWO_4$에 비해서 변환효율이 약 5배이며 80 keV에서 엑스선 흡수율은 약 2배이므로, 동일 농도를 얻기 위한 엑스선량은 1/10로 적어지지만, 양자(quantum) 노이즈가 증가하므로 필름 감도를 반대로 저하시켜 감도를 약 2배 정도 억제하여 사용한다(**표 8-3**).

형광체 발광 스펙트럼은 $CaWO_4$, $BaSO_4$나 BaFCl는 **그림 8-4(A)**와 같이 넓은 발광 스펙트럼을 가졌으며, 희토류 형광체는 **그림 8-4(B)**와 같이 특유의 발광 스펙트럼을 갖는다.

이 때문에 이들 분광특성에 알맞은 필름을 사용해야 하지만, $CaWO_4$ 등은 자외선부터 청색 감광을 가진 표준 필름이 사용되고, 희토류에는 각각 특성에 알맞은 것을 만들지 못해서 녹색 감광인 ortho film이 사용되고 있다.

최근 필름 유제의 개량으로 cross over 현상(필름 한쪽 면 유제 발광이 반대측 유제까지 발광시키는 현상)의 저하를 들 수 있다. 한 예로 F사의 데이터를 보면 초기의 orthotype film에서 그 비율이 33%였던 것이, 유제의 결정 형상을 변경함으로써 약 12%로 반감되어 선예도 향상에 기여하였다. 증감지에 대해서도 다음에 열거하는 성능 개선이 이루어지고 있다.

표준 필름용 $CaWO_4$ 증감지에는 긴 파장이 필름의 투과율이 크기 때문에, 여기에 착색제를 첨가함으로써 발광을 차단시켜 약 10%의 선예도를 향상시킨 K사의 B계열 증감지가 있다.

감도 계층의 계열화, 다시 말해서 용도에 맞추어서 선택폭을 갖도록, 삼노, 선예도에 따라, 몇 단계의 계층 중에서 선택할 수 있게 되었다. 이것은 형광체 입자의 크기가 각기 다른 것을 차례로 도포하는 기술, 실현으로 층의 두께나 입자의 직경을 대폭적으로 바꾸지 않고도 가능하게 되었다.

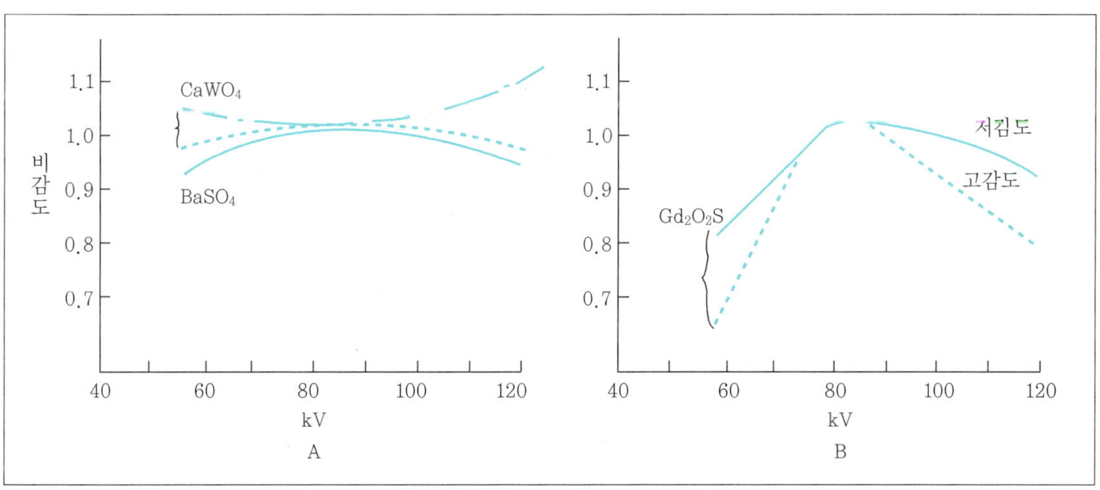

그림 8-4. 스크린용 형광물질의 에너지 의존성

■ 표 8-3. 형광체의 여러 특성

형광체	원자번호Z		형광발광 효율 η(%)	표준 엑스선 필름에 의한 검출 효율	발광파장 (nm)	발광스펙트럼 (주파장) (nm)	K흡수단 (keV)	Noise/ $CaWO_4$ (200μm 에서)	발광색
	주금속	실효							
$CaWO_4$	74	61.8	3.5	81	340~540	425	69.5	1	청
$BaFCl:EU^{3+}$	56	49.3	13	96	350~450	390	37.4	1.09	청
$BaSO_4:EU^{2+}$	56	45.5	6	94	330~430	375	37.4		청
$Gd_2O_2S:Tb$	64	59.5	13	13	400~650	418, 490, 545	50.2	0.88	초록
$La_2O_2S:Tb$	57	52.6	12.5	8	480~650	545, 490	38.9		초록
$Y_2O_2S:Tb$	39	34.9	18	57	370~630	418, 440, 545	17.0	0.42	청백
(Zn, Cd)S : Ag	30/48	26.7	18	16	450~650	–	26.7/9.6	0.71	초록
LaObr : Tb	57	49.3	13	–	360~620	380, 415, 440, 545	38.9		청백
LaOBr : Tm	57	49.3	14	–	350~530	360, 460	38.9		청
$YTaO_4:Tm$		59.8	8	–	280~550	360, 460	67.42		청
$YTaO_4:Nb$		59.8	8	–	350~550	410	67.42		청

Regular, ortho film 겸용 증감지는 형광체에 (Y, Gd)$_2$O$_2$S : Tb를 사용한 것으로, 발광은 청록색이며 모든 필름에서 고감도를 얻을 수 있다.

최근 카세트 없는 장치가 보급됨에 따라 자동 이송된 필름과 증감지 밀착 및 분리가 기계적이기 때문에, 손상이나 정전기로 인한 정전기 방전 흔적 발생을 억제하는 연구가 진행되고 있다.

증감지와 필름 밀착 상태가 불량하면 공기층이 빛을 확산시켜 선예도와 농도를 저하시키기 때문에, 밀착 시에는 단시간에 공기를 제거하는 것이 중요하며, 분리시에는 그 반대 방법을 강구해야 한다. 이 단점을 보완하기 위해 장착을 진공밀착식으로 하고 증감지 표면을 약간 요철면(matting)으로 만드는 연구가 계속되고 있다.

증감지 기저에는 흡습성, 투습성에 강하고 유연성이 우수한 PET(polyethylene terephthalate)가 사용되고 있다.

최근 감도 보상 증감지로서, 흉부 종격, 폐야 양측을 보다 자연스럽게 재현시키도록 개량되어 있다.

유방 촬영용으로 종래의 편면방식의 결점이었던 감도 부족에 의한 피폭량 증대를 해결하기 위해서 종래보다 약 6.5배나 감도가 향상된 양면증감지가 미국 K사에서 개발되었다.

새로 개발된 고감도 편면 필름과 초고감도 희토류 증감지를 결합하여, 흉부, 골부, 단층촬영을 함으로써 종래의 시스템 이상의 감도를 얻을 수 있게 되었으며, 중복이 없는 선명한 영상을 얻게 되었다.

FCR 시스템이나 KDD 시스템에 사용되고 있는 엑스선상 검출기는 이메징플레이트(IP)라고 하며, 할로겐 화합물 결정으로 구성되어 있고, 엑스선 조사에 의해서 그 에너지를 결정 내에 일시 축적하였다가, 다음에 레이저 광선(적색)을 조사하면 결정 내에 축적되었던 엑스선 에너지가 형광으로 변해서 나오게 된다. 이 형광체를 자극성 형광체(stimulable phosphor)라 하며 다음과 같은 특성을 가지고 있다.

① 제1 에너지(엑스선)를 일시 축적한다.

② 제2 에너지(적색광 등)를 흡수하면 제1 에너지량에 비례한 빛(형광)을 낸다.

③ 결정 내에 남아 있는 약간의 엑스선 잔상은 빛을 조사하여 완전히 소거하면 반복해서 사용할 수 있다.

④ 입사 엑스선량과 출력광은 넓은 범위에서 정비례한다.

현재 사용이 가능한 빛 자극성 형광체로서 BaFI : Eu, BaFBr : Eu, BaFCl : Eu 등이 알려져 있다.

Imaging plate의 발명은 엑스선 영상진단에 대단히 큰 영향을 주었다. 이것을 빛 자극성 형광체 그 자체의 해상력을 살리기 위한 레이저선속 주사형 판독장치와 전기신호의 디시털 처리장치 및 레이저 인쇄기에 의해 높은 화질의 영상을 얻을 수 있게 되었다.

2) 형광판(fluoroscent screen)

전 항에서 설명한 증감지도 형광물질을 사용하는데, 엑스선 강약을 가시광선의 강약으로 변환한다는 뜻에서는 일종의 형광판이다. 그러나 증감지는 사용 중에는 그 영상을 직접 눈으로 관찰할 수 없다. 이에 대해 일반적으로 엑스선 강약을 빛의 강약으로 바꿔, 이것을 직접 관할하는 것을 목적으로 한 것을 형광판이라고 한다. 형광판의 영상을 다시 광학계를 통해 카메라(camera)로 촬영하는 간접촬영법이나 엑스선 영화법에 사용되는 것도 형광판이라 부르고 있다.

형광판 중 직접 눈으로 관찰할 수 있도록 사용되는 것은 보통 투시용으로 쓰이는 것으로서, 되도록 소량의 엑스선량으로 충분한 밝기를 얻을 수 있고 또, 사람 눈의 감수성에 맞춘 발광 스펙트럼을 얻을 수 있도록 고안되었다. 형광판에 쓰이는 형광 물질로는 당초 시안화 백금바륨이 사용되었으나 값이 비싸고 불안정하기 때문에 그 후 여러 가지 물질이 개발되었다. 현재는 휘도도 크고 발광 스펙트럼도 목적에 맞기 때문에 황화아연 카드늄에 은을 첨가하여 활성화한 것(ZnCdS · Ag)이 쓰이고 있다.

형광판은 증감지와 마찬가지로 종이 또는 플라스틱 지지체 위에 형광물질을 칠한 것이다. 구조상으로는 증감지와는 달리 표면에 직접 필름이 닿지 않으므로 보호막은 얇아도 된다. 일반적으로 0.005 mm 정도이다. 또 기계적 강도도 증감지만큼 강하지 않아도 된다.

투시처럼 암순응을 한 눈의 시감도의 최대점은 5,100 Å 내외이다. 이 때문에 투시용 형광판의 최대 발광치는 5,250 Å인 곳에 오게 되어 있다.

한편, 형광판에는 간접 촬영용인 것과 엑스선 영화 촬영용의 것이 있다. 이때에는 그 발광 스펙트럼이 간접촬영용 또는 영화 촬영용 필름의 감도와 일치하고 있을 것이 요구된다. 또 간접촬영용 형광판의 발광 스펙트럼의 최대값은 5,400 Å 내외이다. ZnCdS · Ag 형광체의 경우, ZnS와 CdS의 함유량이 바뀌면 발광 스펙트럼이 변화하여 간접촬영용 필름과 조합한 경우의 감도가 바뀌어진다. 이것을 나타낸 것이 **표 8-4**이다. 이 경우는 CdS함유율 42%의 경우 감도가 최대로 된다.

(1) 형광판의 종류

앞에서 설명한 바와 같이 투시용과 간접촬영용(영화 촬영용 포함)이라는 용도별로 본 종류 외에, 휘도, 해상력에 따라 많은 종류의 형광판이 제조되었다. 일반적으로 증감지의 경우와 마찬가지로 휘도가 큰 것은 해상도가 낮음을 알 수 있다. **표 8-5**에는 여러 가지 형광판의 휘도, 해상도를 나타내었다. 이런 점에서는 고감도 및 선명도의 것이 구별된다.

또 형광판에는 특별한 사용 목적에 맞는 것이 만들어져 있다. 즉, 다음과 같은 것이다.

① 미러카메라용

② 감도 보상형

③ 엑스선 영화용

표 8-4. ZnCdS · Ag 중의 CdS 함유물과 간접촬영시의 상대감도

ZnCdS · Ag의 CdS 함유율 %	35	37	40	42	45
상대감도 %	100	115	133	145	140

표 8-5. 여러 가지 형광판의 휘도와 선명도

형광판의 종류	휘 도	선명도	관전압
(1) 투시용			
F-3	100%	100%	70 kVp
F-4	160	90	70
(2) 간접용			
P-3	100	100	80 kVp
P-4	115	90	80
UP-3	100	106	80
UP-2	60	130	80
PO	100	95	80
PT	40	190	80
CINE	160	85	80

미러카메라용은 표 8-5는 평면상이 아니고 미러카메라의 광학계와 조합하여 가장 선명한 상을 맺도록 곡면으로 되어 있다.

감도보상형은 UP-3, UP-2이며, 전자는 감도가 높고, 후자는 선명도가 우수한 점이 다른데, 간접촬영의 광학계에서 일어나는 주변부의 광량 부족을 보충하기 위해 주변부의 휘도를 상승시켜 균등한 흑화를 얻을 수 있게 한 것이다.

③의 엑스선 영화용은 휘도를 최대로 상승시켜 되도록 적은 선량으로 촬영할 수 있다. 또 엑스선 television에서 형광판 image orthicon 방식인 경우에는 고휘도의 형광판이 쓰인다.

(2) 형광판의 크기

형광판의 크기는 표 8-6에 나타낸다.

표 8-6. 엑스선 형광판의 치수 규격

명 칭	실치수(mm)	허용차(mm)
41 × 41	410 × 410	+0 −2.0
36 × 36	360 × 360	+0 −2.0
31 × 31	310 × 310	+0 −2.0
30 × 40	300 × 400	+0 −2.0
30 × 40	300 × 400	+0 −2.0
26 × 26	260 × 260	+0 −2.0
21 × 21	210 × 210	+0 −2.0
15 × 20	150 × 200	+0 −2.0

(3) 형광판의 취급

형광판에 강한 빛, 특히 자외선이 닿으면 형광물질이 열화되어 휘도 저하를 초래한다. 이 때문에 직사광선에 닿지 않도록 해야 한다. 실제로 투시대에 부착되어 있을 때, 이러한 직사광선이 쬐는 것을 막기 위해 사용하지 않을 때는 반드시 빛을 가리는 것, 예를 들면 검은 헝겊이나 판자 등으로 만든 덮개를 씌워 두어야 한다. 또 형광판은 강한 압력 등 외력이 가해지면 파괴되거나 휘도 저하를 초래하므로 틀에 부착할 때에는 일부에 강한 힘이 가해지지 않도록 주의해야 한다. 또 습도가 높으면 열화되기 쉬우므로 방이나 어둠상자(간접촬영용인 경우)는 되도록 건조하게 해 둔다. 사용 중에 점차 휘도 저하가 일어나므로, 신품일 때에 휘도를 측정해 두고, 그 후 때때로 검사하여 일정 한도 이하로 저하될 때는 교환할 필요가 있다.

4. 조영제 주입장치(contrast media injector)

혈관조영술에 있어서 조영제가 빠른 속도로 흐르고 있는 혈액으로 희석되지 않도록 강한 압력으로 주입할 필요가 있다. 또한 그 압력이 조영제를 주입할 때마다 변화하면 일정한 조영상을 얻어낼 수 없으므로, 일정한 압력(그것도 목적부의 혈관의 크기와 그 밖의 조건에 따라 변할 수 있고 선택할 수 있어야 한다)으로 주입하는 장치가 필요하다. 또 주입과 촬영이 함께 행해지지 않으면 아직 조영제가 주입되기 전에 촬영이 행해져서 혈관상이 나오지 않게 된다. 또 늦게 촬영되면 이번에는 조영제가 통과된 뒤를 촬영하게 된다.

가장 간단한 것은 보통 주사기를 써서 이에 접점을 마련하고, 일정량 주입이 행해졌을 때에 엑스선장치의 스위치가 동작할 수 있게 한 것이다. 이것으로는 압력의 제어가 불가능하며, 또 의사가 주입을 위해 촬영 시에 피검자 가까이에 위치할 필요가 있으므로 피폭 위험도 있다. 또 주입 시기를 자유로이 바꿀 수도 없다. 주입 시기를 바꿀 수 있게 하려면, 주사기 내통에 둥근 금속을 달아 두고, 외통에는 코일을 감아(이것은 원활히 움직임으로서 위치를 조절할 수 있게 해둠), 내통 금속과 외통 코일이 겹쳐졌을 때에 스위치가 들어가도록 한다.

그러나 본격적인 것은 인력으로 피스톤을 누르지 않고, 압축 공기를 쓰게 되어 있다. 이 방식에서는 완전히 전부 원격 제어가 가능하다. 이 경우는 금속제 또는 유리제의 실린더에 조영제를 넣어 두고, 압축공기 압력으로 피스톤을 누르는데, 주입계 전체를 무균으로 할 수 있도록 벗겨서 감균할 수 있게 되어 있다. 압력 가변 범위는 주입장치에 따라 다르다. 심혈

관계에 사용하는 것은 일반적으로 높은 압력이 요구되며, 뇌혈관 등은 낮은 압력이 쓰이도록 되어 있다.

한편, 압력에 의해 제어하지 않고, 1초 주입량을 제어할 수 있게 된 것도 있다. 주장조영 시에는 조영제를 항문으로부터 주입하고, 또 필요에 따라 배출하며 또한 공기를 주입하여 이중조영을 할 필요가 있다. 이 목적에는 특별한 주입 장치가 없어도 관주입기라고 하는 유리 용기(주둥이가 넓은 병 모양으로 바닥에 고무관과 연결하는 곳이 비어 있음)와 고무 또는 플라스틱관, 그 선단에 부착하여 항문 내에 삽입하기 위한 관이 있으면 된다.

그러나 조작을 원활히 하고, 또 원격조작을 하기 위해 여러 가지 주입장치가 고안되어 사용되고 있다. 이것은 관주입기식에서는 주입 · 배출을 피검자의 장과 조영제의 용기 또는 배출관의 배출구 높이의 차를 이용하여 행하는 데 대해, 전동기에 의해 압력을 가해서 주입하고, 또 음(minus) 압력으로 흡수함으로써 배출하게 되어 있다. 또 irrigator 식에서는 주입 · 배출을 위한 마개 절환을 피검자 곁에서 수동으로 하는데 대해 이것은 판 절환조작이 전자판에 의해 원격조작을 할 수 있도록 되어 있는 것이 특징이다. 원격조작식에도 전동기를 쓰지 않고, 밸브 조작만을 하도록 된 것도 있다.

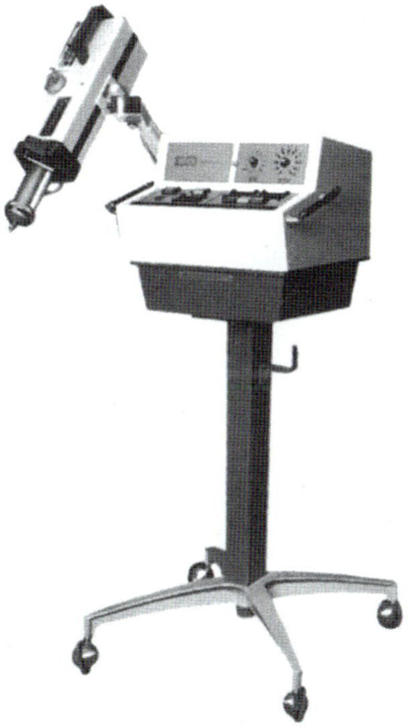

그림 8-5. 혈관 조영제 자동 주입장치

이 종류의 장치에서는 장 내로 들어간 조영제가 장치 내를 통해 배출되므로 배출된 조영제가 통과한 부분이 다음 피검자에게 절대로 사용되지 않는 구조로 되어 있을 것이 요구된다. 그렇지 않으면 장내 세균에 의한 감염이 될 염려가 있다. 또 비록 감염은 되지 않더라도 그와 같은 일이 일어나서는 안 된다. 이를 위해 판(valve) 부분에 특히 구조상 연구를 할 필요가 있다.

5. TV 이용 subtraction 장치

엑스선 사진 중, 혈관조영사진에서는 그대로는 골격 음영과 조영된 혈관이 겹쳐 소견을 잘 알 수 없는 일이 있다. 이 경우에 조영사진과 똑같은 체위 엑스선속 방향에서 촬영한 단순상을 그대로 흑백 반전해서 이것과 조영상을 겹쳐 관찰하면 조영되어 있지 않은 부분은 두 장의 사진에 공통되어 흑백 반대로 되어 있으므로, 서로 소거해서 조영된 부분만이 떠올라 관찰하기 쉬워진다. 이와 같은 엑스선사진의 처리법을 서로 흑백을 반전해서 더하면 뺄셈을 하는 결과가 되므로 감산법(subtraction)이라고 한다(그림 8-6).

일반적으로 subtraction은 사진적으로 인화를 되풀이하고 또 그 현상 등에 있어 흑백반전이 올바로 정량적으로 행해지도록 하여야 하므로 수고가 들고 시간도 걸리므로 이것을 단시간에 간단히 하기 위해 고안된 것이 television을 이용하는 방법이다.

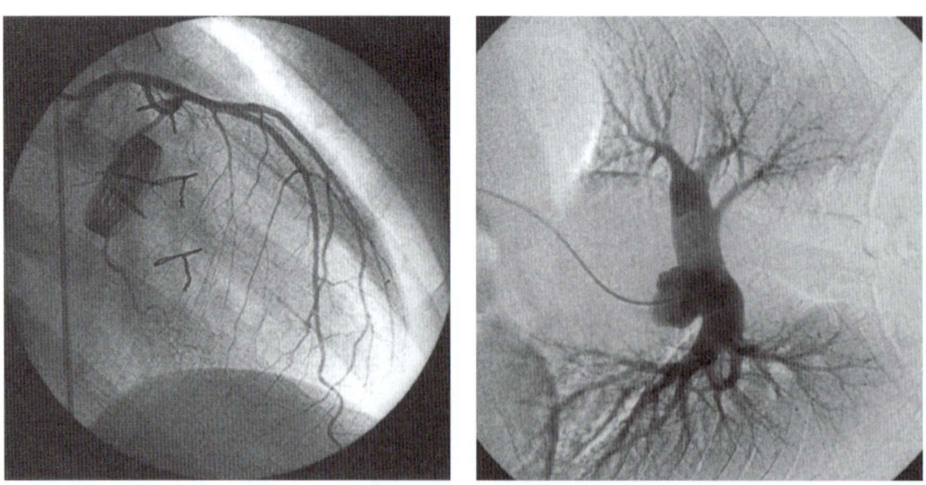

그림 8-6. Subtraction의 예

이것은 두 장의 필름(한 장은 조영상, 다른 것은 단순조영상)을 관찰대(illuminator)에 걸어서 각각 television camera로 촬영한다. Television 회로에서는 흑백 반전이나 contrast 조정도 스위치 절환 또는 손잡이의 회전에 의해서 간단히 할 수 있으므로 한 장 쪽을 반전하여 이것을 다른 하나의 영상신호와 합쳐서 그 합성된 신호를 수상관 위에 영상으로서 맺게 하면 subtraction이 즉시 간단히 행해지게 된다.

또한 대조를 조정함으로써 완전한 subtraction을 행할 수 있게 된다. 기록에는 polaroid 카메라 또는 보통 카메라로 수상관 위의 영상을 촬영하면 된다. Television식은 그 일부를 확대하여 수상관 위에 나타낼 수도 있다.

Monitor(브라운관)의 크기는 21 cm, 탁상에 좌우 두 관찰대(illuminator)가 있으며, 이것을 위 쪽 카메라로 잡는다. 텔레비전 촬상관은 vidicon. 왼쪽 monitor에 영상이 나온다. 이 영상을 polaroid 카메라로 촬영할 수 있다.

이와 같은 엑스선 영상을 전자적으로 처리해서 진단을 용이하게 하는 것으로는 DSA(Digital Subtraction Angiography) 장치가 사용되고 있다.

TV 이용 subtraction 장치나 다음 항에서 설명하는 엑스선 사진 등을 인화지에 인화할 경우에 자유로이 전반적인 대조도를 변환할 수 있는 로게트론 등은 그 가장 간단한 형식이다.

6. 엑스선 사진 복사기(duplicator)

엑스선 사진 복제는 전용 복제용 필름을 써서 여기에 밀착 인화를 하는 방법이 가장 간편하며, 결과도 만족할 수 있으므로 널리 행해지고 있다.

이 필름은 직접 반전형으로, 1회 노광으로 인화되어 보통 현상을 하는 것만으로 원판 엑스선 사진의 검은 부분은 깁고, 흰 부분은 희게 원판과 똑같은 흑백 관계의 복사가 얻어진다. 실제로 사용함에 있어서는 안전광 아래에서 필름의 유제면을 복제하고자 하는 원판의 엑스선 필름에 겹쳐 적당한 시간 원판 필름을 통해 노광을 한다. 이 경우 인화는 필름면에 균등하게 빛이 닿으면 되므로 거리를 잡아 보통 전등광을 써도 되고 또 복사용 프린트도 사용할 수 있다.

그러나 이들 프린트는 모두 노광 시에 주위로 빛이 새므로 엑스선 사진용 암실에서 사용할 경우, 프린트를 하는 도중에는 보통 현상이 안 된 엑스선 필름을 암실 내에 노출하여 방치할 수 없다. 이 때문에 프린트하려고 하면 일상적인 엑스선 촬영 업무를 방해하게 된다. 또 엑스선 사진은 면적이 넓으므로 평면적인 프린트는 암실 내의 장소를 넓게 잡는 문제도 있다.

이 때문에 전용 실린더가 만들어져 있다. 원리적으로는 원통형 유리 실린더 안에 광원으로서 형광등을 두고, 이 주위를 사진과 복제를 겹친 것이 유제면을 안쪽으로 향해 belt로 회전하도록 되어 있다. 실린더 바깥쪽에는 스릿 필름이 있어서, 이 부분을 지난 사진은 빛에 의해 인화가 행해지게 되어 있다. 이 기구 전체가 금속 또는 플라스틱의 바깥 상자 안에 들어가 있으며, 외부에는 빛이 새지 않도록 되어 있다. 이 때문에 이것은 엑스선 사진의 현상이나 카세트에 필름을 장진하기 위해 암실 내에서 자유로이 사용할 수 있는 이점이 있다(그림 8-7, 8-8).

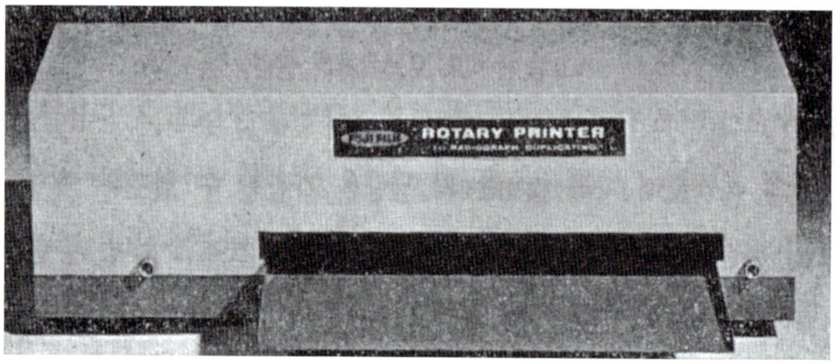

폴 60 cm, 깊이 20 cm, 높이 19 cm, 중량 12 kg, 폭 35.4 cm까지의 sheet film에 인화할 수 있다.

그림 8-7. 엑스선 사진 복사기

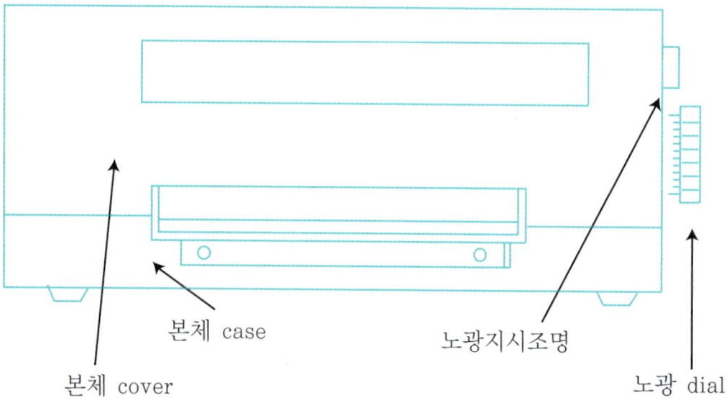

오른쪽의 노광 dial로 노광량을 조절하도록 되어 있다. 프린터에 의해 광원과 필름 사이의 슬릿 폭, 회전속도, 광명의 밝기 등을 조정하도록 되어 있다.

그림 8-8. 엑스선 사진 복사기

원판의 엑스선 사진 흑백도에 따라 프린터 광량을 가감할 수 있도록 되어 있다. 이를 위해서는 필름의 통과속도, 광원의 휘도, 스릿폭을 바꾸는 방법 등이 쓰이고 있다.

광원으로는 보통 형광등이 쓰이고 있지만, 백열전구도 사용할 수 있다. 다만, 이 종류의 필름의 안전광인 등색계통의 빛은 사용할 수 없게 된다. 최근엔 광원의 파장에 의해 대조도를 가감할 수 있는 복제 필름도 있으며, 이 경우에는 광원의 파장을 선택할 필요가 있다.

이 복제용 필름을 쓰는 이외에 인화지에 인화하는 방법도 있다. 이 경우에는 대형 밀착용 프린터를 쓰면 원판과 같은 크기의 인화를 할 수 있다. 물론 이 경우 흑백은 반전한다. 또 축소 인화기도 있다. 이것은 렌즈를 통해 케비닛 판의 건판 또는 인화지로축소 인화를 하는 것으로, 사진기 일종이라고 생각할 수 있다. 셔터는 부속되어 있지 않고, 광원의 점멸에 의해 노출을 가감한다.

또 간단한 엑스선 사진 복제 제작에는 사무용으로 개발된 복사기를 이용할 수 있다. 예를 들면 diazo 화합물을 쓴 프린터, quick copy 등을 쓸 수도 있다. 물론 이 경우는 영상의 질이 원판보다 불량하게 된다.

엑스선 사진 보존은 아주 큰 문제이다. 즉, 엑스선 사진을 크기가 크고 또 개인별로 정리 보존을 해 두고, 필요에 따라 빨리 꺼낼 수 있어야 한다. 따라서 보관할 장소는 병원외래, 병동으로부터 너무 멀어서는 안 되고 또 그 부피도 극히 커진다. 이 때문에 엑스선 사진을 축소해서 보존하는 micro화가 고안되었다. 이밖에 강의, 학회, 기타 많은 사람들에게 엑스선 사진을 공람하기 위해서는 일반적으로 35 mm, 70 mm 등의 필름을 써서 촬영 축소하여 이것을 projector를 써서 투영하는 방법이 쓰이고 있다(PACS 이용 시 문제 해결됨). 이 때문에 엑스선 사진을 35 mm 등 작은 필름으로 촬영하는 일이 많다. 이를 위해서는 특별한 촬영장치가 존재한다. 이것은 광원 및 카메라의 두 부분으로 되어 있는데, 카메라에는 특별한 문제는 없고, 보통 reflex 카메라 등을 사용할 수 있다. 다만 1회에 대량 엑스선 사진을 촬영할 가능성이 있으므로 기다란 필름을 사용할 수 있는 형으로, 셔터 설치(set)와 필름 보내기가 자동화되어 있는 것이 편리하다.

이에 대해 광원쪽은 특별한 연구를 하고 있다. 즉, 엑스선 사진은 흑화도 범위가 넓고 축소촬영에 쓰이는 필름 흑화도를 재현할 수 있는 범위가 이에 비해 좁으므로, 단지 균등한 광원으로 촬영한 것으로서는 잘 되지 않는다. 따라서, 원판의 흑화도가 큰 부분은 광원이 밝고, 흑화도가 작은 부분은 광원의 밝기를 어둡게 할 수 있는 것이 개발되고 있다.

7. 로게트론 전자 프린터(printer)

밀착인화라도 이 원판의 흑화도 범위가 매우 큰 것이 문제가 된다. 이 때문에 특별한 기능을 가진 프린터가 개발되어 사용되고 있다.

이것은 **그림 8-9**에 나타내는 원리를 갖는다. 즉, 광원으로서는 수상관을 쓰며, 이 빛을 렌즈로 원판과 필름 또는 인화지를 겹친 것에 대도록 되어 있다. 광원의 수상관 빛은 점(point)모양으로, 이것을 상하 좌우로 움직여서 각 부에 균등하게 빛이 닿도록 되어 있다. 따라서 인화는 전체가 일시에 이루어지는 것이 아니고, 작은 부분씩 차례로 행해지며, 전체가 이와 같이 하여 균등하게 인화되도록 되어 있다.

이 인화에 사용된 빛이 원판과 인화용 감광재료를 통과한 후 이것을 광전관으로 잡아, 그 밝기에 따라서 수상관의 휘도가 변화하게 되어 있다. 즉, 원판의 흑화도가 크고 광전관으로 들어가는 광량이 적을 때에 수상관 휘도가 커지도록 하면 원판의 흑화도 범위는 인화에서는 압축되게 되며, 반대로 휘도가 저하하도록 하면 흑화도 범위는 확대되게 된다.

광원판의 휘점의 크기를 극히 작게 하면 단지 영상의 대조도가 저하하게 되는데, 어떤 크기를 갖게 하면 전체로서 흑화도 범위는 압축되며, 또 휘점의 크기보다 작은 구조에 대해서는 대조도는 인화용 감광재료와 그 현상에 의해서 정해진 값을 취하므로 인화한 것과 동일한 효과가 생기게 된다.

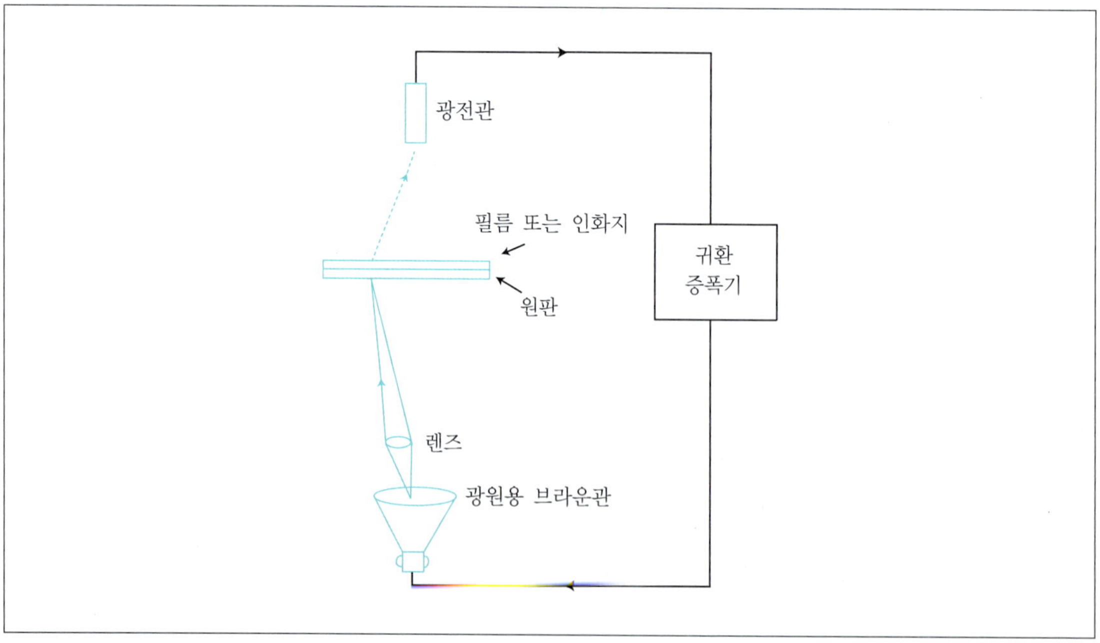

그림 8-9. 로케트론의 원리

8. 방어용 앞치마와 장갑

방사선이 조작자에게 조사되면, 그에 의한 직업적인 방사선 피폭장해가 발생될 위험이 있다. 따라서 방사선 피폭 가능성이 있을 경우에는 반드시 방어를 위한 용구를 착용해야 한다. 방사선 진료에 있어 가장 널리 쓰이고 있는 것은 방어용 앞치마(apron)와 방어용 장갑이다.

앞치마(Apron) 및 장갑은 함연 고무 또는 함연 비닐로 되어 있다. 이들의 차폐능력은 납당량으로 표현하도록 되어 있다. 즉, 이것과 동등한 엑스선 차폐능력을 갖는 함연 두께로 표현하는 것이다. 표현에는 mmPb를 쓴다. KSA에 의하면 함연 고무판 또는 함연 비닐판의 납당량 측정 방법에도 규격이 있으며, 100 kV 미만 엑스선 방어에 쓰이는 것은 80 kV, 100 kV 이상 엑스선 방어에 쓰이는 것은 160 kV의 엑스선으로 행하도록 되어 있다. 또 이 시험에 쓰이는 엑스선 고전압장치는 KSA에 규정된 시험에 합격한 것이라야 하며, 엑스선 계측기는 Geiger-Muller 계수관 또는 전리함을 이용한 것을 사용하여 일정한 엑스선 차폐함을 써서 정해진 기하학적 조건 하에서 행하게 되어 있다.

방어용 장갑은 그 목적이 손에 대한 방사선 피폭을 막는 데 있으므로, 실제로 사용한 조건 하에서 충분히 방사선을 막을 수 있어야 한다. 이를 위해서는 꿰맨 곳에 특히 주의가 필요하다. 또 사용 중에 비교적 빨리 손가락 밑뿌리에 해당하는 부분이 꺾이는 일이 없어야 한다. 충분한 납당량을 갖는 것은 누꺼워서 사용하기 어려운 경우도 있지만, 부드럽고 사용하기 쉬워도 납당량이 부족한 것은 아무 소용도 없다. 최근에는 비교적 부드럽고 납당량이 충분히 있는 것이 개발되었다.

방어용 앞치마는 보통 신체의 전면을 덮도록 되어 있다. 이것도 여러 가지 크기, 납당량, 재질이 있다. 사용 목적, 사용자의 체격 등에 맞추어서 사용한다. 최근에는 피폭 위험이 큰 것은 혈관조영인데, 이 경우 무균적 조작을 하기 때문에 수술복을 착용하므로 그 안에 입으려면 부드러운 함연 비닐제인 것이 좋다.

엑스선 방어용 장갑 및 엑스선 방어용 앞치마 등은 모두 KS에 규정되어 있으며, 최소한 0.25 mm Pb의 납당량이 요구되고 있다. 크기, 구조에도 규격이 있다.

이 밖에 방어용구로서는 엑스선 방어용 안경이 있다. 이것은 안구가 방사선에 조사되는 것을 막기 위해 사용되는 것으로, 안구 전면에 함연 유리제의 렌즈, 그 주위에는 함연 고무, 함연 비닐제의 side shield를 갖는다. 암순응용 cover filter가 있는 것을 복식, cover filter가 없는 것을 단식이라고 한다. 렌즈의 납당량은 KS에서는 0.5 mm Pb으로 정해져 있다.

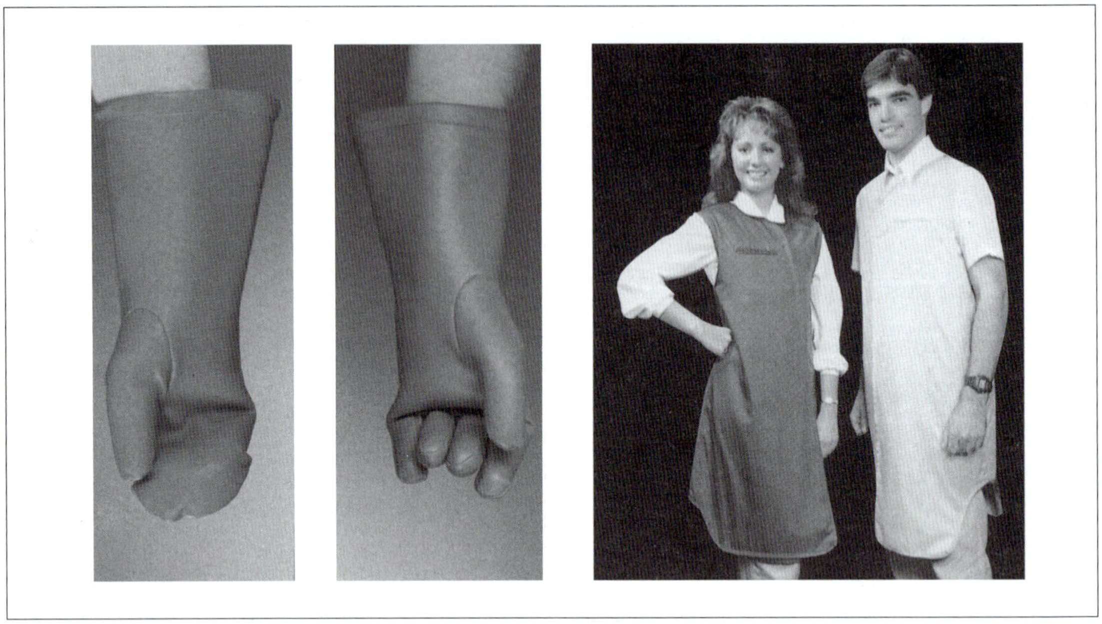

그림 8-10. Protector와 방어용 장갑을 착용한 모습

9. 엑스선 사진 자동현상장치

엑스선 사진 현상 처리는 현상액을 넣은 접시 또는 탱크에 엑스선 필름을 일정 시간 적셔서 소정의 교반을 가하고, 이어 동일한 정착, 수세를 접시 또는 탱크 안에서 행하는 것이 보통이었다. 그러나 결과의 균일화와 정량화를 위해 촬영 수가 많은 곳에서는 이들의 처리를 자동적으로 처리하는 장치가 자동현상기이다.

최초로 고안된 것은 엑스선 필름을 종래와 마찬가지로 금속걸이(hanger)에 장치하여 이것을 차례로 현상, 정착 약액을 채운 탱크에 담가 끌어올리도록 된 hanger 방식과 필름을 roller로 보내는 roller식이 있다.

이 방식으로서는 탱크 내에 마주하는 두 개의 가늘고 둥근 막대가 차례로 배열되고, 필름은 이 두 개의 막대 사이를 운반하게 된다. 필름의 경로는 탱크의 상단으로부터 들어가 아래로 향해 수직으로 나아가고 탱크 바닥에서 U자 모양으로 되돌이 하여 위로 향해 나아가며, 탱크 상단에서 다시 U자 모양으로 되돌이 하여 다음 탱크로 들어가도록 되어 있다.

현상, 정착, 수세의 3 탱크가 있는데, 필름을 보내는 속도는 일정하며, 각 탱크의 깊이, 즉 탱크 안에서 필름의 진로 길이로 결정되게 된다. 수세가 끝난 필름은 직선 경로를 마찬가지로 두 개의 roller 사이를 지나면서 나아가고, 이 동안에 필름 양면에 보내지는 고온 공기

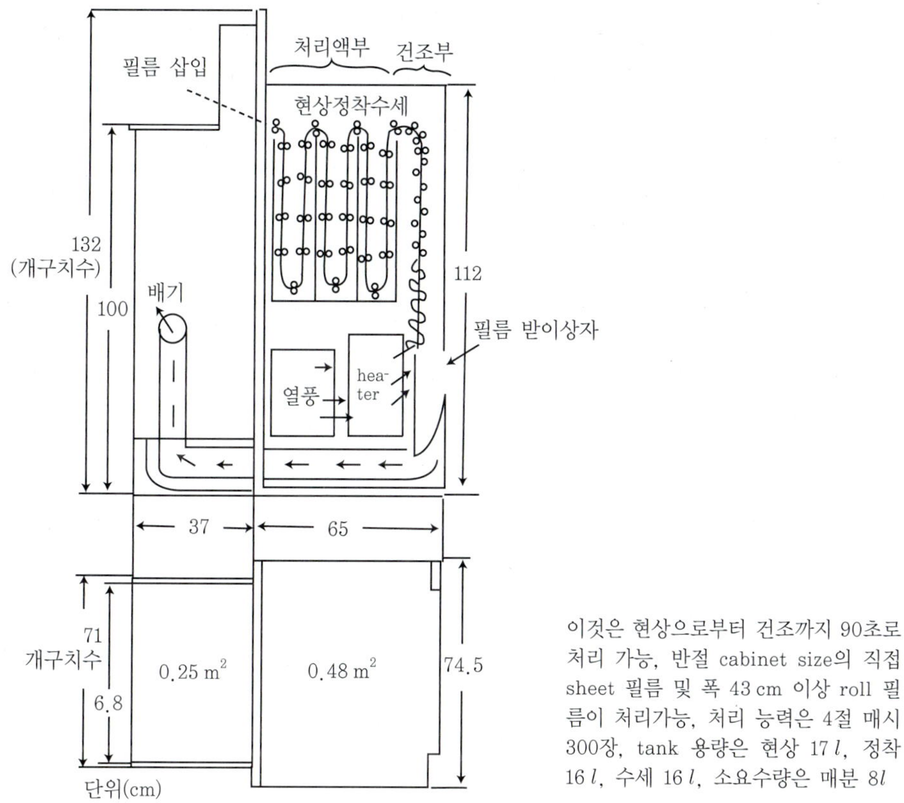

그림 8-11. 엑스선 필름 자동현상기의 구조 및 지수의 한 예

에 의해 건조되며, 장치로부터 나올 때는 완전히 말려져서 나오게 된다. 처리 시간을 단축하기 위해 현상, 정착, 수세를 모두 재래식인 수동현상보다 훨씬 고온으로 하도록 되어 있다. 소형은 처리 시간이 동일한 한 필름의 보내기 속도를 작게 하지 않으면 안 되고, 1시간당 처리 가능 장 수는 적어지게 된다.

직접촬영 필름용과 35~70 mm roll 필름용의 것이 있다(**그림 8-12, 8-13**). 또 Odelca 100×100 mm의 mirror camera에 부속되어 필름이 차례로 현상 장치에 자동적으로 보내지도록 된 것도 있다.

직접용이라도 sheet 필름 이외에 긴 roll 필름도 물론 처리할 수 있다(**그림 8-14**). 필름을 1장 처리할 때마다 현상액, 정착액은 모두 성능이 열화하고, 또 소량이기는 하지만 필름에 부착해서 다음 탱크로 운반되므로 필름이 1장 들어갈 때마다 현상액, 정착액이 모두 보충되도록 되어 있다. 이 때문에 현상액, 정착액 보충용 탱크가 달려 있어 펌프에 의해 각각 현상 탱크, 정착 탱크로 보내진다. 이것은 일반적으로 필름 송입구의 부분에 micro switch가 부착되어 있어 필름이 이곳을 통과하고 있는 시간만 보충용 펌프가 작동하도록 되어 있다. 필름의 크기에 따라 보충액량이 달라진다.

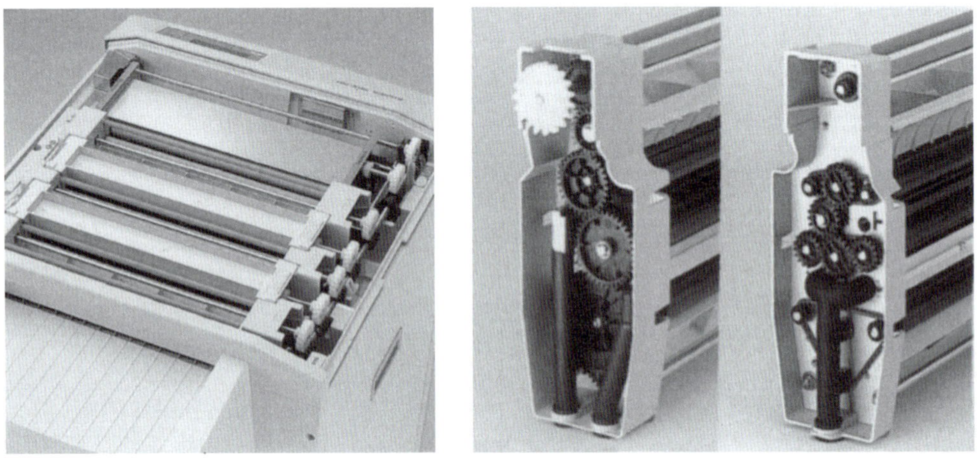

그림 8-12. 엑스선 필름 자동현상장치의 내부구조

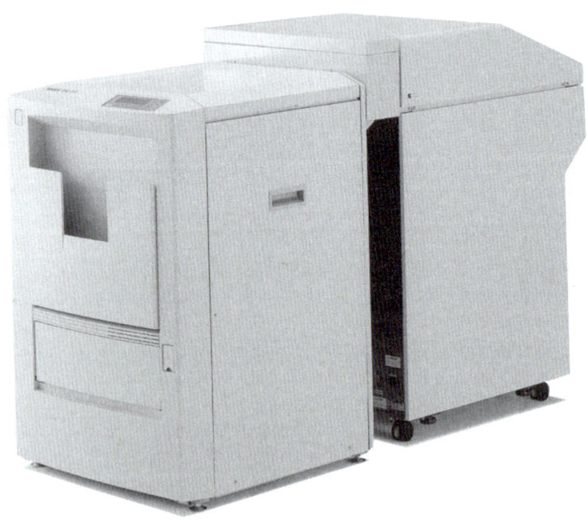

그림 8-13. 엑스선 필름 자동현상장치의 겉모양

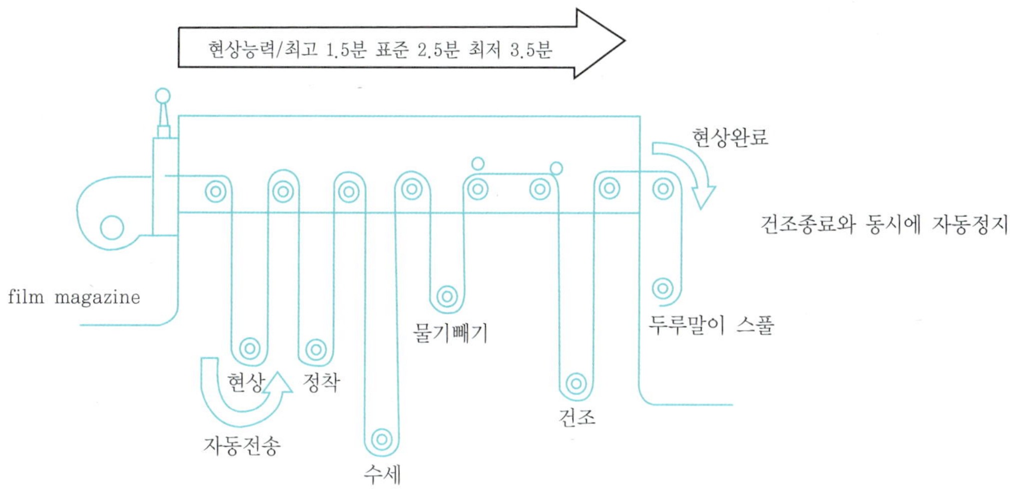

적응필름 35 mm 및 70 mm roll film 30.5 mm(100ft) 유공 · 무공 수동방식 polyester film leader 방식
현상방식 2욕식이며 현상(1)–정착(1)–방식(2)–물빼기(1/2)–건조(2)의 구성. 현상 정착 각 5 l 물빼기 3.5 l 신속 정착제 사용
액온조절 28℃ 고정 온도는 meter 표시
현상시간 표준 2.5분 현상, 최고 1.5분, 최저 3.5분
조절범위 현상시간 표시
온조방식 heater, thermostat에 의한 이중조 간접가열식, 따로 냉각기의 준비 있음.
수세방식 유수저수식 저부배수 처리 수유량 3 l/min 이상
건조방식 물빼는 약. rubber lip에 의한 제수 blower, heater에 의한 더운 바람넣기 고저 2단 절환 air filter부
현상능력 표준(2.5분) 24.5/H, 최고(1.5분 현상) 41 m/H, 최저(3.5분 현상) 17.5 m/H
구 조 본체 및 tank는 경질염화 vinyl과 stainless제
전 원 AC 100 V 50~60 Hz, 1.4 kVA
크 기 높이 123×가로 120×깊이 24 cm bar를 폈을 경우의 높이 240 cm
무 게 총중량 180 kg, 본체만 140 kg

그림 8-14. 간접 roll 필름 자동현상장치의 기구도

자동현상장치는 현상–수세 사이는 어둠상자로 되어 있고, 건조부 이후가 명실구조로 되어 있으며, 필름 송입구 부분이 암실 내에, 그 이외의 부분은 명실 벽을 뚫고 명실내로 나와 있도록 설비되는 것이 일반석이나(요즈음은 완전 명실용이 개발되었다).

처리 시간에 따라 8분, 6분, 30초, 90초 등 여러 가지가 있다(표 8-7). 90초형인 것에서는 엑스선 필름 전용이 요구된다.

간단한 것에서는 현상으로부터 정착까지 자동적으로 행해지며, 수세 이후는 종래와 마찬가지로 행하는 것도 있다. 또 이와는 반대로 재래 방식으로 현상, 정착한 것을 수세, 건조만 자동적으로 하는 수세건조기도 제작 되고 있다. 전자는 수술장 등 급하게 결과를 보고 싶은 경우, 후자는 처리 장수가 별로 많지 않으나 건조까지 시간을 단축하여 건조한 상태로 필름을 관찰하고 싶을 경우에 이용된다.

표 8-7. 여러 가지 엑스선 필름 자동현상장치의 필름 처리 내용(Kodak사의 자료에 의함)

		X-omat M3형	X-omat M4-N형	X-omat M5A-N형	X-omat M6-N형	X-omat M6A-N형
각 탱크용량	현상	76ℓ	26.0ℓ	9.5ℓ	9.5ℓ	9.5(15.8)ℓ
	정착	38	21.0	7.6	7.6	11.0(15.8)
	수세	38	15.2	5.7	5.7	13.0(15.3)
각처리용량	현상	81±1°F(29.2℃)	83±1°F(28.3℃)	81±1°F(27.2℃)	95±1°F(35.0℃)	95±1°F(35.0℃)
	정착	76~78(25.0)	78~80(26.0)	78~79(25.5)	92(33.5)	92(33.5)
	수세	74±1(23.3)	76±1(24.4)	76±1(24.4)	90(32.0)	90(32.0)
	건조	100(41.0)	105(43.0)	105(43.0)	130(55.0)	130(55.0)
각처리시간	현상	140초	127초	155초	33초	31초
	정착	70	86	95	19	18
	수세	58	46	60	11	10
	물빼기	11	44	27	7	6
	건조	108	73	95	15	20
걸리는 시간 (건조~건조)		7분(6′ 48″)	7분(6′ 58″)	8분(8′ 13″)	90~85초	90~85초
매분의 speed		60 inch/분 (153.4 cm/분)	16.4 inch/분 (41.7 cm/분)	10 inch/분 (25.4 cm/분)	60 inch/분 (152.4 cm/분)	66 inch/분 (168 cm/분)
보충량 (4절)	현상	40 ml	40 ml	45 ml	50 ml	50 ml
	정착	75	80	80	100	100
보충량 (4切)	현상	28.5 ml	28.5 ml	32 ml	39 ml	39 ml
	정착	53.5	57	57	79	79
공급수량		13.7 ℓ/분	9.5 ℓ	9.5 ℓ/분	9.5 ℓ분	9.5 ℓ/분
처리능력(평균크기)		350매	120매	70매	350매	385매
처리능력(4切)		276매	80매	50매	276매	300매

Chapter 9

디지털 엑스선 검사장치
Digital Radiography

제9장은 방사선사 국가시험에 포함되지 않은 것이지만 진단용 방사선 장치이기 때문에 그 내용들을 설명하고 있다.

1. 전산화 방사선 검사(Computed Radiography)

1) 정의

전산화 방사선 검사(Computed radiography, 이하 CR)는 기존의 필름·증감지 촬영법 대신에 휘진성 형광체인 영상판(imaging plate : 이하 IP)에 엑스선을 조사한 후 축적된 잠상에 레이저빔을 주사하여 영상신호를 획득한 후 전산기기를 이용하여 영상을 재구성하는 디지털 방사선 검사법의 한 종류이다. 즉, 아날로그적으로 기억시켜 그 상을 레이저광으로 주사시킨 다음 디지털 영상기로써 기록, 재생하는 방식으로 영상의 질, 감도, 처리능력, 그리고 비용 등에서 기존의 필름·증감지 검사법에 비해 그 이상의 효율성을 갖고 있으며, 기존의 엑스선 검사장치와 촬영기술을 사용할 수 있어 흉부를 비롯한 일반 촬영 및 투시조영 검사에서 많이 대체 이용되고 있다.

2) 원리

(1) 기본구성과 동작

그림 9-1은 CR의 기본구성을 나타낸 것으로 피사체를 투과한 엑스선은 IP라 불리는 휘진성 형광체에 흡수되어 그 에너지가 축적된다. 다음으로 이것을 레이저빔으로 주사하면 결정 내에 축적된 엑스선에너지가 청색빛의 형광으로써 얻어진다. 이 빛을 광전자 증배관에서 전기신호로 변화시켜 증폭한 다음 A/D변환기로 변환시켜 영상처리를 한다. 그림 9-2는 엑스선영상의 디지털화의 원리를 나타낸 것이다. 시스템 전체는 제어컴퓨터에 의해 작동하도록 되어 있다.

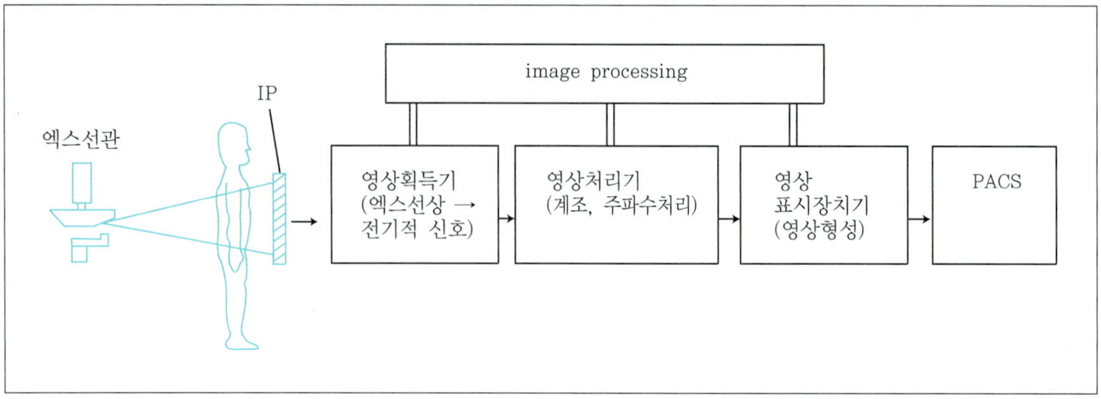

그림 9-1. CR의 기본구성

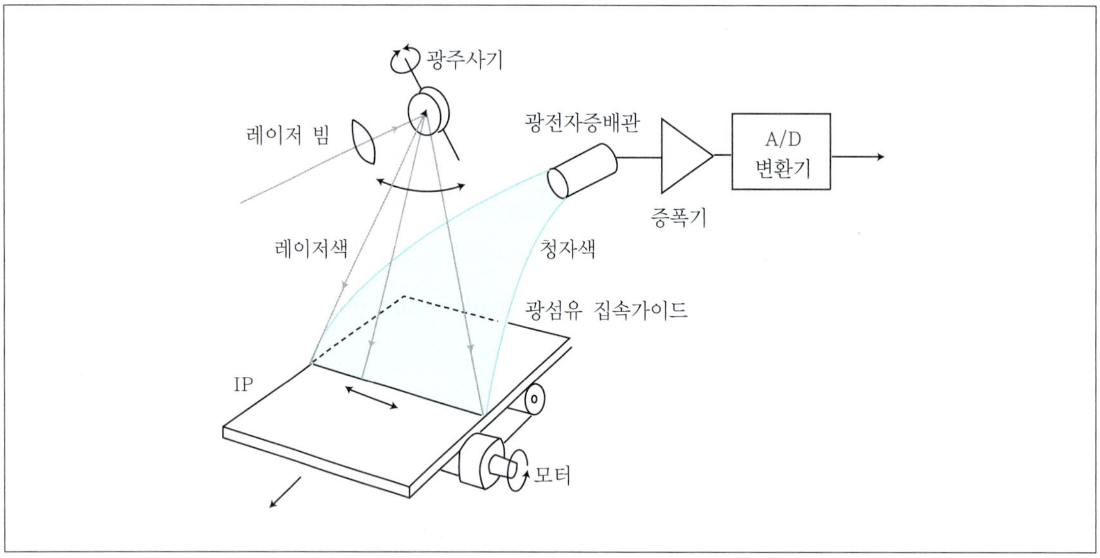

그림 9-2. 엑스선영상의 디지털화의 원리

(2) 영상판(Imaging Plate)

IP는 광휘진발광(photostimulated luminescence, 이하 PSL)현상을 나타내는 형광체가 사용된다. 광휘진발광이란 엑스선, 전자선, 자외선 등 방사선에 의해서 형광체를 여기하여 발광시킨 후 발광파장보다도 장파장의 빛을 조사함에 따라서 감쇄되어있던 발광이 일시적으로 강해지는 현상으로 1차여기로 형광체($BaFX:Eu_2$, X=Cl, Br, I)에 가해진 에너지가 축적된다. 이 형광체에 빛을 조사하면 축적된 에너지는 청자색의 빛이 조사되어 발광한다. IP의 발광강도 특성은 양호하여 조사 엑스선량에 대해 직선성을 가지고 있다. 또 이 발광강도는 IP에 조사된 휘진여기광의 파장에 따라서도 변화하는데 휘진발광은 600 nm 부근의 적색광에서 가장 효과적으로 반응한다. 이 휘진여기광으로써 파장 633 nm인 He–Ne 레이저광이 사용되고 있다(**그림 9–3**). 휘진여기광의 조사에 의해 휘진발광이 즉시 생겨나 IP는 축적된 에너지에 비례한 400 nm의 청자색빛을 발한다(**그림 9–4**).

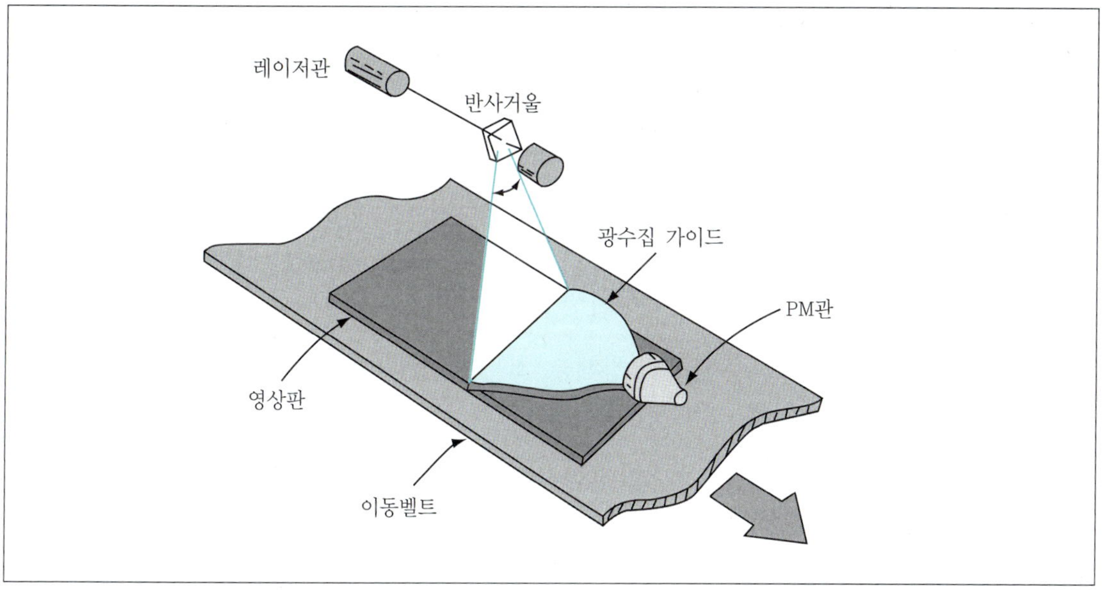

그림 9–3. 영상판독기의 기본 구성도

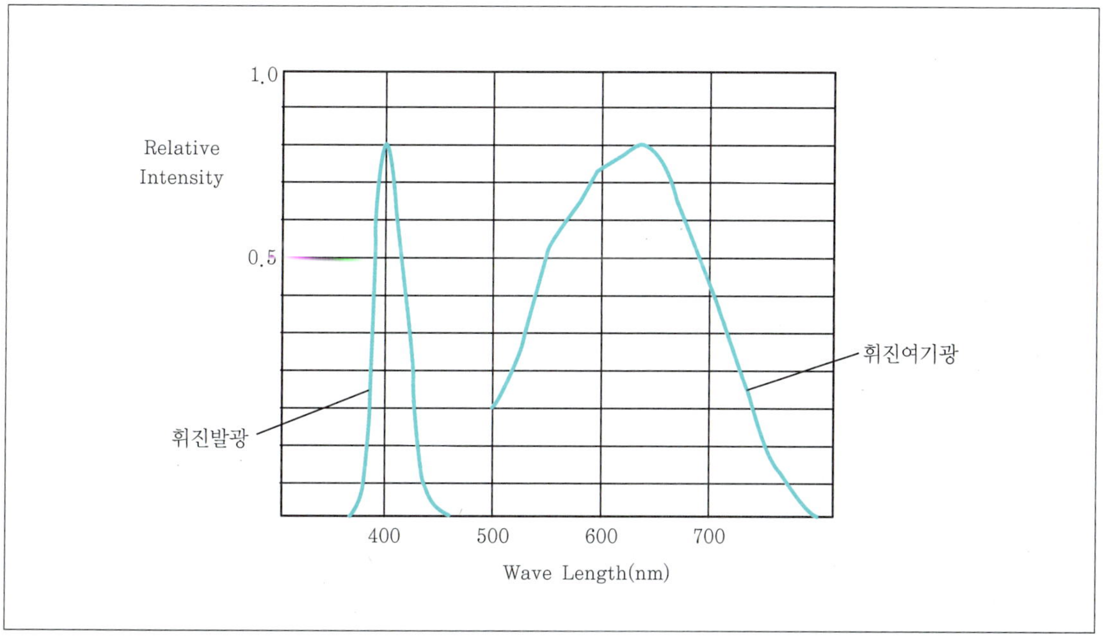

그림 9–4. 휘진 발광 및 휘진여기 스펙트럼

영상의 신호 대 잡음(S/N)비를 높이기 위해서는 휘진발광파장과 여기광 파장이 광학적으로 분리될 수 있도록 충분히 떨어져 있어야 하고, 또 발광파장이 광전자증배관의 분광감도 특성에 일치할 것 등이 중요하다. 자극발광 시간은 오름, 내림의 값을 최대치의 $\frac{1}{e}$(e=2.718)을 취하면 각각 0.8 ㎲ 정도이므로 유효발광시간은 2~3 ㎲로 생각된다. 이 발광특성은 고속으로 IP로부터 엑스선 정보를 읽어낼 경우 중요한 정보를 갖는다. 즉, 이 발광시간에 의해 주사속도가 결정된다. 발광시간을 무시하고 고속으로 주사할 경우, 어느 화소의 발광이 완료되지 않은 채 다음 화소가 발광하게 되어 화질은 저하된다.

엑스선 조사에 의해 IP에 축적된 엑스선상을 읽을 때까지 시간이 길수록 점차 감소한다. 이 현상을 빛의 감소(fading)라 하고 읽어내는데 경과시간이 8시간이 되면 발광량은 25%쯤 감소한다. 또 온도가 높을수록 커지므로 촬영 후 8시간 이내에 영상화하는 것이 바람직하다.

IP의 구조(**그림 9-5**)는 지지체층, 형광체층, 표면보호층과 후면층, 바코드 라벨 등으로 구성되어 있다. 지지체층은 IP에 대한 외부의 힘과 충격으로부터 형광체층을 보호해주며 양호한 평면성을 유지할 수 있어야 하고, 적당한 유연성과 기계적 강도를 갖추고 있을 것 등이 요구된다. 재료는 250~300 ㎛ 두께인 탄소(carbon)를 함유한 polyethylene terephtalate(PET) base 등이 이용된다. 형광체층은 BaFX : Eu^{++}라는 고분자 무기화합물 미립자가 결합체로 분산되어 지지체층에 고밀도로 충진 도포된 것으로 형광체의 분산성이 좋고, 균일한 피막형성이 가능한 것, 온습도나 방사선이나 레이저 등에 의한 물성변화를 받지 않을 것, 적당한 유연성과 기계적 강도 등을 갖추고 있을 것 등이다. 표면보호층은 영상의 불안정을 일으킬

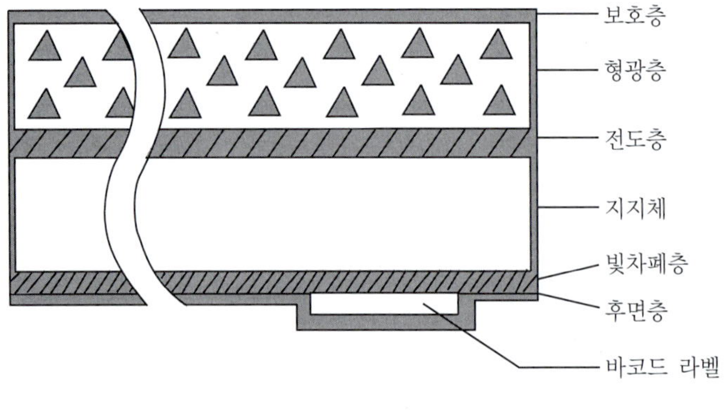

그림 9-5. Image plate의 구조

수 있는 촬영실 내에서 취급 및 운반시의 손상으로부터 형광층을 보호한다. 따라서, 표면보호층은 긁힌 자국이 생기지 않을 것, 온도변화에 대하여 신축이나 파열이 생기지 않을 것, 빛이나 방사선 등에 대하여 물성변화가 없을 것, 장치 내에서 반송시에 꺾임과 마모에 견딜 것 등이 요구되며 영상의 특성면에서는 보호층이 얇을수록 빛을 많이 통과시킬 수 있다. 후면층(Backing layer)은 에너지를 저장하고 이동하는 동안 IP표면에 긁힘을 방지해 주기 위하여 Polymer film으로 얇게 덮여 있다. Bar code label은 IP의 고유번호가 뒷면에 Bar-code로 기록되어 있으며 bar code reader에 의해 ID정보와 IP의 엑스선 정보가 CR 본체에 의해서 조합된다.

3) CR영상의 성립

(1) 영상의 디지털화 : IP영상의 공간적 농도적 미세구조를 어느 정도까지 전달하는가는 디지털화의 정밀도로 결정된다. 현재의 CR에서는 디지털화에 의한 영상열화가 없는 최저의 범위로써 반절, 대각 5화소/nm, 4등분 6, 7화소/nm, 6등분 10화소/nm이고, 농도분해능은 32비트/화소가 된다. 이 값은 육안적으로 오리지날인 엑스선 사진과 비교해서 실질적으로 차이를 볼 수 없는 디지털상으로 얻어진다. 여기서 대각을 예를 들면 1화소는 0.2 mm가 되어 주사선수는 1,760줄로 육안으로는 주사선을 볼 수 없다.

레이저광 주사는 전자 오실로그래프의 진동자에 톱니 모양파 전류를 흐르게 하여 읽어낸다. 그 주파수는 약 50 Hz로 주사시간은 20 ms가 된다. 또 대각의 경우 IP로 보내는 속도는 10 mm/s이므로 1장의 영상주사시간은 35.2 sec가 된다.

실제 주사는 우선 약한 레이저광으로 엉성하게 주사하고(샘플링피치 1.8 mm/pixel, 보냄속도 140 mm/s, 읽어내는 시간 1.6~3.2 s) 이렇게 미리 읽음에 의한 읽어냄 감도를 맞춘다. 즉, IP에 기록된 영상 데이터의 일부를 읽어내어 최적의 읽어냄 노광을 결정한다. 이것에 의해 정규적인 읽어냄이 행해진다. 따라서 종래의 엑스선 사진에서 말하면 꽤 과부족인 촬영조건이라도 이 회로에서 적정농도의 영상이 얻어지도록 자동적으로 레벨설정이 행해진다.

(2) 엑스선 조사로부터 영상출력까지의 정보전달 특성을 **그림 9-6**에 나타낸 것으로 CR 계통의 영상형성원리를 잘 나타내고 있다.

① 제 1사분면 : IP의 특성으로 엑스선 조사선량과 레이저광에 의한 휘진발광량의 관계를 나타낸 것이다. 그림에서 알 수 있듯이 4자릿수 이상의 넓은 엑스선조사 범위에

있어서 휘진발광 빛과 비례관계에 있다. 이것은 보통 증감지-film계가 1.5~2자릿수 정도밖에 노광량이 없는 데에 비하여 큰 특징이다.

② 제 2사분면 : 영상판독기(image reader : IR)의 입력신호와 출력신호 관계를 나타낸다. 판독기에는 영상렌지 자동설정기구가 마련되어 있어 어떠한 입력신호라도 이 출력신호는 기록필름에 대해서 충분히 적정한 영상재생을 가능하게 하는 범위로 조정한다. 그림 9-6의 A는 고 엑스선량으로 영상렌지가 작을 경우, B는 저선량으로 영상렌지가 큰 예를 나타낸다. 이 신호는 영상처리기(image processor : IPC)로 보내진다.

③ 제 3사분면 : 영상처리기의 특성을 나타낸 것이며 읽어내는 기계로부터의 디지털 신호는 영상처리기에서 각 진단부위, 촬영법에 적합한 영상처리가 이루어진다. 즉, 계조처리, 주파수처리, 감산처리 등이다. 또한 기록기에서 film의 특성도 고려한 신호로 변환되어 film에 출력된다.

④ 제 4사분면 : 영상기록기(image recorder : IRC)에 보내진 영상신호는 다시 광신호로 변환되어 엑스선사진이 얻어진다. 즉, CR system의 종합특성을 나타내고 있으며 엑스선조사선량이 최종적으로 어떤 농도로 변환되는가를 나타내고 있다.

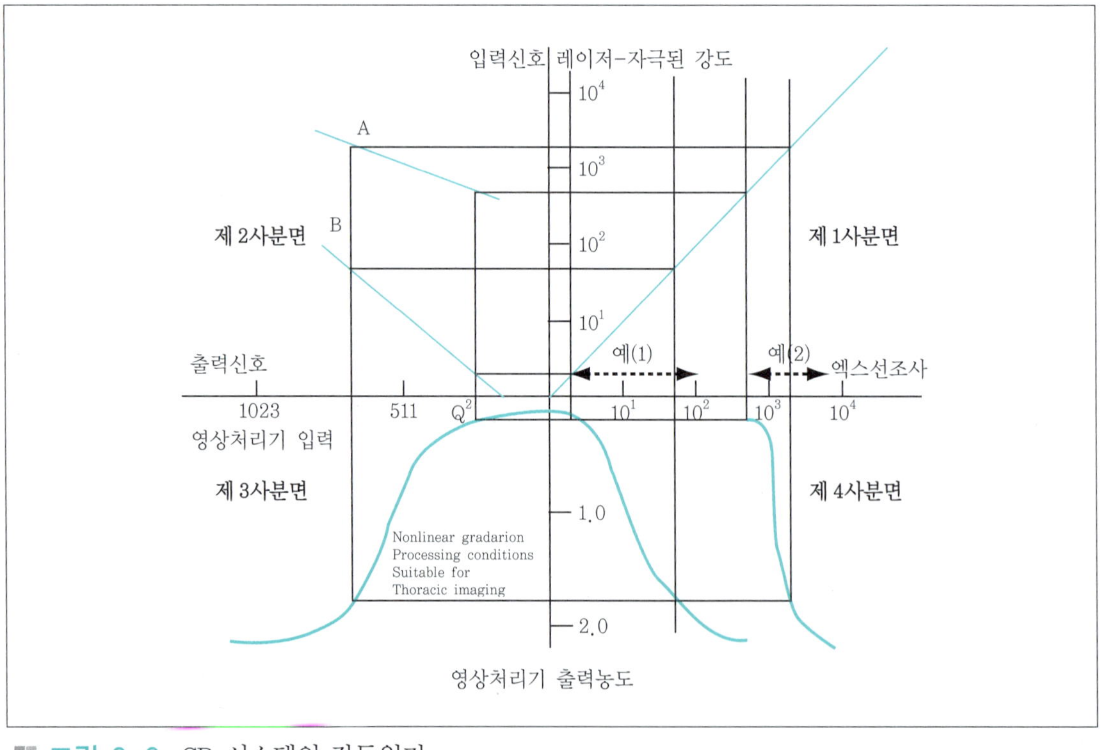

그림 9-6. CR 시스템의 작동원리

그림 9-6의 제 1사분면에 그려져 있는 예(1) 및 예(2)는 각각 엑스선량의 영역으로부터 영상이 형성되고 있는데 제 4사분면의 그래프에서 알 수 있듯이 엑스선량의 분포가 다른 영상도 최종적으로는 거의 같은 보기 쉬운 농도영역의 영상으로서 출력된다.

4) 화질 특성

(1) 영상형성과정과 화질결정요인

IP에 입사한 엑스선양자는 IP를 구성하는 형광체에 흡수되어 다수의 전자로 변환된다. 그 일부는 형광체에 준안정상태의 전자(포획전자)로서 보존된다(잠상). 이 잠상에 레이저 빔을 조사하면 잠상은 광양자로 변환되고(휘진발광) 광양자는 광전자증배관에 의해 전기신호로 변환된다. 이 아날로그 신호는 A/D 변환기에 의해 디지털 신호가 되어 진단목적에 따라 최적화된 영상처리가 이루어진 후 레이저 프린터로 필름에 기록되던가 또는 표시 장치에 표시된다. 이들의 모든 과정에 있어서 응답 특성과 잡음 특성은 최종적으로 진단에 활용되는 영상의 특성에 영향을 준다.

(2) 응답특성의 결정요인

① IP 내에서의 엑스선 산란

입사한 엑스선은 IP를 구성하는 형광체에 흡수됨과 함께 일부는 산란하여 입사위치와는 다른 장소에 있는 형광체에 흡수되고 그 때문에 영상이 흐려진다. 이 현상에 의한 응답 특성 영향은 사용되는 엑스선 관전압에 따라서 다르지만 비교적 작다.

② IP 내에서의 레이저(laser)광 확산

CR 시스템의 응답 특성은 주로 IP를 읽어내는 레이저광의 확산으로 결정된다. 이 레이저광의 확산은 IP의 응답특성(laser광의 형광체층 내에서의 확산특성)과 레이저광의 빔직경에 의존하고 있다. 레이저광의 빔직경은 IP가 가지고 있는 응답특성을 충분히 끄집어 낼 수 있도록 설계되어 있기 때문에 IP의 응답특성이 CR 시스템의 응답 특성을 거의 결정한다고 말할 수 있다.

그러나 IP의 응답 특성을 좋게 하면 일반적으로는 후술하는 엑스선 양자 노이즈 등의 영상 노이즈가 증가하고 만다. 이 때문에 CR 시스템에 있어서는 필요한 응답 특성에 대응하여 엑스선 양자 노이즈 등 노이즈를 낮게 억제하는 것이 중요하다.

③ 필름의 응답 특성

CR 시스템의 영상에 영향을 주는 노이즈는 크게 분류하면 엑스선 조사량에 의존하는 성분(양자 노이즈)과 엑스선 조사량에 의존하지 않는 성분(고정 노이즈)으로 분류된다. 거기에 양자 노이즈는 엑스선양자 노이즈, 광양자 노이즈의 2개로 분류된다.

ⓐ 엑스선양자 노이즈

엑스선 양자 노이즈는 엑스선양자가 IP에 흡수되는 과정에서 발생하는 노이즈(엑스선양자의 포아슨 분포에 따른 공간적 흔들림)이며, 그 노이즈(통상 Wiener spectrum로 공간주파수의 함수로서 표시된다)는 엑스선 검출기(CR 시스템에서는 IP)의 흡수선량에 반비례하며 따라서 입사엑스선량에 반비례한다. 즉, 입사엑스선량이 일정하면 이 노이즈는 IP의 흡수특성으로 결정된다.

IP에서의 엑스선 흡수율을 증가시키려면 형광체층막의 두께를 증가시키면 되지만 일반적으로 형광체층막의 두께를 증가시키면 응답 특성은 저하하는 경향이 있다. 따라서 설계상은 어떻게 IP의 응답 특성을 유지하면서 IP의 유효막 두께를 두껍게 할 수 있을까가 관심사가 된다.

ⓑ 광양자 노이즈

광양자 노이즈는 자극 휘진발광이 광전자증배관의 광전면에서 광전변환하는 과정에서 발생하는 노이즈(광전자의 포아슨 분포에 따른 시간적 흔들림)이며 그 노이즈는 광전자수에 반비례한다. 즉, 입사 엑스선량, IP의 엑스선흡수효율과 휘진발광량, 휘진발광 빛을 모으는 빛유도의 집광효율, 광전자증배관의 광전변환효율 등에 반비례한다. 따라서 IP로서는 전술한 엑스선 흡수특성을 어떻게 좋게 하는가와 함께 휘진성형광체의 발광휘도를 향상시키는 것이 중요해져 간다. 한편 판독장치로서는 고출력 레이저(IP의 발광량을 많게 한다), 집광효율이 높은 집광계와 광전변환효율이 높은 광검출기가 필요하게 된다.

ⓒ 고정 노이즈

고정 노이즈에는 IP의 구조 노이즈, 레이저의 노이즈, 아날로그 회로계의 노이즈, A/D 변환에 있어서의 양자화 노이즈, 게다가 필름의 구조 노이즈 등이 생각된다.

IP의 구조 노이즈는 휘진성형광체입자의 층내분포의 불균일성에 기인하고 있으며 이것을 개량하는 데에는 형광체의 미립자화가 하나의 관심사가 된다. 그러나 일반적으로 형광체는 미립자화하면 발광휘도가 저하하는 경향이 있으므로 발광량을 저하시키지 않고 미립자화하는 것이 필요하다.

필름의 구조 노이즈는 그 외의 노이즈와 달라 필름에 출력되는 계조특성에 의해 시스템 전체에 대한 영향도가 변화한다. 즉, 출력영상의 계조특성의 경사(γ)가 크면 상대적으로 필름의 구조 노이즈의 영향은 작고, 계조특성의 경사가 작으면 필름의 구조 노이즈의 영향은 커진다.

5) 영상처리

CR의 영상처리는 4가지로 분류된다.

첫째, 검출기능에 관련된 영상처리로 엑스선 촬영 시에 엑스선량이나 엑스선 에너지가 변화하여도 일정한 범위로 영상을 디지털화하여 항상 최적한 영상농도와 대조도를 자동적으로 얻는 것이다. 이 처리는 EDR(exposure data recognizer)이라 불리고 있으며 고도한 영상 인식기술로 구성되어 있다.

둘째, 진단영상화질의 향상을 목적으로 각종의 촬영부위나 촬영법마다 최적한 표시영상을 얻기 위한 영상강조처리이다.

셋째, 영상처리는 진단화질을 떨어뜨리지 않고 효율 좋게 영상을 보존하거나 전송하는 목적으로 행하는 영상 데이터 압축처리이다.

넷째, 처리는 대상물의 길이, 면적 등의 기하학적인 양을 계측하거나 엑스선 흡수량의 계측으로부터 대상물의 밀도를 계측하거나 하여 진단에 도움이 되게 하는 영상 계측처리이다.

(1) 자동감도 조절장치(exposure data recognition processing)

① 개요

센서 작용을 하는 영상판의 특성은 엑스선 노광범위가 넓고 또한 노광 전역에 걸쳐 반응이 직선적으로 이루어진다. 그렇지만 이 넓은 노광 범위를 그대로 데이터로 받아들이면 농도 분해능이 떨어지게 되므로 CR 시스템에서는 선독에 의한 판독 감도조정 방식을 이용하여 필요한 정보만을 데이터로 받아들이는 방법을 사용하고 있다. 선독에 의한 감도조정 방식은 먼저 영상판 위에 기록되어 있는 정보를 거친 영상 데이터(20픽셀/mm, 12 bit/픽셀)로 대강 획득한 다음 이 데이터와 검사항목을 이용하여 영상의 특성을 해석하고 여기에서 가장 적절한 판독조건을 결정하는데 이러한 기능을 하는 장치를 자동 감도 조절기(EDR)라 한다. 이는 엑스선량에 대한 변동을 자동 인식하여 감도 및 범위를 조절하여 노출조건의 과부족에 의한 촬영의 실패를 방지하고 항상 균일한 영상을 얻도록 하는 것이다.

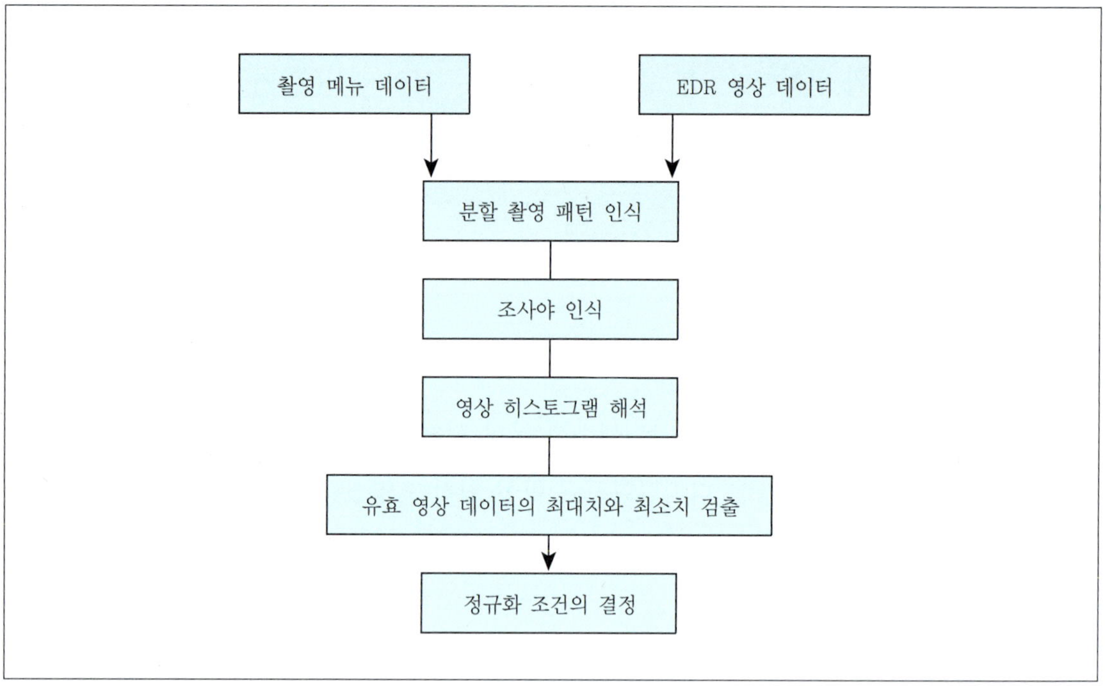

그림 9-7. EDR의 기본 처리를 나타내는 흐름도

② 원리

EDR의 기본 원리는 엑스선 영상의 히스토그램은 각 촬영 메뉴(촬영부위나 촬영방법)마다 특유의 패턴을 가지고 있는 점을 이용한다. 환자의 개인 정보가 CR 시스템에 입력되면 촬영 메뉴 정보와 1.8×1.8 mm의 픽셀 크기로 샘플링되어 얻어진 EDR 영상 데이터에 의해 분할 촬영의 노출 패턴과 조사야의 형태를 인식한다. 다음으로 자동 인식된 조사야의 형태내의 영상 히스토그램을 해석하여 유효한 영상데이터의 최대치 s_1과 최소치 s_2를 검출하여 촬영메뉴마다 미리 설정되어 있는 Q_1, Q_2로 변환시키는 정규화 조건을 통해 엑스선량에 대한 감도 및 영상의 범위를 결정한다. **그림 9-7**은 EDR의 기본 처리를 나타낸다.

(2) 계조처리(gradation processing)

주어진 영상신호를 어떤 사진 농도로 재현하여 진단 목적에 맞는 적절한 표시 특성을 조절하는 것으로 이는 대조도 증강을 의미한다. 영상판독기(image reader)에서 디지털화된 신호 QL(영상 프로세서로 가는 입력 영상신호)을 비선형 변환 곡선에서 기본 계조 형태(gradation type)인 GT를 기본으로 원하는 농도(GS)와 대조도(GA, GC)로 조절함으로써 영상 프로세서의 출력 영상신호 QV로 변환하는 것이다.

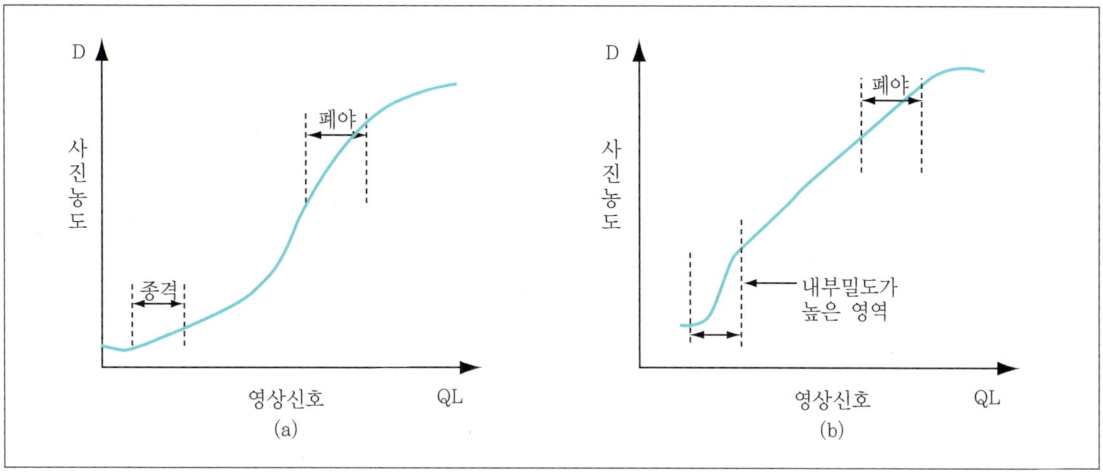

그림 9-8. 흉부(a)와 유방(b) 영상의 계조처리의 특징

$$QV = f(QL)$$

종래의 필름 · 스크린 촬영법의 농도나 대조도의 변경을 위해서는 mA를 변경하여 엑스선 광자량을 변경하거나, 스크린과 필름의 조합을 변경 하거나 현상처리를 변화함으로써 가능하였다. 그러나 CR 시스템의 농도를 변경하고자 할 경우에는 계조 편향(gradation shift)을 변화시키는 방법을 주로 사용하며, 대조도 변경을 위해서는 회전량(gradation amount)을 compression(곡선이 세워짐)하거나 expansion(곡선이 눕혀짐)시킨다.

흉부와 유방 영상의 예를 들어 설명한다. **그림 9-8의 (a)**는 흉부 영상의 계조처리로서 폐야의 대조도를 높게 하고 종격부의 대조도는 낮게 하여 넓은 신호 범위를 갖는 농도를 재현하는 전형적인 형태이다. **(b)**는 유방 영상의 계조처리로서 유선이나 병변 발생이 많은 부위인 저농도 영역의 대조도를 높이고 주변 영역은 피부와 공기가 맞닿는 부분을 잘 구별할 수 있도록 농도를 낮게 설정한 형태이다.

① 계조 형태(gradation type, GT)

가장 기본적인 파라미터이며, 계조 형태의 특성과 용도를 살펴보면 A(Wide Latitude 선형계조 Type), B~J(Head, Neck, Chest, Breast, Pelvis 등의 Menu에 적합), K~L (Subtraction용), M(Negative/Positive 반전용), N(농도변화의 기복이 많은 부위에 적합), O(주로 Bone에 적합), P(주로 Chest의 좁은 음영에 적합) 등으로 구별할 수 있다. 일반적으로 사용하는 2영상 표시에서 필름의 오른쪽에는 선형(linear contrast type), 왼쪽에는 비선형(curved contrast type)의 대조도 영상이 나타나고 있다.

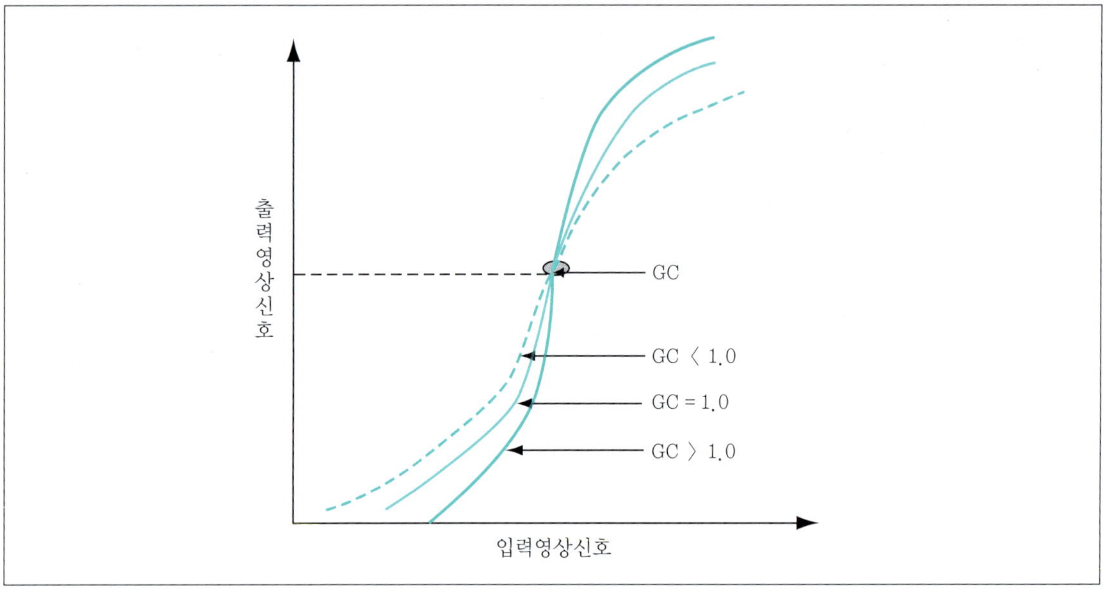

그림 9-9. 회전량의 변환과 회전 중심

② 회전량(gradation amount, GA)과 회전중심(gradation center, GC)

비선형 변환곡선을 제어하는 파라미터들로서 두 파라미터의 변환으로 계조 형태를 변환시킨다. 회전량은 비선형 변환곡선의 경사를 나타내며, 그림 9-9에서 GA를 크게 하는 변환(굵은 실선에서 점선으로 이동)을 expansion, GA를 작게 하는 변환(굵은 실선에서 실선으로 이동)을 compression이라고 하며, -9.9에서 +9.9까지의 변경이 가능하다. 또한 곡선의 중심을 회전 중심(GS)이라고 하며 0.3과 2.6의 범위에서 변경이 가능하다.

③ 계조편향(gradation shift, GS)

특성곡선을 가로축으로 평행하게 이동하여 전반적인 시각 농도를 변화시킨다. 그림 9-10은 계조 편향의 예를 든 것이며 곡선을 왼쪽으로 이동(GS를 크게 함)시키면 입력 픽셀에 비해 높은 출력 픽셀을 얻을 수 있으며 영상의 농도가 전반적으로 어두워지는 효과를 나타낸다.

실제 GR 필름에 표시되는 영상의 계조 초리의 예는 G 1.0 E # 1.6~0.20과 같으며 이는 GA, GT, GC, GS의 순서로 기록된다. 즉, 회전량이 1.0이며 T의 계조 형태를 사용하였으며, 회전중심이 1.6이며 계조편향은 0.20임을 의미한다. 일반적으로 임상에서 행해지는 영상 계조도의 변환은 진단 목적에 따라 차이가 있지만, 우선 GS에서 목적하는 곳의 농도를 최적화하고(GS를 변화시키면 그에 따라 대조도 역시 변하기 때문), GA로 대조도의 조정을 행하는 방법이 권고된다.

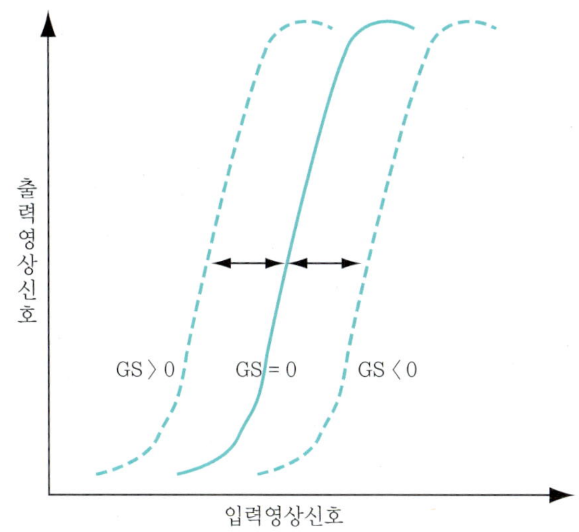

■ 그림 9-10. 계조편향의 예

(3) 주파수처리(spatial frequency processing)

CR 시스템에서 얻어진 영상신호의 주파수 응답(영상의 선예도)을 조절하는 것을 주파수 처리라 한다. **그림 9-11**의 실선에서 보듯이 종래의 필름 · 스크린 방사선 촬영법에서의 주파수 응답은 고정된 특성을 가지며, 주파수가 증가하면 주파수 응답은 감소한다. 그러나 CR에서는 주파수 응답을 마음대로 조절하는 것이 가능하며 이를 위해 비선예 마스크 처리를 사용한다. 이 방법은 퓨리에 변환을 이용하는 기법에 비해 단순하며 빠른 처리가 가능하다. 점선은 CR시스템의 주파수 응답을 나타낸다.

(4) 영상계측처리

영상계측처리는 대상물의 길이, 면적, 체적 등 기하계측이 일반적이지만 CR 시스템의 경우 엑스선흡수선량이 영상화 물리량이 되며, 엑스선 흡수량 계측으로부터 물질의 밀도를 계측하여 진단에 도움을 준다.

최근 골다공증 검사법으로서 에너지가 다른 2종류의 엑스선을 이용하여 뼈밀도를 계측하는 DXA법에 의한 뼈밀도 계측법을 소개한다.

첫째, 계측하는 피사체의 뼈밀도(bone mineral density : BMD)가 이미 알고 있는 refeance와 함께 2종류의 다른 엑스선 에너지로 촬영한다.

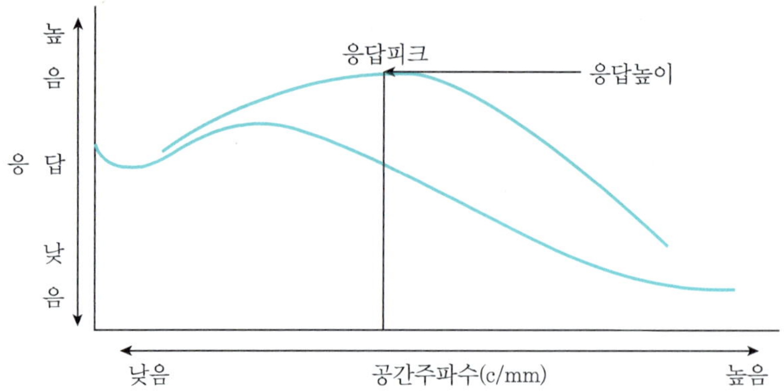

그림 9-11. 선예도 조절

둘째, 상기영상과 후술하는 기준영상을 이용하여 고 · 저에너지영상의 각각에 대하여 얼룩성분 보정처리를 한다.

셋째, 연부조직을 제거하는 에너지 subtraction 처리를 하여 골부영상을 작성한다.

넷째, 영상의 BMD referance의 신호처리로부터 신호값에 대한 뼈밀도의 교정식을 결정한다.

다섯째, 계측하는 골영역의 신호값을 구하며 교정식에 의해 뼈밀도 데이터로 변환한다.

CR-DXA는 엑스선 beam과 면검출기인 IP를 이용하고 있기 때문에 2차원적인 각종 얼룩성분이 포함되어있다. 이들의 얼룩성분은 일반 진단영상의 경우에는 전혀 문제가 되지 않는 레벨이지만 물리량계측의 경우에는 정도열화의 원인이 되기 때문에 얼룩성분의 보정처리를 할 필요가 있다.

CR-DXA에 있어서 얼룩은 엑스선조사얼룩, 정지 grid의 투과율 분포, IP의 감도얼룩, 판독감도얼룩 등이 있다. 이들의 얼룩은 촬영시의 위치관계, 촬영조건, IP를 특정하면 각 촬영마다 거의 변동하지 않는 성분이다. 따라서 피사체 및 referance를 제외한 상태에서 촬영하면 얼룩성분만의 기준화면을 사전에 얻어놓고 피사체의 촬영에서 얻어진 영상으로부터 이 기준영상을 뺌으로써 얼룩성분을 제거할 수 있다.

2. DR(digital radiography)

1) 정의

의료영상진단 분야에 있어서는 엑스선영상을 이용하여 진단하는 방법이 가장 기본적인 진단법이며 또한 가장 많이 이용되고 있다. 이 엑스선영상을 얻는 검사법으로 현재 임상에서 많이 이용되고 있는 방식으로 종래부터 널리 이용되고 있는 엑스선 필름법과 새로운 촬영법인 CR(computed radiography)법 및 실시간 DR(real-time digital radiography)법이다.

CR법과 실시간 DR법은 디지털 방식이며 앞으로 그 성능향상이 기대되고 있는 방식으로 의료용영상의 디지털화는 엑스선 CT(computed tomography) 장치의 출현이래, 시대의 큰 흐름이 되었다. 이 배경에는 검사 즉시 영상표시와 진단에 의한 검사의 효율화 및 치료와의 일체화, 영상처리 · 기능해석에 의한 진단능력 향상과 정량화, 의료용영상관리 시스템인 PACS(picture archiving and communication system)와의 전개에 의한 영상 보관, 검색하기가 쉽다는 것 등이다.

엑스선 영상을 디지털화하는 DR 방법으로서는 여러 가지가 발표되어 있지만 엑스선 검출기로서 전장에 설명한 것처럼 휘진성형광체로 이루어진 imaging plate(IP)와 laser광을 이용한 IP방식에 의한 CR법, 엑스선 형광증배관(X-ray image intensifier ; 영상증배관)과 TV카메라를 이용하는 영상증배관 – TV 방식의 DF(digital fluorography)법이 우선 최초로 실용화되었나.

IP방식인 CR법에서는 종래 엑스선 검사장치에 그대로 적용할 수 있고 실효적으로 넓은 dynamic range를 가지고 있기 때문에 노광과다나 노광부족에 의한 촬영의 실패를 막을 수 있다. 그러나 영상이 얻어지기까지의 시간이 오래 걸린다는 문제가 있다.

또한 일반적으로 사용되고 있는 DRF(digital radiographic fluoroscopy)는 콘빔(cone beam)을 사용하여 인체를 투과한 엑스선 광자를 영상증배관을 통하여 빛으로 변환시킨 후 빛을 TV 카메라로 보내고, 이곳에서 발생한 영상정보를 디지털로 처리하여 모니터를 통해 눈에 보이는 영상으로 만드는 방법으로 영상증배관에 기초한 디지털 방사선 투시촬영술이라 불린다.

영상증배관–TV 방식의 DRF법에서는 즉시 영상표시와 진단이 가능하기 때문에 즉시성이 요구되는 심장이나 머리 · 배 등 순환기 분야에서 DSA(digital subtraction angiography) 장치로서 이용되고 있다. 그러나 초창기에는 필름 방식에 비하여 아직은 해상력이 떨어진다는 문제가 있다. 그러나 DRF 분야에서는 순환기뿐만 아니라 위를 중심으로 한 소화관(식도 · 위 · 소장 · 큰창자 · 곧은창자) 분야에 적용가능한 고해상도로 즉시성이 있는 본격적인 DRF장치의 개발이 요구되어 왔다. 이를 위해서는 종래의 DRF법이 가지는 실시간성, 즉시성 등의 특징을 살리면서 엑스선 필름법에 필적하는 해상도를 실현할 필요가 있었다. 이 문제를 고해상도 고정밀도 12인치 엑스선 영상증배관과 수천 개 줄로 주사할 수 있는 고정밀도 TV 카메라를 개발함에 따라서 해결한 방식이 실시간 DR법이다.

2) 개요

엑스선 영상에서는 넓은 범위에 분포하는 2차원 엑스선 정보를 한 번에 영상화하는 넓은 시야를 확보하면서 해상도를 달성할 필요가 있고 이것이 DR화의 가장 곤란한 과제가 된다.

적용할 만한 대상은 투시, 검사에 필요한 기능을 필요로 하는 소화관, 머리와 배 부분의 순환기, 심장 등과 투시기능을 꼭 필요로 하지 않는 흉부, 골밀도 등이지만 실시간 DR화한 경우 의료적 경제적 효과가 큰 소화관 분야가 제일 목표가 된다.

실시간 DR장치를 소화관에 적용하기 위해서는 화소수를 대폭 증가 시키고, 매우 빠른촬영속도와 영상증배관의 입력시야는 가능한 한 면적이 클수록 좋다.

이 방식에서는 엑스선발생부와 영상증배관의 광학 lens계, TV카메라로 구성되는 엑스선-TV카메라계를 엑스선 상의 입력면 센서로서 이용하여 그 출력을 A/D 변환부에서 디지털화하는 입력부와 디지털화된 영상 데이터를 처리 · 기억하는 영상처리부, 처리한 영상 데이터를 D/A 변환기로 아날로그 신호로 변환 후 표시하는 출력표시부와 그들의 영상 데이터를 기록하는 기록부로 구성하는 것을 기본으로 한다. 기능으로서 투시와 촬영의 두 가지 기능을 가진다.

투시에서는 영상을 기록하기 위한 필름을 사용하지 않고 엑스선 조사 중 형광상을 모니터로 관찰한다. 영상마다 선량을 적게 하여 운동상태의 기능적인 판정이나 검사를 위한 보조수단, 즉 검사부위, 체위, 조영상태, 카테터 팁(catheter tip)의 삽입상태 등 관찰에 이용하는 투시상을 얻는다.

한편 검사에서는 영상마다 선량을 늘려 진단능력이 우수한 엑스선상을 정밀도가 높은 모니터에 표시하여 정밀진단, 즉 판독하기 위해 이용하는 영상을 얻는다. 또 촬영상을 필름에 기록하거나 on-line으로 PACS에 접속도 가능하다. 실시간 DR법의 특징을 살펴보면,

① 고정밀한 영상 : 고정밀 영상증배관, 해상력인 우수한 고정밀 TV 카메라, 영상처리장치, 고정밀모니터 등에 의해 필름/Screen검사법이나 CR법에 비하여 훨씬 고화질의 영

상을 얻을 수 있다.

② 실시간표시 : 엑스선정보 검출기로서 영상증배관과 TV 카메라를 표준장치로 하여 IC 메모리와 모니터를 이용하기 때문에 실시간으로 영상을 관찰할 수 있다. 이에 의해 고속검사나 동영상검사도 가능해진다.

③ 영상처리의 이용 : 디지털 영상이기 때문에 대조도나 가장자리 부분의 각종 강조처리를 쉽게 처리 할 수 있으며 진단능력을 향상시킬 수 있다.

④ 디지털 보관 : 자기 디스크, 광 디스크 또는 광자기 디스크 등 대용량 저장 장치에 기록 보관할 수 있으며 필름이 없는 진단이나 PACS와의 접속에도 대응할 수 있다.

3) 원리

실시간 DR용으로서 최근에 등장한 엑스선 투시검사대를 조합시킨 시스템으로 디지털 엑스선영상이 형성되는 과정은 다음과 같다. 즉, 엑스선관으로부터 조사된 엑스선은 투시검사 대상의 피사체를 투과하여 고정밀 엑스선 영상증배관에 의해 고휘도의 광학상으로 변환된다. 이 상은 탄뎀(tandem) 광학계에 의해 TV 카메라의 촬상관면에 결상되어 비디오신호로 변환된다. 이 비디오 신호는 A/D 변환기에 의해 디지털 신호로 변환되고 RAM(random access memory) 디스크에 의한 영상 메모리에 기억됨과 함께 모니터에 표시된다. 영상메모리상의 데이터는 검사 중 자동적으로 자기 디스크에 기록된다.

영상의 기록 · 보관은 광 디스크에 의해 이루어지며 또한 on-line으로 PACS에 접속도 가능하다. 진단은 영상을 모니터에 표시하여 행하는 것을 기본으로 하고 있지만 필요에 따라서 레이저 빔 프린터(laser beam printer)나 비디오 프린터 등에 의해 하-드 카피(hard copy)를 만드는 일도 가능해진다.

실제 동작에서는 우선 처음 동작을 투시 모-드(mode)로 하여 피검자에게 미량의 엑스선을 조사하여 조사 중의 영상증배관의 형광상을 모니터로 관찰하면서 검사에 적합한 부위와 최저시간을 계산하여 조사 스위치를 누른다. 즉, 검사 모드로 전환한다는 뜻이다. 이 경우 TV카메라의 주사는 투시 모드에서는 비월주사로 검사 모드에서는 순차주사로 되어 있다. 검사 모드에서는 피검자에게 강한 엑스선을 조사하기 때문에 엑스선관의 rotor up과 촬상관의 입사광량이 과잉되지 않도록 자동광학조리개 조정이 필요해진다.

실제의 엑스선 조사는 rotor up의 완료 후 TV카메라의 주사와 최적시간을 유지하면서 행한다.

이 조사 중은 수직주사시간을 단위로 촬상관내의 전자 빔 주사를 중지하여 촬상관면상에 엑스선상을 기억한다. 이 축적된 엑스선상은 조사 직후의 1수직동기 기간에 읽어내어져 A/D 변환 후 영상 메모리에 기억된다. 동시에 표시메모리로 고속전송하여 모니터에 표시한다. 이 동작에 의해 실시간으로 촬영상을 관찰할 수 있게 된다. 이 장치에서는 촬상소자로서 촬상관을 이용하고 있기 때문에 잔상의 소거가 필요하며 읽어낸 후 또한 1수직동기 기간의 소거시간이 필요해진다. 가장자리 강조 등의 영상처리는 영상처리를 이용하여 고속처리하여 표시한다.

일련의 검사가 종료하면 영상은 일시기록으로서의 1기가 바이트의 자기 디스크 또는 영상 기록으로서의 수백 기가 바이트의 5인치 광 디스크 등에 기록, 보존된다.

4) 기본적인 성능

실시간 DR system의 성능평가를 공간분해능(가시에 의한 한계해상력)과 한계 식별능으로 하고 동시에 증감지-필름계도 비교 평가한다.

(1) 공간분해능

영상계의 고유 분해능(고유한계조건)뿐만 아니라 피검자에 따른 엑스선량을 확보하기 위한 엑스선관 초점 사이즈나 기하학적인 확대를 고려한 조건하에서의 분해능(임상사용조건)에 관해서도 검토하였다.

DR-2000H에서는 영상증배관과 TV카메라의 개량에 의해 종래의 영상증배관-TV 카메라 방식의 DR과 비교하여 해상력이 비약적인 향상을 실현했지만 영상계만으로는 필름 방식의 해상력에는 미치지 못하고 있다.

그런데 임상사용 조건하에서는 양자의 해상력차는 매우 작고 특히 입력시야가 7인치인 경우에는 필름 방식과 동등한 해상력을 달성하고 있다. 이것은 양자의 감도 차이에서 이용하는 엑스선초점사이즈가 다르고 기하학적 확대에 의한 해상력열화의 영향이 증감지-필름계에서 크게 되기 때문이다.

(2) 한계식별능

아크릴판에 구멍을 뚫고 그 직경과 깊이를 변화시킨 Burgers phantom이라 불리는 식별능 평가용 챠트를 이용하여 임상사용조건하에서 촬영을 행하여 그 후 구멍 식별을 목시에 의해 판정을 한다는 방법으로 식별능을 평가했다.

실시간 DR법에서는 증감지-필름계에 비하여 적은 엑스선량으로도 거의 동등한 식별능이 얻어지지만 이것은 실시간 DR법의 엑스선 검출 양자효율(detective quantum efficiency ; DQE)이 증감지-필름계에 비하여 약 3배 높다는 것, 계조처리에 의해 관심영역을 보기 쉽게 표시할 수 있기 때문이다.

5) 응용례

(1) 간접 DR : IP와 같은 엑스선 검출기에 촬영한 후 판독기에서 IP-판독을 통하여 진단용 디지털영상을 얻는 방법으로 IP의 경우 고감도, 고화질의 장점이 있고 기존의 장치를 변경 없이 그대로 사용할 수 있으며, 촬영장치와 판독기가 Off-Line으로 동작하므로 여러 촬영장치를 공유할 수 있으므로 직접 DR에 비해 비용이 저렴한 장점이 있다. 그러나 직접 DR에 비하여 시간이 약간 오래 걸리는 단점이 있다.

(2) 직접 DR : 다양한 방법의 검출기가 있으며, 촬영과 동시에 검출기로부터 실시간으로 얻을 수 있으므로, 촬영에서부터 영상획득까지의 시간을 줄일 수 있다. 그러나 촬영장치가 여럿일 경우 각 촬영장치 마다 1 : 1 On-Line으로 설치하여야 하므로 비용이 많이 든다. 최근에는 이동형 검출기 개발로 인하여 이러한 단점을 보완하였다.

Chapter

10 진단용 방사선 발생장치의 안전관리

1. 안전관리 규칙

진단용방사선발생장치의 안전관리에 관한 규칙

보건복지부령 제3호 (1995년 1월 6일 제정)
보건복지부령 제25호 (1996년 5월 18일 개정)
보건복지부령 제86호 (2001년 1월 13일 개정)
보건복지부령 제234호 (2003년 1월 14일 개정)
보건복지부령 제349호 (2006년 2월 1일 개정)
보건복지부령 제421호 (2007년 11월 16일 개정)
보건복지가족부령 제1호 (2008년 3월 3일 개정)
보건복지가족부령 제156호 (2010년 1월 22일 개정)
보건복지부령 제64호 (2011년 6월 27일 개정)
보건복지부령 제168호 (2012년 11월 15일 개정)
보건복지부령 제291호 (2015년 1월 8일 개정)
보건복지부령 제304호 (2015년 2월 26일 개정)

제1조(목적) 이 규칙은 의료법 제37조에 따라 의료기관에서 설치 · 운영하는 진단용방사선발생장치를 안전하게 관리함으로써 환자 및 방사선관계종사자에 대한 방사선으로 인한 위해를 방지하고 진료의 적정을 도모하기 위하여 필요한 사항을 규정함을 목적으로 한다.

제2조(정의) 이 규칙에서 사용하는 용어의 뜻은 다음과 같다.

1. "진단용방사선발생장치"란 방사선을 이용하여 질병의 진단에 사용하는 기기로서 다음 각 목의 어느 하나에 해당하는 장치를 말한다.
   가. 진단용 엑스선 장치
   나. 진단용 엑스선 발생기
   다. 치과진단용 엑스선 발생장치
   라. 전산화단층촬영장치(양전자방출 전산화 단층 촬영장치를 포함한다)
   마. 유방촬영용 장치 등 방사선을 발생시켜 질병의 진단에 사용하는 기기
2. "방사선 방어시설"이란 방사선의 피폭(피폭 : 인체가 방사선에 노출되는 것)을 방지하

기 위하여 진단용 방사선 발생장치를 설치한 장소에 있는 방사선 차폐시설과 방사선 장해 방어용기구를 말한다.

3. "방사선관계종사자"라 함은 진단용방사선발생장치를 설치한 곳을 주된 근무지로 하는 자로서 진단용방사선발생장치의 관리 · 운영 · 조작 등 방사선 관련 업무에 종사하는 자를 말한다.
4. "안전관리"라 함은 진단용 방사선 발생장치, 방사선 방어시설 및 암실, 현상기, 방사선필름 카세트, 산란엑스선 제거용 그리드, 엑스선사진 관찰대 등 진단영상정보에 관한 설비의 관리와 방사선 관계 종사자의 피폭관리를 말한다.
5. "방사선구역"이라 함은 진단용방사선발생장치를 설치한 장소 중 외부방사선량이 주당 0.3 mSv(30 mrem) 이상인 곳으로서 벽, 방어칸막이 등의 구획물로 구획되어진 곳을 말한다.

제3조(신고) ① 「의료법」(이하 "법"이라 한다) 제37조제1항에 따라 의료기관(「지역보건법」 제7조 · 제8조 및 제10조에 따른 보건소 · 보건의료원 · 보건지소, 「병역법」 제11조에 따라 징병검사를 실시하는 지방병무청, 「군통합병원령」 제1조에 따른 군통합병원급 의무부대, 「학교보건법」 제3조에 따른 보건실, 「행형법」 제2조제5항에 따른 교도소 등을 포함한다. 이하 같다)의 개설자 또는 관리자는 진단용 방사선 발생장치를 설치하는 경우에는 사용일 3일 전까지, 사용을 중지한 경우에는 사용 중지일부터 3일 이내에, 양도 · 폐기 또는 이전한 경우에는 그 사유가 발생한 날부터 30일 이내에 각각 별지 제1호서식 또는 별지 제2호서식에 따른 신고서에 다음 각 호의 구분에 따른 서류를 첨부하여 해당 의료기관의 소재지를 관할하는 시장 · 군수 · 구청장(자치구의 구청장을 말한다. 이하 같다)에게 제출하여야 한다.

1. 별지 제1호서식에 첨부하여야 하는 서류
   가. 진단용 방사선 발생장치 검사성적서 사본 1부
   나. 방사선 방어시설 검사성적서 사본 1부
   다. 별지 제6호서식에 따른 방사선 관계 종사자 신고서 1부
   라. 양도 또는 이전한 자의 별지 제3호서식에 따른 양도신고증명서 또는 이전신고증명서 원본 1부(양도받거나 이전하여 설치하는 경우에만 첨부한다)
   마. 특수의료장비 등록증명서 사본 1부(특수의료장비를 설치하는 경우에만 첨부한다)
2. 별지 제2호서식에 첨부하여야 하는 서류

가. 별지 제3호서식에 따른 신고증명서 원본

나. 양도·양수를 확인할 수 있는 서류 1부(양도신고를 하는 경우에만 첨부한다)

다. 폐기를 확인할 수 있는 서류 1부(폐기신고를 하는 경우에만 첨부한다)

라. 이전을 확인할 수 있는 서류 1부(이전하는 경우에만 첨부한다)

② 제1항에 따라 신고받은 시장·군수·구청장은 별지 제3호서식에 따른 신고증명서를 발급하여야 한다.

③ 시장·군수·구청장은 제2항에 따라 신고증명서를 발급받은 자가 신고증명서의 훼손 또는 분실 등의 사유로 별지 제4호서식에 따라 재발급을 신청하면 그 증명서를 재발급하여야 한다.

④ 진단용 방사선 발생장치를 설치·운영하는 의료기관의 개설자 또는 관리자는 의료기관의 개설자 또는 의료기관의 명칭을 변경하려면 별지 제5호서식에 따른 변경신고서에 다음 각 호의 서류를 첨부하여 시장·군수·구청장에게 제출하여야 한다.

1. 별지 제3호서식에 따른 신고증명서 원본
2. 의료기관 개설허가증 또는 의료기관 개설신고증명서 사본 1부

⑤ 제4항에 따라 변경신고를 받은 시장·군수·구청장은 신고증명서의 해당 사항을 수정하거나 그 증명서를 재발급하여야 한다.

⑥ 의료기관의 개설자 또는 관리자는 소속 방사선 관계 종사자의 변동이 있으면 그 사유가 발생한 날부터 3개월 이내에 별지 제6호서식에 따른 신고서에 제13조에 따른 건강진단 결과서 사본을 첨부하여 의료기관의 소재지를 관할하는 시장·군수·구청장에게 제출하여야 한다.

⑦ 시장·군수·구청장은 별지 제7호서식의 진단용 방사선 관리대장을 작성하여 갖추어 두고 제1항·제4항·제6항 및 제10조제2항의 신고 사항을 적어야 한다.

제4조(검사 및 측정) ① 의료기관의 개설자 또는 관리자는 다음 각 호의 어느 하나에 해당하는 사유가 있으면 법 제37조제2항에 따라 해당 진단용 방사선 발생장치를 사용하기 전에 그 진단용 방사선 발생장치에 대하여 별표 1의 검사기준에 따라 제6조에 따른 검사기관의 검사를 받아야 한다. 다만, 「의료기기법 시행규칙」 제5조제1항 및 제18조제1항에 따라 의료기기 제조품목허가 또는 수입품목허가를 받거나 같은 규칙 제20조제1항제6호에 따라 중고의료기기를 수입하려는 때에 식품의약품안전청에 등록한 시험검사기관에서 별표 1의 검사

항목이 포함된 시험검사를 받아 해당 시험성적서를 제출하는 경우에는 본문에 따른 검사를 받지 아니하고 사용할 수 있다. 〈개정 2009.5.29〉

1. 진단용 방사선 발생장치를 설치하거나 이전하여 설치하는 경우
2. 진단용 방사선 발생장치의 전원시설을 변경하는 경우
3. 제3조제1항에 따라 사용중지신고를 한 진단용 방사선 발생장치를 다시 사용하려는 경우
4. 진단용 방사선 발생장치의 안전에 영향을 미치는 수리를 하는 경우

② 의료기관의 개설자 또는 관리자는 제1항에 따라 검사받은 진단용 방사선 발생장치에 대하여는 검사를(제1항 단서의 경우에는 시험검사기관의 검사를 말한다) 받은 날부터 3년마다 제6조에 따른 검사기관의 검사를 받아야 한다.

③ 의료기관의 개설자 또는 관리자는 법 제37조제2항에 따라 방사선 방어시설에 대하여 별표 2의 방사선 방어시설 검사기준에 따라 해당 진단용 방사선 발생장치를 사용하기 전에 제6조에 따른 검사기관의 검사를 받아야 한다.

④ 의료기관의 개설자 또는 관리자는 제3항에 따라 검사받은 방사선 방어시설 중 방사선 차폐시설을 변경설치하거나 방사선 차폐시설을 설계할 때에 설정한 주당 최대 동작부하를 초과한 경우에는 지체 없이 그 방사선 방어시설에 대하여 제6조에 따른 검사기관의 검사를 받아야 한다.

⑤ 의료기관의 개설자 또는 관리자는 법 제37조제2항에 따라 방사선 관계 종사자에게 티·엘배지를 사용하게 하는 경우에는 3개월마다 1회 이상 방사선 피폭선량 측정을 받도록 하여야 하며, 필름배지를 사용하게 하는 경우에는 1개월마다 1회 이상 방사선 피폭선량 측정을 받도록 하여야 한다.

⑥ 제5항에 따른 방사선 관계 종사자의 방사선 피폭선량 측정에서 그 선량한도는 별표 3과 같다.

⑦ 식품의약품안전청장은 식품의약품안전청에 피폭선량 관리센터를 설치하여 방사선 관계 종사자개인피폭선량의 관리 업무를 하여야 하고, 그 센터의 운영에 필요한 세부 사항을 정하여 고시하여야 한다.

제5조(검사 등의 시험방법) ① 제4조에 따른 검사 또는 측정(이하 "검사등"이라 한다)의 시험방법은 식품의약품안전청장의 승인을 받아 제6조에 따른 검사기관 또는 측정기관의 장이 정한다. 이 경우 승인절차 등 세부 사항에 대하여는 식품의약품안전청장이 따로 정하여

고시하는 바에 따른다.

② 검사등의 재검사를 할 때에는 제1항에서 정한 시험방법 외에 다음 각 호의 어느 하나에 해당하는 방법으로 시험할 수 있다.

1. 식품의약품안전청장이 고시한 시험방법
2. 제조업소에서 정한 시험방법
3. 국제전기기술위원회가 권고하는 시험방법(제1호나 제2호의 시험방법이 없는 경우에만 해당한다)

제6조 (검사 · 측정기관) ① 진단용 방사선 발생장치 및 방사선 방어시설을 검사하는 기관이나 방사선 관계 종사자에 대한 피폭선량을 측정하는 기관은 별표 4의 기준에 따라 식품의약품안전청장이 지정하는 기관으로 한다. 다만, 피폭선량한도의 초과 등 특별한 사유가 발생한 진단용 방사선 발생장치 및 방사선 방어시설에 대한 검사 또는 방사선 관계 종사자에 대한 피폭선량 측정은 식품의약품안전청장이 직접 실시할 수 있다.

② 제1항에 따른 검사기관 또는 측정기관(이하 "검사 · 측정기관"이라 한다)의 지정, 검사 및 측정업무의 정지, 지정취소 등에 대하여는 식품의약품안전청장이 따로 정하여 고시한다.

제7조(검사등의 신청) 검사등을 받으려는 자는 별지 제8호서식에 따른 진단용 방사선 발생장치 검사신청서, 별지 제9호서식에 따른 방사선 방어시설 검사신청서 또는 별지 제10호서식에 따른 방사선 관계 종사자 피폭선량 측정신청서를 검사 · 측정기관의 장에게 제출하여야 한다. 제8조제4항에 따른 재검사의 경우에도 또한 같다.

제8조(검사 결과의 통지 등) ① 제7조에 따라 검사 · 측정기관의 장이 의료기관의 개설자 또는 관리자로부터 검사등의 신청을 받으면 검사등을 한 후 별지 제11호서식에 따른 진단용 방사선 발생장치 검사성적서, 별지 제12호서식에 따른 방사선 방어시설 검사성적서 또는 별지 제13호서식에따른 방사선 관계 종사자 피폭선량 측정성적서를 신청인에게 발급하여야 하며, 검사 또는 측정한 날부터 1개월 이내에 별지 제14호서식에 따른 검사 결과 또는 별지 제15호서식에 따른 측정 결과를 식품의약품안전청장에게 제출하여야 한다.

② 검사 · 측정기관의 장은 검사등의 결과가 별표 1, 별표 2 또는 별표 3의 기준에 적합한 것으로 판정되면 검사 또는 측정한 날부터 1개월 이내에 해당 의료기관의 소재지를 관

할하는 시장 · 군수 · 구청장에게 통지하고, 부적합한 것으로 판정되면 검사성적서 또는 측정성적서의 사본을 첨부하여 지체 없이 해당 의료기관의 소재지를 관할하는 시장 · 군수 · 구청장에게 통지하여야 한다.

③ 시장 · 군수 · 구청장은 제2항에 따라 부적합한 것으로 판정된 검사등의 결과를 통지받으면 통지를 받은 날부터 1개월 이내에 법 제63조에 따라 의료기관의 개설자 또는 관리자에게 다음 각 호의 어느 하나의 명령을 하고, 그 사실을 식품의약품안전청장에게 통지하여야 한다. 다만, 제1호의 명령을 한 경우에는 그 사실을 건강보험심사평가원장에게도 함께 통지하여야 한다.

1. 부적합 진단용 방사선 발생장치 또는 방사선 방어시설에 대한 사용 금지 및 수리 · 교정 후 재검사
2. 선량한도 초과자에 대한 건강진단 및 필요 시 안전조치(근무지의 변경 또는 근무시간의 단축 등을 말한다. 이하 같다)

④ 의료기관의 개설자 또는 관리자는 제3항에 따른 명령을 받으면 진단용 방사선 발생장치 또는 방사선 방어시설을 수리 · 교정하고 재검사를 신청하여야 하며, 선량한도 초과자에 대하여는 즉시 제13조에 따른 건강진단을 실시하고, 그 결과 이상징후가 있는 경우에는 안전조치를 취하여야 한다. 이 경우 안전조치를 실시한 후 6개월이 지나 실시하는 건강진단의 결과 이상징후가 나타나지 아니하면 해당 선량한도 초과자의 동의를 받아 관할 시장 · 군수 · 구청장에게 안전조치의 해제를 요구할 수 있다.

⑤ 시장 · 군수 · 구청장은 제4항에 따른 요구로 안전조치를 해제하면 그 사실을 식품의약품안전청 장에게 통지하여야 한다.

⑥ 검사등의 성적서를 재발급 받으려는 자는 별지 제16호서식에 따른 검사등성적서 재발급신청서를 검사 · 측정기관의 장에게 제출하여야 한다.

제9조(방사선구역) ① 의료기관의 개설자 또는 관리자는 법 제37조제1항에 따라 진단용 방사선 발생장치를 설치하면 진단용 방사선의 안전관리를 위하여 방사선구역을 설정하고 일반인의 출입을 제한하는 등의 조치를 취하여야 한다.

② 방사선구역에는 별표 5의 방사선구역표시를 하여야 한다.

제10조(진단용 방사선의 안전관리책임자) ① 의료기관의 개설자 또는 관리자는 법 제37조제2항에 따라 진단용 방사선 발생장치의 안전관리와 적정한 사용을 위하여 별표 6의 진단용

방사선 안전관리책임자 자격기준에 따라 해당 의료기관 소속 방사선 관계 종사자 중에서 진단용 방사선 안전관리책임자(이하 "안전관리책임자"라 한다)를 임명하여 진단용 방사선 안전관리업무(이하 "안전관리업무"라 한다)를 수행하도록 하여야 한다. 이 경우 같은 시·군·구에 있는 분원 또는 분소에 설치하는 진단용 방사선 발생장치의 안전관리업무는 해당 의료기관의 안전관리책임자에게 겸임하도록 할 수 있다.

② 의료기관의 개설자 또는 관리자는 안전관리책임자를 선임·해임하거나 겸임시키는 경우에는 1개월 이내에 별지 제6호서식에 따른 신고서에 안전관리책임자에 대한 다음 각 호의 서류를 첨부하여 해당 의료기관의 소재지를 관할하는 시장·군수·구청장에게 제출하여야 한다.

1. 의사 등의 면허증 사본, 최종 학교 졸업증명서(이공계 석사학위소지자만 제출한다) 또는 경력증명서 1부
2. 제13조에 따른 건강진단 결과서 사본 1부

제11조(안전관리책임자의 직무) 제10조에 따른 안전관리책임자의 직무는 다음과 같다.

1. 안전관리업무의 계획·점검 및 평가
2. 소속 방사선 관계 종사자에 대한 자체교육훈련의 실시
3. 환자 및 방사선 관계 종사자에 대한 방사선피해로부터의 방어조치
4. 진단 영상정보 관련 설비의 안전관리
5. 피폭선량 측정에 영향을 미치는 방사선 관계 종사자의 소속 변동사실의 측정기관에의 통보
6. 방사선 관계 종사자의 피폭선량 측정에 영향을 미치는 피폭선량계의 파손 및 분실사실의 측정기관에의 통보
7. 제3조제1항 및 제4항에 따른 신고와 제4조에 따른 검사 또는 측정에 관한 사항
8. 제14조에 따른 진단용 방사선 발생장치, 방사선 관계 종사자 및 방사선 방어시설(이하 "진단용 방사선 발생장치등"이라 한다)에 관한 서류의 작성·비치 및 보존에 관한 사항

제12조(의료기관의 개설자 또는 관리자의 준수 사항) 법 제37조제1항에 따라 의료기관의 개설자 또는 관리자는 다음 각 호의 사항을 지켜야 한다.

1. 안전관리책임자가 그 직무수행에 필요한 사항을 요청하면 지체 없이 조치하고, 정당한 사유 없이 거부하지 아니할 것

2. 안전관리책임자가 안전관리업무를 성실히 수행하지 아니하면 지체 없이 그 직으로부터 해임하고 다른 직원을 안전관리책임자로 선임할 것
3. 진단용 방사선 발생장치에 대하여는 검사유효기간이 끝나기 전에 검사기관에 검사를 신청하고, 검사기관이 검사를 할 때에는 안전관리책임자를 참여시킬 것
4. 방사선 관계 종사자가 진단용 방사선 발생장치의 운영 · 조작 · 관리 · 점검 및 검사 등 방사선피폭 우려가 있는 업무를 할 때에는 필름배지 또는 티 · 엘배지 등 피폭선량계를 착용하게 하고, 방사선 관계 종사자의 피폭선량 측정을 신청할 때에는 측정 대상에 해당하는 자를 누락하지 아니할 것
5. 제8조제3항에 따라 시장 · 군수 · 구청장으로부터 진단용 방사선 발생장치 또는 방사선 방어시설의 사용 금지와 수리 · 교정 및 재검사명령을 받으면 지체 없이 이행할 것
6. 방사선 관계 종사자에 대한 피폭선량을 측정한 결과 별표 3의 방사선 관계 종사자의 선량한도를 초과한 자에 대하여는 지체 없이 건강진단 등 필요한 조치를 할 것
7. 방사선 관계 종사자 외에 방사선구역에 출입하는 자에 대한 방사선 피폭을 방지하기 위한 조치를 할 것
8. 적정한 진단 영상정보를 얻을 수 있도록 그 설비의 안전관리에 필요한 조치를 할 것

제13조(방사선 관계 종사자에 대한 건강진단) ① 법 제37조제2항에 따라 의료기관의 개설자 또는 관리자는 방사선 관계 종사자에 대하여 2년마다 건강진단을 실시하여야 한다. 다만, 방사선 관련업무에 처음 종사하는 방사선 관계 종사자에 대하여는 업무종사 전에 건강진단을 실시하여야 한다.

② 제1항에 따른 건강진단의 문진 사항 및 검사 항목은 다음 각 호와 같다.

1. 문진 사항
   가. 방사선 피폭 증상의 유무
   나. 방사선 피폭 증상이 있는 자는 그의 작업 장소, 작업 내용, 작업 기간, 피폭선량 및 방사선 장해 유무
   다. 그 밖에 방사선에 의한 피폭 증상
2. 검사 항목
   가. 말초혈액 중의 혈색소 양, 적혈구 수 및 백혈구 수
   나. 그 밖에 의사가 필요하다고 인정하는 검사

제14조(서류의 작성 · 비치 및 보존) 법 제37조제3항에 따라 의료기관의 개설자 또는 관리자, 검사 · 측정기관의 장 및 시장 · 군수 · 구청장은 별표 7의 진단용 방사선 발생장치등에 관한 서류를 작성 · 비치 및 보존하여야 한다.

제15조(안전관리책임자에 대한 교육) ① 법 제37조제2항에 따라 안전관리책임자로 선임된 자는 선임된 날부터 1년 이내에 방사선 분야 관련 단체가 실시하는 안전관리책임자 교육을 이수하여야한다. 다만, 방사선 분야 관련 단체로부터 안전관리책임자 교육을 받은 후 1년 이내에 안전관리책임자로 선임된 자의 경우에는 그러하지 아니하다.

② 제1항에 따른 안전관리책임자의 교육에 관하여 필요한 사항은 식품의약품안전청장이 따로 정하여 고시한다.

제16조(지도 · 감독) ① 법 제37조제1항에 따라 시장 · 군수 · 구청장은 의료기관의 진단용 방사선 안전관리상태를 지도 · 점검하고 필요하면 의료기관의 개설자 또는 관리자에게 그 시정을 명할 수 있다.

② 식품의약품안전청장은 검사등의 공정성과 효율성을 확보하기 위하여 검사 · 측정기관에 대하여 필요한 지도와 감독을 할 수 있다. 이 경우 식품의약품안전청장은 검사 · 측정기관이 그 업무를 성실하게 수행하지 아니한 경우에는 검사 · 측정기관의 지정을 취소할 수 있다.

③ 식품의약품안전청장 또는 시장 · 군수 · 구청장은 안전관리를 위하여 필요하면 의료기관의 개설자 또는 관리자나 검사 · 측정기관의 장에게 필요한 사항을 보고하게 하거나 자료를 제출하게 할 수 있다.

④ 시장 · 군수 · 구청장은 매년 3월 31일 현재의 진단용 방사선 발생장치 안전관리 현황 및 방사선 관계 종사자 관리 현황을 별지 제17호서식 및 별지 제18호서식에 따라 5월 31일까지 특별시장 · 광역시장 · 도지사 또는 특별자치도지사(이하 "시 · 도지사"라 한다)를 거쳐 식품의약품안전청장에게 제출하여야 한다.

제17조(적용의 배제) 진단용 방사선 발생장치 중 진단용 엑스선 발생기 또는 치과진단용 엑스선 발생장치(파노라마 및 세파로 촬영장치는 제외한다)만을 사용하면서 주당 최대 동작부하의 총량이 10밀리암페어 · 분 이하인 의료기관에 대하여는 제4조제5항, 제9조, 제10조 및 제13조를 적용하지 아니한다.

제18조 삭제 〈2009.4.29.〉

부칙 〈제421호, 2007.11.16〉

제1조(시행일) 이 규칙은 공포한 날부터 시행한다.

제2조(진단용 방사선 발생장치의 검사에 관한 특례) 보건복지부령 제349호 진단용방사선발생장치의 안전관리에관한규칙 일부개정령(이하 "종전의 규칙"이라 한다) 시행 당시 제4조제1항에 따라 진단용방사선발생장치의 검사를 받은 날부터 2년이 경과한 의료기관의 개설자 또는 관리자로서 종 전의 규칙 제17조의 개정 규정에 해당하는 자는 2008년 2월 11일 이전까지 제4조제2항의 개정규정에 따른 검사를 받아야 한다.

부칙(보건복지가족부와 그 소속기관 직제 시행규칙) 〈제1호, 2008.3.3〉

제1조(시행일) 이 규칙은 공포한 날부터 시행한다.

제2조 생략

제3조(다른 법령의 개정) ①부터 〈81〉까지 생략

〈82〉 진단용 방사선 발생장치의 안전관리에 관한 규칙 일부를 다음과 같이 개정한다.

별표 8 제1호 본문 중 "보건복지부장관"을 "보건복지가족부장관"으로 한다.

〈83〉부터 〈94〉까지 생략

부칙(의료법 시행규칙) 〈제105호, 2009.4.29〉

제1조(시행일) 이 규칙은 공포한 날부터 시행한다. 다만, · · · 〈생략〉 · · · 부칙 제5조의 개정규정은 2009년 5월 1일부터 시행한다.

제2조부터 **제4조**까지 생략

제5조(다른 법령의 개정) 진단용 방사선 발생장치의 안전관리에 관한 규칙 일부를 다음과 같이 개정한다.

제18조를 삭제한다.

별표 8을 삭제한다.

부칙(의료기기법 시행규칙) 〈제112호, 2009.5.29〉

제1조(시행일) 이 규칙은 공포 후 3개월이 경과한 날부터 시행한다.

제2조 생략

제3조(다른 법령의 개정) 진단용 방사선 발생장치의 안전관리에 관한 규칙 일부를 다음과 같이 개정한다.

제4조제1항 각 호 외의 부분 단서를 다음과 같이 한다.

다만, 「의료기기법 시행규칙」 제5조제1항 및 제18조제1항에 따라 의료기기 제조품목허가 또는 수입품목허가를 받거나 같은 규칙 제20조제1항제6호에 따라 중고의료기기를 수입하려는 때에 식품의약품안전청에 등록한 시험검사기관에서 별표 1의 검사항목이 포함된 시험검사를 받아 해당 시험성적서를 제출하는 경우에는 본문에 따른 검사를 받지 아니하고 사용할 수 있다.

2. 진단용방사선발생장치의 검사기준 (제4조제1항 관련)

[별표 1]

장치의 종류	시 험 항 목	기 준
1. 진단용방사선발생장치(진단용엑스선장치, 진단용엑스선발생기, 유방촬영용장치)	가. 접지설비확인시험	접지설비의 접지단자는 전기설비기술기준에관한규칙에서 정한 제3종접지공사에 의한 접지선에 접지되어 있는가를 확인하여야 한다.
	나. 외장누설전류시험	진단용방사선발생장치 또는 진단용방사선발생장치를 구성하는 각 단위기기 및 부품 중에 사람이 접촉할 우려가 있는 도전성 부분으로부터 인체를 통하여 지면 또는 다른 접촉가능 도전성 부분에 흐르는 외장누설전류는 확실하게 접지한 상태에서 0.1 mA 이하 이어야 한다. 다만, 거치형장치 외의 장치는 접지선을 뺀 상태에 있어서 외장누설전류는 0.5 mA 이하이어야 한다.
	다. 조사선량의 재현성시험(자동노출 제어기 포함)	진단용방사선발생장치의 성능 및 신뢰성을 평가하는 것으로서 조사선량에 대한 변동계수는 0.05 이하이어야 한다. 변동계수라 함은 측정한 조사선량의 평균치에 대한 표준편차를 말한다. 이것은 다음의 식으로 산정한다. $$CV = \frac{S}{\overline{X}} = \frac{1}{\overline{X}}\sum_{i=1}^{n}\left[\frac{(X_i-\overline{X})^2}{n-1}\right]^{\frac{1}{2}}$$ 단, CV = 변동계수 S = 조사선량측정치모집단에대한표준편차 $\overline{X}$ = 조사선량측정치의평균치 X_i = i번째의조사선량측정치 n = 측정회수(5회이상)
	라. 관전압 시험	관전압의 백분율 평균오차(PAE)는 설정치(지시치)에 대하여 ±10% 이내이어야 한다. 이것은 다음의 식으로 산정한다. $$PAE = \frac{(X_p-\overline{X})}{X_p} \times 100(\%)$$ 단, PAE = 백분율 평균오차 Xp = 설정치(지시치) $\overline{X}$ = 측정치의 평균치(3회 이상)
	마. 관전류 시험	백분율평균오차는 지시치에 대하여 ±15% 이내이어야 한다.
	바. 엑스선 조사야시험 1) 조도시험	조사야조절기구로부터투광되는 광조사야의 조도는 엑스선관의 초점에서 수상면까지의 거리(이하 "SID"라 한다) 100 cm에서 평균조도가 100 Lux 이상이어야 한다.
	2) 엑스선조사야와 광조사야의 차이시험	엑스선조사야의 중심과 광조사야 중심의 차이 및 각 주변의 차이는 이용선의 중심이 수직으로 입사하였을 때 SID의 ±2% 이내이어야 한다. 다만, 엑스선 조사방향이 일정할 때에는 SID의 ±1% 이내이어야 한다.

<table>
<tr><td>사. 그 밖에 필요한 시험
1) 단층깊이표시시험(단층촬영용만 해당한다)
2) mAs 시험</td><td>표시된 눈금에 대한 허용치는 ±1 mm 이내이어야 한다.
(1) 변압기식인 경우: 통전시간이 0.1초 이상일 때에는 지시치에 대한 백분율평균오차는 ±20%, 0.1초 미만일 때에는 지시치에 대한 백분율평균오차는 ±20% 이내로 한다.
(2) 콘덴서식 엑스선 장치인 경우: 10 mAs 미만의 경우에는 지시치에 대한 오차는 ±2 mAs, 10 mAs 이상인 경우에는 지시치에 대한 백분율평균오차가 ±20% 이내이어야 한다.</td></tr>
<tr><td>3) 조사야일치시험(투시장치만 해당한다)</td><td>(1) SID를 최대로 할 때 최소 조사야는 5×5 cm 이하로 조절될 수 있어야 한다.
(2) 엑스선조사야는 투시 중 수상면의 유효면적을 넘어서는 아니 된다.
(3) 수상면의 중심과 엑스선조사야의 중심의 오차는 SID의 ±2% 이내이어야 한다.</td></tr>
<tr><td>4) 흉벽측에서의 엑스선조사야 시험(유방촬영용장치만 해당한다)</td><td>엑스선조사야는 수상면의 전체를 포함하여야 하되, SID의 2%를 초과하여 흉벽쪽으로 엑스선조사야가 연장되어서는 아니 된다.</td></tr>
<tr><td>5) 압박대크기 시험(유방촬영용장치에 해당한다)</td><td>압박대의 흉벽 방향의 길이는 유방지지대의 4.2 cm 높이에서 수상면의 흉부방향의 길이보다 SID의 1%를 초과하여서는 아니 된다.</td></tr>
<tr><td>6) 입사조사선량률시험(투시장치만 해당한다)</td><td>피검자에 입사하는 이용선의 중심점에서 입사조사선량률은 자동노출제어기가 있는 경우 10R/min(2.58×10^{-3}C/kg · min), 자동노출제어기가 없는 경우 5R/min(1.29×10^{-3}C/kg · min) 이상으로 초래할 수 있는 관전압과 관전류의 어떠한 조합에서도 작동되지 아니하여야 한다.</td></tr>
<tr><td>7) 암류엑스선시험(콘덴서식 엑스선장치만 해당한다)</td><td>사람이 접촉할 수 있는 표면으로부터 5 cm 거리에서 선량(률)계로 측정하여 2 mR/hr(5.16×10^{-7}C/kg · hr)를 초과하여서는 아니 된다.</td></tr>
<tr><td>8) 타이머시험(촬영용장치만 해당한다)</td><td>타이머조정에 의한 조사시간의 지시치에 대한 허용치는 표에 나타난 값 이하이어야 한다.
<table>
<tr><th>정류방식</th><th>표시치</th><th>허용치</th></tr>
<tr><td>단상장치</td><td>T<10 펄스
10펄스 ≤T</td><td>± 0펄스(2)
± 10%</td></tr>
<tr><td>다상정류장치 (1),(3)</td><td>T<0.01초
0.01초≤T<0.04초
0.04초≤T</td><td>−1.5 msec ~ +6 msec
±20%
±10%</td></tr>
<tr><td>인버터식 장치</td><td>T<0.01초
0.01초≤T</td><td>± 1 msec
± 10%</td></tr>
</table>
(1) 각 장치의 투입방법에 따라 투입시기에서 정규운전에 이르기까지의 초기투입부분이 있는 장치의 경우에는 그 초기부분을 촬영시간에 포함하지 아니한다.
(2) 1펄스는 전원주파수의 1사이클의 1/2에 상당하는 시간을 말한다. 단상장치에 있어서는 유효펄스 전기각에서 45~135° 의 기</td></tr>
</table>

<table>
<tr><td></td><td></td><td>간을 말한다. 최초의 1펄스 또는 최후의 1펄스에서 그 전기각 이상의 범위를 가진 것도 정규펄스로 본다.
투입시기에 있어서 -45~0° 이내의 초기투입부분 및 종료시에 0~45° 이내의 후속부분은 촬영시간에 포함하지 아니한다.
(3) 다상정류장치에서는 고압파형의 상승부 및 소정관전압치에 대한 각각의 87%의 시기를 투시시점 및 차단점으로 하여 그 사이의 시간을 가지고 촬영시간으로 한다.</td></tr>
<tr><td></td><td>9) 평균유선선량 시험(유방촬영용장치만 해당한다)
10) 팬톰영상평가시험(유방촬영용장치만 해당한다)</td><td>압박된 4.2 cm 두께의 표준유방팬톰(표준유방인체모형)을 촬영할 때의 조사조건에서 상하측 촬영법으로 표준유방팬톰을 촬영하는 때의 평균유선선량은 3 mGy(0.3 rad) 이하이어야 한다.
표준유방팬톰 영상에서 모조병소 16개 중 섬유소 4개 이상, 반점 3개 이상, 종괴 3개 이상이 관찰되어야 한다.</td></tr>
<tr><td></td><td>11) 반가층 시험</td><td>
<table>
<tr><th>구 분</th><th>측정관전압(kV)</th><th>최소반가층(mm Al)</th></tr>
<tr><td rowspan="2">진단용엑스선장치,
진단용엑스선발생기</td><td>60(최고 관전압이 70 kV 이하인 장치)</td><td>1.3</td></tr>
<tr><td>80(최고 관전압이 70 kV를 초과하는 장치)</td><td>2.3</td></tr>
<tr><td rowspan="3">유방촬영용장치</td><td>20</td><td>0.20</td></tr>
<tr><td>25</td><td>0.25</td></tr>
<tr><td>30</td><td>0.30</td></tr>
</table>
측정관전압은 관전압시험 후 오차를 보정하여 시험한다.</td></tr>
<tr><td rowspan="6">2. 치과진단용엑스선발생장치(파노라마 및 세파로를 포함한다)</td><td>가. 외장누설전류 시험</td><td>진단용방사선발생장치의 시험항목 "나"(외장누설전류시험)와 같다.</td></tr>
<tr><td>나. 조사선량의 재현성 시험</td><td>진단용방사선발생장치의 시험항목 "다"(조사선량의 재현성시험)와 같다.</td></tr>
<tr><td>다. 관전압시험</td><td>진단용방사선발생장치의 시험항목 "라"(관전압시험)와 같다.</td></tr>
<tr><td>라. 관전류시험</td><td>진단용방사선발생장치의 시험항목 "마"(관전류시험)와 같다.</td></tr>
<tr><td>마. 조사야시험</td><td>가. 치과진단용엑스선발생장치는 조사통선단에서 조사야의 지름이 7 cm 이하이어야 한다.
나. 파노라마촬영용인 치과진단용엑스선발생장치는 이용선의 중심이 필름쪽 슬릿트중심에 일치되도록 하여야 하며, 엑스선 조사야에 대하여 슬릿트폭의 차이가 ±2% 이내가 되어야 한다.</td></tr>
<tr><td>바. 타이머 시험</td><td>타이머의 지시치에 대한 허용치는 백분율 평균오차가 ±10%이내이어야 한다. 다만, 반파정류장치에서의 조사시간이 0.5초미만, 단상전파정류장치에서의 0.2초미만은 ±2펄스이내이어야 한다.
<table>
<tr><th>측정관전압(kV)</th><th>최소반가층(mm Al)</th></tr>
<tr><td>60(최고 관전압이 70 kV 이하인 장치)</td><td>1.5</td></tr>
<tr><td>80(최고 관전압이 70 kV를 초과하는 장치)</td><td>2.3</td></tr>
</table>
측정관전압은 관전압시험 후 오차를 보정하여 시험한다.</td></tr>
</table>

3. 전산화단층 검사장치	가. 인공물 시험	인공물 영상이 눈에 띄게 나타나서는 아니되며, 중심선 정렬이 잘 되어 있는가를 육안으로 확인한다.
	나. 슬라이스 두께 시험	슬라이스두께 설정치와 측정치간의 허용오차는 ±1 mm 이내이어야 한다.
	다. 관전압시험	관전압의 백분율평균오차는 지시치에 대하여 ±7% 이내이어야 한다.
	라. 환자 피폭선량 측정 시험	제조업소 자가기준에 의한다.
	마. mAs 시험	제조업소 자가기준에 의한다.
	바. CT Number의 직선성시험	제조업소 자가기준에 의한다.
	사. 잡음시험	제조업소 자가기준에 의한다.
	아. 고대조도공간분해능시험	제조업소 자가기준에 의한다.
4. 그 밖의 기기	식품의약품안전청장이 정하는 시험	식품의약품안전청장이 정하는 기준, 제조업소에서 정한 기준 또는 국제적으로 권고하는 기준을 적용한다.

※ 비고 : 「의료법」 제3조에 따른 의료기관(치과병원 · 치과의원은 제외한다), 「지역보건법」 제7조 · 제8조 및 제10조에 따른 보건소 · 보건의료원 · 보건지소에 설치된 전산화 단층 검사장치 및 유방검사용 장치에 대하여는 제1호사목10), 제3호가목 · 나목 · 사목 · 아목을 적용하지 아니한다.

3. 방사선방어시설의 검사기준 (제4조제3항 관련)

[별표 2]

1. 방사선방어시설

가. 검사실의 방사선방어시설

1) 진단용 방사선 발생장치를 설치하여 진단을 목적으로 검사를 하는 곳(이하 "검사실"이라 한다)의 천장 · 바닥 및 벽에는 도구를 사용하지 아니하고서는 이동 또는 제거할 수 없는 방사선 차폐시설(이하 "방어벽"이라 한다)을 설치하여야 하고, 방어벽의 바깥쪽에서 측정한 방사선 누설선량 및 산란선량의 합계는 주당 2.58×10^{-5}C/kg(주당 100 mR) 이하이어야 한다. 다만, 사람이 통행 또는 거주하지 아니하는 방향에는 방어벽을 설치하지 아니하여도 되고, 방사선 관계자 외의 자가 거주하는 방향에 설치된 방어벽의 바깥쪽에서 측정한 방사선 누설선량 및 산란선량의 합계는 주당 2.58×10^{-6}C/kg(주당 10 mR) 이하이어야 한다.

2) 1)에도 불구하고 치과진단용 엑스선 발생장치(파노라마 및 세파로는 제외한다) 또는 진단용 엑스선 발생기만을 설치한 검사실은 다음의 요건을 갖춘 경우에는 진료용 엑스선 방어칸막이로 방어벽의 설치를 갈음할 수 있다.

가) 치과진단용 엑스선 발생장치(파노라마 및 세파로는 제외한다) 또는 진단용 엑스선 발생기는 주당 최대 동작부하가 10 mA · min 이하이어야 한다.

나) 진료용 엑스선 방어칸막이 바깥쪽에서의 누설선량은 2.58×10^{-5}C/kg(주당 100 mR) 이하이어야 한다.

다) 진료용 엑스선 방어칸막이의 크기는 가로 0.8 m × 세로 1.8 m 이상이어야 한다.

3) 촬영실의 1차선 방어벽이 아닌 모든 벽과 천장 및 바닥에는 2차선 방어벽을 설치하여야 한다. 이 경우 방어벽의 높이는 2 m 이상이어야 한다.

4) 방어벽의 차폐물질이 연판으로 된 경우에는 다음의 요건을 갖추어야 한다.

가) 연판 자체의 하중으로 주름이 잡히거나 휘어지지 아니하도록 하여야 하고, 물리적 충격을 직접 받지 아니하도록 하여야 한다.

나) 연판과 연판이 이어지는 부분은 폭 1.5 cm 이상의 연판으로 중첩되도록 하여야 하고, 연판 외의 차폐물질과 이어지는 부분은 폭 2.5 cm 이상의 연판으로 중첩되게 하여야 한다.

5) 필름출입구의 문은 1 mm연당량 이상이어야 한다.

나. 제어실의 방사선 방어시설

제어실은 검사실과 구획되어 진단용 방사선을 제어하는 제어장치가 설치된 장소로서 환자의 움직임을 볼 수 있는 환자보기창 등이 설치되어야 한다.

다. 제어소의 방사선 방어시설

1) 제어소는 검사실과 일부 개방된 방어벽으로 구분된 상태에서 진단용 방사선을 제어하는 제어장치가 설치된 곳이어야 한다.

2) 제어장치가 엑스선 고전압 발생장치에 부착되어 있지 아니한 제어소의 바닥면적은 1.5 m^2 이상이어야 하고, 방어벽과 검사테이블 간의 거리는 2 m 이상이어야 하며, 진단용 방사선 발생장치의 최고 관전압에 따른 방어벽 및 환자보기창의 구조는 다음과 같다.

가) 최고 관전압이 100 KV를 초과하는 경우

방어벽은 1.5 mm연당량 이상이어야 하고, 그 배치구조는 별표 9와 같다.

환자보기창은 1.5 mm연당량 이상이어야 하고, 환자보기창에는 100 KV에서의 연당량이 지워지지 아니하도록 표시하여야 한다.

나) 최고 관전압이 100 KV 이하인 경우

· 방어벽은 1 mm연당량 이상이어야 하고, 그 크기는 가로 1 m × 세로 2 m 이상이어야 한다.

· 환자보기창은 1 mm연당량 이상이어야 한다.

3) 제어장치가 엑스선 고전압 발생장치에 부착되어 있는 제어소의 경우에는 2)의 기준 중 환자보기창에 관한 기준만을 적용하고, 조사용 스위치를 검사실 외부에 설치하여 조작할 수 있도록 하여야 한다.

라. 진단용 방사선 발생장치를 의료기관 외부로 이동하여 사용하는 경우의 방사선 방어시설

1) 이동검진차량의 통행이 가능한 지역에서 사용하는 경우

진단용 방사선 발생장치는 이동검진차량에 장착하여야 하고, 방사선 관계 종사자가 그 장치를 조작하는 장소에는 방어벽을 설치하되, 방어벽 바깥쪽과 차량의 바깥쪽에서의 방사선 누설선량은 주당 2.58×10^{-5}C/kg(주당 100 mR) 이하이어야 한다.

2) 도서 벽지 등 이동검진차량의 통행이 불가능한 지역에서 사용하는 경우 진단용 방사선 발생장치는 이동검진차량에 장착할 필요가 없으며, 방사선 관계 종사자가 그 장치를 조작하는 장소에는 진단용 엑스선 방어칸막이를 설치하되, 진단용 엑스선 방어칸막이 바깥쪽에서의 방사선 누설선량은 주당 2.58×10^{-5}C/kg(주당 100 mR) 이하이어야 한다.

마. 이동형 진단용 방사선 발생장치(Mobile Unit, C-Arm, Portable Unit, 치과용 이동형 장치 및 이동형으로 제작된 엑스선 골밀도 측정기)의 방사선 방어시설

1) 따로 방어시설이 필요하지 아니하되, 제3호에 따른 진료용 엑스선 방어앞치마(치과병원 · 치과의원의 경우는 치과진료용 엑스선 방어앞치마)를 반드시 갖추어야 하고, 수술실 · 응급실 또는 중환자실 외의 장소에서 검사할 때에는 반드시 이동형 진료용 엑스선 방어칸막이를 갖추어야 한다.

2) 1)에도 불구하고 이동형 진단용 방사선 발생장치를 단일 검사실에서 사용하는 경우에는 가목부터 다목까지의 기준에 따른 방사선 방어시설을 갖추어야 한다.

바. 유방검사용 장치의 방사선 방어시설

유방검사용 장치는 1.가.1)에 따른 차폐된 검사실에 설치하여야 하고, 방사선 제어장치를 검사실 내부에 설치하는 경우에는 1.가.2)나) 및 다)에 따른 진료용 엑스선 방어칸막이로 방어벽의 설치를 갈음할 수 있다.

2. 진단용 방사선 발생장치의 설치 대수

검사실 1실에 1대를 설치하되, 부득이 2대 이상을 설치하여야 하는 경우에는 변환스위치 등을 활용하여 동시에 2대가 가동되지 아니하도록 하여야 한다. 다만, 진단용 방사선 발생장치 중 전산화 단층 검사장치는 전용의 검사실을 마련하여야 한다.

3. 방사선 장해방어용 기구

진단용 방사선 발생장치를 사용할 때 방사선으로부터 환자 및 방사선 관계 종사자를 방어하기 위한 방사선 장해 방어용 기구는 식품의약품안전처장의 고시 또는 「산업표준화법」에 따른 한국산업표준(KS)에 맞아야 하며, 그 종류는 다음 각 목과 같다. 이 경우 의료기관당 나목의 진료용 엑스선 방어앞치마(치과병원 · 치과의원의 경우는 치과진료용 엑스선 방어앞치마) 1개는 필수로 갖추되, 이를 합하여 모두 2개 이상의 방사선 장해방어용 기구를 갖추어야 한다.

가. 진료용 엑스선 방어칸막이

나. 진료용 엑스선 방어앞치마

다. 치과진료용 엑스선 방어앞치마

라. 환자생식기 방어용 기구

마. 그 밖의 방사선 장해방어용 기구

4. 방사선작업종사자의 선량한도 (제4조제6항 관련)

[별표 3]

피폭구분	선량한도
유효선량	연간 50 mSv(5 rem) 이하이어야 하며, 5년간 누적선량은 100 mSv(10 rem) 이하이어야 한다.
등가선량 (수정체)	연간 150 mSv(15 rem) 이하이어야 한다.
등가선량(피부 · 손 및 발)	연간 500 mSv(50 rem) 이하이어야 한다.

1. 유효선량이란 인체 내 조직 간 선량분포에 따른 위험정도를 하나의 양으로 나타내기 위하여 방사능에 노출된 인체의 모든 조직에 대하여 각 조직의 등가선량에 해당 조직의 조직가중치를 곱한 결과를 합산한 양을 말한다. 이 경우 전신피폭된 조직가중치의 합은 1로 한다.

2. 등가선량이란 인체의 피폭선량을 나타내기 위하여 흡수선량에 해당 방사선의 방사선가중치를 곱한 양을 말한다. 이 경우 진단용 엑스선의 방사선가중치는 1로 한다.

3. 방사선 관계 종사자의 선량한도 측정방법 등 측정에 필요한 세부 사항은 식품의약품안전처장의 승인을 받아 측정기관의 장이 정한다.

4. 연간 선량한도는 연도 중 처음 피폭선량을 측정한 시기와 관계없이 매 연도 12월 말일을 기준으로 하되, 티 · 엘배지를 사용하는 방사선 관계 종사자의 선량한도는 매 분기 말일마다 측정한 양을 합산한 것으로 한다.

5. 검사 · 측정기관의 지정기준 (제6조제1항 관련)

[별표 4]

1. 검사기관(진단용 방사선 발생장치 및 방사선 방어시설을 검사하는 기관)은 진단용 방사선 발생장치의 제조업소, 그 교정업소, 진단용 방사선 발생장치의 품질관리와 관련있는 법인 · 기관 및 단체, 자체적으로 검사능력을 갖춘 종합병원 또는 그 밖에 식품의약품안전처장이 검사기관으로서 능력을 갖추었다고 인정하는 기관으로서 다음 각 목의 기준에 맞아야 한다.
   가. 검사에 필요한 영업소를 갖출 것(제조업소는 그 업소를 영업소로 본다)
   나. 별표 1의 진단용 방사선 발생장치의 검사기준의 시험항목 및 별표 2의 방사선 방어시설 검사기준의 방사선 차폐시설과 방사선 장해방어용 기구를 측정 · 검사할 수 있는 기기를 기준장비(표준이 되는 교정용 장비를 말한다. 이하 이 목에서 같다)와 검사용 장비로 구분하여 갖추어 둘 것. 다만, 검사용 장비를 기준장비와 같은 수준으로 교정 · 관리할 경우에는 별도의 기준장비를 두지 아니할 수 있으나 이 경우에는 최소한 2대 이상의 검사용 장비를 기준장비 수준으로 교정 · 관리하여야 한다.
   다. 검사기관은 다음의 어느 하나에 해당하는 자격을 가진 관리책임자를 둘 것
      1) 방사선과 전문의 또는 4년제 대학의 물리학 · 전기 · 전자 · 기계공학 · 방사선학 · 의공학과 또는 원자력공학과를 졸업한 자
      2) 전문대학의 1)에 규정된 학과를 졸업한 자로서 2년 이상 실무 분야에 종사한 자
      3) 실무경력 1년 이상인 방사선사
   라. 검사기관은 1년 이상 실무 분야에 종사한 경험이 있는 상용종사자 2명 이상을 1개팀으로 하여 2개팀 이상의 검사인력을 확보할 것
   마. 그 밖에 식품의약품안전처장이 정한 시설기준에 맞을 것
2. 측정기관(방사선 관계 종사자의 피폭선량을 측정하는 기관)은 「국가표준기본법」 제14조에 따라 국가교정업무전담기관(방사선 분야)으로 지정된 기관 또는 「원자력법」 제90조의4에 따라 판독업무의 등록을 한 기관으로서 다음 각 목의 기준에 맞아야 한다.
   가. 측정에 필요한 영업소를 갖출 것
   나. 개인의 피폭선량 측정기 및 판독장치를 구비하여 측정 결과를 종합 · 분석 및 처리할 수 있는 기기를 구비할 것
   다. 다음의 어느 하나에 해당하는 자격을 가진 관리책임자를 둘 것

1) 방사선과전문의 또는 4년제 대학의 물리학 · 전기 · 전자 · 기계공학 · 의공학 또는 원자력 관련 학과를 졸업한 자

2) 전문대학의 1)에 규정된 학과를 졸업한 자로서 2년 이상 실무 분야에 종사한 자

3) 실무경력 1년 이상인 방사선사

라. 측정기관은 2명 이상의 측정인력을 상용종사자로 확보할 것

마. 그 밖에 식품의약품안전처장이 정한 시설기준에 적합할 것

3. 검사기관 및 측정기관을 함께 지정받으려는 자는 제1호와 제2호의 기준에 적합하여야 한다. 다만, 관리책임자는 1명으로 할 수 있다.

6. 방사선구역표시 (제9조제2항 관련)

[별표 5]

방 사 선 구 역

(진단용 방사선 발생장치 사용실)

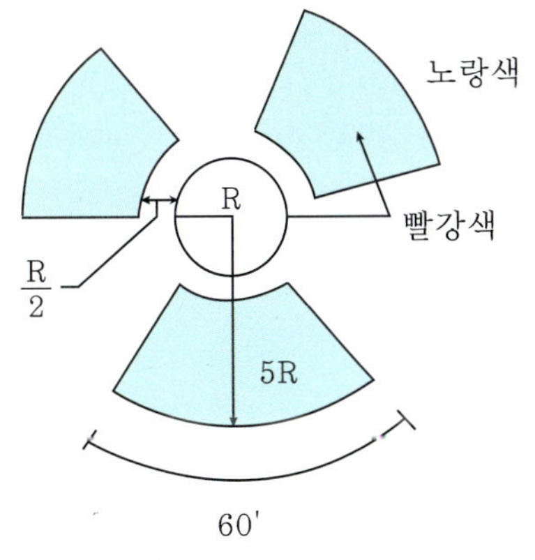

허가되지 아니한 출입은 금합니다.

R=2.5 cm 이상

7. 진단용 방사선 안전관리책임자의 자격기준 (제10조 관련)

[별표 6]

의료기관의 종류	선임기준
종합병원 병원 치과병원 한방병원 (법 제 43조제2항에 따라 관련 의과과목을 추가로 설치한 경우만 해당한다) 영상의학과 전문의원	• 영상의학과 전문의, 의사 또는 치과의사(치과병원만 해당한다) • 이공계(물리, 의학, 전기, 전자, 방사선) 석사학위 소지자로서 진단용 방사선 분야의 실무경력이 1년 이상인 자 • 방사선사로 진단용 방사선 분야의 실무경력이 3년 이상인 자
치과의원	• 치과의사 • 방사선사 • 치과위생사로서 진단용 방사선 분야의 실무경력이 3년 이상인 자 (파노라마 및 세파로를 설치한 치과의원은 제외한다)
의원 보건소	의사, 치과의사 또는 방사선사

8. 진단용 방사선 발생장치등에 관한 서류 (제14조 관련)

[별표 7]

작성기관	기록사항	보존기간
1. 시장 · 군수 · 구청장	진단용 방사선 관리대장(별지 제7호서식)	해당 장치 폐기 후 1년
2. 검사 · 측정기관의 장	가. 제8조제1항에 따른 각종 성적서 1) 방사선 관계 종사자의 피폭선량 측정서 2) 방사선 방어시설의 검사에 관한 서류 3) 진단용 방사선 발생장치의 검사에 관한 서류	 30년 10년 5년
	나. 검사 및 측정에 필요한 기기의 품질관리에 관한 서류	해당 장치 폐기 후 1년
3. 의료기관의 개설자 또는 관리자	가. 진단용 방사선 발생장치 사용기록(환자의 성명, 성별, 연령, 촬영부위 또는 촬영명칭)	5년
	나. 제4조 및 제8조에 따른 방사선 관계 종사자의 피폭선량 측정과 제13조에 따른 방사선 관계 종사자에 대한 건강진단에 관한 사항	해당 종사자 퇴직 때까지(퇴직 시 당사자에게 발급한다)
	다. 진단용 방사선 발생장치 검사성적서 및 장치 점검기록(수리명세서 및 관련 자료를 포함한다)	해당 장치의 철거 후 1년
	라. 방사선 방어시설 검사성적서(차폐벽 두께 및 재료명을 표시한 설계도를 포함한다)	해당 시설의 철거 후 1년
	마. 방사선 관계 종사자 현황(성명, 성별, 연령 및 의료인 등 종별)	5년
	바. 진단용 방사선 발생장치의 설치 및 사용신고증명서	해당 장치 및 시설 철거 후 1년

[별표 8] 삭제 〈2009.4.29〉

9. 제어소 방어벽의 배치구조 (별표 2의 제1호다목2)가 관련)

[별표 9]

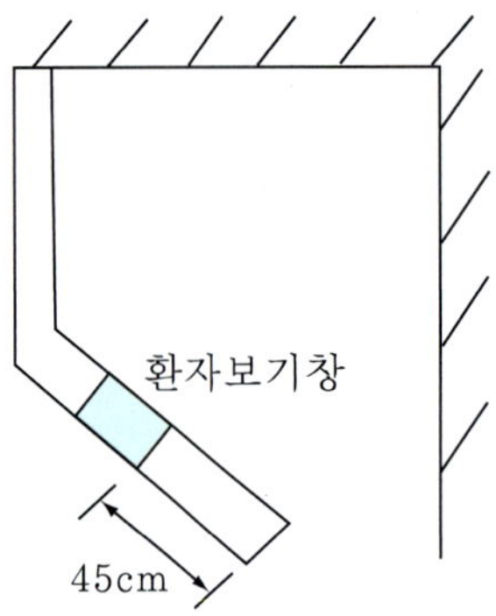

(환자보기창이 꺾인 면에 있는 경우)

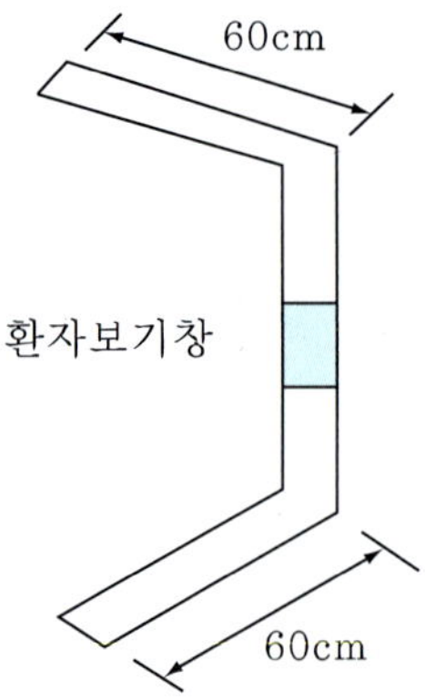

(환자보기창이 정면에 있는 경우)

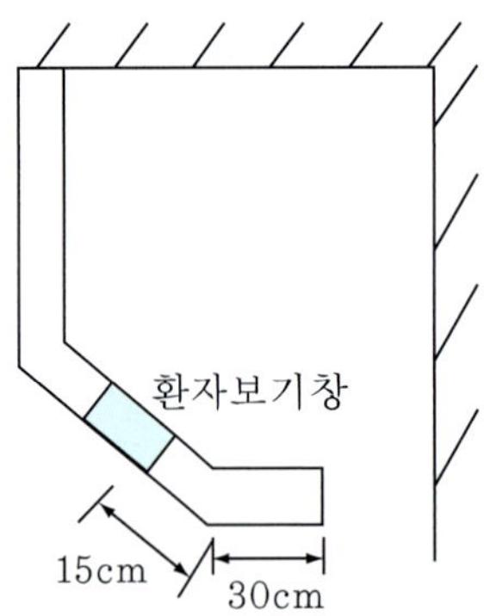

(환자보기창이 꺾인 면에 있는 경우)

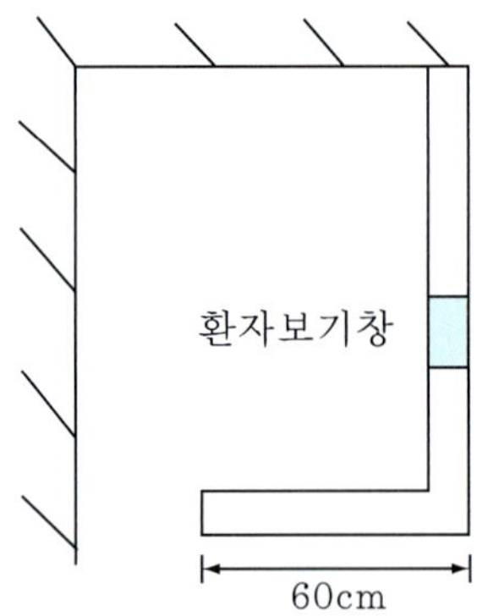

(환자보기창이 정면에 있는 경우)

Chapter 11

엑스선 장치의 성능관리

1. 접속형 측정기를 이용한 성능관리

진단용 엑스선 장치구성은 엑스선 발생장치, 엑스선 기계장치, 영상장치 및 관련기구 등이 있으며, 각각에 대해서 **그림 11-1**과 같이 여러 가지 요인에 의해 성능저하가 일어나기 때문에 보수관리를 해야 할 필요가 있다.

따라서 관전압, 관전류, 한시장치 등의 허용치는 물론 엑스선 출력의 재현성, 직선성 등을 정기적으로 점검함으로써, 재현성이 좋고 정상적인 기능을 가진 엑스선 발생장치를 유지 및 관리할 수 있다.

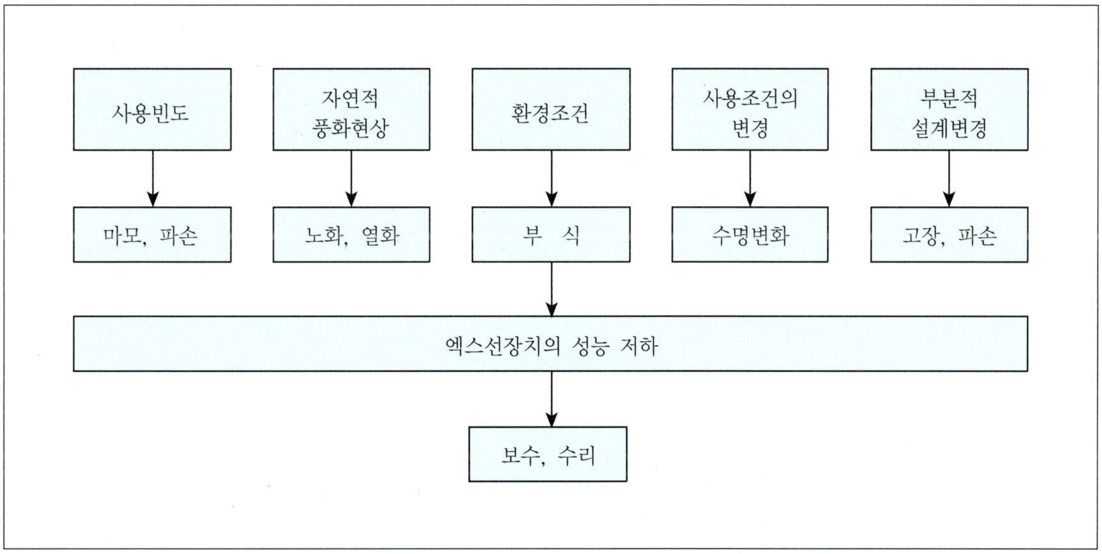

그림 11-1. 엑스선장치의 성능 저하 요인

1) 엑스선장치 성능 측정시 유의 사항

(1) 측정 조건

엑스선장치 성능을 측정할 때는 **그림 11-2**와 같은 원인에 의해 오차가 통계적, 우발적으로 발생하게 되기 때문에 그 오차를 감소시키고 정확한 측정을 하기 위해서는 다음 사항을 고려해야 한다.

① 전원전압

측정 중 전원전압은 ±5% 넘는 변동이 있어서는 안되고, 파형은 정현파형이어야 한다.

② 환경조건

온도 20±15℃

상대습도 65±20%

기압 860~1060 hpa로 유지하고 엑스선장치를 확실하게 접지한 상태하에 12시간 이상 동작시키지 않은 상태에서 측정하는 것이 좋다.

③ 측정기 정밀도

모든 측정기는 국가 교정 검정기관 또는 다른 측정기와 정기적으로 비교측정하여 교정된 것을 사용해야 한다.

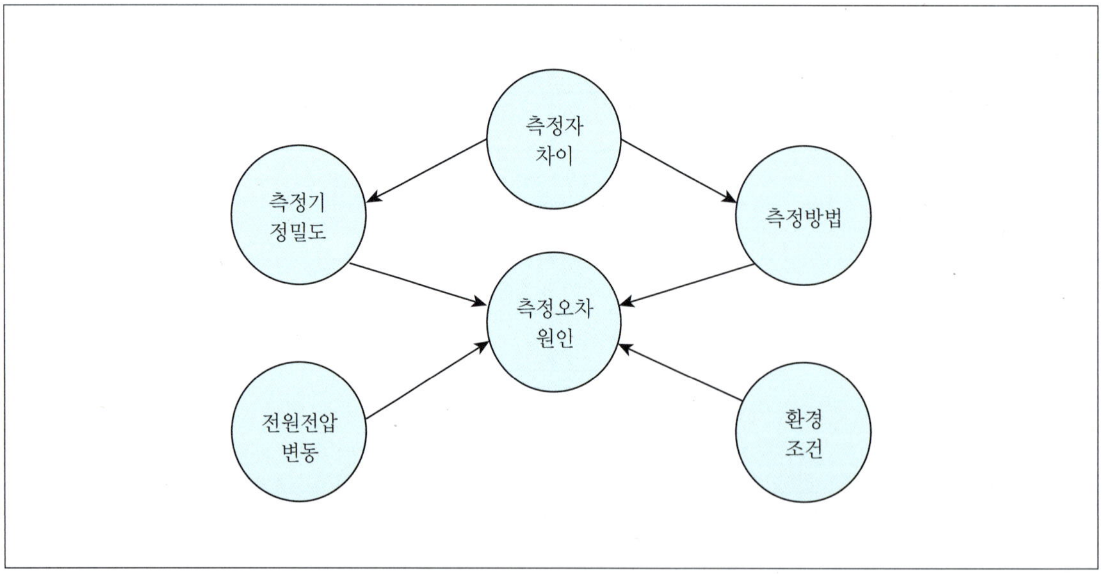

그림 11-2. 성능 측정시 오차 원인

④ 측정방법

측정결과는 측정자에 따라 차이가 있으므로, 그 차이를 감소시키기 위해 측정할 때마다 신중을 기해야 한다.

(2) 성능 측정기 종류

엑스선장치 성능 측정기는 **그림 11-3**과 같이 접속형과 비접속형으로 구분할 수가 있고, 그 종류는 **표 11-1**과 같다.

접속형 측정기는 엑스선장치 회로에 측정기를 **그림 11-4**처럼 직접 접속시켜 측정하는 것이고, 비접속형 측정기는 엑스선장치의 회로에 측정기를 접속 · 배치시키지 않고 엑스선관에서 조사된 실제의 엑스선량에 의해 측정할 수 있는 것을 말한다. 접속형, 비접속형 측정기와는 관계없이 동시 측정용은 관전압, 관전류, 조사시간, 조사선량률(mR/sec), mAs, mR/mAs, 전원 전압 등을 한 개의 장치로 동시에 측정할 수 있으나, 분리측정용은 측정 항목에 따라서 그에 해당한 별개의 측정기를 이용하는 것이다.

파형 기록을 위해서 오실로스코프를 이용하면 관전압, 관전류 파형을 시작되는 위상부터 끝나는 위상까지 관찰하여 이상 전압 유무, 여자돌입전류 유무 등을 파악할 수가 있으며, 관전압 파형으로부터 조사시간도 측정할 수 있다. 그리고 접속형 측정기를 사용할 때는 분압기(divider)를 준비힐 필요가 있다. 고진압 분압기의 종류는 저항 분압기, 용량 분압기, 보상 저항 분압기가 있으나 오차가 적고 특성이 양호한 병렬 CR형 보상저항 분압기가 일반적으로 사용되고 있다.

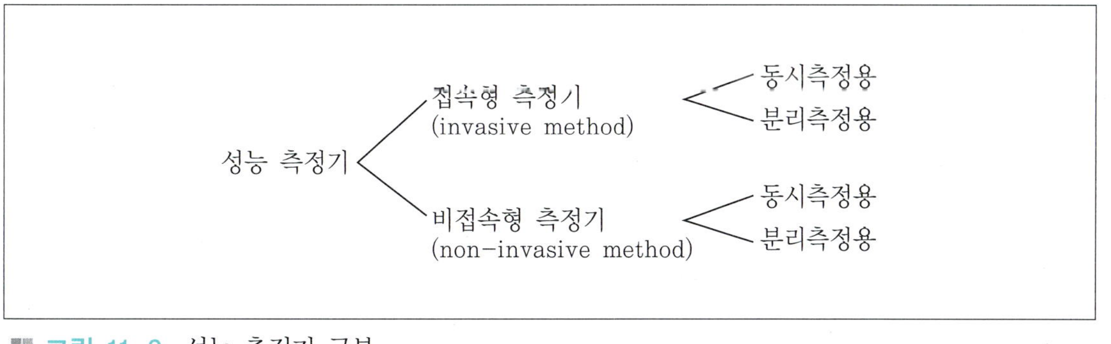

그림 11-3. 성능 측정기 구분

■ 표 11-1. 엑스선장치 성능 측정시 이용되는 측정기 종류

측정항목		측정기명	측정범위
타이머	○	X-ray equipment Calibration and verification system	1~999 msec
	○	X-ray exposure timer	1~9999 msec
	●	Digital x-ray generator timer	0~9999 pulses
	○	Universal counter/timer	1초 정도
	●	Spinning top	1 msec~10 sec
	●	Noninvasive X-ray Evaluation System	0~2000 mA
관전류	○	X-ray equipment Calibration and verification system	0.1~2000 mA
			15~1200 mA
	○	mA meter	0.1~200 mA 1~2000 mA
			20~1500 mA
	●	Noninvasive X-ray Evaluation System	sec mA = mAs
관전압	○	X-ray equipment Calibration and verification system	A+C = 199 kV A+G = 100 kV A+G = 100 kV
			A+C = 150 kV A+G = 82.5 kV A+G = 82.5 kV
	○	kVp meter	10~200 kV
			5~199.9 kV
	●	digital kVp meter	50~150 kV
			50~150 kV
			60~120 kV
	●	kVp test Cassette	62~95 kV
	●	Nonivasive X-ray Evaluation System	27~155 kV

●: non-invasive(비접속형) 측정기, ○ : invasive(접속형)측정기,
※ : kV, mA, sec 동시측정 가능한 측정기

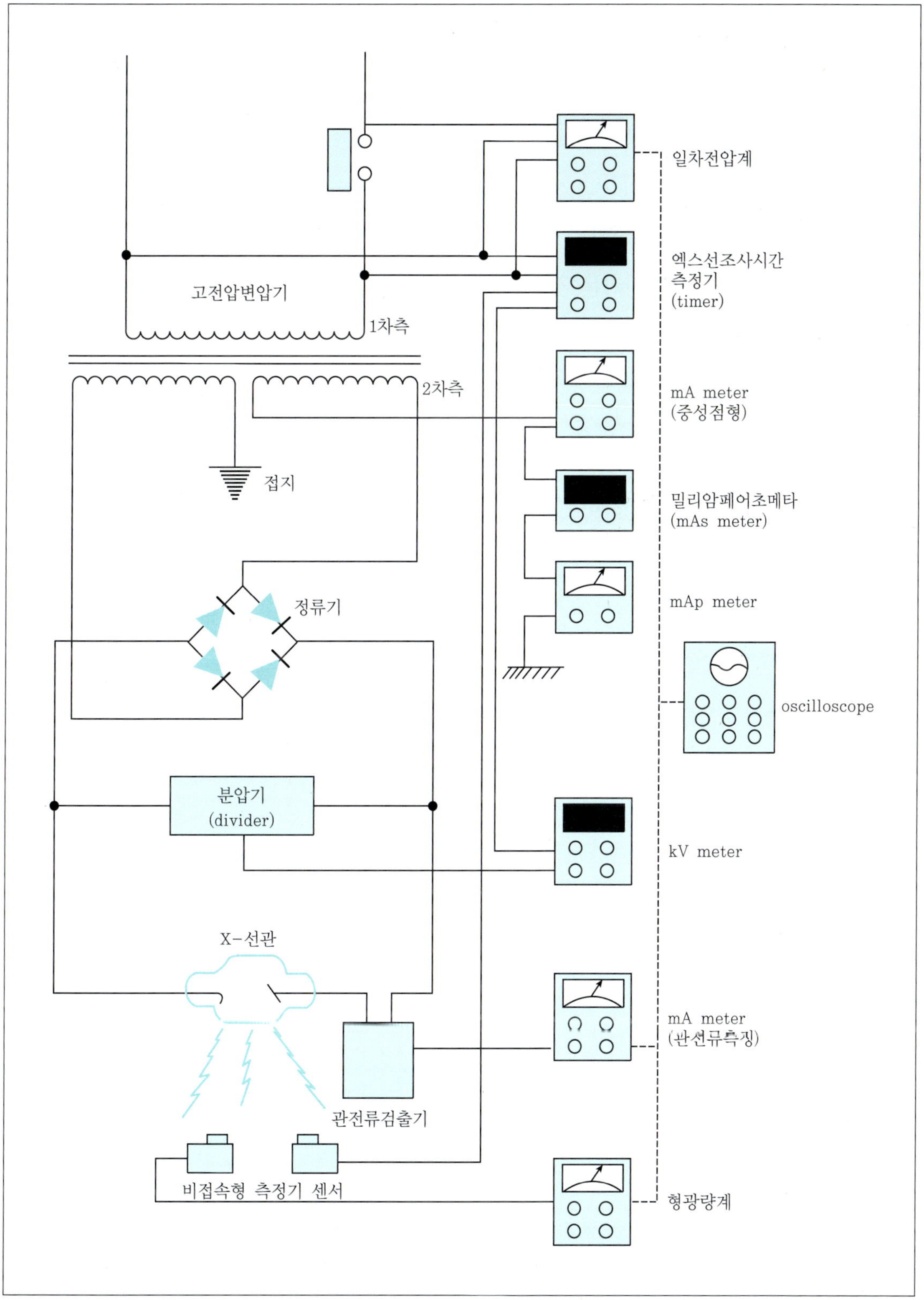

그림 11-4. 접속형 측정기에 의한 엑스선장치 성능 측정 회로

(3) 접속형 측정기 사용시 주의 사항

엑스선장치는 전기적 부분과 기계적 부분으로 구성되어 있기 때문에 엑스선장치 성능 측정시 특히 접속형 측정기를 사용할 때는 다음과 같은 점에 대하여 세심한 주의가 요구된다.

① 엑스선장치회로 보존

측정기를 엑스선장치에 접속하기 위하여, 회로 중 결선된 것을 함부로 해체하거나 또는 접속되어 있는 부분을 변형시키는 것은 엑스선장치의 동작이상은 물론 고장 파손의 원인이 될 수 있기 때문에 주의하여야 한다.

② 접촉단자 촉수 금지

엑스선장치의 제어장치(저압측)는 최고 200~500V의 전압이 노출된 접촉단자에 인가되어 있다. 그러나 저전압에서도 항상 위험이 상존하기 때문에 측정시 손이 닿지 않도록 해야 한다.

③ 케이블 방전조작

접속형 측정기를 사용하는 경우는 고압 케이블의 플러그가 노출되는 경우가 있다. 이 때에는 반드시 플러그 선단의 핀을 접지도체에 접촉해서 잔류전하를 방전시키는 조작이 필요하다. 특히 측정 직후에 플러그를 빼는 경우는 고압전하 잔류가 대단히 많기 때문에 매우 위험하다. 그러므로 접지조작을 반복해서 방전시켜야 한다.

④ 접지

측정시 사용되는 측정기는 분압기용기에 설계된 접지단자에 제 3종 접지공사에 의한 접지를 확실하게 하여야 한다.

2) 엑스선장치 성능 측정 항목과 체크 포인트

엑스선장치 성능 측정 항목과 이에 대한 측정기, 측정점, 측정대상, 체크 포인트, 측정주기, 기준은 **표 11-2**와 같이 요약할 수 있다.

■ 표 11-2. 엑스선장치 성능 측정 사항 (계속)

	측정기	측정점	측정대상	체크포인트	측정주기	기 준
(1) 촬영용타이머	엑스선관전압계 oscilloscope cycle counter (Spinning top) 기록기	KS A 4022. 9항에 의한다.	관전류파형과 1차전압파형	1) 투입, 차단 위상 2) PAE(백분율 평균오차) 3) 역위상투입 4) 재현성(CV)	6개월	1. 단상장치 1) t〈10 pulse 허용차±0 pulse 2) t≥10 pulse 허용차±10% 2. 3상장치 1) t〈0.01초 허용차 −1.5~−6 ms 2) 0.01초≤t 〈0.04초 허용차±20% 3) 0.04초≤t 허용차±10%
(2) 엑스선관전류	엑스선관전류계 (단시간용) Oscilloscope 기록기 (관전압)	KS A 4022. 9항에 의한다.	고압측 엑스선 관전류 또는 중성점 엑스선 관전류 고압측 엑스선 관전류파형	1) 설정치와 측정치의 일치성(PAE) 2) 관전압에 의한 변동(공간전하보상) 3) 1회의 조사에 있어서 투입부터 차단까지의 정상성 4) 파형의 상태 5) 재현성(CV)	3개월	지시치에 대해서 허용차 ±10%
(3) 엑스선관전압	엑스선관전압계 엑스선관전류계 Oscilloscope 기록기	KS A 4022. 9항에 의한다.	관전압 관전압파형	1) 설정치와의 지시치의 일치성(PAE) 2) 1회의 조사에 있어서 투입부터 차단까지의 정상성(Surge 전압, 파고치의 일치성 등) 3) 파형왜곡의 유무 4) 재현성(CV) 5) 리플백분율(3상장치)	3개월	지시치에 대해서 허용차 ±10%
(4) 전원전압	부하시 1차전압계	125 kV(1ϕ 2 peak) 100 kV(3ϕ 6, 12 peak)에서 100 mA 이상의 엑스선관 허용한도까지의 관전류	전원전입 (타입은 0.04 ~ 0.1초)	1) 전원전압맥동률 2) 배전변압기용량 3) 배전선단면적길이	수시	단상교류 : ±5% 삼상교류 : ±2%
(5) 엑스선출력	형광량계, 선량계 Oscilloscope 기록기		형광량 또는 조사선량 형광파형	1) 관전압과 사진효과 2) 관전류와 사진효과 3) 재현성(CV) 4) 형광파형의 왜곡 5) Al step wedge 또는 인체 6) 반가층	3개월	선량 : 각 측정치의 평균치에 대한 편차는 10% 이내 선질 : HVL로 표시

■ 표 11-2. 엑스선장치 성능 측정 사항

	측정기	측정점	측정대상	check point	측정주기	기 준
(6) 조사야	조사야 차이 측정기구 형광판, 필름, Cardboard holder	SID 100 cm 설정 조사야 10×10 cm, 20×20 cm에서 광 조사야와 주변에 침금을 놓고 엑스선조사	엑스선조사야 광 조사야	1) 중심 차이 2) 주변 차이	2개월	조사야 중심과 광 조사야와 중심 차이 및 각 주변의 차이는 SID 2% 이내 엑스선 조사방향이 일정한 것에 대해서는 SID 1% 이내
(7) 누설선량	선량계, 선량률계 20 HVL 이상의 연판	엑스선관 초점에서 100 cm 거리의 모든 점에서 측정 및 엑스선관 장치 및 그 부속기구의 표면으로부터 5 cm되는 모든 점에서 측정 측정조건 : 단시간 최고정격 관전압에서 0.1초간 부하할 수 있는 최대관전류의 값 예 : 140 kV, 0.1초에서 허용 최대 관전류 또는 최고 투시관전압, 2 mA	누설선량	1시간당 적산치	6개월	초점으로부터 100 cm의 거리에서는 100 mR/h 이하
(8) 접지	디지털 볼트 메터	환자의 주변기기	외장누설전류	1) 접지단자 2) 접지선의 접속 및 굵기	수시	

3) 관전압, 관전류의 허용오차 측정

(1) 목적

엑스선 발생장치가 부하될 때에 관전압, 관전류의 허용오차를 측정해서, 장치의 정밀도를 점검한다.

(2) 이론

엑스선관에 인가하는 관전압은 엑스선관에서 발생하는 엑스선에너지를 결정하므로 엑스선량에도 크게 변화한다. 따라서 관전압이 미약한 오차라도 엑스선영상이 콘트라스트나 영상의 농도에 영향을 주기 때문에 관전압치는 정확하고 재현성이 좋지 않으면 안 된다. 종래에 많이 이용되어 왔던 변압기식 엑스선 발생장치는 관전압을 직접 측정하는 방식은 아니고 주변압기 1차회로에 교류전압계를 접속해서 엑스선관 회로에서의 전압강하를 관전류와 연동시켜 보상하는 것으로서 교류전압계를 킬로볼트 단위로 눈금을 읽는 간접 측정법이다.

따라서 지시계기 오차 외에 보상전압 오차나 교정오차 등도 포함되기 때문에 정밀도에는 약간 문제가 있다. 그러나 최근에는 테트로드관을 써서 고압변압기 2차측에서의 자동제어 방식이나 인버어터식 장치의 출현에 의해 보통 엑스선관전압을 기준전압에 대해서 자동제어하는 방식을 사용하기 때문에 엑스선관전압의 정밀도는 상당히 좋아지게 되었다. 또 콘덴서식 엑스선 발생 장치는 엑스선관 단자 전압을 분압기를 써서 직류전류계로 직접 측정하고 있기 때문에 오차는 비교적 적다.

한편, 엑스선관 전류 변동도 엑스선 영상의 농도에 크게 영향을 미치기 때문에 항상 일정치로 유지하지 않으면 안 된다.

변압기식 엑스선 발생장치의 관전류 측정은 일반적으로 주변압기 2차측 중성점과 접지단자 사이에 직류전류계를 접속해서 시행하는데, 단상 전파정류형에서는 고압누설전류가 오차전류로 들어오기 때문에 고전압회로에 접속된 정확한 관전류계와 교정시키지 않으면 안 된다. 관전류 값은 제어반 위에서 미리 지시되고 있기 때문에 그 지시치와 실제로 흐르는 관전류치와의 오차가 문제가 된다.

오차 원인으로서는 조정불량을 시발로 해서 관전류의 경시적변화, 공간전하 보상 불충분 등이 있다. 최근에는 가열회로에 인버어터를 써서 온도 변화를 최소한으로 하기 위해 수백 Hz의 주파수로 필라멘트를 가열함과 동시에 이것을 마이크로컴퓨터로 제어함으로서 정밀도가 높은 관전류 제어가 가능하게 되었다.

이와 같은 관전압, 관전류에 대한 오차나 재현성을 평가하기 위해서 KS는 백분율 평균오차로 평가하고 있다.

백분율 평균오차 PAE(percent average error)는 관전압, 관전류값의 평균치에 대한 지시계기가 지시하는 지시치와의 관계를 다음 식으로 표시하고 있다.

$$\mathrm{PAE} = \frac{X_p - \overline{X}}{X_p} \times 100(\%)$$

여기서, X_p: 지시계기 또는 지시기의 프리셋트 값

$\overline{X}$: 엑스선관전압계 · 관전류계에 의해 연속 10회 측정한 산술평균값

표 11-3. 엑스선 발생장치 PAE(KS A 4022)

형 식	관전압	관전류	관전류시간곱
변압기식	±10%	장시간 : ±0.1 mA 단시간 : ±10%	±20%
콘덴서식	±7%	±0.1 mA	20 mAs 미만 : ±2 mAs 20 mAs 이상 : ±10%

KS A 4022에서는 **표 11-3**에 표시한 것처럼 변압기식 및 콘덴서식 엑스선 고전압장치의 관전압에 대해 백분율 평균오차 PAE는 ±10% 이내, 또 관전류에 대한 PAE는 변압기식과 콘덴서식에서 다르지만 장시간에서 ±0.1 mA 이내, 단시간에서 ±15% 이내로 하고 있다. 더욱이 관전류 시간곱은 콘덴서식이 안정되고 있기 때문에 오차는 적게 나타내고 있다.

한편, 콘덴서 장치를 파미절단으로 사용하는 경우 강하하는 관전압의 허용차는 강하하는 관전압이 20 kV 이상인 경우에는 PAE가 10% 이하, 20 kV 미만인 경우에는 오차가 ±2 kV 이하가 아니면 안된다고 규정하고 있다.

더욱이, 이 같은 오차 이외에 관전압 · 관전류 파형을 오실로스코프로 관찰해 놓는 것도 필요하다. 관전압의 초기 위상이 영위상 근방에 있으면 문제는 없지만 60~80° 근방에서 투입되면 이상 전압이 발생해서 고전압 회로의 절연 파괴가 야기되기 때문에 초기 위상을 관측할 필요가 있다.

(3) 참고

① 엑스선 발생장치 전원 설비

엑스선 발생장치의 사용 전력은 사용 시간이 극히 짧기 때문에 적산 전력으로는 큰 것은 아니지만 촬영시의 전력[KW]은 상당히 크기 때문에 큰 규모의 전원 설비가 필요하게 된다.

전원 설비는 배전변압기 용량과 배전 변압기로부터 엑스선 발생장치까지 저압배선의 임피던스에 의하여 전원전압 크기에도 좌우된다.

먼저 배전변압기 용량은 가능한 큰 것이 필요하고 220V 전원을 쓰는 경우 RF-500-150 장치에서 50 kVA, TRF-1250-150 장치에서 약 150 kVA의 배전변압기가 최저한도 필요하게 된다. 또 배전선의 임피던스는 가능한 적은 것이 필요하고 이를 위해서는 인입선의 거리가 짧고, 단면적이 굵은 전선을 사용할수록 좋다.

예를 들어 배전 변압기에서 엑스선 발생 장치까지 편도거리가 약 50 m라면 약 80 mm^2 Cu

전선이 필요하고, 더욱이 80 m 정도가 되면 약 100 mm^2 Cu가 필요하다. 다음에 전원전압이 높은 편이 같은 전력을 운송하는 경우 흐르는 전류가 전압과 반비례해서 감소하기 때문에 배전 변압기나 배전선에서의 전압강하는 감소한다.

현재는 110, 220, 415V 전원이 있지만 단상 220V 전원이 거의 사용되고 있으나 장래에는 415V 전원이 요망된다.

기타, 전원 설비의 중요 요소에 접지 설비가 있다. 전기적 안전성을 유지하는 의미에서 상당히 중요하고 현재 전기 설비 기술 기준에 의해 엑스선 발생 장치는 제3종 접지 공사에 의해 접지선에 확실히 접지하는 것으로 되어 있다. 제3종 접지 공사는 접지 저항 100Ω 이하로 정하고 있다.

(4) 사용기기 및 재료

엑스선관전압계, 엑스선관전류계 오실로스코프(4 상한 또는 2 상한), 단상 전파 정류형 엑스선 발생장치, Dynalyzer Ⅲ(고압 divider, digital display, digital printer, X-ray detectro, 연결 cable 등으로 구성), 관전압 · 관전류계

(5) 실험 방법

단상전파 정류형 엑스선 발생상치의 엑스선관에 접속되고 있는 엑스선 고압 케이블을 빼고 엑스선관전압계에 부속되고 있는 분지형 접속 케이블을 끼워서 **그림 11-5**처럼 엑스선관과 분압기를 접속한다.

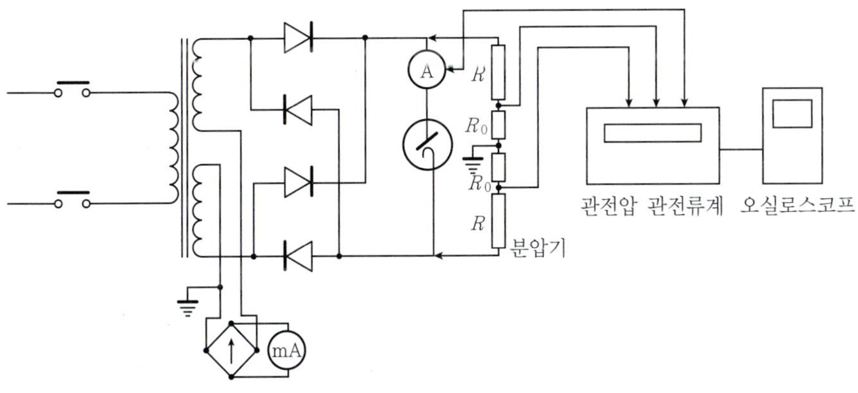

그림 11-5. 관전압 · 관전류 측정회로

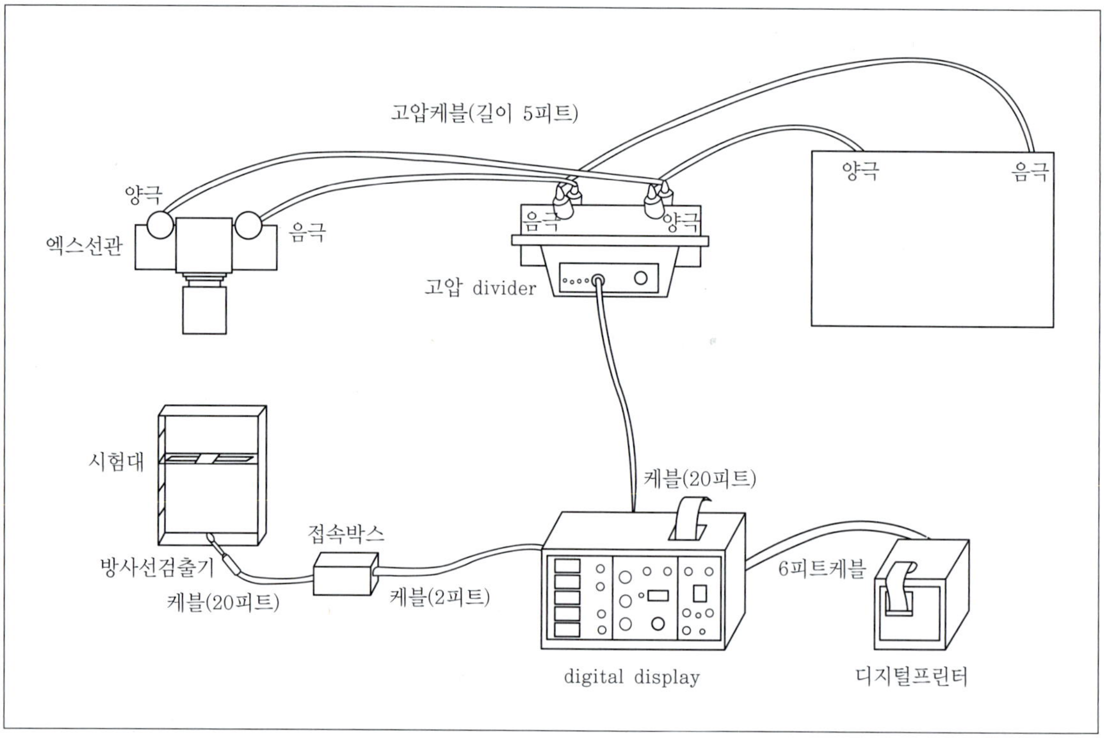

■ **그림 11-6.** Dynalyzer Ⅲ의 연결회로 외관도

Dynalyzer Ⅲ를 이용할 때 연결 바깥모양은 **그림 11-6**과 같다. 분압기는 CR를 직렬로 접속해서 고전압을 균등하게 분할하는 것이기 때문에 저항값은 200 MΩ 정도의 저항, 콘덴서는 50 pF 정도의 정전용량이 쓰이고 검출저항 R_0에 10 kΩ, 1 μF 정도를 사용하면, 관전압계에 들어가는 입력 전압은 엑스선관전압의 약 2만분의 1로 되어 100 kV 관전압에서는 5V의 전압으로 입력된다. 이 전압을 엑스선관 전압에 정확히 비례하기 때문에 파고치 볼트로 놓으면 관전압 측정이 가능하게 된다. 더욱이 이 전압을 오실로스코프에 입력하면 관전압 파형 관측도 가능하다.

한편, 관전류 측정은 **그림 11-5**에 나타낸 것처럼 주변압기 2차 권선 중성점전류가 유입하기도 하고 엑스선 고전압 케이블의 충전전류에 의해서 관전류 파형이 틀려지기 때문에 바람직한 측정방법은 아니다. 또 측정했다고 해도 단시간, 대전류 경우에는 mA계로는 직독할 수 없고 mAs계를 사용하기 때문에 타이머 오차도 포함되게 된다.

그래서, 반도체 소자에 의해서 고전압 회로에 흐르는 관전류를 측정하는 방법에 쓰이고 있다. 반도체 소자는 Si, Ge 등의 반도체편을 써서 Z방향에 자계가 존재할 때 X방향으로 전류가 흐르면 Y방향으로 전계가 발생하는 성질이고 전계의 강도는 자속밀도와 전류에 비례한다. 따라서 전계 측정으로부터 관전류 측정이 가능하게 된다. 일반적으로 이러한 방식의 관전류 · 관전압 측정 장치(**그림 11-6**의 Dynalyzer 참조)가 시판되고 있기 때문에 이것을 이용해서 **그림 11-5**처럼 결선한 것이다.

① 시험조건

온도 20±15℃, 상대습도 65±20%, 기압 860~1,060 hpa의 범위 내에서 무부하 시 전원 전압 변동은 정격치의 ±5%, 주파수 변동은 정격치의 ±0.5%로 하고 있다. 또 측정계의 총합오차는 장치 성능으로서 규정되어 있는 오차의 $\frac{1}{3}$을 넘어서는 안 된다.

PAE 시험에서는 10회 측정을 행하고 원칙적으로 조사조건 설정기를 움직이지 않고 시행한다. 전원 전압이 변동한 때만 바르게 조절하면 좋다.

② 백분율 평균오차 측정

그림 11-5에서 **표 11-4**에 표시한 시험 조건으로 관전압, 관전류를 측정한다. 이때 사용하는 관전압계, 관전류계는 표준계기와 교정된 것을 사용해야 한다. 각 시험점에 대해서는 10회씩 연속 측정해서 각각 산술 평균치와 관전압 · 관전류계 지시치 또는 관전압 · 관전류 측정기 값의 차를 구해 백분율 평균오차(PAE)를 계산한다.

③ 관전압 · 관전류 파형 관찰

그림 11-5처럼 관전압 · 관전류계 단자로부터 2 상한 오실로스코프를 접속해서 엑스선 조사시 관전압, 관전류 파형을 관측한다. 오실로스코프로서는 메모리코프가 좋은데 휘선이 굵은 결점이 있다. 메모리형이 아닌 경우는 폴라로이드 카메라를 장착할 필요가 있다. 트리거 방식은 외부 트리거를 쓴다. 트리거 신호는 엑스선 조사 직전에 발생하는 신호면 좋고 엑스선 조사 개폐기 혹은 전자 접촉기의 전자코일 등으로부터 떨어지면 좋다. 이와 같이 하면 항상 동일 위치에서 파형 관측이 가능하다. 관측 펄스수는 여러 개가 되도록 조사시간을 설정한다. 관측 결과 영위상 투입이 되지 않는 경우에는 **그림 11-7**에 나타난 것처럼 최초 펄스에 이상전압이 발생할 수가 있다. 또 4 상한 오실로스코프를 쓴 경우는 **그림 11-8**에 나타낸 회로에서 변압기 1차측 회로에 흐르는 여자돌입전류를 측정할 수 있다. **그림 11-9**는 이 측정예로 관전압 · 관전류 파형이 일그러짐과 함께 형광량이 저하되는 것도 관측할 수가 있다.

표 11-4. 관전압, 관전류, 촬영시간, 관전류시간곱의 백분율 평균 오차 시험점(KS A 4022)

<table>
<tr><th rowspan="2">표준이 되는 형명</th><th rowspan="2">시험내용</th><th colspan="3">시험점</th></tr>
<tr><th>관전압(kV)</th><th>관전류(mA)</th><th>촬영시간(s)</th></tr>
<tr><td rowspan="2">RDP-20-100
RDP-100-100</td><td>단시간 정격의 관전압 및 관전류</td><td>70 및 100</td><td>공칭 최대 전력의 50% 상당[1]</td><td>0.32</td></tr>
<tr><td>단시간 정격의 촬영시간</td><td>70</td><td>공칭 최대 전력의 25% 상당</td><td>0.32 및 1</td></tr>
<tr><td rowspan="4">RF-320-100
RF-500-100
RF-500-125
RF-500-150
TRF-800-150
TRF-1000-150
TRF-1250-150
TRF-2000-150</td><td>단시간 정격의 관전압 관전류 및 관전류 시간곱</td><td rowspan="2">70, 100 및 공칭 최고 관전압</td><td>공칭 최대 전력의 50% 상당[1]</td><td>0.1[2]</td></tr>
<tr><td>장시간 정격의 관전압</td><td>1 mA</td><td>–</td></tr>
<tr><td>장시간 정격의 관전류</td><td>지정[3]의 최저 관전압의 70%</td><td>최대 관전류의 20% 상당[1] 또는 0.5 mA</td><td>–</td></tr>
<tr><td>단시간 정격의 촬영시간</td><td>공칭 최고 관전압의 70%</td><td>공칭 최대 전력의 20% 상당[1] 또는 0.1초간 부하 가능한 최대 전력의 50% 상당[1]의 어느 큰 쪽</td><td>0.1 및 3.2</td></tr>
<tr><td rowspan="3">CR-0.5-100
CR-1-100
CR-1-125
CR-1-150
CR-1.5-150
CRF-0.5-100
CRF-1-125
CRF-1.5-125
CRF-1-150
CRF-1.5-150</td><td>단시간 정격의 관전압 및 관전류</td><td rowspan="2">공칭 최고 관전압의 50, 70 및 100%</td><td>지정[3]의 관전압</td><td>지정[3]의 촬영시간 또는 관전류 시간곱</td></tr>
<tr><td>관전류 시간곱</td><td colspan="2">지정[3]의 관전류 시간곱의 최소치, 10 mAs 및 지정[3]의 관전류 시간곱의 최고치</td></tr>
<tr><td>장시간 정격의 관전압 및 관전류</td><td colspan="3">변압기식 엑스선 고전압 장치와 동일</td></tr>
</table>

1) 관전압과의 조합에 의해 공칭 최대 전력이 지정[3]의 백분율로 되는 관전류의 값
2) 관전압, 관전류의 측정은, 측정기의 응답시간이 짧으면, 보다 짧은 것에서 측정해도 좋다.
3) 취급 설명서에서 지정된 한 개의 엑스선관 장치와 조합한 경우의 엑스선 조건

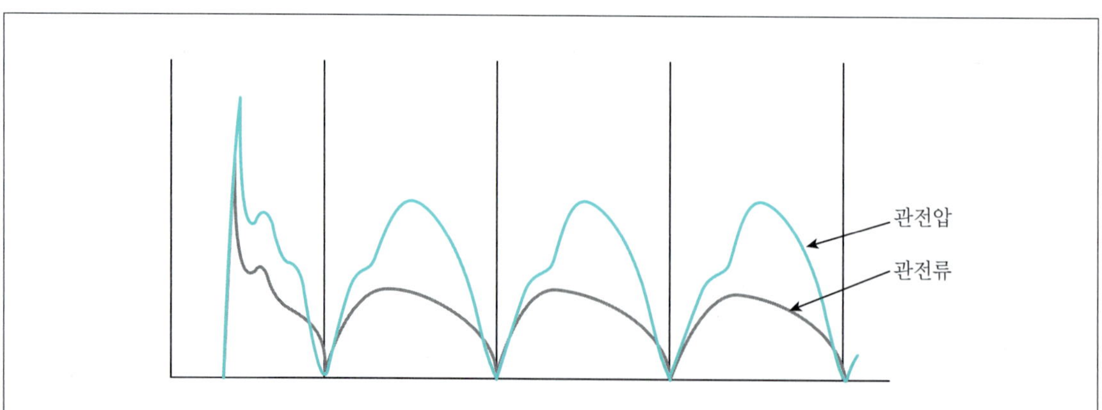

그림 11-7. 투입위상 80° 인 경우 관전압 · 관전류 파형

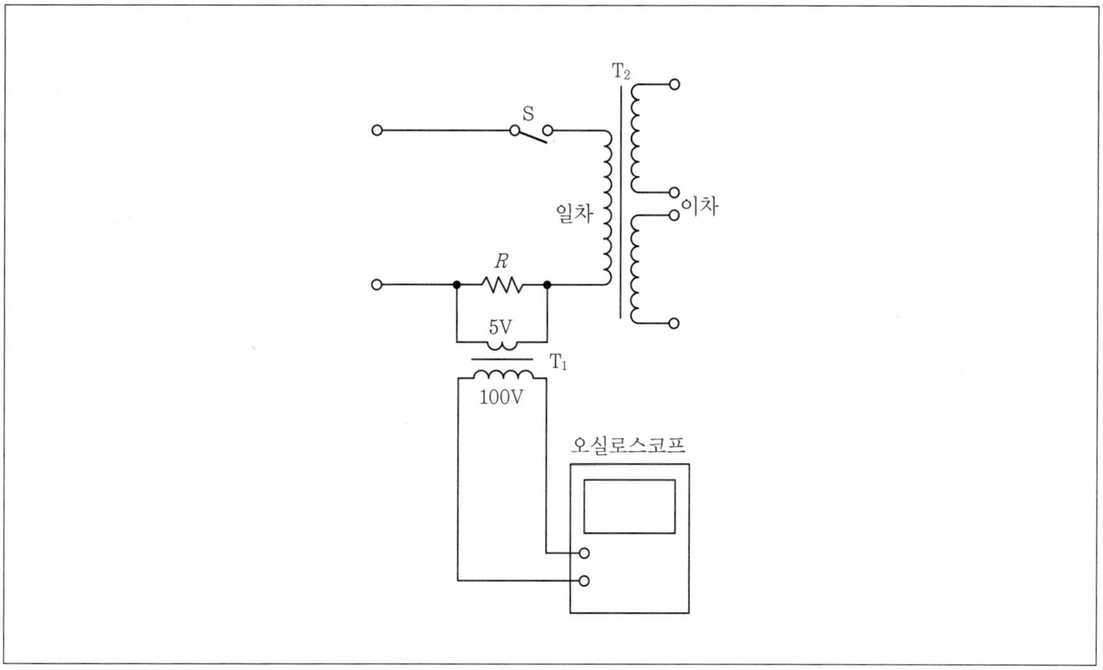

■ 그림 11-8. 여자 돌입 전류 측정회로

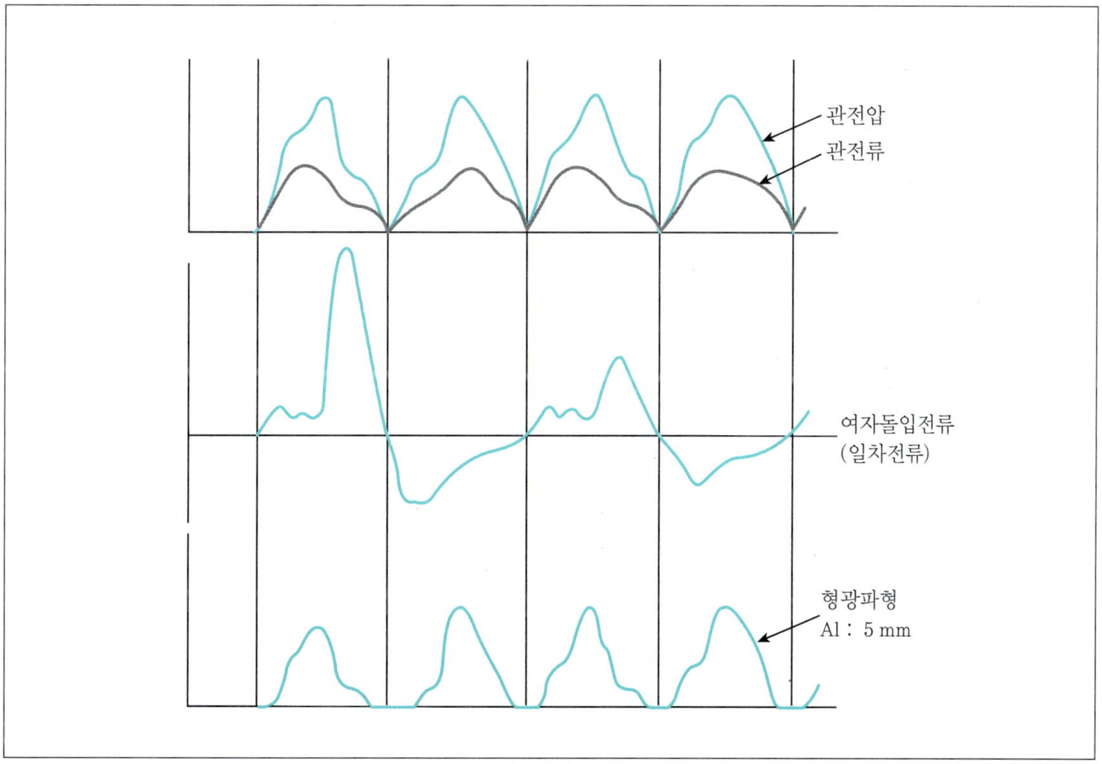

■ 그림 11-9. 여자 돌입 전류와 관전압, 관전류, 형광파형 관계

(6) 결과 및 정리

실험 2에서 한 백분율 평균오차 측정 결과는 각관전압, 관전류마다 **표 11-5**에 정리하고, 관전압, 관전류에 대해 백분율 평균오차를 계산한다. 또한 각각의 계산 결과는 **그림 11-10**과 같은 그래프에 그려 본다. (a)는 관전압에 대한 백분율 평균오차, (b)는 관전류에 대한 백분율 평균오차를 표시하고 모든 측정 결과는 변압기식 엑스선 고전압 장치 경우 점선으로 표시한 범위 내에 들지 않으면 안 된다.

실험 2로 한 관전압 · 관전류 파형의 관측은 폴라로이드 카메라로 촬영해 실험결과 보고서에 첨부한다.

표 11-5. 전시관전압 kV, 전시관전류 mA, 조사시간 s

측정회수	관전압계지시치 (kV)	관전류계지시치 (mA)	PAE(%)	
			관전압	관전류
1				
2				
3				
4				
5				
⋮ ⋮				
10				
평균치				

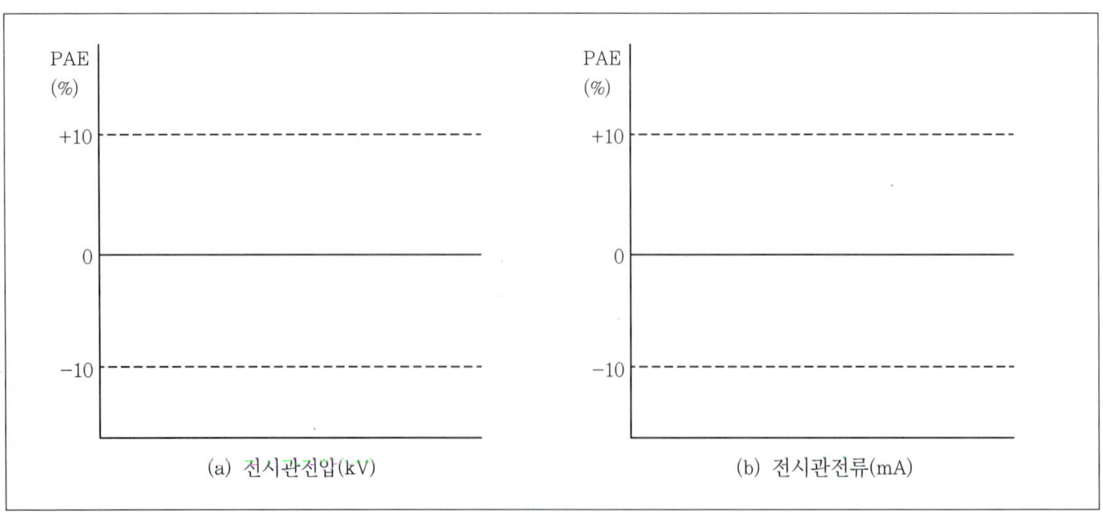

그림 11-10. 관전압, 관전류의 PAE 결과 정리

(7) 고찰

① 관전압, 관전류의 PAE는 모든 시험점에 있어서 안전관리규정에서 정하는 허용범위 내에 있는가 어떤가를 검토하고 만약 허용범위를 벗어난 경우에는 그 원인을 고찰한다.

② 공간전하 보상이 불충분한 경우에는 관전압만을 변화시켰을 때 전시 관전류치가 동일하게 되어도 관전류 측정치가 변화하는 경향이 있다. 이 경향은 **그림 11-10 (a)**의 그래프에서 판단할 수 있다. 즉, 그래프상에서 동일 관전류 측정점을 묶었을 때 평행선으로 되어야 하는데 이것이 증가나 감소 경향이면 그 정도에 따라서 공간전하 보상 회로의 재조정이 필요하다.

③ KS에 의하면 백분율 평균오차 측정에서 연속된 10회 측정 사이에는 관전압, 관전류 설정기는 움직이지 않도록 규정하고 있는데 이들의 설정기를 움직여서 백분율 평균오차를 측정했을 때 값은 어떻게 되는가 검토해 본다.

④ 오실로스코프에 의한 관전압 · 관전류 파형으로부터 투입위상이 영위상으로 조정되어 있는가 어떤가를 검토하는 동시에 각 파형에 일그러짐이 있는가 어떤가를 검토한다.

⑤ 엑스선 발생 장치에 여자 돌입 전류 방지 조치를 하고 있는가 어떤가를 조사하고 그 조치가 없는 경우 어느 경우에 여자 돌입 전류가 흐르는가 검토한다.

4) 촬영용 타이머 허용오차와 재현성 측정

(1) 목적

엑스선조사를 일정한 시간으로 제한하여 적정한 사진 농도를 얻을 목적으로 촬영용 타이머의 허용 오차를 측정하여 장치의 정밀도를 점검한다.

(2) 이론

엑스선 촬영용 타이머는 옛날에는 시계식 타이머, 전자관식 타이머를 거쳐 현재는 반도체 타이머 광전한시장치가 주류를 이루고 있다. 타이머가 구비해야 할 조건은 한시시간이 정확할 것. 재현성이 좋을 것은 말할 것도 없이 위상 조절기구를 가지고 있을 것이 요망된다. 만약 위상조절이 안되면 고전압 투입 위상에서 이상전압(surge valtage)이 발생해 고전압 회로가 절연 파괴 될 수 있다. 최근의 엑스선 발생 장치에서는 SCR로 1차측에서 고전압을 투입하고 있기 때문에 투입 위상 조절은 비교적 간단하게 이루어지고 있다. 그러나 종래의 전자 개폐기를 쓰면 항상 기계적 지연시간이 있게 되므로, 타이머와 전자 개폐기를 조합한 상태에서 영위상 투입을 하지 않으면 안 된다.

촬영용 타이머의 정밀도에 있어서는 KS A 4022에 정하고 있다. 촬영시간의 표시치에 대한 허용오차는 백분율 평균 오차(PAE)로 나타내어 **표 11-6**에 표시한 값 이하가 되지 않으면 안 된다. 여기서 T는 촬영시간을 의미하고, 펄스는 전원 주파수 1 싸이클의 1/2에 상당하는 시간이고 단상 전파 장치에서는 전기각 45~135° 기간을 유효 펄스로 한다. 즉, 전기각 45° 이하의 관전압으로 발생한 엑스선은 저에너지이기 때문에 사진 효과는 거의 없다고 본다.

따라서 최초 1 펄스 또는 최후 1 펄스가 이 전기각 이외의 범위에 있으면 이것은 정규의 펄스로 본다. 또 투입시간에 있어 -45~0°의 초기 투입부분 및 종료 시 0~45°의 후속부분에 있어도 이것도 촬영시간에는 포함하지 않도록 한다. 이것을 그림으로 표시하면 **그림 11-11**처럼 나타낼 수 있어 (a), (b)공히 3 펄스의 촬영시간에 상당하지만 실제로 투입되고 있는 시간에는 가장 긴 경우 T_1과 짧은 경우 T_2는 그림처럼 된다.

한편, 3상장치에서는 (c)처럼 고전압 파형의 상승부 및 하강부에 있어 최대치의 87%에 달하는 시간을 투입시점 및 차단시점으로 그 사이의 시간 T를 촬영시간으로 정한다. 이상은 타이머의 정도, 즉 허용오차를 정하는 것인데 PAE 계산식을 이용한다.

이처럼 타이머 성능 시험은 오실로스코프를 사용한다. 단, 단상 장치에 대해서는 주변압기 1차 회로의 전압 파형을 측정해도 좋다. 또 투입 시간이 길게 되면 오실로스코프에서는 측정할 수 없기 때문에 0.5초 이상 조사시간에서는 싸이클계를 사용한다. 이외에 스트로보 촬영에 의한 방법이 있다. 이것은 작은 구멍이 있는 납으로 만든 팽이를 회전시키고 엑스선을 조사하여 펄스 엑스선을 엑스선 수상기(필름, 이메지 플래이트, 검출기)에 촬영하는 것으로 필름 흑화수로부터 엑스선 조사시간을 구하는 방법이다. 전기적인 관전압 측정 대신에 엑스선 사진 흑화로부터 구한 점이 틀리고 있지만 펄스수를 구하는 점에서는 같다.

표 11-6. 촬영시간의 백분율 평균 오차

장 치	표시치	PAE
단상장치	T < 10펄스 10펄스 ≤ T	±0펄스 ±10%
3상장치	T < 0.01 s 0.01 s ≤ T < 0.04 s 0.04 s ≤ T	-1.5~+6 ms ±20% ±10%

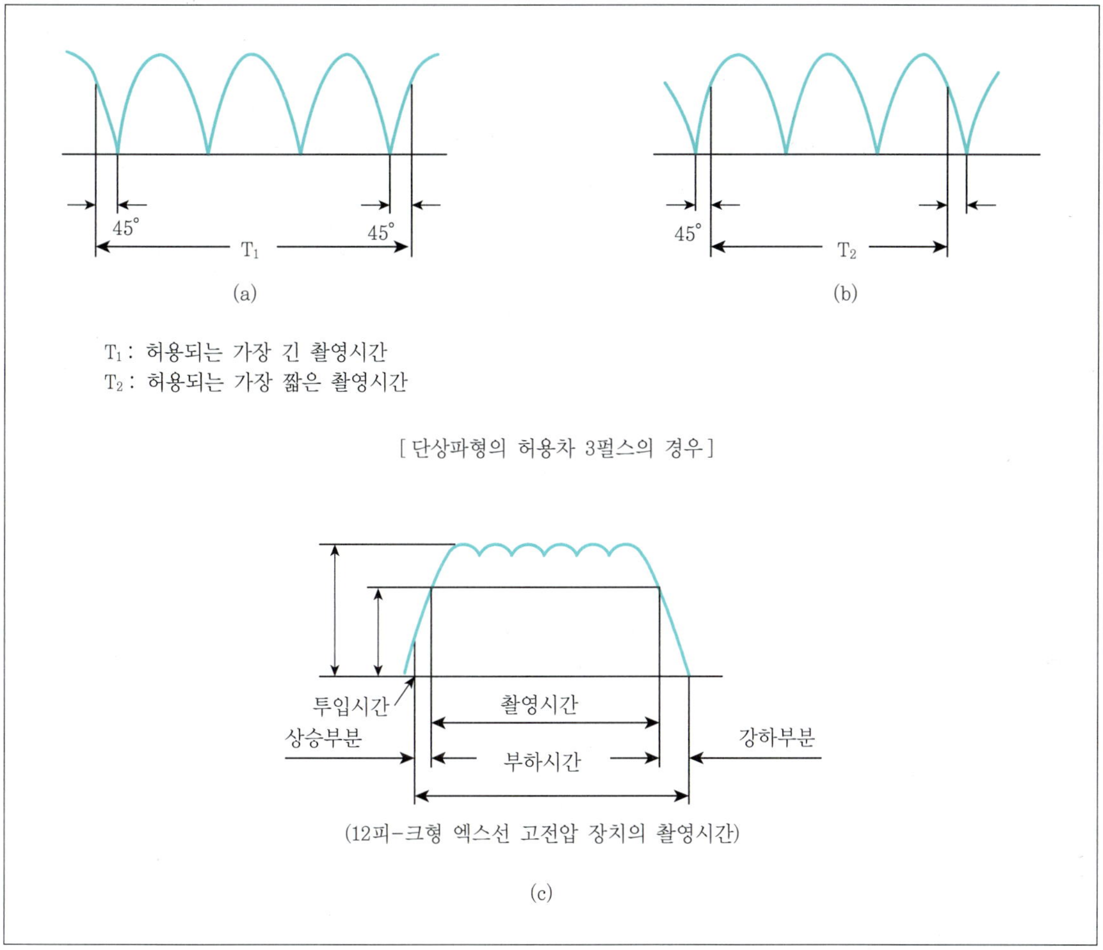

그림 11-11. KS에서 정하고 있는 촬영시간

그러나 엑스선 촬영을 한 경우 전기각 45° 이하에서 발생한 저에너지 엑스선은 불감전압으로서 자연적으로 끊어지고 있지만 정확히 45°에서 있는가 어떤가는 불명확하다.

스트로보법은 콘덴서 장치나 3상장치처럼 정전압 파형과 가까운 것에서는 사용할 수 없다.

(3) 사용기기 및 재료

변압기식 엑스선 발생장치(단상 및 3상), 오실로스코프, 관전압 측정용 분압기, 싸이클계

(4) 실험 방법

시험 조건은 표 11-4에 표시한 조건으로 다음과 같은 실험을 한다.

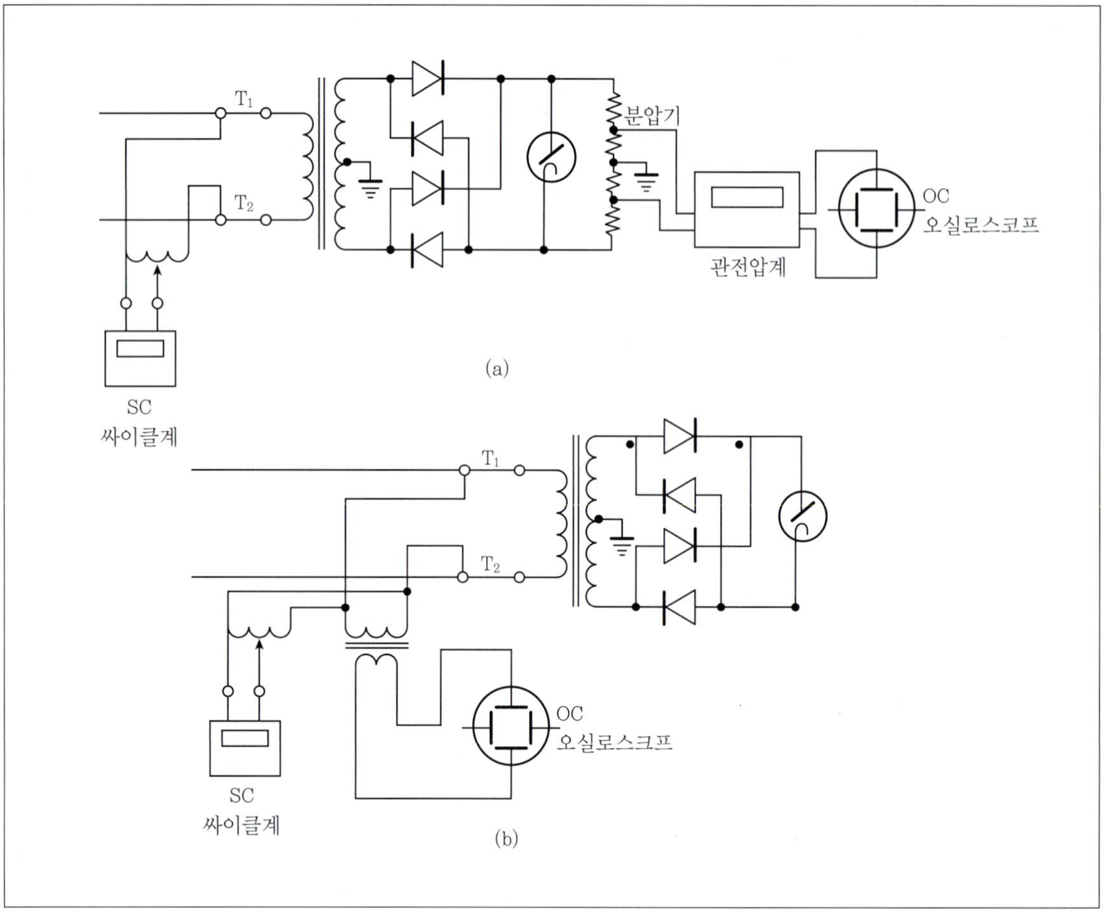

그림 11-12. 엑스선 조사시간 측정 회로

① 백분율 평균오차 측정

그림 11-12처럼 관전압 측정용 분압기, 관전압계, 오실로스코프(OC)를 엑스선관회로에 접속한다. 또 주변압기 1차 회로의 T_1, T_2 단자에도 싸이클계(SC)를 접속한다. 이 경우 싸이클계의 입력 전압은 일반적으로 110V, 혹은 220V이기 때문에 스라이닥스를 써서 100V로 낮추는 것이 좋다.

한편, 단상 장치의 경우에는 아무래도 엑스선관 단자 전압 파형을 관찰하는 것이 곤란한 경우에는 **그림 (b)**처럼 주변압기 1차 회로에 오실로스코프를 접속해서 저전압측 전압 파형을 측정하는 방법도 좋다.

사용하는 오실로스코프는 외부 트리거로서 외부 트리거 입력단자의 다른 쪽은 오실로스코프가 접지 단자로 되기 때문에, 적당한 변압기를 써서 신호 전압을 절연하는 것이 필요하다.

또 오실로스코프의 수직 편향판 입력 전압은 $T_1 \sim T_2$ 사이 전압이 비교적 높기 때문에, 수 V로 강하시킬 필요가 있으므로 이것도 변압기를 사용할 필요가 있다.

시험은 다음 조건으로 한다.

i) 관전압은 최고 정격치의 약 2/3로 설정한다.

ii) 관전류는 선택 가능한 최장 시간에서 허용관전류치로 설정한다.
또 엑스선관 이외의 부하에서 행할 때는 최대 정격 출력의 1/4 이상 엑스선 출력의 재현성 부하로 한다.

iii) 0.5초 이상 측정에는 싸이클계를 사용하고 0.5초 미만 측정에는 오실로스코프를 사용한다.

iv) 시험점은 **표 11-4**의 값을 표준으로 한다.

② 투입 · 차단 위상 점검

그림 11-12처럼 접속된 오실로스코프의 관전압파형 또는 주변압기 1차 전압을 폴라로이드 카메라로 촬영하든가, 메모리스코프로 관측한다.

시험조건은 시험 1 방법에 준한다. 시험 1 방법과 같은 외부 트리거를 사용해서, 관전압파형 투입시, 차단시 상태가 좋도록 조정한다.

(5) 결과와 정리

실험 1로 행한 PAE 측정결과는 각 타이머 설정치에 대한 PAE 측정결과를 일단 **표 11-5**에 정리하고, 각 타이머 설정치에 대한 PAE를 계산한다. 그 계산결과는 **표 11-7**에 정리한다.

또 실험 2의 결과는 폴라로이드 필름 경우에는 그대로 데이터로 첨부하고, 메모리스코프로 측정한 경우에는 그래프용지에 스케치 한다.

표 11-7. 타이머 측정결과 정리표

관전압 ________ kV, 관전류 ________ mA

타이머 설정치	측정방법		PAE(%)
	오실로스코프	싸이클계	

(6) 고찰

① 타이머 설정치에 대한 PAE 계산결과가 **표 12-6**에 나타낸 KS 허용차 범위 내에 있는가 어떤가 각각의 설정 시간마다 검토한다. 만약 허용범위를 초과한 경우는 그 원인을 고찰함과 동시에 재조정해 둔다.

② 타이머 설정 시간이 긴쪽과 짧은쪽 PAE 관계에 대해서 검토한다.

③ KS에서 정한 전기적 정의를 기초로 촬영시간과 실제로 엑스선 검출기에 촬영되고 있는 시간과 다름에 대해서 생각해 본다.

④ 실험 2의 결과로부터 실험에 사용하는 장치가 영위상 투입 및 차단되고 있는가 어떤가 검토한다. 만약 위상제어를 부착한 타이머에서 영위상 투입이 되고 있지 않으면 위상조절법을 검토하고 재조정해둔다.

⑤ 비교적 저관전압에서 투입위상을 변경할 때 관전압 파형을 관측하고 투입 위상과 이상전압 발생에 대해 검토한다.

5) 엑스선 출력 측정

(1) 목적

엑스선관에서 발생하는 엑스선량과 선질을 측정함과 동시에 엑스선 출력의 재현성에 대해서 조사한다.

(2) 이론

엑스선 장치의 관전압, 관전류가 어느 정도 정확하게 조정되고 정밀도 유지 관리가 확실해도 엑스선관의 소모, 다시 말하면 초점면이 손상을 입어 엑스선량은 시간이 지나감에 따라 저하해 간다. 또 선질도 약간 변화하는 경향을 보인다. 또 아주 똑같은 형식의 엑스선 발생 장치라 해도 엑스선관이나 가변 콜리메이터가 다르면 발생하는 엑스선량이나 선질이 틀리는 것이 통상적인 일이다. 따라서 엑스선 발생장치 설치시, 혹은 엑스선관 교환시를 기준해서 정기적으로 선량과 선질을 측정하는 것은 항상 일정한 화질의 엑스선 영상을 제공하는데 필요한 것이다.

① 선량 측정

출력 선량 측정에서 특히 주의하지 않으면 안되는 문제는 엑스선 에너지가 낮기 때문에 엷은 두께의 전리조를 쓸 필요가 있고 선량률이 상당히 높음으로 일어나는 이온 재결합 손실에 주의해야 한다. 엑스선 진단에 쓰는 엑스선의 실효에너지는 약 20~50 keV 정도이기 때문에 이 엑스선 에너지에 상당한 2차 전자 평형 두께는 이론적으로 수 mg/cm^2가 되고 공기 등가 물질에 의해서 이 정도의 벽 두께로 된 공동 전리조를 사용해야 한다. **그림 11-13**은 엑스선 에너지에 대한 2차 전자 평형 두께를 나타내고 있다.

한편, 이온 재결합 손실은 공동 전리조인 경우 외측 전극 및 중심 전극의 반경, 전리조 인가 전압, 조사 선량률 등에 의존되는데 일반적으로 원통형 전리조에서는 직경이 큰 대용량일수록 이온 재결합이 크게 되는 경향이 있기 때문에 사용하는 선량계의 선량률 한계(dose rate limit)를 잘 구별해서 사용하지 않으면 안 된다.

엑스선 촬영에 필요한 엑스선량은 환자의 피부 표면에 수백 μGy에서 수 십 mGy 정도로 비교적 적은 값이지만 조사시간이 1초 전후와 단시간이므로 선량률로 환산해 보면 상당히 큰 값이 된다. **그림 11-14**는 단상 전파정류장치에서 초점으로부터 1 m 위치에서 조사선량률을 측정한 예인데 150 kV, 300 mA의 조건에서는 12.5×10^{-2}[C/(kg · min)] 가까운 값이 되고 있다.

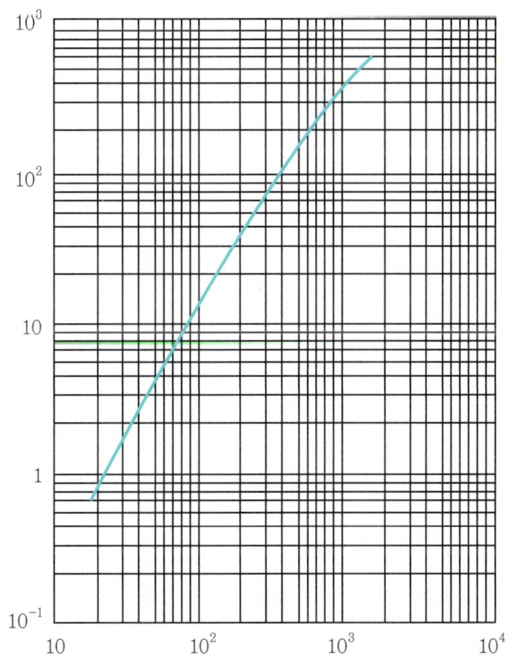

그림 11-13. 광자에너지와 공동전리조의 2차 전자 평형 두께

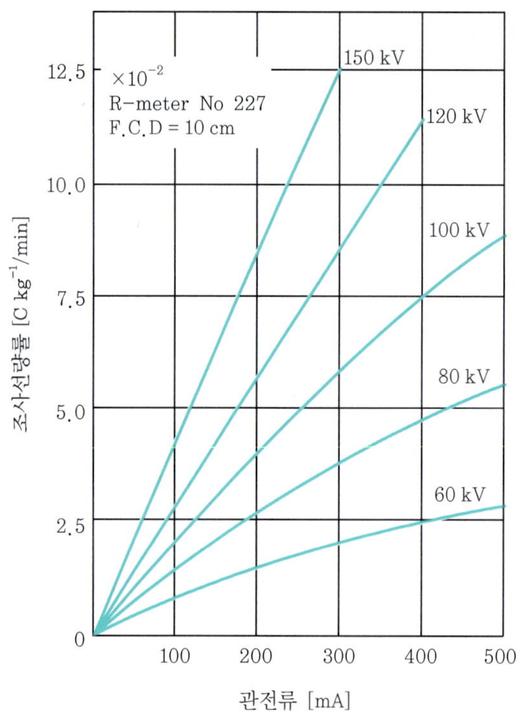

그림 11-14. 단상전파정류형 엑스선발생 장치의 엑스선조사조건(kV, mA)과 최대 조사선량률 관계

이처럼 1회 엑스선량은 적지만 고선량률을 측정하기 위해서는 고감도의 적산형 선량계를 사용하지 않으면 안 된다. 이 경우, 앞에 설명한 것처럼 고감도 선량계는 일반적으로 전리용량이 크게 되기 때문에 이온 재결합 손실도 크게 되는 것에 주의하지 않으면 안 된다.

② 선질 측정

연속 엑스선질은 일반적으로는 반가층 또는 반가층으로부터 유도된 실효에너지로 표시한다. 엑스선관에서 발생하는 엑스선의 선질은 관전압에 의해서 지배되는데 관전압이 일정해도 엑스선관용기의 고유여과, 가변 콜리메이터의 고유여과, 더욱이 부가필터의 두께 등에 의해서 방사되는 엑스선질은 틀리므로 관전압 측정과는 별도로 선질 측정이 필요하다. 진단 엑스선 장치의 관전압 최대치는 150 kV으로 엑스선 에너지는 비교적 낮기 때문에 알루미늄 필터로 반가층을 측정한다.

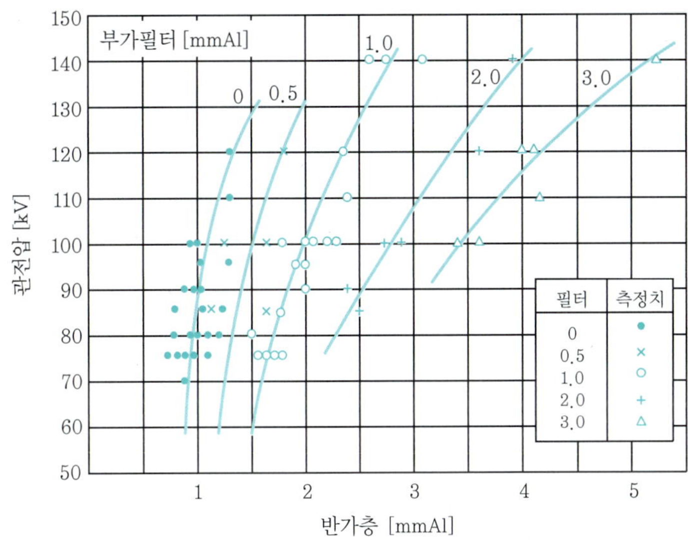

그림 11-15. 관전압, 부가필터와 반가층 관계

이 경우, 시판 알루미늄에는 각각의 순도가 있기 때문에 99% 이상 고순도 재질을 선택해야 한다. ICRU에서는 99.8% 이상 권고하고 있다. **그림 11-15**는 어느 엑스선 장치에 대해서 부가필터와 관진압에 대해 빈가층 변화를 구한 것인데 관전압이 같아도 부가필터에 의해서 반가층이 변하는 것을 잘 알 수 있다.

또 방사되는 엑스선질은 이용선추 내에서도 약간 다른 분포를 갖고 있다. 엑스선관 축방향을 따라서 양극측에서 반가층은 약간 두껍게 되고 음극측에서는 역으로 엷게 되는 경향이다. 이 때문에 항상 이용선추의 중심축에서 측정할 필요가 있다.

③ 엑스선 출력이 재현성(변동 계수 : CV)

엑스선 장치의 출력은 관전압, 관전류, 조사시간에 의해서 결정되는데 엑스선 영상 농도의 재현성이 좋은 것은 일정한 촬영조건에서는 항상 일정한 엑스선량이 방사되지 않으면 안 된다. 출력의 재현성을 평가하기 위해 변동계수 CV(coefficient of variation)가 쓰이고 있다. 변동계수의 측정에는 엑스선관, 초점, 동작 모-드 및 관전압, 관전류, 조사시간 등 엑스선 발생조건을 항상 일정하게 하고 연속 10회 엑스선 조사를 하여 엑스선 중심에서 출력을 그때마다 측정한다. 이 경우, 이들의 엑스선 조사조건은 1회 조사마다 재설정할 필요가 있고 또 출력 선량은 선량계 또는 형광량계로 측정해서 다음 식으로 구한다.

$$CV = \frac{S}{\overline{X}} = \frac{1}{\overline{X}}\sqrt{\sum_{i=1}^{10}\frac{(X_i - \overline{X})^2}{9}}$$

단, S는 10회의 선량 측정에 의한 표준편차, $\overline{X}$는 10회 선량 측정에 의한 산술평균치, Xi는 i번째 측정치이다. 따라서 엑스선량을 측정하는 경우는 공기 카마(Gy)로 표시해야 한다.

측정 결과, 엑스선 출력은 많은 요인에 의해서 변동하는데 위 식에서 구한 CV가 변압기식, 콘덴서식에서 공히 0.1 이하가 되지 않으면 안 된다.

(3) 사용기기 및 재료

변압기식 엑스선 발생장치, 전리조식 조사선량계(적산형, 선량률형), 고순도 Al 필터(1 mm 두께, 20장).

(4) 실험 방법

① 선량 측정

교정된 적산형조사 선량계를 이용선추 중심에서 엑스선관으로부터 1 m 위치에 설치하고 50, 80, 110, 140 kV 각 관전압에 대해서 10, 100, 200, 300, 400 mA의 관전류에서 적산선량을 측정한다. 측정시간은 엑스선부하가 견딜 수 있도록 단시간으로 조사하고 조사시간은 싸이클계 또는 오실로스코프로 동시에 조사한다.

측정된 조사선량을 R[c/kg], 측정시간을 T[s], 선량계의 교정계수를 K, 측정시기압, 온도를 P[kPa], t[℃]로 하면 다음 식에 의해서 조사선량률 $\overline{X}$[C/(kg · min)]을 구할 수 있다.

$$X = \frac{KR}{T} \times 60 \times \left(\frac{P_0}{P} \cdot \frac{273+t}{273+t_0}\right) \quad [c/kg \cdot min)]$$

단, P_0, t_0는 교정계수 K를 구한 때의 기압, 온도이다.

② 선질 측정

그림 11-16에 나타낸 것처럼 엑스선관용기, 가변콜리메이터, 조사선량계 및 측정용 알루미늄 필터를 이용선추 중심축에 배치한다. 사용하는 선량계는 특히 에너지 의존성이 적은 측정기가 바람직하다. 반가층은 선량이 1/2로 감약시키는데 필요한 필터의 두께로 나타내기 때문에 선량의 투과율, 즉 상대치를 구하면 좋기 때문에, 교정하지 않은 선량계를 써도 좋다.

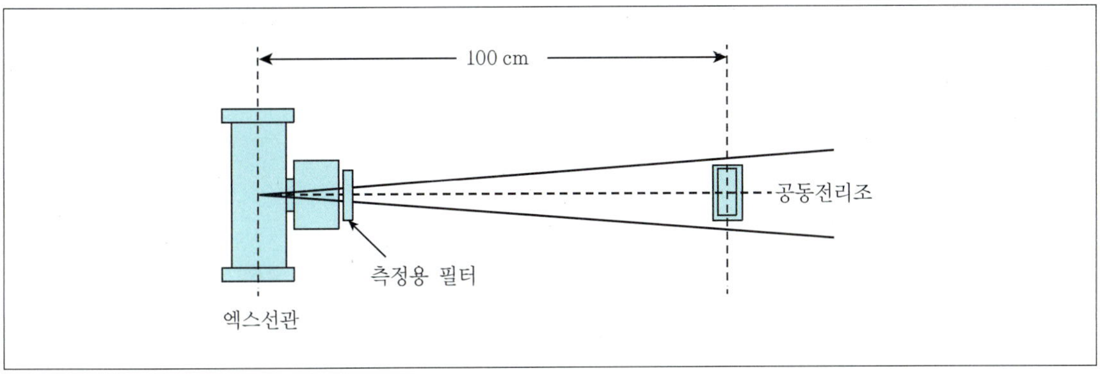

■ **그림 11-16.** 반가층 측정 배치도

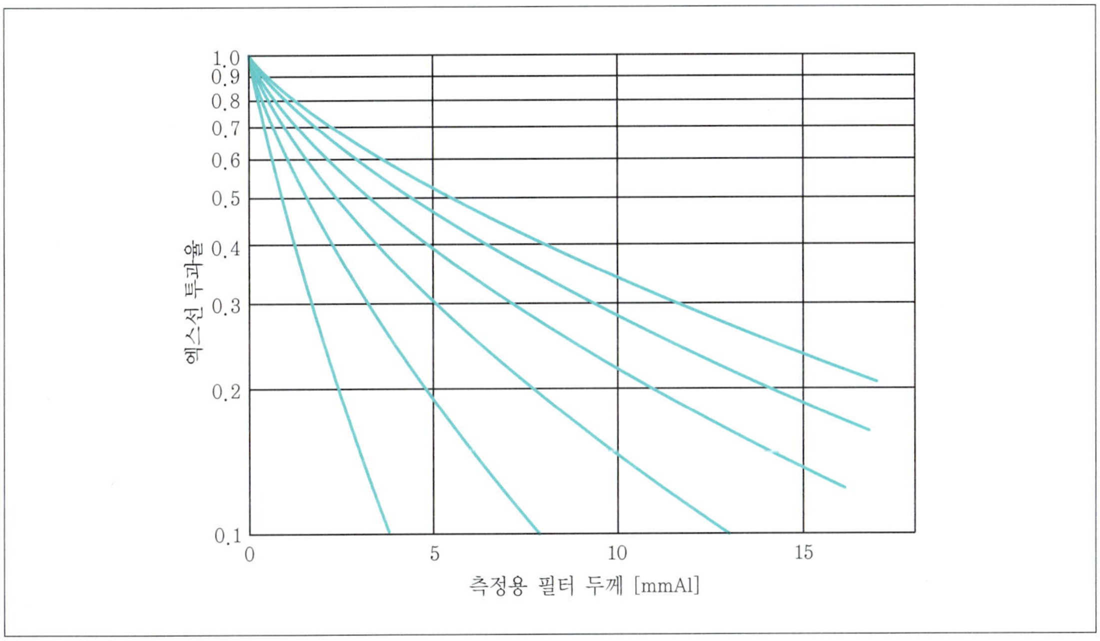

■ **그림 11-17.** RF-500-150형 엑스선 발생장치의 감약 곡선

그림 11-16처럼 가능한 선량계의 단면적 가까이까지 선속을 좁히고 필터-선량계간 거리를 가능한 떨어뜨림으로 필터로부터의 산란 엑스선을 검출기로부터 벗어나게 할 수 있다. 산란선이 선량계에 들어가지 않도록 하는 동시에 책상이나 벽면 등으로부터의 후방 산란엑스선도 선량계에 입사되지 않도록 하는 것이 필요하다.

측정조건은 관전압 60, 80, 100, 120 kV의 각 관전압에 대해서 관전류를 1 mA 또는 2 mA의 일정한 투시 조건으로 설정한다. 측정용 부가 필터가 없는 선량률로부터 순차적으로 Al 필터를 1 mm 두께씩 증가시킬 때마다 선량률을 측정하고 부가필터가 없는 값을 1.0으로 한 상대치로 표시한 감약곡선을 작성한다. **그림 11-17**은 RF-500-150형 엑스선 발생 장치의 감약곡선 측정예를 표시하고 있다. 여기서 엑스선 투과율이 0.5, 즉 엑스선 감약이 50%로 될 때의 부가 필터 두께를 반가층으로 해서 그래프에서 구한다. 더욱이 실효에너지 산정 방법에 의해서 실효에너지로 환산한다.

③ 재현성 측정(변동계수 CV)

그림 11-16의 실험 배치에서 전리조식 선량계가 없으면 형광량계를 써도 좋다. 엑스선 발생조건은 **표 11-8**에 표시한 시험 조건으로서 이때의 출력을 측정한다.

측정은 연속적으로 10회 하는데 엑스선 발생장치의 동작 모-드나 관전압, 관전류, 조사시간 등의 조건 설정기를 그때마다 바꿔 행할 필요가 있다. 측정 결과를 변동계수 CV식에 대입 계산해서 엑스선 출력의 재현성을 평가한다.

표 11-8. 엑스선 출력의 재현성, 직선성 및 안정성의 시험점(KS 4022)

<table>
<tr><th rowspan="2">표준이 되는 형명</th><th rowspan="2">시험내용</th><th colspan="3">시험점</th></tr>
<tr><th>관전압(kV)</th><th>관전류</th><th>촬영시간(s)</th></tr>
<tr><td>RDP-20-100
RDP-100-100</td><td>재현성 및 직선성</td><td>70 및 100</td><td>공칭 최대 전력의 25% 상당[1] 또는 0.32초 부하할 수 있는 최대 전력의 50% 상당[1]의 어느 큰 쪽</td><td>최단 시간[1]
0.32 및 2</td></tr>
<tr><td>RF-320-100
RF-500-100
RF-500-125
RF-500-150</td><td>재현성 및 직선성</td><td>70, 100 및 공칭 최고 관전압</td><td>공칭 최대 전력의 25% 상당[1] 또는 0.1초 부하할 수 있는 최대 전력의 50% 상당[1]의 어느 큰 쪽</td><td>최단 시간[1]
0.1 및 3.2</td></tr>
<tr><td>TRF-800-150
TRF-1000-150
TRF-1250-150
TRF-2000-150</td><td>조사시간 변화시에는 자동제어의 안정성</td><td>공칭 최고 관전압의 50% 또는 최조 관전압의 어느 높은 쪽 공칭 최고 관전압</td><td>직접촬영 : 약 5 μGy로 되는 값
간접촬영 : 약 1 μGy로 되는 값</td><td>최단 시간[1] 및 0.1~0.32의 1점</td></tr>
<tr><td rowspan="2">CR-0.5-100
CR-1-100
CR-1-125
CR-1-150
CRF-0.5-100
CRF-1-125
CRF-1.5-125
CRF-1-125
CRF-1-150
CRF-1.5-150</td><td>재현성</td><td>공칭 최고 관전압의 50, 70, 100%</td><td colspan="2">지정된 관전류 시간곱의 최소치, 10 mAs 및 지정된 관전류 시간곱의 최대치</td></tr>
<tr><td>조사시간을 변화시키는 자동제어의 안정성</td><td colspan="2">변압기식 엑스선 고전압 장치와 같음</td><td>최단 시간[1] 및 최단 시간의 10배 이상인 1점</td></tr>
</table>

1) 공칭 최단 촬영시간 보다 짧고 되도록 여기에 가까운 값.

(5) 결과 및 정리

① 선량 측정 결과는 각 관전압마다 표 11-9에 정리한다.

측정치 R로부터 조사선량률 $\dot{X}$을 선량계의 교정계수 K, 측정시 기압 P, 온도 t에 의해 계산한다. 또 조사선량률 $\dot{X}$를 조사시 mAs치로 나눠 [C/(kg · mAs)]를 계산하고 관전압에 대한 그래프로 그려 본다.

표 11-9. 선량 측정 결과표

E = ________ (kV), P = ________ (kPa), t = ________ (℃)

관전류 mA	측정치 R(c/kg)	조사선량률 $\dot{X}$ (C/kg · min)	mAs당 선량 (C/(kg · mAs))

표 11-10. 반가층, 실효에너지 결과표

관전류 ____________ (mA)

관전압(mA)	반가층(mmAl)	실효에너지(KeV)

표 11-11. 변동계수 산출

측정회수	설정치			출력 선량 (C/kg)	변동계수 (CV)
	관전압(kV)	관전류(mA)	시간(s)		
1					
2					
3					
4					
⋮ ⋮					
10					
평 균 치					

표 11-12. 각 설정치에 대한 변동계수

설 정 치			변동계수 (CV)
관전압(kV)	관전류(mA)	시간(s)	

② 선질 측정 결과는 각 관전압에서 **그림 11-17**과 같은 감약 곡선으로 그려본다. 그래프 종축의 0.5에 상당하는 필터 두께, 즉 반가층(mm Al)을 구하고 더욱이 이것을 실효에너지로 환산한다. 이 결과는 **표 11-10**에 정리한다.

③ 변동계수에 대한 측정 결과에 대해서는 **표 11-11**에 결과를 정리해서 식에 의해 계산한다. 이 계산을 각 시험 조건마다 한다. 전체 결과를 **표 11-12**에 정리하고 CV 〈 0.1인가를 확인한다.

(6) 검토 및 고찰

① 조사선량률이 관전압 및 관전류에 따라 어떻게 변화하는가 검토한다. 조사선량률과 관전류가 직선관계가 없는 경우 그 원인을 고찰한다.

② [C/(kg · min)] 값은 관전류가 변화해도 이론적으로는 일정한 값이 돼야 하지만 각 관전류값에 대해 어느 정도 변동하는가, 또 변동원인을 검토한다.

③ 같은 형식의 다른 엑스선 장치에 대해서도 측정해 보고 같은 조사 조건에서의 선량률이 어느 정도 변하는가, 또 그 변동 요인에 대해서 검토한다. 같은 엑스선 장치라도 엑스선관이나 가변콜리메이터 종류에 의해서 엑스선 출력이 변동하는 것을 인식한다.

④ 진단용 엑스선 장치의 엑스선질은 반가층 및 실효에너지로 표시할 때 어느 정도 값이 되는가 인식한다.

⑤ 적산형 선량계를 써서 투시조건 이외의 대관전류에 대해서 반가층을 측정해 관전류 크

기에 따른 반가층이 어느 정도 변화하는가 검토하고 관전류 파형과의 관련에 대해서도 고찰한다.

⑥ 같은 형식의 다른 장치에 대해서도 같은 관전압 · 관전류 값으로 반가층을 측정해서 그 값을 비교한다. 그 결과 값이 변동한 경우에는 그 원인을 검토한다.

⑦ 변동계수 CV의 변화가 관전압, 관전류, 조사시간 변화에 어느 정도 관련이 있는가 검토한다.

⑧ CV가 0.1를 초과하는 것이 있으면 그 원인을 조사한다.

2. 비접속형 측정기를 이용한 성능관리

1) 관전압 측정

비접속형측정기를 사용한 엑스선 관전압을 측정하는 방법은 표 11-13과 같다.

(1) 위스콘신 관전압 시험용 카세트에 의한 관전압 측정

• 측정항목 : 관전압(kVp)

표 11-13. 엑스선 관전압 측정 방법

	측정기 종류	측정방법	
1	ALCO KV-201 Dynalyzer Ⅱ Dynalyzer Ⅲ NERO 6000A	고전압변압기 2차측(고압케이블)에 분압기를 연결하여 표시창에 나타난 값을 측정(동시계측방법과 동일)한다.	NERO 6000A는 비접속형
2	Wisconsin kVp test cassette Wide range kVp cassette	측정기를 엑스선장치의 회로에 직접 접속해서 측정하는 것이 아니고 엑스선을 조사한 후 상수용체에 의해서 관전압을 측정한다.	비접속형
3	digital kVp meter	측정기 위에 엑스선을 조사하여 엑스선 에너지에 상당한 관전압이 디지털로 나타나 측정하게 된다.	비접속형
4	AC Volt meter	고전압변압기 1차측에 전압계를 접속하여 엑스선조사시 1차측 전압을 측정하고 고전압변압기 제작시 작성된 권선비에 따른 특성곡선에 의하여 2차측 관전압을 산출해서 측정한다.	접속형

invasive method(접속형), non-invasive method(비접속형)

- 사용방법 : 상수용체를 넣고 촬영한다(농도 0.5~2.0).
  농도치 교차점을 측정한다.
  그래프에서 관전압을 구한다.
- 측정정밀도 : ±2 kV

① 구조

이 cassette는 실효관전압을 측정하는 것으로 일반촬영과 유방촬영용이 있다. 외형은 그림 11-18과 같고 일반 촬영용은 50~150 kVp, 유방촬영용은 24~54 kVp 범위까지 측정가능하며 일반촬영용의 크기는 3×23×28 cm 정도이며 반가층 측정도 가능하다.

Cassette 구조는 그림 11-19와 같이 각 관전압별로 10개 구멍이 쌍으로 되어 있으며, 기준이 되는 한쪽 구멍은 균일한 농도를 낼 수 있는 흡수체가 놓여 있고, 다른 쪽 구멍은 각기 관전압에 대응되는 계단으로 된 구리판이 놓여져 있어 각 구리판에 의해 대부분 저에너지 광자가 제거되어 들어오는 1차선은 경화된다. 반가층은 1차선 에너지 분포에 의존되기 때문에 반가층을 측정하는 구멍 위에는 흡수체를 사용하지 않는다. 기준이 되는 구멍 위에는 구리 흡수체를 가지고 있지 않는 대신 눈으로 볼 수 있는 흡수체를 가지고 있어 시각적인 농도가 거의 같도록 만들어져 있다. 노출조건은 기준이 되는 구멍 농도가 1.0이 되게 관전류와

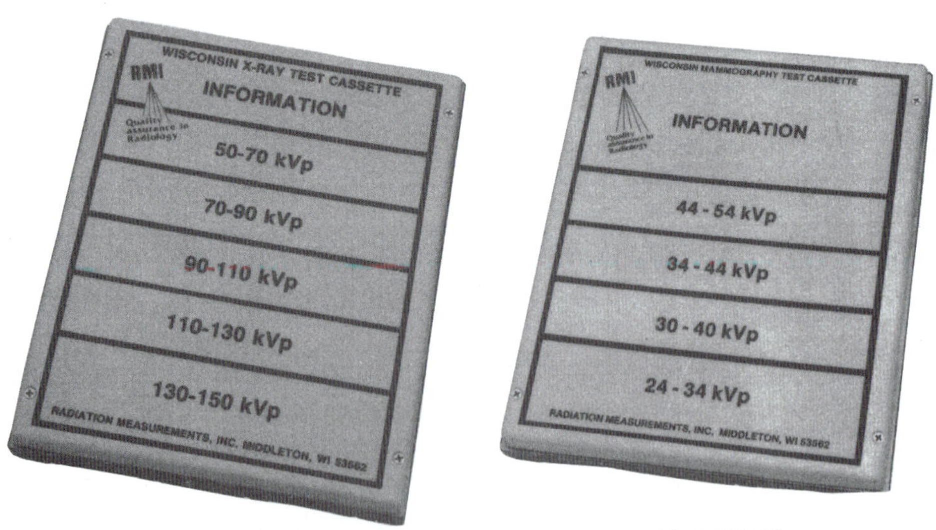

(a) 일반촬영용　　(b) 유방촬영용

그림 11-18. Wisonsin kVp test cassette의 외형

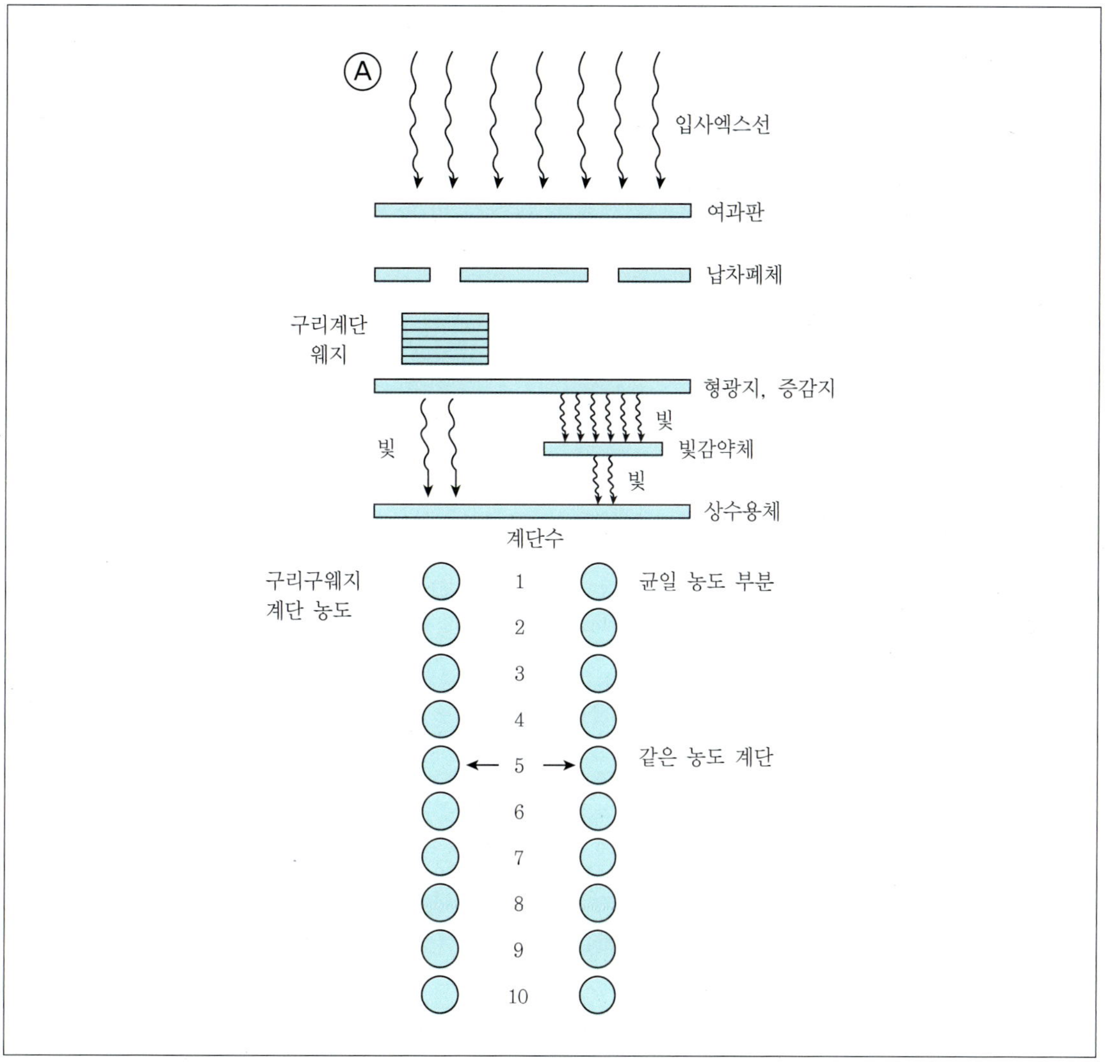

그림 11-19. Wisconsin kVp test cassette의 내부구조

표 11-14. Wisconsin kVp test cassette의 전형적 노출조건표

상수용제 영역	초점-상수용체간거리	kVp	mAs	
			단상	3상
A	0.5 m(20″)	60	150	75
B	1 m(40″)	80	90	45
C	1 m(40″)	100	20	10
D	1 m(40″)	120	10	5
HVL	1 m(40″)	60	4	2

조사시간을 조정한다. 측정가능한 농도범위는 0.5~2.0이며 농도 1.0을 내기 위한 노출조건은 표 11-14와 같다.

② 방법

i) 초점-상수용체간거리(SID)를 0.5~1 m 맞춘다.

ii) 카세트 장축이 엑스선축과 평행되게 놓는다.

iii) kVp 시험영역이 엑스선조사야 중심에 오도록 하고 나머지 영역은 납판으로 가린다.

iv) 조사조건은 기준구멍의 농도가 1.0 정도 되게 mAs를 조정한다.

v) 엑스선 조사 후 필름을 현상하면 각각 쌍으로 된 구멍이 나타난다.

그림 11-20과 같이 우측의 기준구멍은 거의 비슷한 농도를 나타내고 좌측은 구리 계단을 통과한 것으로 각기 틀린 농도로 나타난다.

vi) 기준구멍 농도와 동일한 구리 계단 농도를 구멍 위에서부터 세어 일치되는 계단 번호를 찾는다.

vii) 맞는계단 산출 방법은 표 11-14-1, 11-15와 같다.

표 11-14-1은 기준구멍 농도가 동일한 경우이며 표 11-15는 기준구멍 농도가 같지 않는 경우이다.

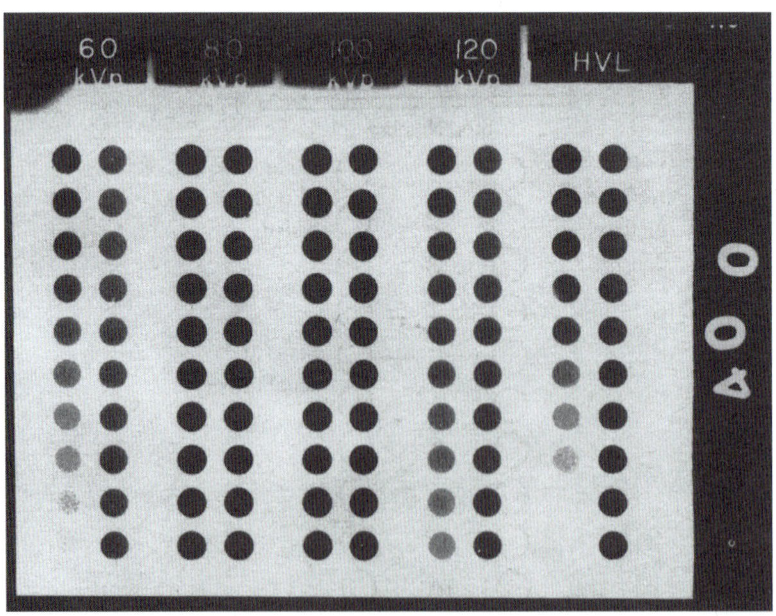

그림 11-20. Wisconsin kVp test cassette의 전형적인 촬영 영상

표 11-14-1. 기준구멍 농도가 균일할 때 match step을 구하는 방법

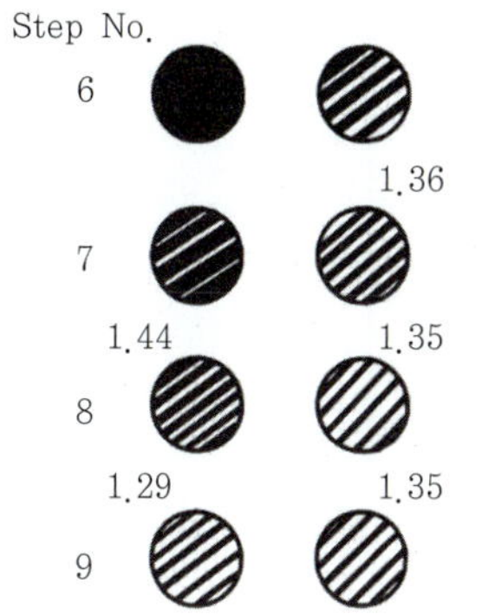

계단번호	계단농도	기준농도
7	1.44	1.35
8	1.26	1.35

$$\text{“맞는계단”} = 7+\frac{1.44-1.35}{1.44-1.26}$$

$$=7+\frac{0.9}{1.8}=7.5$$

표 11-15. 기준구멍 농도가 다를 때 일치된 계단을 구하는 방법

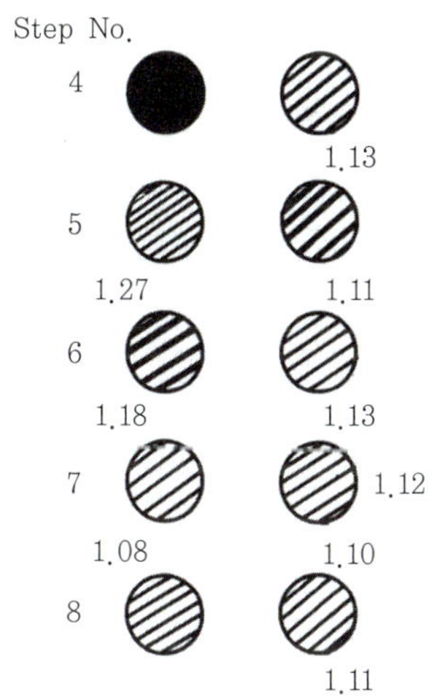

계단번호	계단농도	기준농도
6	1.18	1.13
7	1.08	1.10
		Average 1.12

$$\text{“일치된 계단”} = 6+\frac{1.18-1.12}{1.18-1.08}$$

$$=6+\frac{0.06}{0.10}=6.6$$

만일 기준구멍의 점들 농도가 균일하지 않으면, 맞는계단 부근의 기준구멍 점돌의 평균농도를 구해서 **표 11-15**처럼 맞는계단을 구한다.

⑧ 산출된 맞는계단을 가지고 **그림 11-21**과 같이 종축에 일치된 계단, 횡축에 kVp가 표시된 교정곡선을 이용해 관전압을 구한다. 일치된 계단이 7.5일 때 단상전파정류장치는 실선과 만나는 점에서 수직으로 내려 횡축 관전압을 찾으면 69.5 kVp, 3상 전파 정류장치는 점선과 만나는 점에서 수직으로 내려 관전압을 찾으면 67.5 kVp가 된다. 이와 같은 방법으로 60, 80, 100, 120 kVp와 반가층을 측정한다.

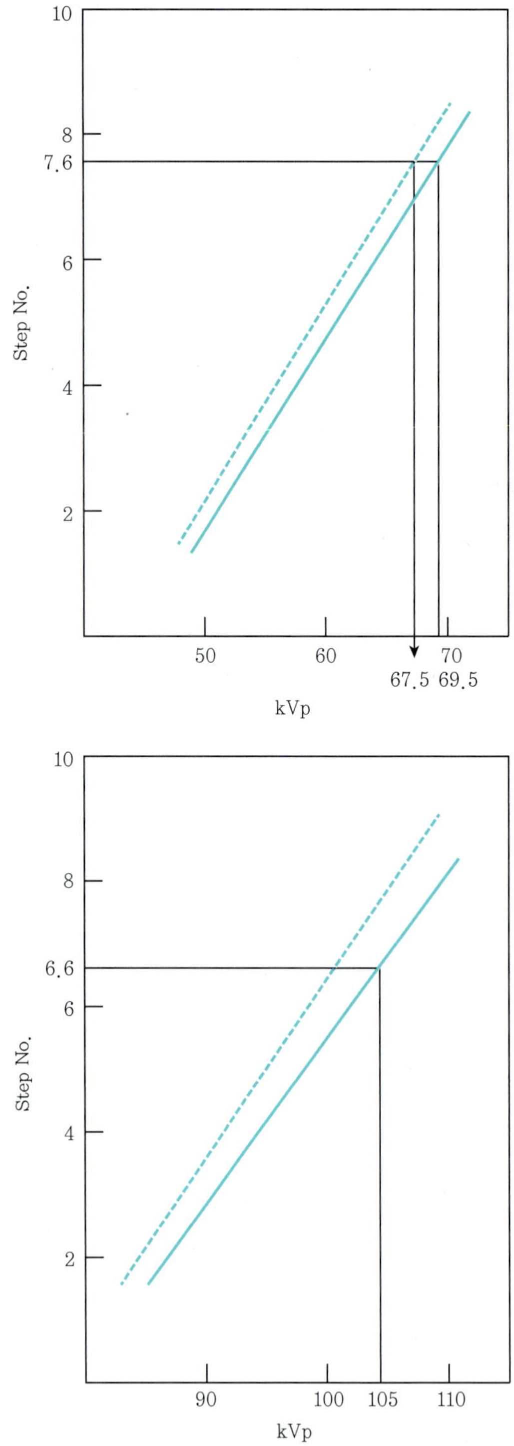
10
8
7.6
6
4
2
Step No.
50
60
70
67.5 69.5
kVp
10
8
6.6
6
4
2
Step No.
90
100
105
110
kVp

그림 11-21. 교정 곡선

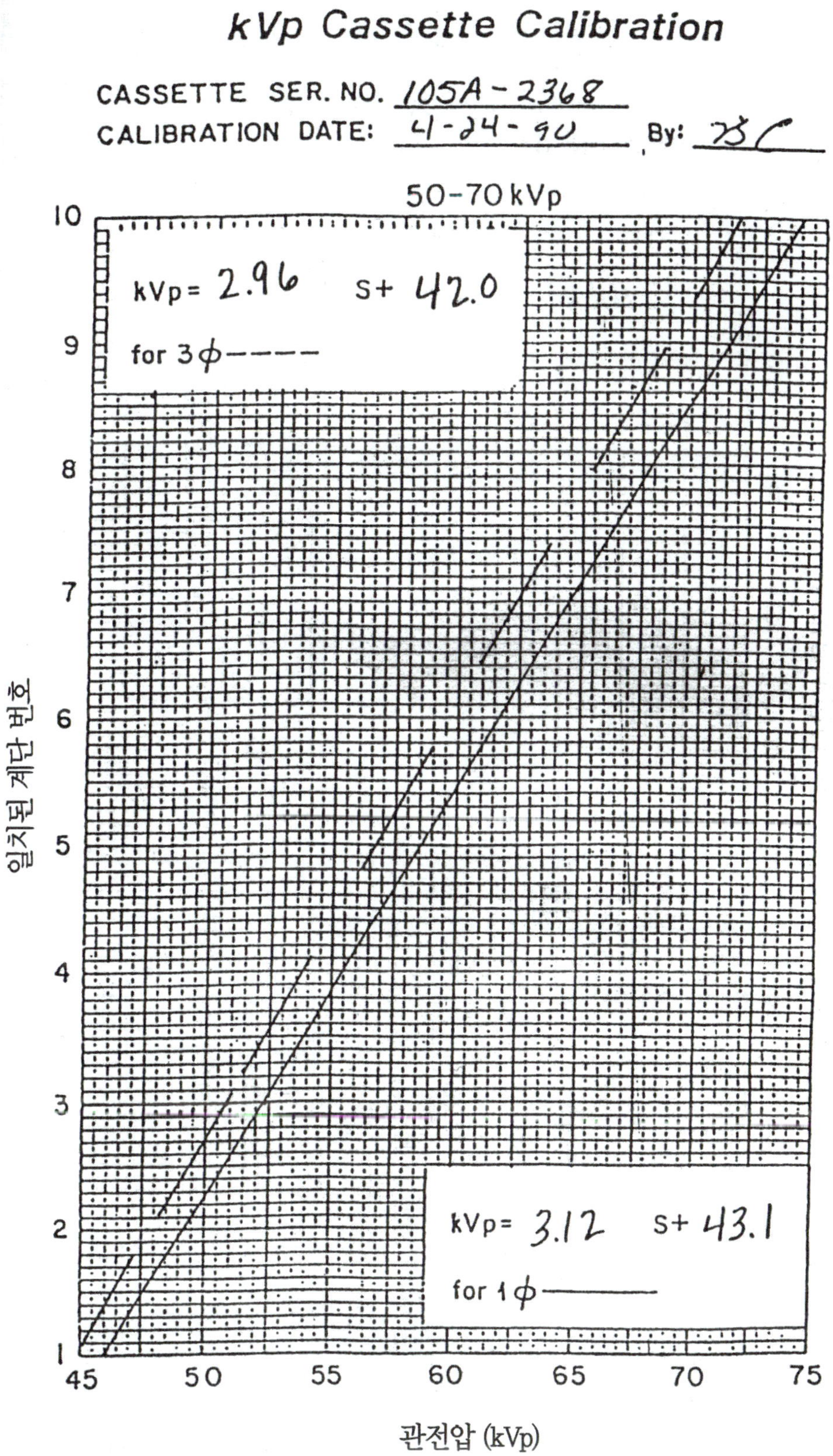
kVp Cassette Calibration
CASSETTE SER. NO. 105A-2368
CALIBRATION DATE: 4-24-90
By: TSC
50-70 kVp
kVp = 2.96 S+ 42.0
for 3φ
kVp = 3.12 S+ 43.1
for 1φ
일치된 계단 번호
1
2
3
4
5
6
7
8
9
10
45
50
55
60
65
70
75
관전압 (kVp)

kVp Cassette Calibration

CASSETTE SER. NO. 105A-2368

CALIBRATION DATE: 4-24-90 By: TBC

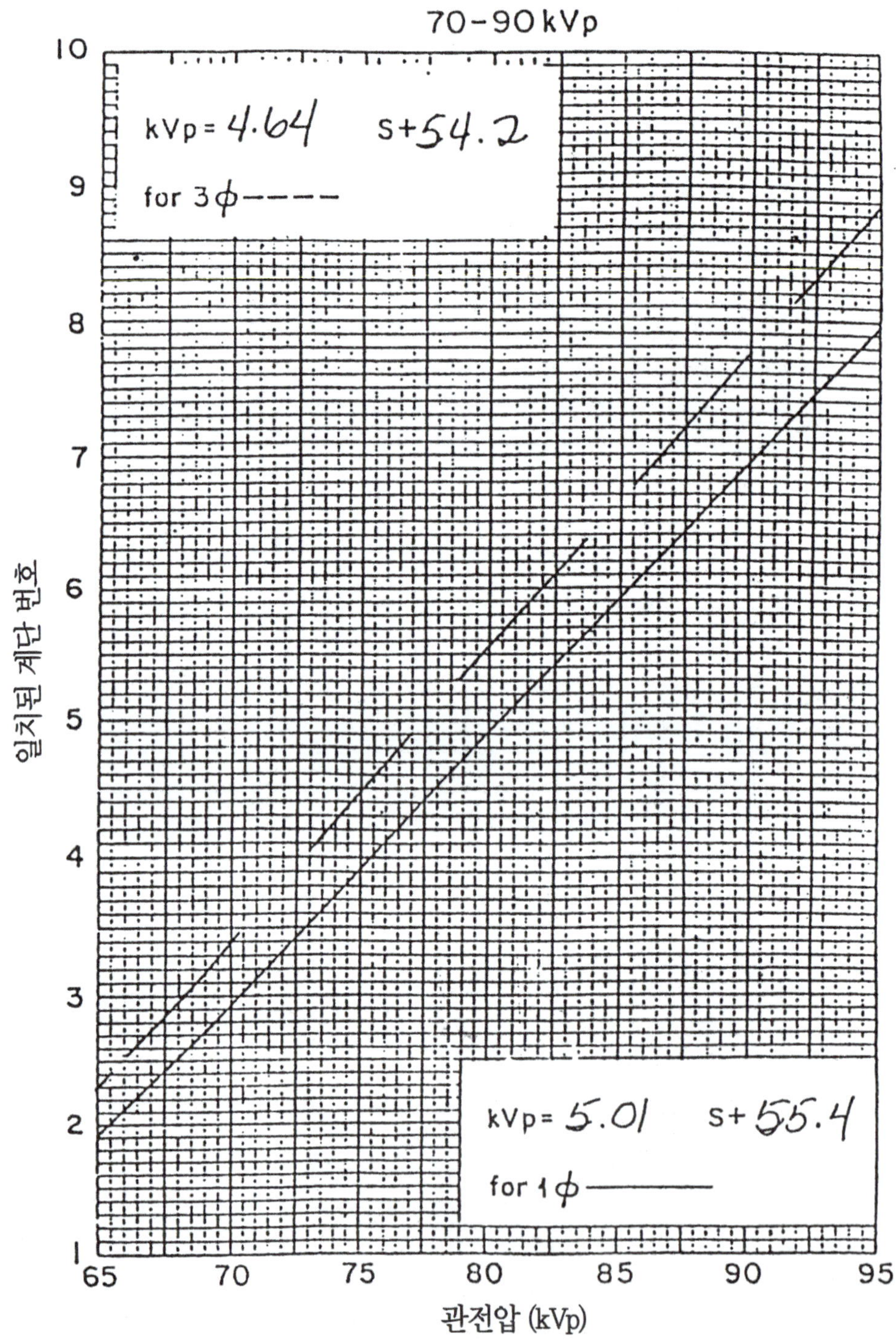

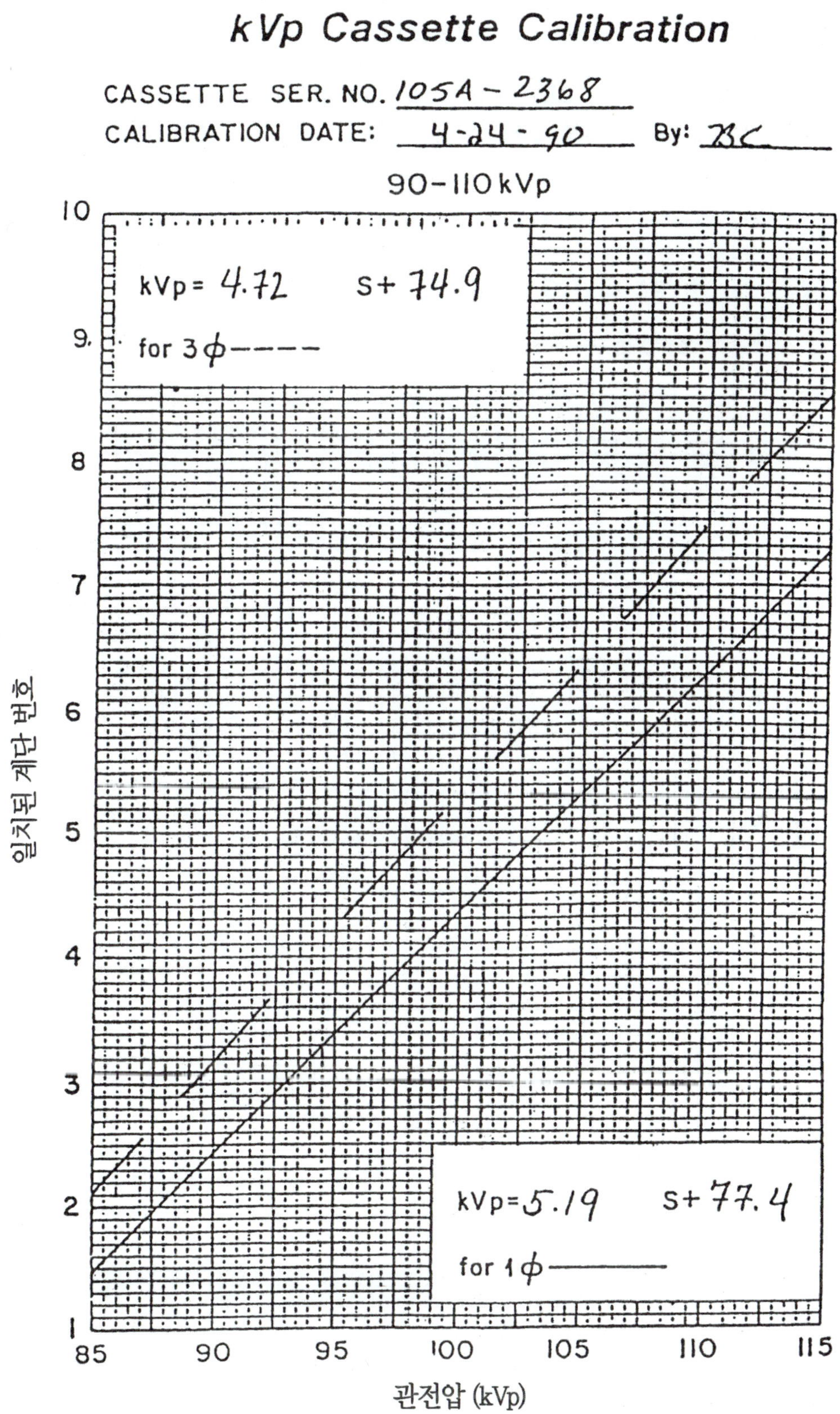
kVp Cassette Calibration
CASSETTE SER. NO. 105A - 2368
CALIBRATION DATE: 4-24-90 By: BC
90-110 kVp
kVp = 4.72 S+ 74.9
for 3φ
kVp = 5.19 S+ 77.4
for 1φ
10
9
8
7
6
5
4
3
2
1
85
90
95
100
105
110
115
일치된 계단 번호
관전압 (kVp)

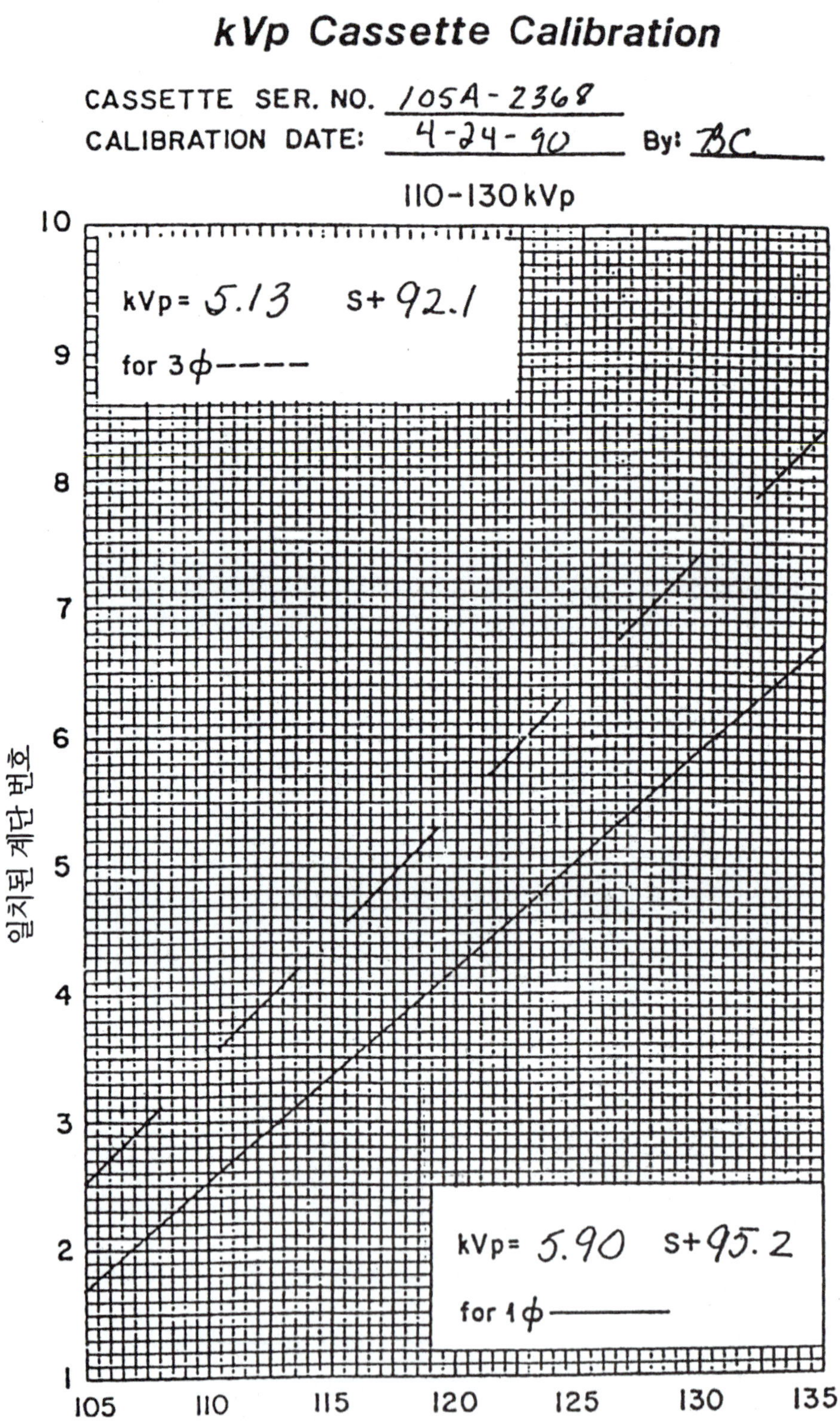
kVp Cassette Calibration
CASSETTE SER. NO. 105A-2368
CALIBRATION DATE: 4-24-90 By: BC
110-130 kVp
kVp= 5.13 S+ 92.1
for 3φ----
kVp= 5.90 S+95.2
for 1φ———
10
9
8
7
6
5
4
3
2
1
105
110
115
120
125
130
135
일치된 계단 번호
관전압 (kVp)

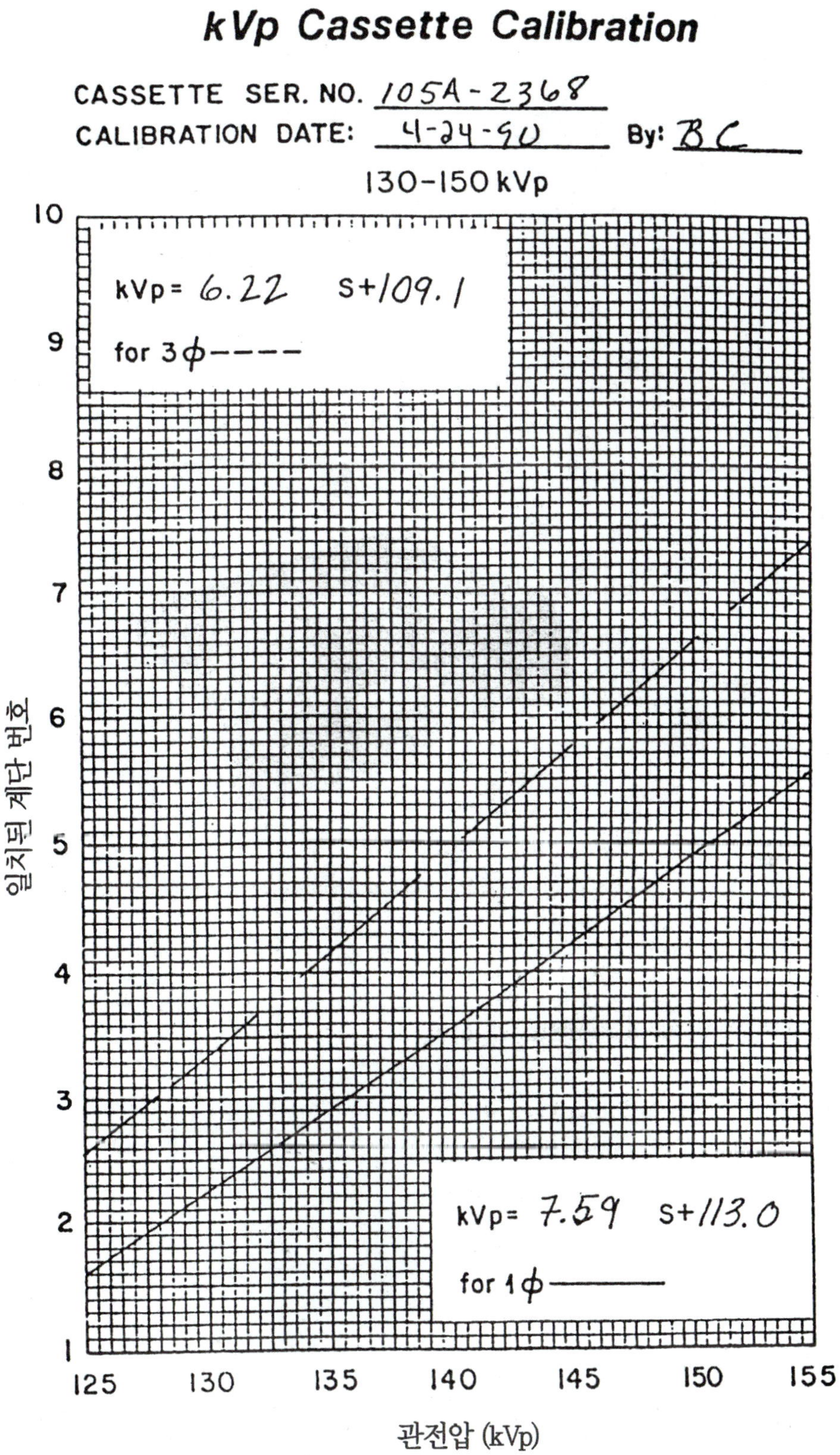
kVp Cassette Calibration
CASSETTE SER. NO. 105A-2368
CALIBRATION DATE: 4-24-90 By: BC
130-150 kVp
kVp = 6.22 S+109.1
for 3φ ----
kVp = 7.59 S+113.0
for 1φ ——
10
9
8
7
6
5
4
3
2
1
125
130
135
140
145
150
155
일치된 계단 번호
관전압 (kVp)

(2) Digital kVp mater의 이용

- 측정항목 : 관전압(kVp)
- 사용방법 : 엑스선을 조사한다.
  측정치를 읽는다.
- 측정 정밀도 : ±2 kV
  ±2%

Digital kVp meter의 외형은 그림 11-22와 같고, 45~165 kV 범위까지 측정가능 한 것으로 세트 및 조사조건은 측정기 위에 명시되고 있다.

(3) Multi-function meter 이용

- 측정항목 : 관전압(kVp), 조사시간(sec), 관전류(mA)
- 사용방법 : 엑스선을 조사한다.
  측정치를 읽는다.
- 측정 정밀도 : 관전압, 관전류는 ±2%
  조사시간은 ±0.1 msec 혹은 0.5%

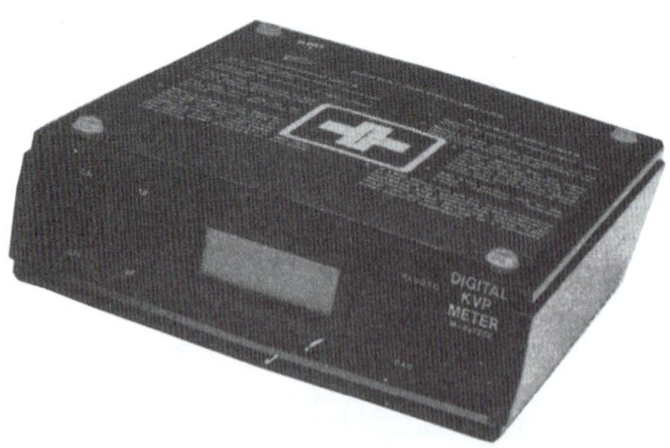

그림 11-22. Digital kVp mater의 외형

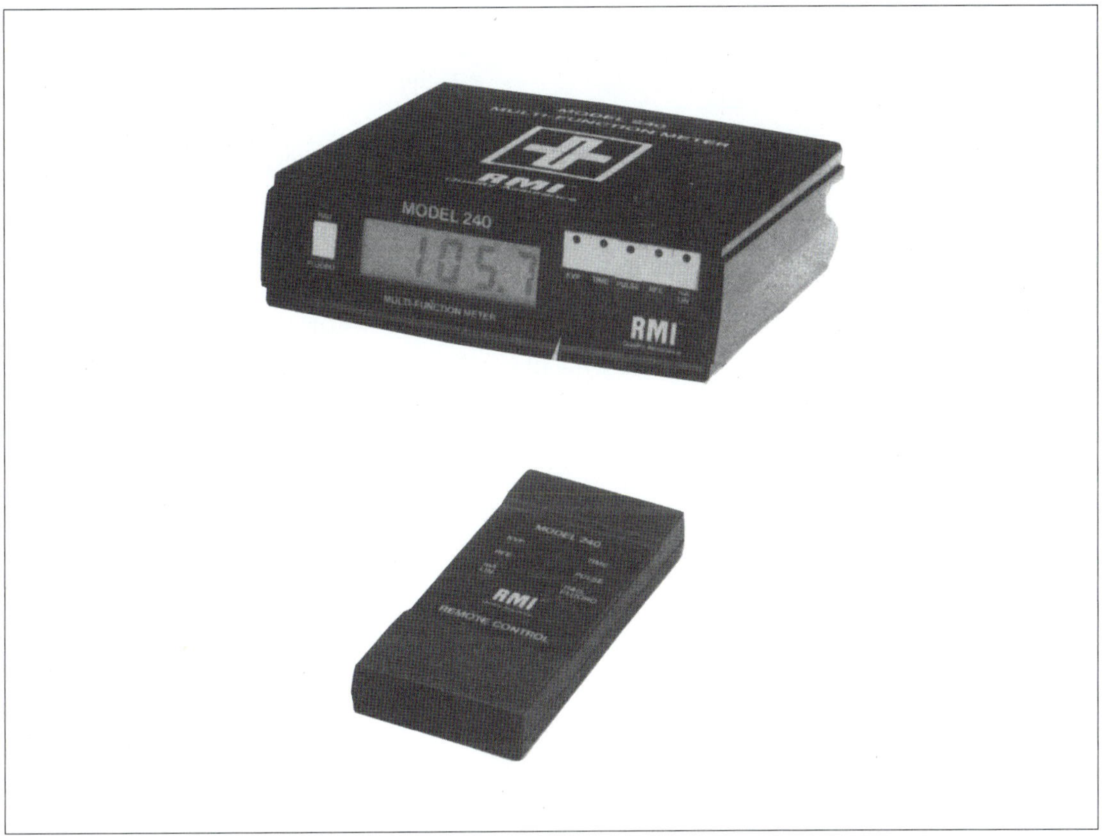

그림 11-23. Multi-function meter의 외형

이 측정기는 45~165 kV 범위의 관전압, 0~1999.9 msec, 0~19999 pulses 범위의 조사시간, 50~600 mA의 관전류, 조사선량 1~19999 mR을 측정할 수 있는 다목적 측정기로 그 외형은 그림 11-23과 같다.

2) 관전류 측정

관전류는 엑스선량을 좌우하고 있기 때문에 엑스선영상 농도에 영향을 미치고 있다. 따라서 항상 재현성이 좋도록 유지되어야 한다. 관전류 측정방법에는 표 11-15-1과 같이 구별할 수가 있다.

■ 표 11-15-1. 관전류 측정을 위한 측정기와 방법

	측정기 종류	측정방법	
1	MA meter ALCO Co. MA-1201D Xonics Co. A-6829-1 Toreck Co. AB-2515D	고전압변압기 2차측 중성점(N1, N2)에 mA, meter를 직렬로 연결하여 측정하거나 또는 양극에 mA meter를 접속하여 측정	접속형
2	Dynalyzer Ⅱ Dynalyzer Ⅲ (Machlet Co.)	고전압변압기 2차측에 divider와 display unit를 연결하여 엑스선조사 후 지시기에 나타난 값을 측정(접속형 동시 측정방법과 동일)	접속형
3	NERO6000A (Victoreen)	측정된 mAs로부터 조사시간에 측정가능	비접속형 접속형
4	Digital mAs meter	측정된 mAs로부터 측정가능	접속형

(1) Digital mAs meter의 이용

측정범위는 0~1999 mAs, 정밀도는 ±2%. 입력으로 25~1200 mA 외형은 그림 11-24와 같다.

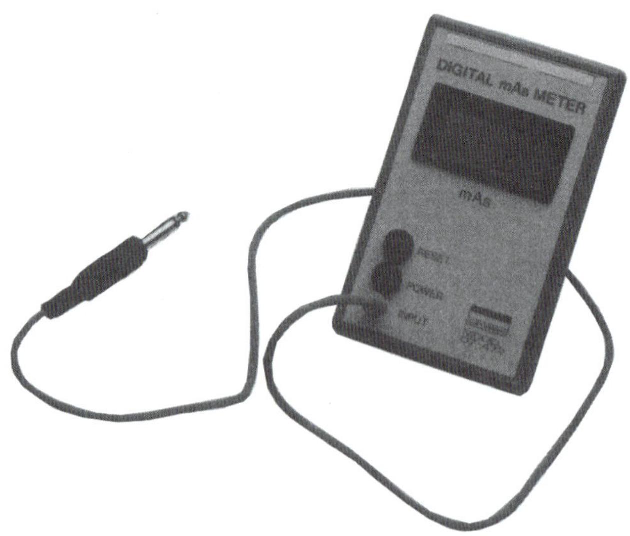

■ 그림 11-24. Digital mAs meter의 외형

3) 조사시간 측정

엑스선장치 조사시간 측정에 대한 방법과 측정기는 표 11-16과 같이 구별할 수가 있다.

(1) 디지털 엑스선 조사시간 측정기

- 측정항목 : 조사시간
- 사용방법 : 엑스선을 조사한다.
  측정치를 읽는다.

표 11-16. 조사시간 측정을 위한 측정기와 방법

	측정기 종류	측정방법	
1	사이클카운터 오실로스코프 펄스메타	고전압변압기 1차측(control unit에서 T_1, T_2) 회로에 측정기를 병렬로 연결해서 인가되는 전압의 펄스를 카운트하여 조사시간을 측정한다.	접속형
2	스핀톱	상수용체 위에 spinning top을 회전시키고 각각의 조사시간을 설정하여 엑스선을 조사하면 그 시간에 따라 상수용체 상에는 몇 개의 점으로 흑화되어 흑점으로 나타난다. 이 흑점의 수를 이용하여 다음 식에 의해 엑스선 조사시간이 측정된다. 단상전파정류장치 : $t = \frac{N}{2f}$ (N : 흑점의 수, f : 주파수(60 Hz) 단상반파정류장치 : $t = \frac{N}{f}$ 자기정류장치 : spinning top의 회전속도는 1초에 1회전이 되도록 한다.	비접속형
3	디지털 엑스선 타이머	측정기를 테이블 위에 놓고 엑스선조사야를 측정기 상부에 표시된 영역보다 약간 크게 조절한다. 각각의 설정된 조사시간 만큼 엑스선조사 후 측정기의 지시기에 나타난 pulse의 수를 count한다. 또는 msec로서 조사시간을 측정한다. 초점-검출영역간거리는 30 inch 이내로 한다.	비접속형
4	NERO 6000A		
5	Dynalyzer Ⅱ Dynalyzer Ⅲ	고전압변압기 2차측에 실제전압이 인가되는 시간을 측정하는 것으로 고전압변압기의 2차측(고압 cable)에 분압기와 display unit를 연결하여 엑스선조사 후 지시기에 나타난 시간을 측정한다.	접속형

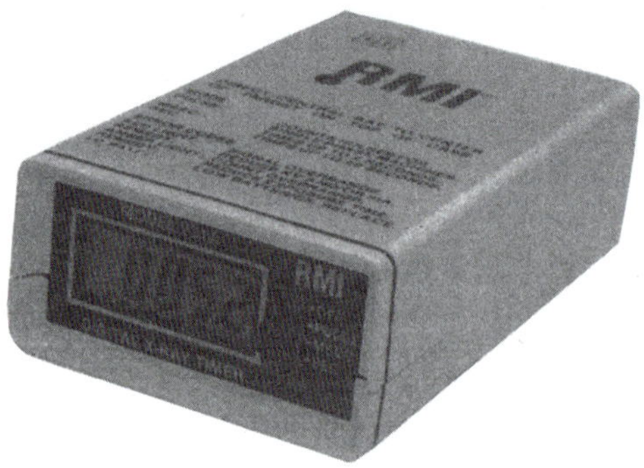

그림 11-25. Digital X-ray epoure timer의 외형

- 측정 정도 : ±1 펄스
  ±0.1 msec
  ±0.001 sec
- 관리 수준 : ±2 msec
  ±5%

이 측정기의 측정 범위는 0~19999.9 msec, 0~19999 펄스, 0~19.99 sec이며, 외형은 그림 11-25와 같다.

4) 조사선량 측정

(1) Rad-check ™ plus

그림 11-26은 Rad-check ™ plus의 외형이다. 측정범위는 0.001~2 R, 0.01~20 R/min 정도이다.

(2) Pen dosimeter and charger

Pen dosimeter의 영점조절을 위해서 충전기를 이용하기 때문에 항상 함께 써야 한다. Dosimeter에는 여러 종류가 있으나 0~20 mR, 0~500 mR, 에너지는 17~200 keV, 30 keV~2 MeV 등이 있으며 외형은 그림 11-27과 같다.

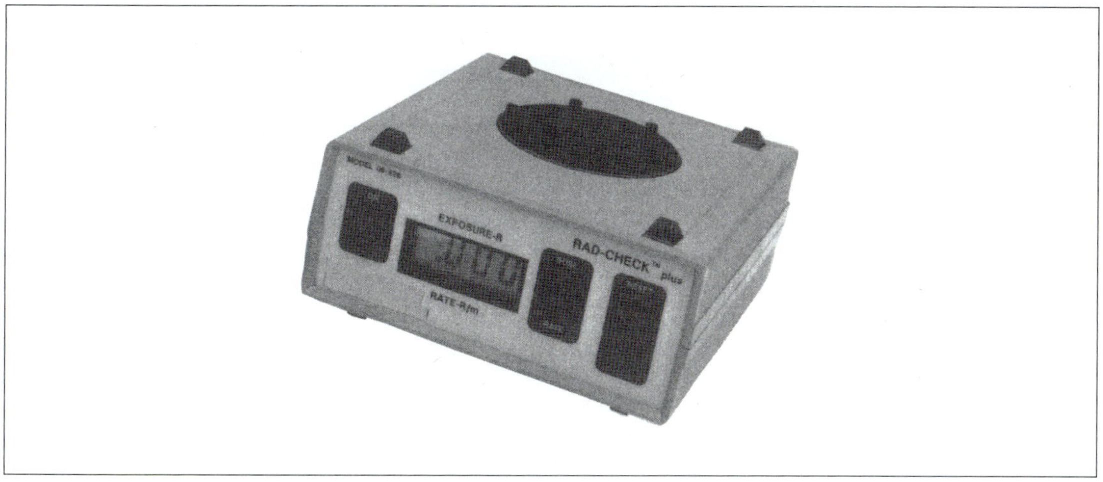

■ 그림 11-26. Rad-check ™ plus의 외형

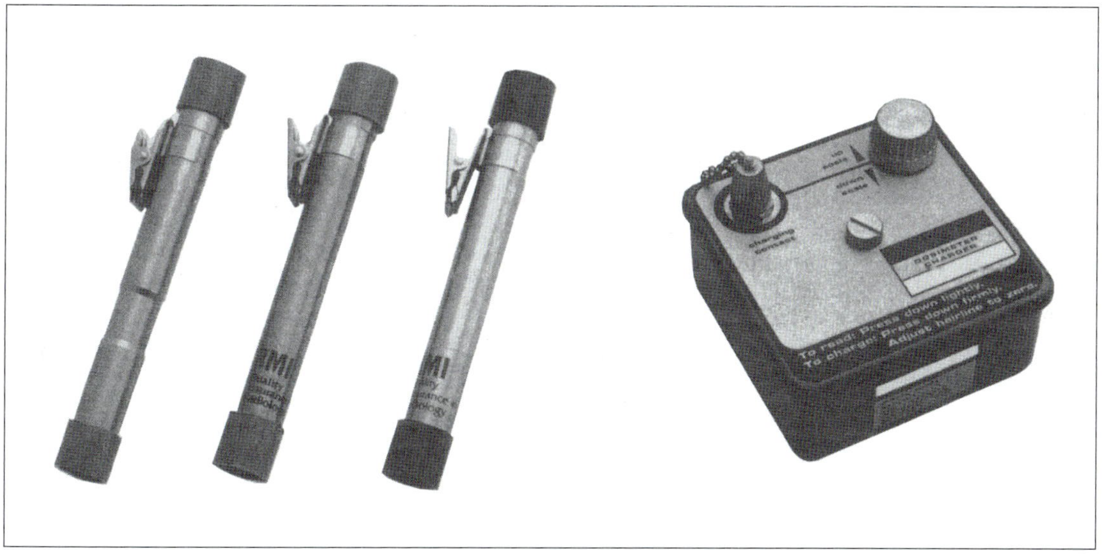

■ 그림 11-27. Pen · dosimeter와 charger

(3) Minimonitor ™ II survey meter

측정범위는 0~10, 0~110, 1~1000 mR/hr, 측정정도는 full scale에서 ±20% 정도로 엑스선, 감마선을 측정할 수 있다. 외형은 그림 11-28과 같다.

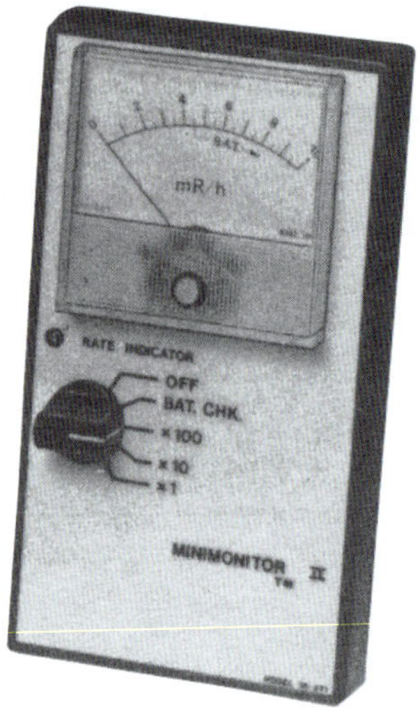

그림 11-28. Minimonitor ™ II survey meter

5) 측정예

(1) 관전압 재현성과 정확도 측정예

표 11-17. 관전압 재현성과 정확도 측정기록 예

설정관전압 (kVp)	측정된 관전압					$\overline{X}$	CV	PAE (%)
	1	2	3	4	5			
60	60.5	63.0	62.0	61.0	62.6	61.8	0.017	−3
80	76.0	77.0	76.0	76.0	76.6	76.3	0.006	4.6
100	92.5	92.0	92.0	92.0	92.0	92.1	0.002	7.9

$$CV = \frac{SD}{X} = \frac{1}{X}\left[\sum_{i=0}^{10}\frac{(X_i - \overline{X})^2}{9}\right]^{\frac{1}{2}}, \qquad PAE = \frac{XP - \overline{X}}{XP} \times 100$$

CV = 변동계수

SD = 10회 측정에 의한 표준편차

$\overline{X}$ = 10회 측정에 의한 평균치

Xi = i번째 측정치

XP = 설정치 또는 표시치

$\overline{X}$ = 측정치의 평균치

① 검사기준

보건복지부고시 및 한국공업규격에는 관전압의 백분율평균오차(PAE)는 ±10% 이내로 규정되어 있다. 그리고 AAPM Report No. 4에서는 모든 관전류에 대해서 관전압 65~95 kV 내에서 설정치의 ±5% 이내가 되도록 되어 있다.

표 11-18. 관전압 정확도 기준

검사항목	기준비교			참 고
	보건복지부고시	JIS	KSA	
관전압 정확도	백분율평균오차(PAE)는 ±10% 이내이어야 함			콘덴서식 엑스선장치는 ±5% 이내
관전압 재현성	0.05(5%) 이하			

■ **표 11-19.** 관전류 정확도 기준

관전류(mA) 시험점측정	관전류 측정치					$\overline{X}$	PAE (%)	CV	관전압(kV) 시험점측정						$\overline{X}$	PAE (%)	CV
	1	2	3	4	5회					1	2	3	4	5회			
50	51	51	51	51	51	51	−2	0	60	60.6	60.7	60.6	60.7	60.9	60.7	−1.17	0.002
	50	50	50	50	50	50	0	0	80	79.7	79.9	79.8	79.8	80	79.84	0.2	0.001
	47	46	48	46	46	46	7.2	0.03	100	110	111	109	108	110	109.6	−9.6	0.01
100	105	105	104	107	102	104.6	−4.6	0.02	60	59.4	59.6	59.4	60.0	61.2	59.92	0.13	0.01
	103	102	103	104	101	102.6	−2.6	0.01	80	79.5	79.4	79.5	79.5	79.5	79.48	0.65	0
	98	99	97	98	99	98.2	1.8	0.01	100	98	98	98	98	98	98	2.0	0
200	200	200	200	200	200	200	0	0	60	59.8	60	60	59	59.2	59.6	0.67	0.02
	198	195	197	197	195	196.4	1.8	0.017	80	78.9	78.4	78.4	79	78.6	78.7	1.68	0.004
	188	185	189	197	185	186.8	6.6	0.01	100	101.6	99.6	99.8	99.8	100	99.9	0.1	0.01
300	340	345	343	349	350	354.4	−15.1	0.01	60	65	66	64	67	68	66	−10	0.02
	334	337	335	334	329	333.8	−11.3	0.01	80	89	90	91	88	92	90	−12.5	0.02

(2) 관전류 재현성과 정확도 측정예

① 검사기준

일반엑스선촬영장치의 관전류에 대해서는 백분율평균오차(PAE)가 ±10% 이내이어야 한다.

표 11-20. 관전류 정확도 기준

검사항목	기준비교			참 고
	보건복지부고시	JIS	KSA	
관전류 정확도	백분율평균오차(PAE)는 ±5% 이내이야 함			투시관전류는 ±0.1 mA 이내
관전류 재현성	0.05(5%) 이하			
밀리암페어초 (mAs) 정확도	보건복지부고시	JIS	KSA	참 고
	엑스선조사시간 0.1초 이상에서는 PAE가 ±10%, 0.1초 이하에서는 ±20% 이내	10 mAs 미만 PAE는 2 mAs 이내이어야 함 10 mAs ±20%		

(3) 조사선량의 재현성과 직선성 측정예

① 관전압(kV)은 90 kV, mAs의 설정은 가장 일반적으로 사용하고 있는 mA를 기준으로 해서 조사시간을 선택한다. 예를 들면, 20 mA를 설정하였다면 50 mA에서는 0.4초, 100 mA에서는 0.2초 200 mA에서는 0.1초, 400 mA에서는 0.05초의 조사시간을 선택한다. 이 조사조건을 기록지에 기록한다.

② 이와 같이 설정된 mA와 조사시간(mAs)에서 최소한 5회씩 엑스선을 조사하여 측정된 선량을 기록하고 평균치를 구하여 재현성(CV)을 구한다.

③ 각각의 엑스선조사조건에서 mR/mAs을 구하여 직선성을 산출한다.

① 재현성(reproducibility)

설정된 관전압(kV)과 mAs의 엑스선조사조건에서 5회 측정한 선량을 표 12-21과 같은 기록지에 기록하여 이를 근거로 하여 산출된 평균선량($\overline{X}$)과 표준편차(SD)로부터를 아래 공식에 대입하여 변동계수(CV)를 구하여 기준에 적합한 가를 확인한다.

$$CV = \frac{SD}{\overline{X}} = \frac{1}{\overline{X}}\left[\sum_{i=1}^{5}\frac{(X_i - \overline{X})^2}{4}\right]^{1/2}$$

여기서, SD는 5회 측정에 의한 표준편차, $\overline{X}$는 5회 측정한 평균치, Xi는 i번의 특정치이다.

② 직선성(linearity)

엑스선조사선량의 직선성을 평가하기 위해서는 선택한 각 mAs 조정위치에 대하여 설정된 mAs당 mR을(또는 mAs당 mSv을)

$$mR/mAs = \frac{\overline{X}}{mAs}$$

위 공식에 의해서 산출하여 기록한 후, 서로 인접한 mA sation들 간에 직선성은

$$Linearity = \frac{(mR/mAs)max. - (mR/mAs)min.}{(mR/mAs)max. + (mR/mAs)min.}$$

위 공식에 의해서 구하여 기준에 적합한가를 확인한다.

표 11-21. 조사선량의 재현성과 직선성 측정기록 예

관전압(kV)	90 kV				
관전류(mA)	50(s)	100(s)	200(L)	300(L)	400(L)
조사시간(sec)	2/5	1/5	1/10	1/15	1/20
mAs	20	20	20	20	20
X_1	210	251	239	209	203
X_2	209	254	237	209	204
X_3	211	255	235	210	207
X_4	208	253	239	207	208
X_5	210	252	240	208	205
$\overline{X}$	209.6	253.0	238.0	208.6	205.4
SD	1.140	1.581	2.0	1.140	2.074
CV	0.005	0.005	0.008	0.005	0.010
mR/mAs	10.48	12.65	11.9	10.43	10.27
Linearity	-				

③ 검사기준

엑스선촬영시(자동노출제어방식 포함)에 있어서 엑스선 조사선량(엑스선출력)의 재현성과 직선성에 대한 기준은 아래의 표 11-22와 같다.

표 11-22. 엑스선출력의 재현성, 직선성 기준

검사항목	기준비교		
	보건복지부고시	21 CFR	JIS 및 KSA
조사선량 재현성	0.05(5%) 이하	0.05(5%) 이하	0.1(10%) 이하
조사선량 직선성	-	0.1(10%) 이하	0.2(20%) 이하

즉, 엑스선촬영시에 있어서 엑스선조사선량의 재현성은 변동계수가 0.05 이하 또는 선량의 평균치가 $0.95\overline{X}-1.05\overline{X}$의 범위 내에 있어야 한다. 엑스선조사선량의 직선성은 공칭최고관전압의 40~100 kV의 관전압 범위에서 관전류, 조사시간 또는 mAs를 변환시켜서 엑스선출력을 측정하였을 때 아래의 공식에 만족하여야 한다.

$$\overline{X}_1 - \overline{X}_2 \leq 0.10(\overline{X}_1 + \overline{X}_2)$$

선택된 일정한 조사조건으로 연속해서 엑스선조사시 방출되는 엑스선량과 상수용체에 나타나는 농도는 같아야 한다. 그러나, 엑스선조사선량(엑스선출력)의 재현성이 저하되면, 상수용체 농도가 각각 달라져 재촬영율은 증가되고 환자에 대한 피폭선량이 증가가 되는 현상이 야기된다.

(4) 선질(HVL) 측정예

엑스선관의 초점에서 발생되는 엑스선은 불균등엑스선이다. 이 중에서 에너지가 낮은 광자들은 흡수로 인하여 환자의 피폭선량을 증가시키고 있어 이를 제거할 필요가 있다. 따라서 낮은 에너지의 광자를 흡수제거할 목적으로 여과를 시키고 있으며, 이에 대한 능력은 엑스선의 선질로 설명될 수 있는 반가층(half value layer, HVL)을 측정하여 평가할 수 있다. 이에 대하여 측정하고 있는 방법은 선량계를 사용하는 방법과 필름농도를 측정하는 평가방법이 있다. 후자의 방법은 현상작업 등의 많은 변수 등이 작용되고 있고 필름의 농도가 균일하게 되지 않게 되는 문제가 있어서 전자의 경우를 사용하는 것이 가장 이상적인 방법이라고 생각된다.

선질측정은 반가층이 낮은 에너지의 방사선에 대한 환자의 피폭을 감소시키기에 충분한가의 여부와 그리고 부가여과판을 보증하는데 목적이 있다.

① 측정방법

a. 엑스선관 초점과 방사선검출기(전리조)간 거리를 100 cm되게 한다.

b. 엑스선조사야가 15×15 cm(또는 방사선검출기 면적) 크기로 조정한다.

c. 방사선검출기는 "0"으로 맞추고 테이블 위의 엑스선조사야 중심에 위치케 한다.

d. 80 kV 관전압에서 방사선검출기의 지시치 전 눈금의 2/3가 지시할 수 있는 정도로 mAs를 조정한다. 이 조사조건을 기록한다.

e. 상기의 동일한 조건에서 최소 5회 이상 반복으로 엑스선조사하여 방사선검출기로부터 측정된 선량(mR)을 기록하여 평균치를 구한다.

f. d.에서 설정한 동일한 조건으로 0.5, 1.0, 1.5, 2.0, 2.5, 3.0, 4.0 mm 및 5.0 mm 두개의 알미늄판을 엑스선관 초점-방사선검출기(전리조)간 거리의 중심이 되는 50 cm(또는 collimator의 전면에 부착) 거리에 각각 위치하게 한 후, 각각의 알미늄판 두께에서 최소 5회 이상 반복으로 엑스선조사하여 방사선검출기로부터 측정된 선량(mR)을 기록하여 평균치를 구한다.

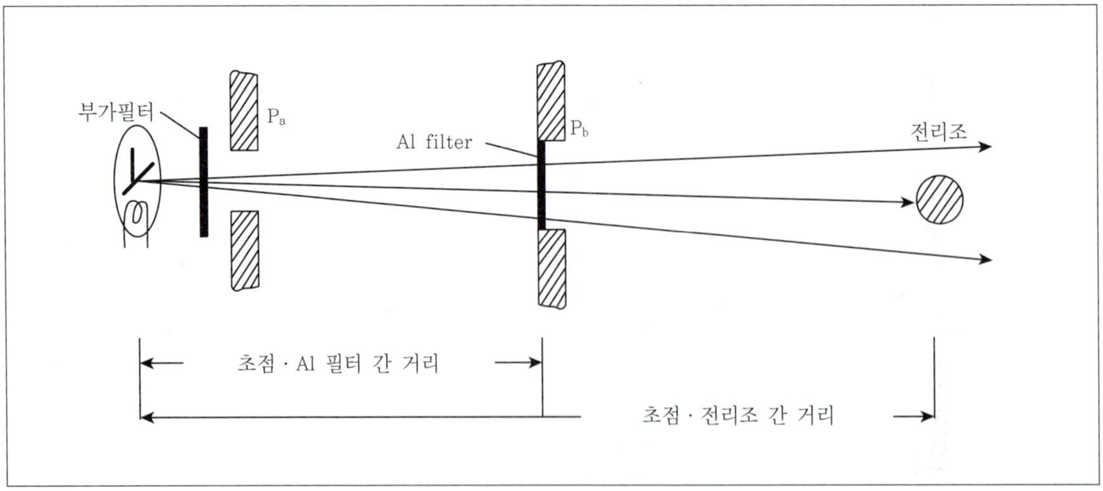

그림 11-29. 반가층 측정

■ 표 11-23. 반가층 측정을 위한 선량측정치 기록예

kVp	mA	Time	Measure	Thickness of Added Filter							
				0	0.5	1.5	2.0	2.5	3.0	4.0	
80	200	0.2	1	413		285	225	212	188	167	
			2	410		279	226	210	189	171	
			3	411		280	229	211	190	170	
			4	412		282	228	210	192	169	
			5	409		281	226	213	190	168	
Mean				411.0		281.4	226.8	211.2	189.8	169.0	
%				100		68.5	55.2	51.3	46.2	41.1	

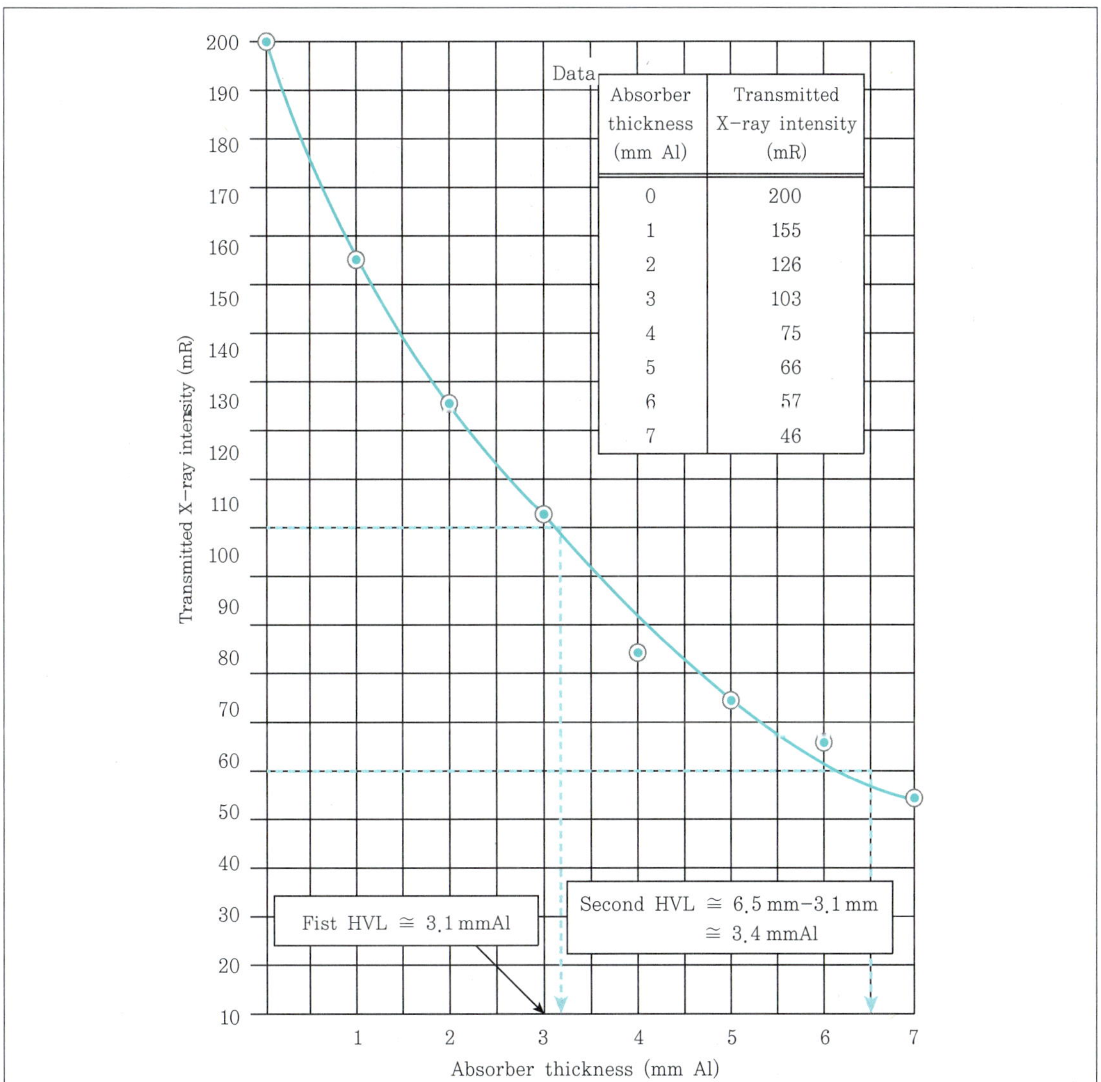

■ 그림 11-30. 반가층을 산출하기 위한 작성 예

g. 엑스선관초점-방사선검출기 간 거리의 중간에 알미늄판을 위치시키지 않은 조건(0 mm)에서 측정하여 얻어진 선량의 평균치를 100%로 잡고, 이에 대하여 알미늄판 각각의 두께에서 얻어진 선량의 평균비율(%)을 산출한다.

h. 각각의 알미늄 두께에서 산출되어 얻어진 비율을 반대수표지(semilogarthmic-paper)에 선을 그린다.

i. 알미늄판을 위치시키지 않은 상태에서 측정된 선량의 평균치(100%)의 50%가 되는 곳에 선을 횡축으로 평행되게 그어서 일치되는 점을 찾아낸다.

j. 이 점으로부터 아래로 선을 그어 이에 해당되는 알미늄판의 두께를 찾아내며, 이 때 얻어진 두께가 이용선의 반가층이 된다.

② 검사결과분석 및 평가

측정관전압을 80 kV로 설정하여 상기방법으로 측정하였을 때 이에 대한 최소반가층이 2.3 mmAl당량 이상으로 측정되면 기준에 적합한 것으로 판정된다.

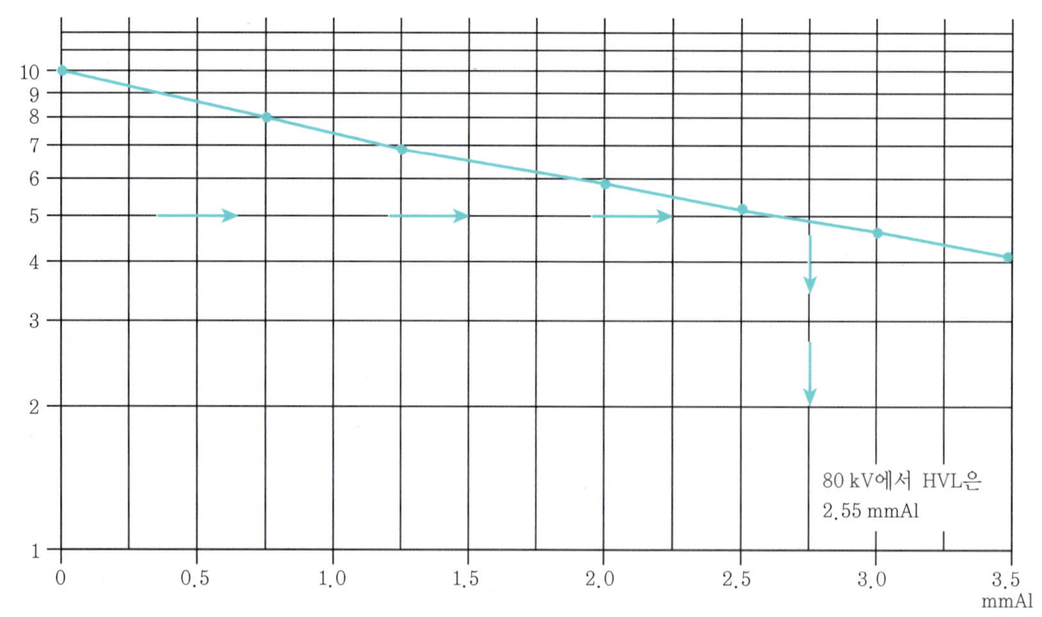

■ 그림 11-31. HVL 산출(반대수표 이용)

표 11-24. 이용선추에 대한 최소반가층에 대한 기준

관전압		최소반가층(HVL) (mm)
관전압동작 범위(kV)	측정관전압(kV)	
50이하	30	0.3
	40	0.4
	49	0.5
50~70	50	1.2
	60	1.3
	70	1.5
70이상	71	2.1
	80	2.3
	90	2.5
	100	2.7
	110	3.0
	120	3.2
	130	3.5
	140	3.8
	150	4.1

③ 검사기준

어떤 측정 관전압에 대한 이용선의 반가층은 **표 11-24**에 나타난 값 이상이어야 한다. 다만, 외과용 등의 이메지인텐시화이어 부착 XTV식 투시촬영장치(C-arm형투시촬영장치)는 이용선의 총여과기 최소 3.0 mmAl당량 이상, 그리고 관전압 50 kV 이하에서 행하는 유방촬영용 엑스선장치의 경우에는 이용선의 총여과는 최소한 0.5 mmAl 또는 0.03 mmMo당량 이상 유지하여야 한다.

(5) 초점크기 측정

엑스선관 필라멘트로부터 방출된 전자는 집속전극에서 집속되어 타깃면에서 초점을 형성하고 있어 엑스선관초점은 엑스선이 실제로 발생되는 타깃 부분이 된다. 이 엑스선관초점의 크기는 엑스선영상의 화질 중 선예도(sharpness)에 매우 큰 영향을 주고 있다. 만약에 초점크기가 크면, 화질은 저하될 것이고, 크기가 너무 작으면, 조사시간이 증가되므로써 환자움직임에 의한 불선예도를 가져 올 수가 있다. 따라서 최초에 구입시 엑스선관 초점의 크기를

선택한 것과 측정된 초점크기가 제조회사의 사양과 일치되고 있는 가를 보증하는 것은 매우 중요하다.

따라서 NEMA(The National Electrical Manufactures Association) 초점크기를 측정하기 위한 규격을 제정하였으며, 이에 대한 측정방법 중 pinhole camera에 의한 방법과 test pattern을 가장 많이 사용하는 방법이 있으나, 진단용 방사선시설에서는 전자의 방법을 사용하고 있으나, 여기서는 후자의 방법에 대해서 설명하기로 한다.

초점크기 측정방법

- pinhole camera 방법
- resolution camera 방법
- slit camera 방법
- 기타 test pattern 방법 등이 있으며

엑스선관초점이 크기의 측정목적은 제조자의 사양에 따른 공칭치보다 커져 있는가를 평가하고, 또한 사용기간 경과에 따른 초점크기의 변화를 분석 평가하는데 있다.

검사주기는 매 3개월마다 측정하고, 이밖에도 새로운 엑스선장치 설치 후 수납검사의 일부분으로, 그리고 엑스선관을 교환할 때마다 검사를 하여야 한다.

① 검사방법

- 필름이 내장된 cardboard holder를 엑스선촬영용 테이블 위에 위치시킨다.
- 상수용체의 1/2되는 부분의 중심에 초점크기 측정기구를 놓고, 그 측정기구의 양극-음극 표시기가 엑스선관의 양극-음극측과 평행 그리고 일직선이 되도록 초점크기 측정기구를 향하게 된다.
- 엑스선조사야는 측정기구의 맨 위의 크기로 조절하고, 엑스선관은 측정기구내 bar test pattern에 대하여 중심이 되도록 한다.
- collimator의 전면과 측정기구의 윗면간 거리가 15 cm되게 하고, 엑스선관 중심을 다시 맞춘다.
- 관전압은 80 kV, 초점크기는 소초점으로 그리고 관전류(mA) 선택은 소초점에 대해서의 허용관전류 중 중간범위의 값으로 각각 선택한다.
- 50~60 mAs를 설정할 수 있는 조사시간을 선정하여 엑스선을 조사한다.

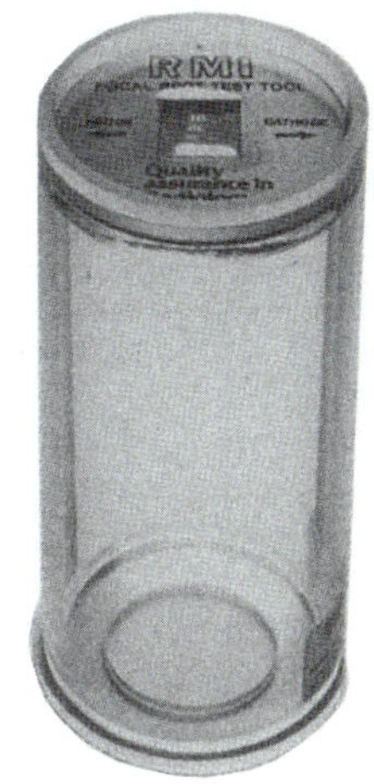

그림 11-32. Focal spot test tool

- 상수용체의 나머지의 절반부분에 대해서는 대초점을 선택하여 앞에서와 같은 동일한 방법으로 반복해서 엑스선을 조사한다.
- 소초점 및 대초점에 대하여 모두 관전압(kV), 관전류(mA) 조사시간(s)을 기록지에 기록한다.
- 엑스선조사된 필름을 현상한 후, test bar phantom영상으로부터 group의 수를 count 한다.

② 검사결과 분석 및 평가

초점의 대략적인 크기는 그림 11-33과 같이 현상된 필름으로부터 식별할 수 있는 bar

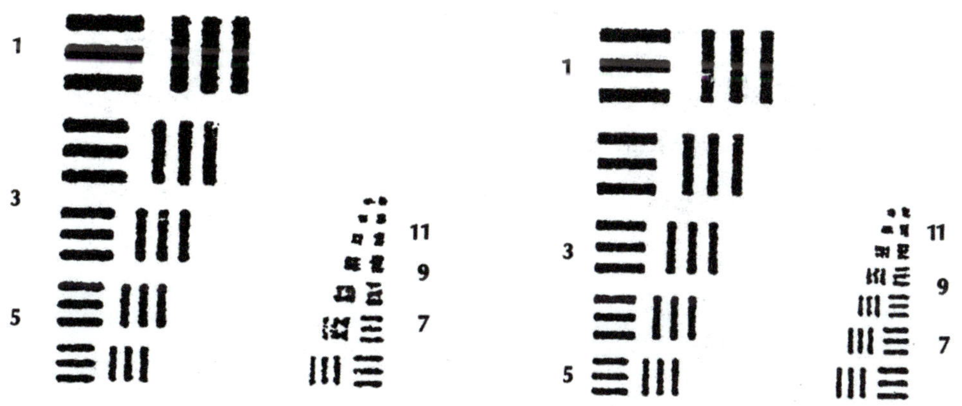

그림 11-33. 초점크기 측정에 관한 전형적인 엑스선 사진상

pattern의 group수로부터 표 11-26에 의해 측정할 수 있다. 이 표를 사용하여 식별된 group의 수에 일치하는 초점크기를 표 11-25와 같이 기록지에 기록하고, 이 초점크기를 엑스선관의 공칭초점크기와 비교한다.

왼쪽의 것은 대초점, 오른쪽의 것은 소초점으로 생산된 엑스선영상으로서 보다 적은 초점의 경우가 더욱 식별능이 양호한 것을 볼 수 있다.

표 11-25. 엑스선관 초점크기 측정기록 예

엑스선관구	제조회사 S/N : 000	공칭초점크기	소초점 0.3 mm 대초점 1.2 mm

	소초점	대초점
kV	80	80
mA	100	400
sec	1/10	1/40
식별된 가장 작은 group수	11(all)	8
초점크기	0.3 mm 또는 그 이하	1.0 mm 또는 그 이하

③ 검사기준

어떤 측정하고자 하는 엑스선관의 초점크기는 ±1 group의 오차범위 내에서 표 11-26에 있는 group을 식별할 수 있어야 한다.

표 11-26. 공칭초점크기와 초점크기 측정기구 내에서 식별할 수 있는 group 사이의 관계

공칭초점크기	식별된 group의 수	group에 대한 mm당량 당 line pair(lp)
.3 mm	모두(all)	3.35 lp/mm
.6 mm	10	2.8 lp/mm
.8 mm	9	2.5 lp/mm
1.0 mm	7	1.7 lp/mm
1.2 mm	6	1.4 lp/mm
1.5 mm	5	1.15 lp/mm
2.0 mm	3	.85 lp/mm
2.5 mm	2	.71 lp/mm

3. 엑스선장치 부속기기 성능관리

1) 엑스선 가변콜리메이터의 성능관리

(1) 목적

진단용 엑스선장치의 콜리메이터에서 누설되는 엑스선의 유무, 최대조사야와 최소조사야, 투광 조준기에 의한 광조사야와 엑스선조사야와의 오차, 광도 및 반음영 크기 등을 조사하여 규정치와 비교하고 차이가 클 때는 즉시 조치를 취한다.

(2) 이론

진단용 엑스선관용기는 가변콜리메이터를 부착할 의무를 갖고 있다. 이것은 방사선 장해방지 중에서 이용선추의 밑면적이 엑스선필름 등의 유효 면적 이상 넘지 않도록 하기 위함이다. 그림 11-34처럼 제1조리개로부터 제5조리개까지 다섯 장의 납 조리개가 있고, 제2에서 제5조리개까지 4장의 조리개는 엑스선관 초점으로부터 엑스선속의 단에 따르도록 연동하고 있다. 이들의 연판은 선속이 이용선추의 유효 면적 내에 있는 사각형을 형성하도록 여러 장 1조가 모터구동에 의해 동작된다. 따라서 각각의 연판을 이동시켜서 임의의 면적을 가진 광조사야를 만들어 엑스선 조사면적을 조정하고 있는 것이다. 콜리메이터로부터의 누설선량을 엑스선장치에 부착된 상태에서, 엑스선관장치 또는 엑스선발생기에서 KS A 4701 표 11-27에 표시한 값 이하가 되어야 한다.

엑스선조사야는 엑스선장치가 사용되는 최대 유효면적을 넘지 않고, 최대 유효면적 이하에서 조절할 수 있어야 한다. 단, 엑스선초점-수상면간거리(SID)가 가변하는 것에서는 최대 유효면적의 크기는 SID가 65 cm일 때 35×35 cm 넘지 않도록 되어 있다. 또 최소 조사야는 SID가 100 cm를 기준해서 5×5 cm 이하로 가변할 수 있어야 한다.

단, 유효면적 및 SID를 일정 또는 단계적으로 조절해 사용하는 엑스선장치는 엑스선조사야가 유효면적을 넘지 않도록 조사통을 사용해도 좋다.

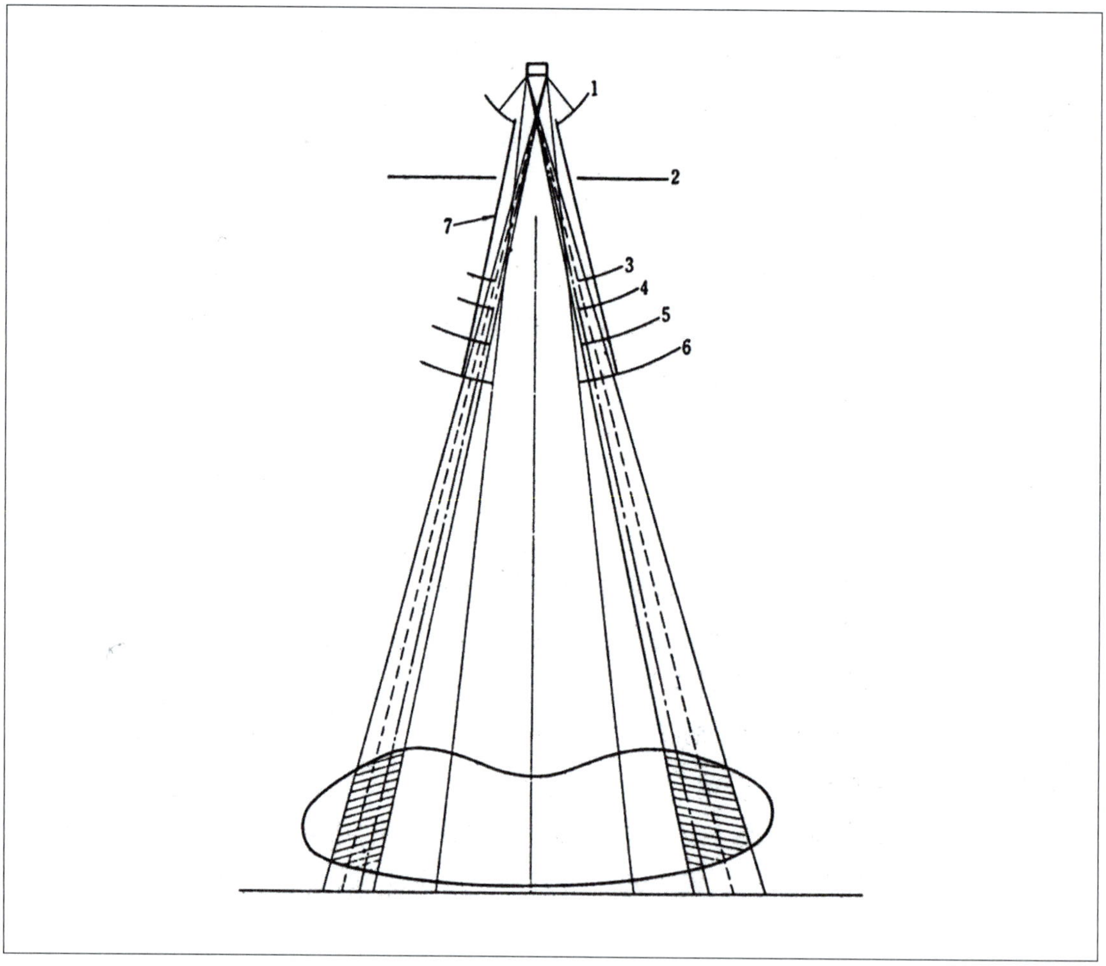

그림 11-34. 다중 콜리메이터 구조

콜리메이터에 대한 특성 시험에는 엑스선누설 유무, 광학적 조사야와 엑스선조사야(실조사야)의 차이 검사. 반음영의 크기 검사가 있다.

(3) 사용기기 및 재료

엑스선 발생장치, 콜리메이터, 마이크로 포토메터, 조사선량률계(2.58 μC/kg · h 정도 측정 가능하고, 검출기의 면적이 약 100 cm^2의 것), 이메징플레이트 또는 검출기, 조도계, 콜리메타시험도구(그림 11-35).

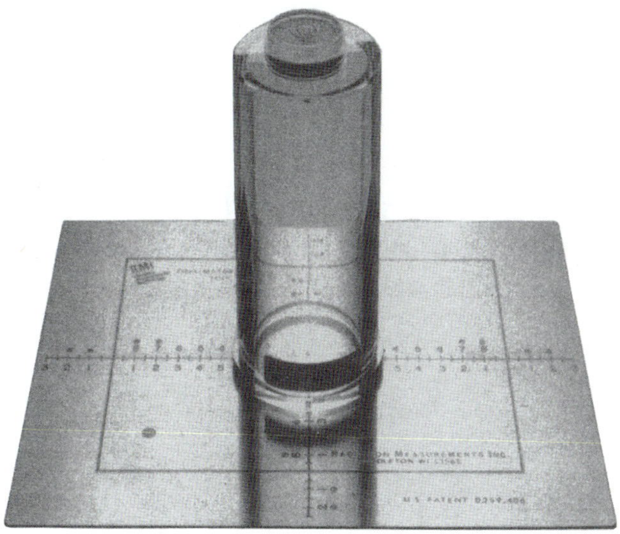

(1) 기종(1)의 외형

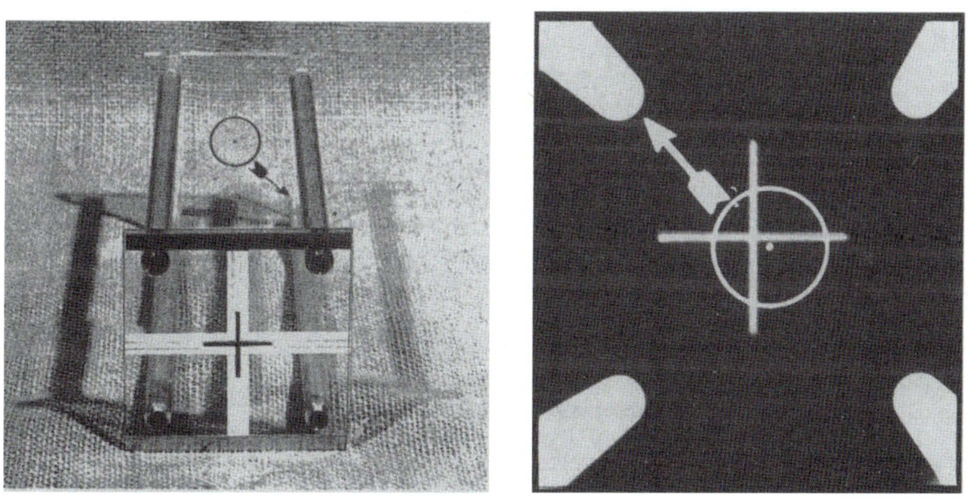

(2) 기종(2)의 A : 외형
B : 영상

그림 11-35. 콜리메타시험도구의 외형

(4) 시험방법

① 엑스선 누설시험

• 그림 11-36처럼 배치하고, KS A 4021에 표시한 엑스선조건으로 100 cm 지점에서 콜리메이터를 전부 열린상태에서 누설선량을 조사한다.

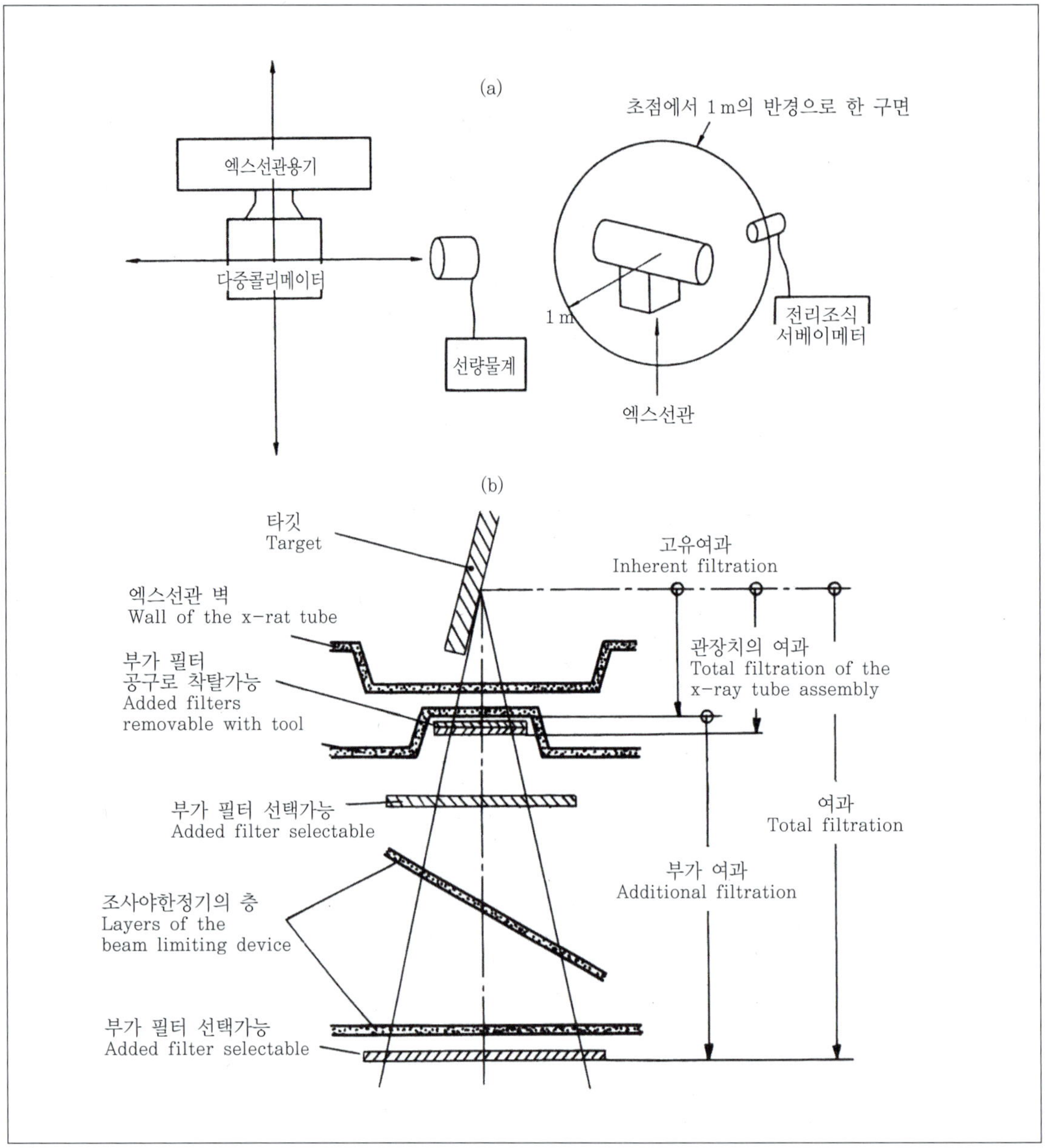

그림 11-36. 엑스선 누설시험 측정도 및 엑스선관장치의 여과

- 같은 상태에서 콜리메이터를 반개방한상태 및 전부개방한상태에서 누설선량을 조사해 본다. 후방산란에 의한 영향을 가능한 적게 하기 위해 적당한 처리를 강구한다.
- 그림 11-37에 초점에서부터 수상면, 차폐벽에 이르기까지 방사선의 종류를 나타내고 있다.

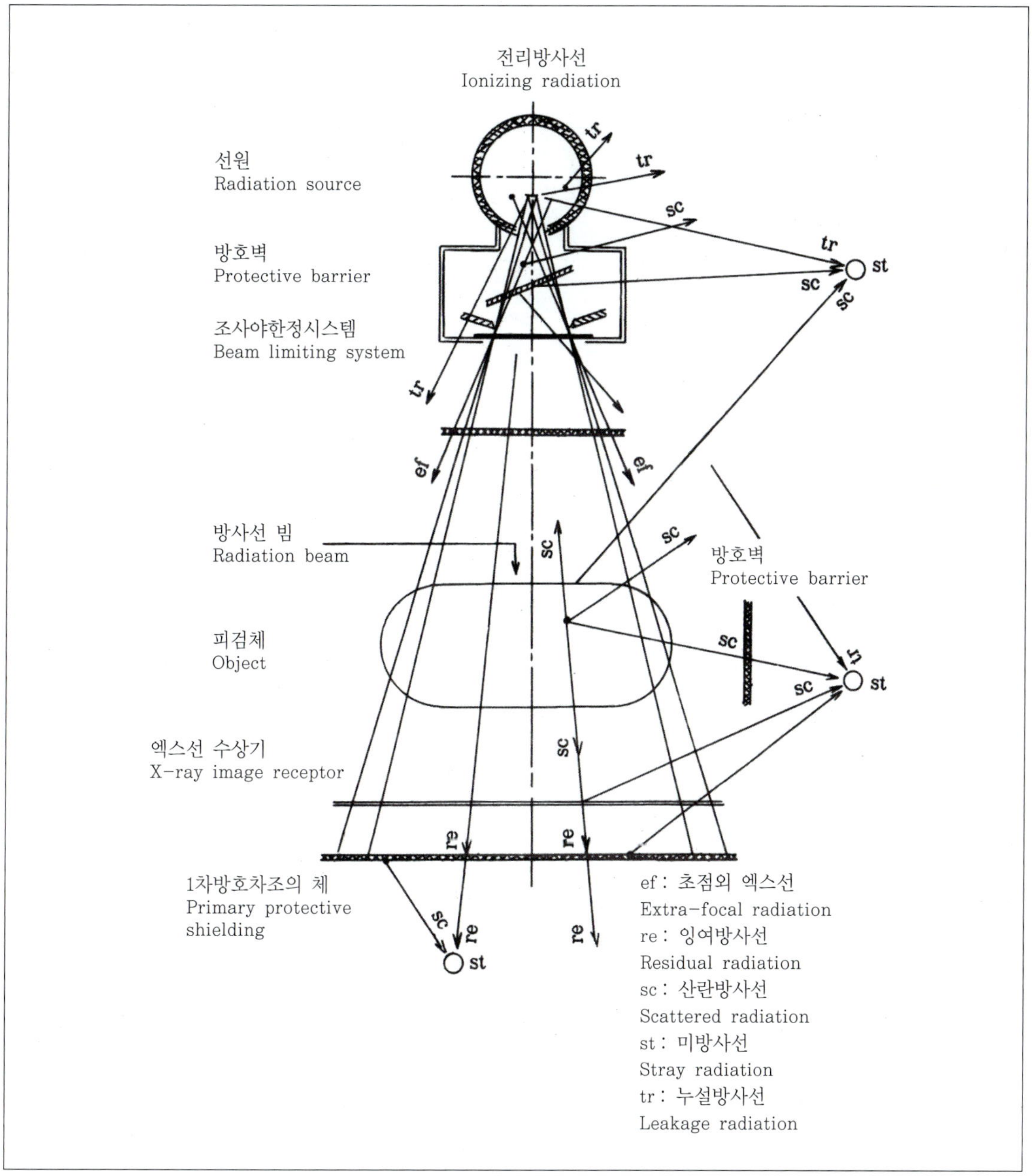

그림 11-37. 엑스선 빔과 산란

② 반음영 측정

- 적당한 조사야에서 초점-수상면간거리를 50, 65, 100, 150, 200 cm로 변환시켜서, 엑스선을 조사한다.
- 영상 처리 후 마이크로 포토메터로 조사야의 주변을 측정하고 반음영을 구한다.

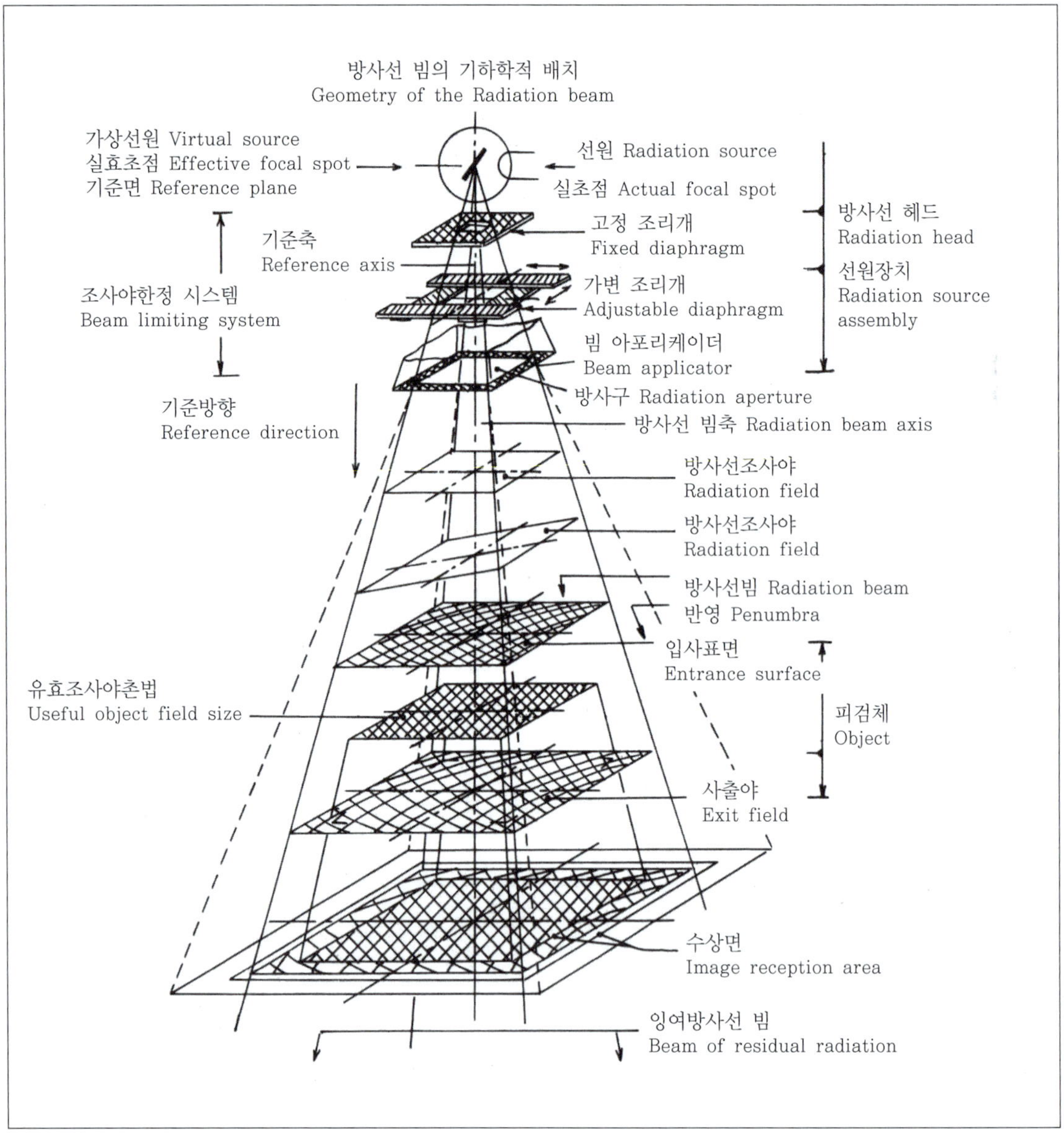

그림 11-38. 엑스선 빔 기하학적 배치도

- 방사선 빔의 기하학적 배치도는 **그림 11-38**과 같다. 각각의 명칭에 대해서 그 정의를 판단한다.

③ 광조사야와 엑스선조사야 일치성 검사

- **그림 11-35**의 콜리메타시험도구를 영상수용체 위에 놓고 표시된 조사야를 열어 엑스선을 조사한다. 이 기구의 전면은 **그림 11-39**처럼 납줄로 스케일이 그려져 있으므로 엑

스선 촬영을 하면 이 납줄 스케일이 나타나 광조사야와 엑스선조사야의 오차를 측정할 수가 있다.

- SID를 50, 65, 100, 150, 200 cm로 변환시키면서 시행한다.
- 광조사야의 조도를 SID 100 cm에서 35×35 cm의 광조사야에서 조도계를 사용한다. 광조사야의 4분점의 중심에서 각각 조도를 측정하여 그 평균치를 구한다. 다만, 콜리메이터의 조도는 측정치에서 실내 조도를 감안하여 산출할 필요가 있다.
- 조사야 차이 검사는 **그림 11-40**처럼 시행한다. SID를 100 cm로 하고 수상면상에 나타난 광조사야의 중심에 엑스선 위에 **그림 11-39**와 같은 조사야 차이 측정기구를 위치시킨다.

그리고 광조사야의 중심과 조사야 차이 측정기구의 중심을 수직으로 일치시켜 광조사야를 $10 \times 10\ cm^2$로 정한 다음에 60 kVp, 20 mAs의 조사조건으로 엑스선촬영을 한다. 다음에는 다시 광조사야를 $20 \times 20\ cm^2$로 하여 동일 조사조건으로 엑스선 촬영을 한다. 즉, 영상수용체에 2회 엑스선조사를 하면 된다.

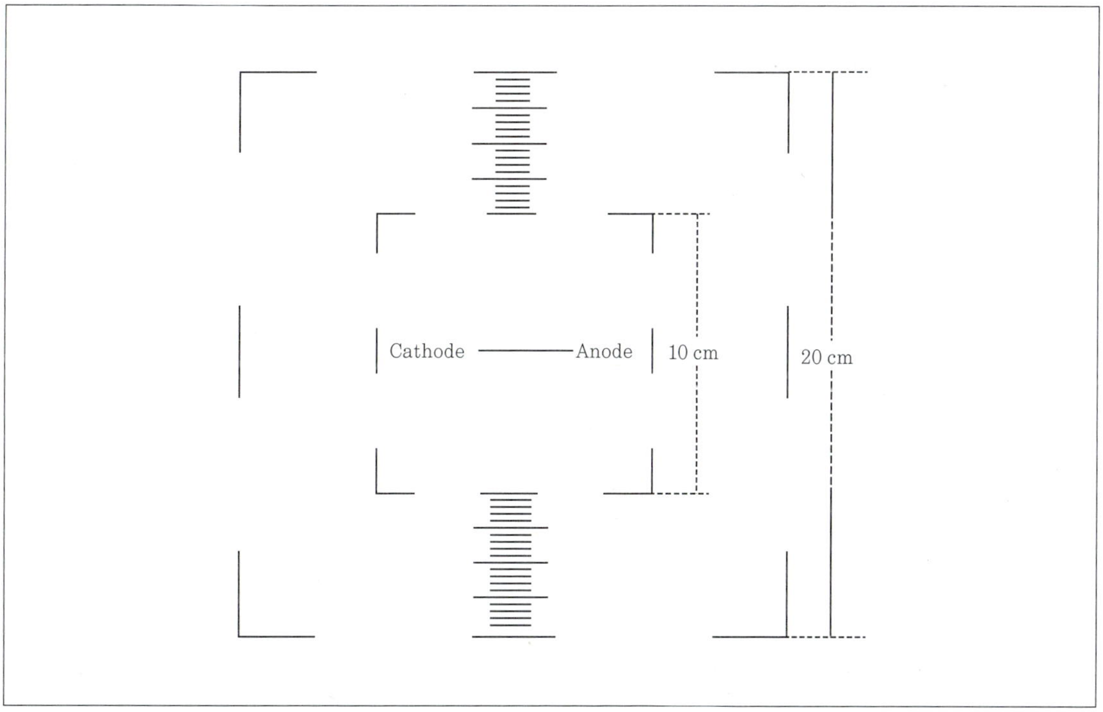

그림 11-39. 조사야 차이 측정기구 각 스케일은 납줄로 되어 있다.

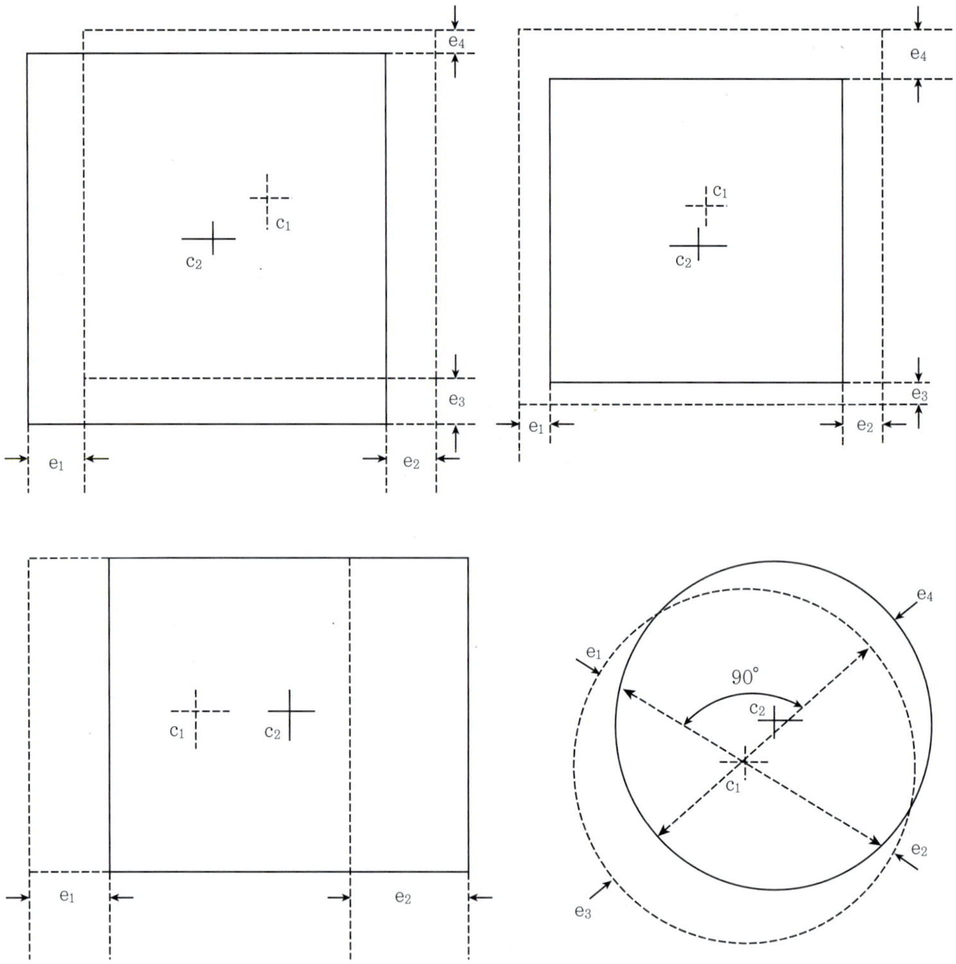

$$\text{조사야 차이} = 100 \times \frac{e_1+e_2}{SID} \text{ 또는 } 100 \times \frac{e_3+e_4}{SID}$$

$$\text{중심선 차이} = 100 \times \frac{c_1+c_2}{SID}$$

(범예 ―――― : 엑스선조사야 주변, ……… : 광조사야 주변)

그림 11-40. 조사야 차이 검사

이 조사된 영상수용체를 모니터에 나타나게 해서 판정하면 된다.

영상에 나타난 침금(針金)상의 중심 및 주변과 엑스선조사야의 차이를 **그림 11-40**과 같이 e_1+e_2 또는 e_3+e_4로 하고 중심선의 차이는 c_1+c_2의 차이를 측정하여 각각 SID에 대한 백분율을 구한다. 이 백분율은 e_1+e_2 또는 e_3+e_4에 대한 것 중 그 차이가 큰 것으로 표시한다.

④ 콜리메타시험도구 이용

- 관리요인 : 조사각도
- 사용법 : 조사야 중심에 놓고 엑스선을 조사한다.
  상하 금속구의 영상차이를 측정한다.
- 관리수준 : ±2 cm/거리 100 cm

(5) 결과 및 정리

① 누설 선량의 측정결과를 표 11-27에 표시한다.

표 11-27. 누설 선량정리

관전압 ________ KV. 관전류 ________ mA (정격치)

	0°	15°	30°	45°	60°	70°
전폐	(c/kg)	(c/kg)	(c/kg)	(c/kg)	(c/kg)	(c/kg)
반개	(c/kg)	(c/kg)	(c/kg)	(c/kg)	(c/kg)	(c/kg)
전개	(c/kg)	(c/kg)	(c/kg)	(c/kg)	(c/kg)	(c/kg)

② 광조사야와 방사선조사야의 차이 결과를 표 11-28에 또 반음영의 크기를 표 11-29에 정리한다.

표 11-28. 조사야 차이

광조사야 ________ (cm^2) 초점-필름간거리 ________ (cm)

	좌	우
축방향	(cm)	(cm)
직각방향	(cm)	(cm)

표 11-29. 반음영 크기

	50 cm		65 cm		100 cm		150 cm		200 cm	
	좌	우	좌	우	좌	우	좌	우	좌	우
축방향	(mm)	(mm)	(mm)	(mm)	(mm)	(mm)	(mm)	(mm)	(mm)	(mm)
직각방향	(mm)	(mm)	(mm)	(mm)	(mm)	(mm)	(mm)	(mm)	(mm)	(mm)

(6) 검토 및 고찰

각각의 시험 항목의 값에 대해서 KS A 4021, 4732에 정한 값과 비교한다. 반음영이 생기는 원인에 대해 검토한다. 콜리메타시험도구의 관리 수준은 ±1 cm/거리 100 cm로 하도록 한다.

2) 엑스선관 초점검사

(1) 목적

엑스선관의 실효초점을 측정하여 엑스선 영상을 해석하는데 기초가 되는 초점크기, 형태, 초점외 엑스선, 초점의 상태 등을 정확히 파악한다. 이에 따라 엑스선관의 교환 시기도 결정한다.

(2) 이론

실효 초점 측정은 핀 · 홀 카메라법과 해상력법이 KS 4017에 명시하고 있다. 핀 · 홀 카메라법은 미립자 필름(편면도포 필름)을 써서 핀 · 홀에 의해서 실시한다. 엑스선관의 중심 방사선 상에 핀 · 홀 및 영상수용체를 놓고, 엑스선중심과 핀 · 홀 사이의 거리를 L cm로 하고, 핀 · 홀–필름간거리를 D로 하면, 엑스선 조사에 의해서 수상기에 나타난 상의 크기로부터 실효초점을 계산할 수가 있다. 해상력법은 엑스선관의 중심 방사선상에 해상력 시험판과 상수용체를 놓고 이들의 상호관계 및 해상력 시편의 영상에 나타난 개수로부터, 영상에서의 금속선의 관찰 한계를 구해, 이들로부터 실효초점 크기를 추정한다.

(3) 사용기기 및 재료

① 핀 · 홀 카메라 (**그림 11-41** 참조)

② 핀 · 홀(3종류)(90% 금 + 10% 백금합금, 텅스텐, 이리디윰 10% + 백급합금 등이 있다)

③ 해상력 시험편(차드 0.2~0.8 mm) 수 개

④ 해상력 시험편(차드 0.1 mm 눈금 부착된 것, 5배 또는 10배)

⑤ 초점검사기구 (**그림 11-42** 참조)

⑥ 별모양 시험편 (**그림 11-43** 참조)

⑦ 슬릿카메라 (**그림 11-44** 참조)

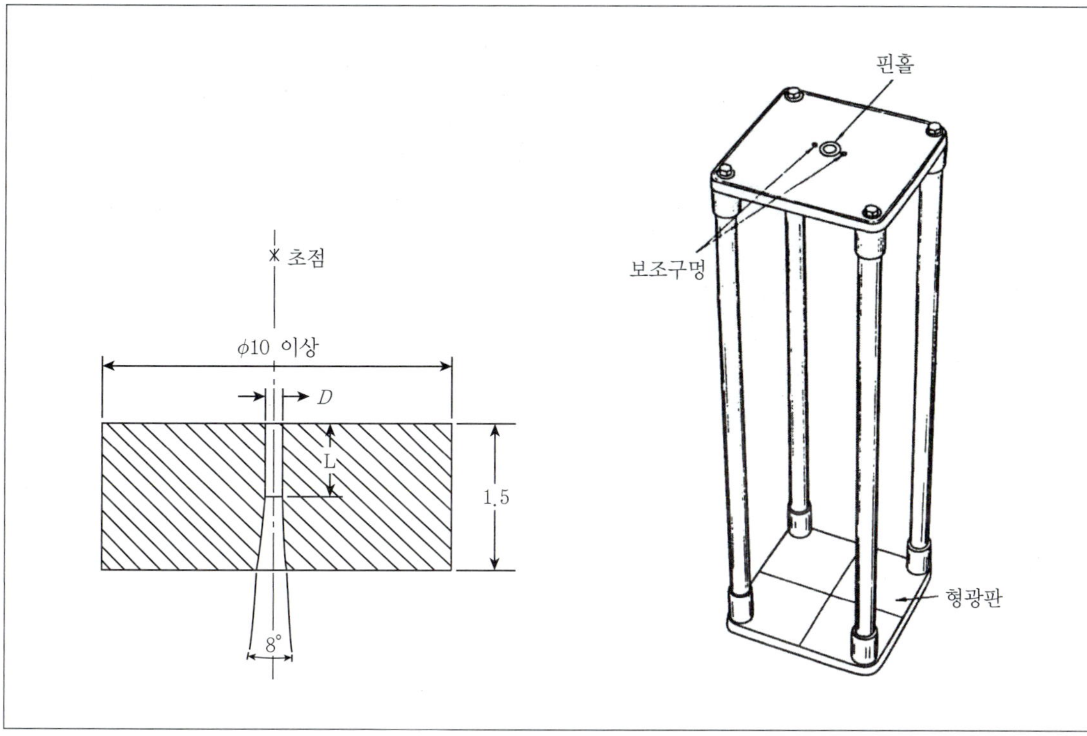

■ 그림 11-41. 핀 · 홀 및 기판의 형태 · 크기단면도 단위(mm)

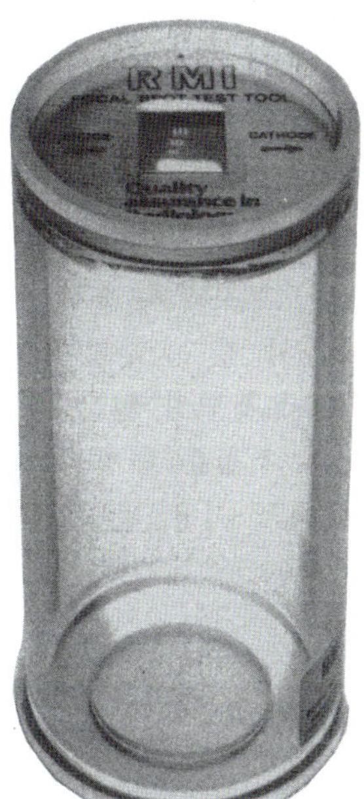

■ 그림 11-42. 초점검사기구

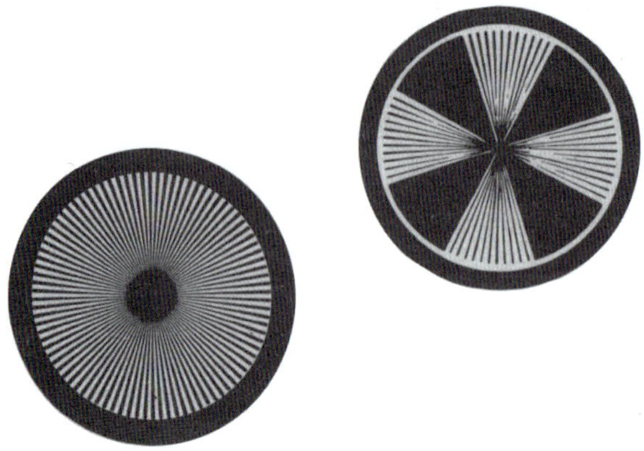

그림 11-43. 별모양 시험편

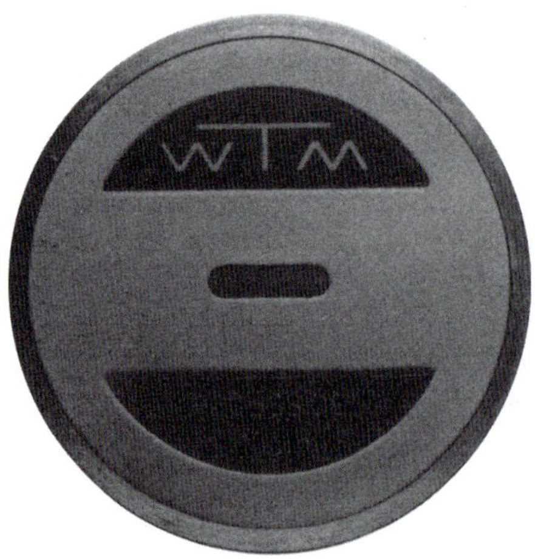

그림 11-44. 슬릿카메라

(4) 실험방법

① 핀 · 홀 카메라법에 의한 실효초점 검사

핀 · 홀 카메라는 핀 · 홀이 부착되고 그 다리 신축이 자유롭게 되는 것이 좋다. 핀 · 홀의 양측에는 두 개의 보조구멍이 있다. 이 보조구멍으로 초점의 위치와 엑스선관 축 방향을 정확하게 역산할 수가 있다. 핀 · 홀 카메라와 필름은 엑스선관의 중심선속에 수직되게 수평기를 이용하여 놓는다.

핀홀은 초점 크기에 따라 **표 11-30**에 나타난 공칭 직경을 사용한다. 초점에서 핀홀까지 거리는 100 cm로 한다. 영상의 확대율은 초점으로부터 핀홀까지의 거리에 대한 핀홀로부터 수상면까지 거리의 비율이며 **표 11-31**과 같다. 촬영조건은 초점영상의 가장 진한 부분이 노광되지 않는 부분의 흑화도 보다 0.8~1.2가 큰 흑화도가 되도록 한다. 흑화도 조정은 촬영시간으로 하고 촬영조건은 **표 11-32**로 한다. 투시전용일 경우는 최고 사용 관전압과 최대 허용 관전류로 조사한다.

실효초점영상 측정 : 초점영상 0.1 mm 눈금이 있는 5~10배의 확대경으로 읽는다. 확인한 영상의 끝에서 끝까지를 측정한다(KS A 4017의 **그림 11-43** 참조).

- a : 엑스선관축과 평행방향(길이)
- b : 엑스선관축과 직각방향(폭)

표 11-30. 초점크기에 따른 핀홀 사용

초점공칭치수(mm)	직경 D(mm)		길이 L(mm)
	공칭값	공차	
0.3 ≤ f ≤ 1.2	0.030	±0.005	0.075±0.010
1.2 < f < 2.5	0.075	±0.005	0.350±0.010
2.5 < f	0.100	±0.005	0.500±0.005

표 11-31. 초점상 확대율

초점공칭치수(mm)	길이 L(mm)
0.3 ≤ f ≤ 1.2	3
1.2 < f < 2.5	2
2.5 < f	1

표 11-32. 촬영조건

최고사용관전압 E(kV)	시험 관전압	시험 관전류
E ≤ 75	최고사용관전압	시험관전압에 있어서 0.1초간의 초대허용 관전류 50%
75 < E ≤ 150	75(kV)	
150 < E	최고사용관전압의 50%	

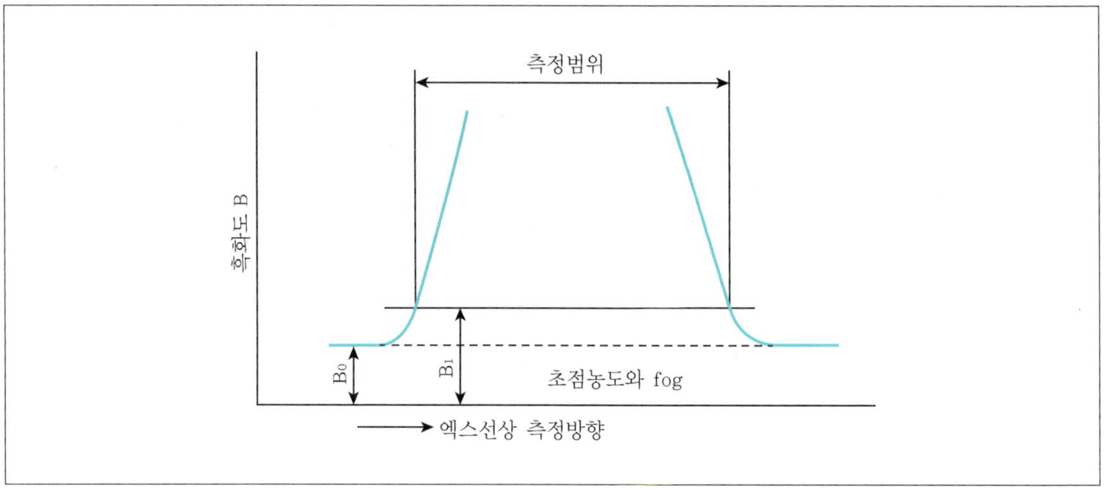

그림 11-45. 엑스선관 초점 측정

표 11-33. 측정한 값

관전압 (kV)	관전류 (mA)	시간 (s)	초점-핀홀 간거리 m (cm)	필름-핀홀 간거리 n (cm)	a (mm)	b (mm)	비 고

초점크기는 영상의 확대율로 나눈 값이 된다. 또 선초점인 경우는 a 방향의 에너지 분포가 산형으로 되기 때문에 이 방향의 치수에 계수 0.7을 곱한다. 장방향이 아닌 초점에 대해서는 초점영상의 가장 작은 외접장방형의 길고 짧은 두 변의 크기로 나타낸다. 육안에 의한 흑화도 감지능은 약 5%의 콘트라스트 차가 있어야 하므로 다음 식으로 나타내어 측정치수의 한계를 정한다(그림 11-45 참조).

$$\frac{B_1 - B_0}{B_1 + B_0} = 0.05$$

결과를 표 11-33에 기록한다.

(5) 엑스선용 그리드 성능 검사

① 목적

그리드 성능 시험법에 의해 그리드의 특성을 확인하여 판단하고, 그리드 사용법을 익힌다.

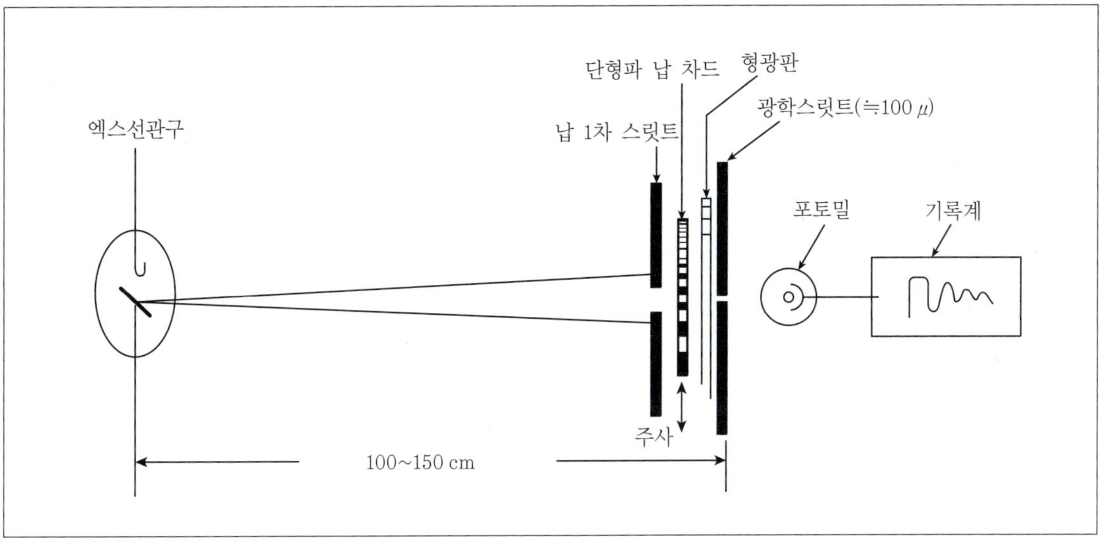

그림 11-46. 그리드 단면도

② 이론

엑스선 촬영에서 두꺼운 피사체를 촬영하면 피사체로부터 산란 엑스선이 증가한다. 이 산란선은 엑스선 영상의 콘트라스트를 저하시킨다. 이 경우 그리드를 사용하여 산란선을 제거한다. 그림 11-46에 표시된 것처럼 두께 d의 물질과 간격 D의 중간물질로 구성되어 있다. 얇은 물질의 재질은 납이나 텅스텐이고 중간물실은 알루미늄, 합성수지 등을 쓰고 바깥쪽은 알루미늄, 합성수지 등으로 피복되어 있다.

그리드는 구조에 의해서 집속 그리드, 평행 그리드, 교차 그리드 등이 있다. 집속 그리드는 납줄면의 연장이 엑스선관 초점에 집속되어 있다. 평행 그리드의 납줄은 서로 평행으로 되어 있으며, 교차 그리드는 2개의 직선 그리드가 서로 교차되게 되어 있다. 또한 그리드는 유동기능에 따라 정지 그리드(stationary grid), 운동 그리드(moving grid)로 분류된다.

- 격자의 기하학적 특성

i) 격자비(grid ratio)

$$\gamma = \frac{h}{D} = \frac{\text{strip의 높이}}{\text{중간물질의 두께}}$$

ii) 격자 밀도(number of strips) : 1 cm 당 납줄의 수

$$n = \frac{1}{d+D} = \frac{1}{\text{납줄두께+납줄간격}}$$

iii) 납용량(lead content) : 그리드 표면 1 cm^2 당의 납 용적(cm^3)

$$P = n \cdot d \cdot h = \text{격자밀도} \cdot \text{연박두께} \cdot \text{연박높이}$$

iv) 집속거리(focal distance) : 집속 그리드 납줄면 연장이 집속하는 선(집속선)에서 그리드 입사면까지의 거리(f_0), 평행 그리드의 경우 무한대가 된다.

v) 사용거리 한계

엑스선관을 그리드 중심선상에 놓았을 때, 진단에 유효한 엑스선상을 말한다. 그 하한치를 f_1, 상한치를 f_2로 나타낸다. 이 경우, 주변에서의 투과율이 60% 이상이 되도록 한 거리한계인 것이다.

f_1, f_2의 기하학적인 계산 식은 다음과 같다.

$$f = \frac{r_1 f_0}{r_1 + 0.8 f_0}$$

평행 그리드로 f_1만 제한된다.

$$f_1 = 1.25 r_1$$

여기서, l : 그리드의 유효폭

사용거리 한계는 **표 11-34**에 표시하고 있다.

• 그리드의 물리적 특성

그리드의 유무에 의한

1차 엑스선 투과선량률 Ip', Ip''

전체 엑스선 투과선량률 I_t', I_t''

산란 엑스선 투과선량률 I_s', I_s''

이라면 물리적 특성은 다음과 같다.

표 11-34. 집속 그리드의 사용거리 한계(그리드 388×464 mm 경우)

그리드비 r / f_0 cm	$f_1 \sim f_2$					
	5	6	8	10	12	14
65	50~60	55~88	55~75	60~75	60~75	60~70
80	60~120	65~110	70~100	70~90	70~90	70~90
90	65~140	70~130	75~110	75~110	80~110	80~110
100	70~140	75~150	80~130	90~120	90~120	90~120
120	80~200	90~200	90~170	100~160	100~150	110~140
150	100~200	100~200	110~200	120~200	120~200	130~190
180	110~200	110~200	130~200	130~200	140~200	150~200
200	110~200	120~200	130~200	140~200	150~200	160~200

i) 1차 엑스선 투과율: KS A 4901의 **그림 2**에 의해 적은 팬톰을 써서 그리드를 삽입한 경우와, 그리드를 제거한 경우의 투과선량률을 측정하고, 이들의 측정치 Ip', Ip''의 비로서 T_p를 구한다. 이때 그리드 면에서 조사야는 직경 20 mm 원으로 한다.

$$T_p = \frac{I_p'}{I_p''}$$

ii) 전체 엑스선 투과율: KS A 4901의 **그림 1**에 의해 큰 팬톰의 투과선량률을 측정해서, 측정치 I_t', I_t''의 비로서 T_t를 구한다.

이때 그리드의 면에 조사야는 300×300 mm로 한다.

$$T_t = \frac{I_t'}{I_t''}$$

iii) 산란 엑스선 투과율: KS A 4901의 **그림 1**에 의해 큰 팬톰을 쓰고 직경 10 mm의 차폐판을 써서 1차 엑스선이 검출기의 엑스선 입사창에 입사하지 않도록 한 상태에서, 그리드를 삽입한 경우와 제거한 경우의 투과선량률을 측정해서, 측정치 I_s', I_s''의 비로서 T_s를 구한다.

$$T_s = \frac{I_s'}{I_s''}$$

iv) 선택능: 1차 엑스선 투과율(T_p)과 산란 엑스선 투과율(T_s)과의 비

$$\sum = \frac{T_p}{Ts}$$

선택능 $\sum$가 클수록 좋은 그리드이다.

v) 콘트라스트 개선능: 1차 엑스선 투과율(T_p)과 전체 엑스선 투과율(T_t)과의 비

$$K = \frac{T_p}{T_t}$$

vi) 노출배수: KS A 4901의 **그림 1**에서, 선속 중에 그리드를 삽입하지 않고 측정한 엑스선강도(I_t'')와 그리드를 삽입한 경우의 엑스선강도(I_t')와의 비로 나타낸다.

$$B = \frac{I_t''}{I_t'} = \frac{1}{T_t}$$

B의 값은 적을수록 좋은 그리드이다.

③ 사용기기 및 재료

엑스선 발생장치, 형광량 측정장치, 물팬톰(50 mmϕ×200 mm, 및 300×300 mm×높이 200 mm), 그리드, grid alignment test tool(**그림 11-47**).

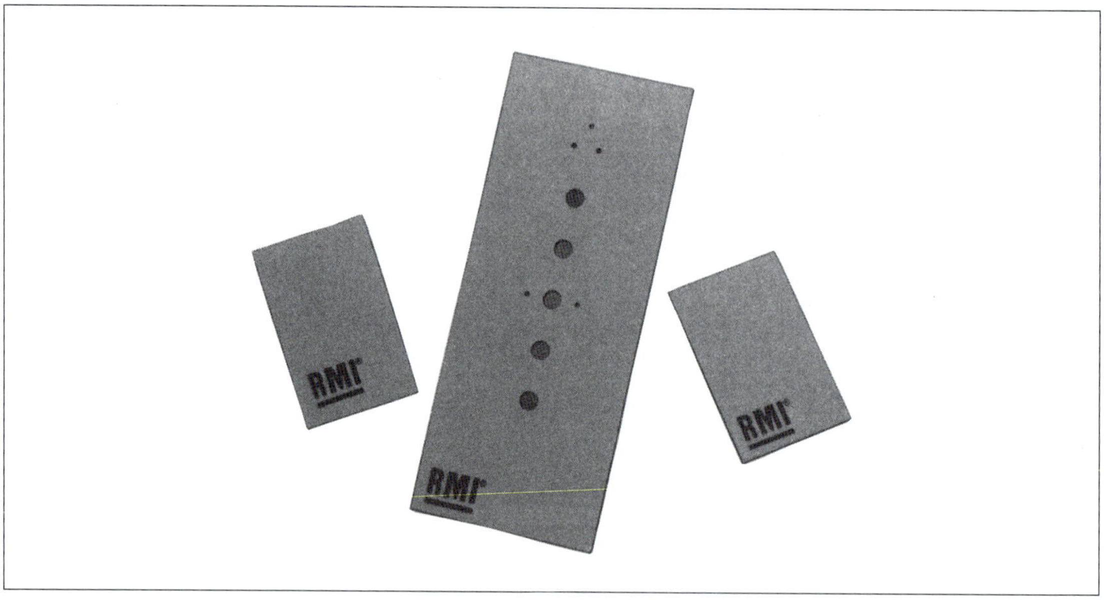

그림 11-47. Grid alignment test tool

④ 실험방법

관전압 100 kV, 리플 백분율 10% 이하로서 총여과 4 mm Al당량으로 한다. 단, 100 kV 이하의 관전압에서 측정하는 경우에는 표 12-36에 표시한 값으로 선택하고, 측정 중 엑스선량 변동은 ±1%를 넘지 않아야 한다.

- 1차 엑스선 투과율 T_p를 측정
- 산란 엑스선 투과율 T_s를 측정
- 전체 엑스선 투과율 T_t를 측정
- Grid alignment test tool에 의한 촬영으로 그리드의 misalignment, lateral decentering, tilting 등을 검사한다.

표 11-35. 그리드 성능 측정시 촬영조건

관전압(리플 10% 이하) kV	총여과 mmAl 당량
60	2
75	2
100	4
125	4
150	4

■ 표 11-36. 그리이드 성능 평가표

	T_p	T_s	T_t	$\sum$	K	B	r	N
KS허용값	–	–	–	±10%	±5%	±5%	±5%	±5%
그리이드A								
그리이드B								

r, N치는 그리드에 표시된 값을 기입한다.

방법 : 그리드 중심에 측정기구를 놓고, 각 구멍에 수직으로 엑스선을 조사한다.

농도치를 측정해서 최고치가 되는 위치를 구하고 중심으로부터의 차를 측정한다. 관리수준은 $\frac{1}{2}$ 인치 이내.

⑤ 결과와 정리

시험한 결과를 **표 11-36**에 적고 $\sum$, K, B 등을 계산하고 표에 적는다.

⑥ 검토 및 고찰

- 그리드 성능을 종합적으로 판단한다.
- 기하학적 특성과 물리적 특성과의 관계에 대해 검토한다.
- 시험에 사용한 그리드의 집속거리한계(f_1, f_2)를 계산한다.
- $\sum$, K, B가 허용치 내에 있는가 검토한다.

(6) 진료용 엑스선 방어 간막이의 안정성

KS P 6024를 참조.

간막이 및 보기창의 최소 납당량을 1.0 mmPb 이상되어야 하며 접합부에서는 엑스선이 누설되지 않도록 한다. 간막이는 쉽게 넘어지지 않도록 안정하여야 하고, 보기창의 함납유리 또는 함납메타크릴수지제의 납당량과 같도록 한다. 또 밑부가 30 mm 이하로 하여 엑스선이 새지 않도록 해야 한다. 간막이는 다음의 안정성을 점검한다.

- 치수
- 납당량
- 겉모양
- 투명도(가시광선 투과율 60% 이상, 광학적 벤딩 각도 20분 이하)

핵심정리

1. 접지설비 확인시험

제 3종접지, 접지저항은 100Ω이하

2. 조사선량의 재현성시험

변동계수가 0.05이하

3. 관전압시험

기준 - 백분율평균오차 ±10%이하

백분율평균오차 $PAE = \dfrac{\text{지시값} - \text{측정값}}{\text{지시값}} \times 100[\%]$

4. 관전류시험

기준 - 백분율평균오차 ±15%이하

5. 콜리메이터 조도시험

실내가 암실상태에서 100 lux이상

6. 엑스선조사야와 광조사야 차이시험

합의 오차가 SID의 ±2%이하

단, 엑스선 조사방향이 일정할 경우 SID의 ±1%이하

7. 반가층실험

	측정관전압 (kVp)	최소반가층(mmAl)
1) 진단용엑스선장치 :	60	1.3
	80	2.3
2) 유방촬영용 장치 :	20	0.20
	25	0.25
	30	0.30

학습목표

1. 엑스선 발생

▸ 학습목표 01

X선 발생에 따른 물리적 특성을 이해하고, 발생 원리의 이해를 위한 진단X선 장치의 구성을 숙지한다.

학습목표	중심단어
1. 엑스선 발생의 필요조건에 대하여 설명한다.(A)	엑스선발생조건
2. 엑스선의 발생원리 및 특성	
1) 음극에서 방출되는 전자(열전자)에 대하여 설명한다.(A)	열전자
2) 엑스선 발생효율에 대하여 설명한다.(A)	발생효율
3) 엑스선의 물리적 특성(연속엑스선, 특성엑스선)을 설명한다.(B)	
4) 2극관의 동작특성을 설명한다.(B)	
5) 연속엑스선 최단파장(A)	최단파장
3. 진단용 엑스선장치의 기본구성을 열거한다.(A)	엑스선장치구성
4. 엑스선 장치의 형식 및 정격을 설명한다.(A)	엑스선장치형식, 엑스선장치정격

2. 엑스선관

▸ 학습목표 01

X선관 장치의 종류에 따른 구조와 특징을 알고 X선 발생으로 인한 기하학적 주요인자에 따른 특징을 이해한다.

학습목표	중심단어
1. 엑스선관의 구조 및 특징	
1) 고정양극엑스선관의 구조 및 특징을 설명한다.(A)	고정양극엑스선관
2) 회전양극엑스선관의 구조 및 특징을 설명한다.(A)	회전양극엑스선관
3) 3극엑스선관의 특징을 설명한다.(B)	
2. 엑스선관의 초점종류	
1) 엑스선관의 초점의 특성을 설명한다.(A)	초점의 특성
2) 초점의 종류(정초점, 부초점, 실초점, 실효초점)를 설명한다.(A)	초점의 종류
3) 초점의 흠집과 그 영향을 설명한다.(A)	초점의 흠집
3. 양극경사효과에 따른 강도분포를 설명한다.(A)	강도분포
4. 엑스선 관전류 특성을 설명한다.(A)	관전류
5. 초점외엑스선의 발생 및 특징을 설명한다.(A)	초점외엑스선
6. 허용부하의 종류 및 특징	
1) 순간허용부하를 결정하는 인자를 설명한다.(A)	허용부하
2) 순간허용부하의 최대입력을 설명한다.(A)	최대입력
3) 연속허용부하의 양극열 특성을 설명한다.(A)	양극열특성
4) 혼합부하의 저격촬영을 설명한다.(B)	

3. 엑스선 고전압 발생장치

▸ 학습목표 01

고전압발생장치의 기본적 구성요소의 역할과 특징을 숙지하고 정류방식에 따른 회로와 특징을 이해한다.

학습목표	중심단어
1. 고전압 발생장치의 구성을 열거할 수 있다.(B)	
2. 변압기의 이해	
1) 변압기의 구조를 설명할 수 있다.(B)	변압기구조
2) 변압기의 법칙을 설명할 수 있다.(A)	변압기법칙
3) 고전압 변압기의 특징을 설명할 수 있다.(A)	변압기특징
3. 가열변압기, 고압정류기, 고압절환기, 고압케이블의 특징을 설명한다.(A)	
4. 단상자기정류, 단상반파정류, 단상전파정류, 3상전파정류, 콘덴서방전식, 인버터 방식에 따른 회로구성방식 및 특징을 설명한다.(A)	피크백분율, 결선방식, 고압정류기 개수

4. 엑스선 제어장치

▸ 학습목표 01

엑스선 제어장치의 구조 및 각 구성요소들의 역할과 특징을 이해한다.

학습목표	중심단어
1. 단권변압기의 역할 및 특징을 설명한다.(A)	단권변압기
2. 각종 조정기의 특징	
1) 전원전압조정기의 역할을 설명한다.(A)	전원전압조정기
2) 관전압조정기의 역할을 설명한다.(A)	관전압조정기
3) 타이머의 종류와 특성을 설명한다.(B)	
3. 각종 측정회로의 특징	
1) 관전류 측정회로의 구성과 특징을 설명한다.(A)	관전류 측정회로
2) 관전압 측정회로의 특징을 설명한다.(B)	
3. 기타 가열전압안정기, 고압누설전류보정회로, 공간전하보상기의 역할과 특징을 설명한다.(A)	가열전압안정기, 공간전하보상기

5. 엑스선 영상장치

▸ 학습목표 01

영상증배관과 TV시스템의 원리와 구조를 이해한다.

학습목표	중심단어
1. 영상증배관의 원리와 구조를 설명한다.(A)	영상증배관
2. 휘도증가계수에 대하여 설명한다.(A)	휘도증가계수
3. 엑스선 TV시스템의 역할과 원리를 설명한다.(B)	
4. 엑스선 TV시스템의 구성을 설명한다.(B)	
5. 텔레비전의 주사방식(A)	비월주사, 순차주사

6. 엑스선장치 성능관리

▶ 학습목표 01

진단용 방사선발생장치의 규칙에 의한 시험기준 등을 숙지한다.

학습목표	중심단어
1. 진단용 방사선발생장치 시험항목(접지설비기준, 조사선량의 재현성시험, 관전압시험, 관전류시험, 엑스선조사야 시험, 타이머시험)의 기준을 설명한다.(A)	방사선발생장치 시험항목
2. 관전압, 관전류의 백분율평균오차의 기준을 계산하고 설명한다.(A)	관전압오차, 관전류오차

찾아보기

ㄱ

ㄴ

ㄷ

ㄹ

ㅁ

ㅂ

ㅅ

ㅇ

ㅈ

ㅊ

ㅍ

ㅎ

A ~ X

A

B

C

D

E

F

G

Radiation Equipment 방사선장치(기기)학

1997년 3월 2일 초판 발행
1998년 3월 10일 개정 1판 발행
2002년 7월 1일 개정 2판 발행
2006년 2월 25일 개정 3판 발행
2007년 2월 15일 개정 4판 발행
2008년 2월 15일 개정 4판2쇄 발행
2010년 3월 10일 개정 5판 발행
2011년 8월 2일 개정 5판2쇄 발행
2016년 3월 2일 개정 6판 발행
2019년 3월 2일 개정 7판 발행
2025년 2월 24일 개정 8판 발행

공 저 고신관 · 구은회 · 김기홍 · 김성철 · 김정구 · 김정민 · 김창규 · 김호철 · 박종배 · 박혜민 · 손진현 · 이용구 · 이효영 · 정영진 · 조정근

펴낸이 윤진영

펴낸곳 도서출판 대학서림
(03076) 서울특별시 종로구 혜화로2길 8
전화 / (02) 744-2811~3, 763-1220
FAX / (02) 744-1210
등록번호 / 1-88
www.daihaks.com

ISBN : 978-89-6940-343-8 93510

정가 32,000원